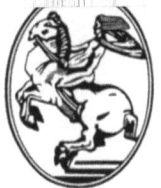

# R. Fischer/Th. Kartnig

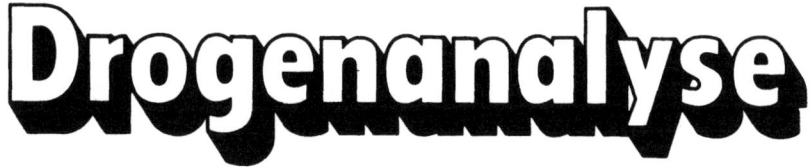

## Drogenanalyse

### Makroskopische und mikroskopische Drogenuntersuchungen

zugleich 5., neubearbeitete Auflage
von R. Fischer, Praktikum der Pharmakognosie

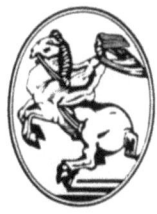

Springer-Verlag Wien GmbH

em. o. Univ.-Prof. Dr. ROBERT FISCHER
o. Univ.-Prof. Dr. THEODOR KARTNIG
Vorstand des Institutes für Pharmakognosie,
Universität Graz, Österreich

Mit 364 Abbildungen

ISBN 978-3-662-35996-9     ISBN 978-3-662-36826-8 (eBook)
DOI 10.1007/978-3-662-36826-8

## Berichtigungen

S.  48, die Legende zu Abb. 33 ist zu ergänzen
    durch: Vergr. 60fach.

S. 262, Zeile 15 von oben lies: obsolet statt: absolet.

S. 363, die Überschrift des zweiten Abschnittes,
    Zeile 14 von oben, soll lauten: **Gummiresina
    Ammoniacum** (Ammoniakgummi),
    *Dorema Ammoniacum*, Apiaceae (Umbelliferae).

S. 408, die Legende zu Abb. 359 ist zu ergänzen
    durch: (Kuhnert-Brandstätter).

Fischer/Kartnig, Drogenanalyse

# Vorwort

Die vorliegende Neubearbeitung dieses Buches weist gegenüber den vorangegangenen Auflagen in wesentlichen Bereichen Veränderungen auf, wodurch naturgemäß auch neue Schwerpunkte entstanden. Auf einige Dinge, die nunmehr als entbehrlicher Ballast erschienen, wurde bewußt verzichtet, um den aktuellen Abschnitten im Sinne des geänderten Titels des Werkes mehr Raum geben zu können. So wurden beispielsweise mikrochemische Nachweise von Drogeninhaltsstoffen nur dort belassen, wo sie als einfache aber exemplarische Methoden von Wert sind. Die Thermomikromethoden wurden gekürzt und der Abschnitt „Wertbestimmung von Drogen" völlig weggelassen.

Die praktische Verwendbarkeit des Buches stand jeweils im Vordergrund der Überlegungen. Die in der Zwischenzeit erfolgte Umgestaltung der Studienpläne für Pharmazie in den deutschsprachigen Ländern veranlaßte auch uns, eine kurze Übersicht über die wichtigsten Begriffe aus der Zytologie und Histologie der Pflanze der Drogenanalyse voranzustellen.

Bei der Auswahl der Drogen haben wir uns in erster Linie an die im deutschsprachigen Raum gültigen Arzneibücher gehalten; weiters wurden jene Drogen beibehalten, die darüberhinaus in den Apotheken handelsüblich sind, ferner solche Drogen, die in der Volksmedizin häufig verwendet werden (Selbstmedikation), sodann einige Drogen, die zur Gewinnung wichtiger Wirkstoffe Anwendung finden, weiters einige Drogen mit besonderem didaktischem Wert. Dazu wurden noch einige besonders „aktuelle" Drogen (z. B. Ginseng, Teufelskralle u. a.) aufgenommen. Nicht in den Kreis der Betrachtungen einbezogen haben wir rein homöopathisch verwendete Drogen, besonders solche mit nicht erforschten Inhaltsstoffen und ungenauen Indikationsangaben.

Den bisherigen Angaben wurden kurze Hinweise über das Vorkommen der Pflanzen, die Hauptinhaltsstoffe, über Verwendung und Wirkung sowie – bei den wichtigsten Drogen – Literaturhinweise für die dünnschichtchromatographische Identifizierung und die Wertbestimmung beigefügt, wobei lediglich auf Arzneibücher und einige wenige Standardwerke („STAHL", „WICHTL") verwiesen wird.

Bei der Bezeichnung und Zuordnung der Drogen wurde die neue
Nomenklatur verwendet, die alten Familienbezeichnungen allerdings
in Klammer mitgenannt. Alt-übliche Begriffe (z. B. Labiatendrüsen,
Umbelliferenendosperm usw.) wurden aus praktischen Überlegungen
beibehalten. Das gleiche gilt für geographische Begriffe (z. B. Ceylon
statt Srilanka). Die Schreibweise der botanischen Begriffe wurde weitgehend der in der modernen Fachliteratur üblichen angeglichen. Ein
kurzer Überblick über die Stellung der pharmakognostisch wichtigsten
Ordnungen und Familien im Pflanzenreich wurde beigefügt.

Das Satzbild wurde – nach Befragung von Studierenden – im Hin-
blick auf eine gute Verwendbarkeit des Buches gewählt. Um Platz zu
sparen wurden zahlreiche Abkürzungen verwendet, die in einer Aufstellung am Anfang des Buches zusammengefaßt sind. Dem Springer-Verlag sind wir für die gute Zusammenarbeit und die sorgfältige
Ausstattung des Buches zu Dank verpflichtet.

Graz, im August 1978                    R. Fischer und Th. Kartnig

# Inhaltsverzeichnis

# Bei den einzelnen Drogen verwendete Abkürzungen

Vorkommen = Vorkommen der Pflanze
Ganzdroge = Makroskopische Beschreibung der Ganzdroge
Schnittdroge = Makroskopische Beschreibung der Schnittdroge
Lupe = Binokuläre Lupe (im Text „b. L.")
Mikroskopie = Mikroskopische Beschreibung der Droge
Pulverdroge = Mikroskopische Beschreibung der Pulverdroge
Mikrochemie = Mikrochemischer Nachweis eines Inhaltsstoffes
Prüfung = Prüfung auf Verfälschungen
Inhaltsstoffe = Hauptinhaltsstoff(e)
Verwendung = Verwendung und Wirkung
DC = Dünnschichtchromatographische Identifizierung
Wertbestimmung = Wertbestimmung oder Gehaltsbestimmung des Hauptwirkstoffes
$\mu = \mu m$ = Mikrometer = $10^{-6}$ m
$\gamma = \mu g$ = Mikrogramm = $10^{-6}$ g

# Weitere Abkürzungen

Ph. Eur. = Europäisches Arzneibuch (deutsche Fassung). Stuttgart; Deutscher Apotheker-Verlag 1974.

ÖAB 9 = Österreichisches Arzneibuch, 9. Ausgabe. Wien: Österreichische Staatsdruckerei 1960.

ÖAB 9/1 = Österreichisches Arzneibuch, 1. Nachtrag (1966).

ÖAB 9/2 = Österreichisches Arzneibuch, 2. Nachtrag (1975).

Ph. Helv. VI = Pharmacopoea Helvetica Editio Sexta, Bern: Selbstverlag des Schweizerischen Apotheker-Vereins 1975.

DAB 7 = Deutsches Arzneibuch, 7. Ausgabe. Stuttgart: Wissenschaftliche Verlagsgesellschaft m.b.H. 1968.

DAB 7/2 = Deutsches Arzneibuch, 7. Ausgabe, Zweiter Nachtrag. Stuttgart: Deutscher Apotheker-Verlag 1975.

DAB 7 (DDR) = Deutsches Arzneibuch (DDR), 7. Ausgabe. Berlin: Akademie Verlag 1965.

DAC = Deutscher Arzneimittel-Codex (Ergänzungsbuch zum Arzneibuch). Stuttgart: Deutscher Apotheker-Verlag 1972–1975.

STAHL I = STAHL, E.: Dünnschicht-Chromatographie. Berlin–Göttingen–Heidelberg: Springer 1967.

STAHL II = STAHL, E.: Chromatographische und mikroskopische Analyse von Drogen. Stuttgart: Gustav Fischer Verlag 1970.

WICHTL = WICHTL, M.: Die Pharmakognostisch-Chemische Analyse. Frankfurt am Main: Akademische Verlagsgesellschaft 1971.

# 1. Kurze botanische Einführung

## Die Zelle

Sämtliche Lebewesen auf unserem Planeten sind aus einzelnen Elementareinheiten, sogenannten Zellen, aufgebaut. Eine Zelle ist die kleinste Einheit, die die Merkmale des Lebens (Stoffwechsel, Fortpflanzung und Reizbarkeit) aufweist. Gestalt und Größe der Pflanzenzelle können sehr unterschiedlich sein. Junge, wachstumsfähige Zellen von Vielzellern sind meist kubisch oder prismatisch mit einem mittleren Durchmesser von 10 bis 30 $\mu$m. Ausgewachsene Zellen können isodiametrisch (Durchmesser 50 bis 200 $\mu$m), prismatisch oder faserförmig-prosenchymatisch (Länge von $\mu$m bis u. U. zu cm) sein.

## Aufbau der Pflanzenzelle

Die pflanzliche Zelle ist im allgemeinen von einer Zellwand umgeben, die mit wenigen Ausnahmen aus Zellulose besteht. Die Zellwand

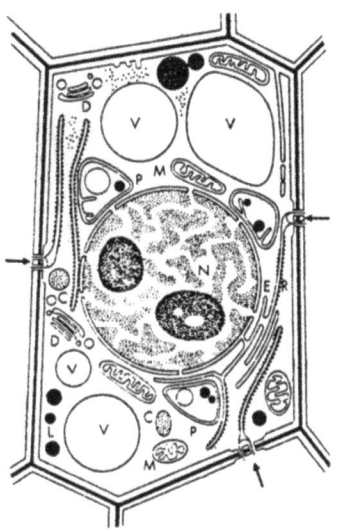

Abb 1. Junge Pflanzenzelle (schematisch). *N* Kern (Nucleus) mit zwei Nukleolen, *V* Vakuolen, *P* Plastiden (hier noch Proplastiden), *M* Mitochondrien, *ER* Endoplasmatisches Retikulum, z. T. mit Ribosomen besetzt, *D* Dictyosomen (Golgi-Apparat), *L* Lipoidtropfen, *C* Cytosomen (enzymreiche Organelle mit verdauender Funktion). Die Pfeile weisen auf primäre Tüpfelfelder mit Plasmodesmen. (Nach SITTE)

umschließt den lebenden Zellinhalt, den sogenannten Protoplast. Der
Protoplast gliedert sich in das Zytoplasma, den Zellkern (Nucleus)
und die vom Plasma umgebene(n) Vakuole(n). Das Zytoplasma wiederum besteht aus dem Grundplasma und darin eingelagerten Plasmadifferenzierungen, sogenannten Zellorganellen. Die Zellorganellen
kann man nach ihrer Größe einteilen in lichtmikroskopisch erkennbare
(Plastiden, Mitochondrien oder Chondriosomen und Sphärosomen)
und elektronenmikroskopisch erkennbare (Endoplasmatisches Retikulum, Ribosomen und Dictyosomen oder Golgi-Apparat).

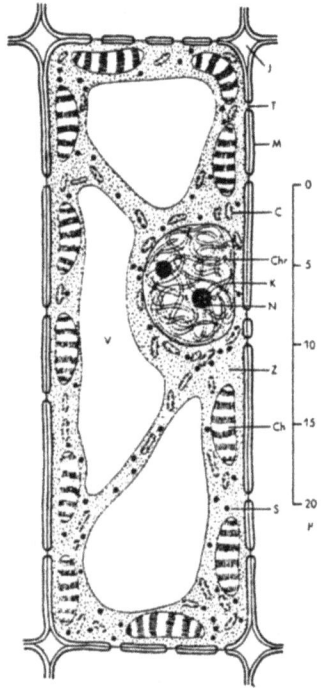

Abb. 2. Schema des Aufbaues einer erwachsenen Pflanzenzelle. *C* Mitochondrien, *Ch*
Chloroplasten, *Chr* Chromatinfäden, *J* Interzellulare, *K* Zellkern, *M* Zellwand, *N* Nukleolen, *S* Sphärosomen, *T* Tüpfel, *V* Vakuole, *Z* Zytoplasma. (STRUGGER/HÄRTEL)

Auf den Aufbau und die Funktion der einzelnen Teile der pflanzli-
chen Zelle sei im folgenden nur schlagwortartig hingewiesen.

### A. Zellwand

Die Zellwand wird vom Protoplasma gebildet. An eine aus Pektin
aufgebaute Mittellamelle werden in der Folge sogenannte Primärwände

aus Pektin und Wachs und später Zellulose, die eigentliche Gerüstsubstanz der Pflanzen, angelagert. Die Zellulose wird in Form von sogenannten Mikrofibrillen zu einem lockeren Netzwerk (Streutextur) verflochten. Bei teilungsfähigem Gewebe, sogenannte Meristemen, bleibt die Zellwandbildung in diesem Stadium stehen. Beim Übergang zum Dauergewebe wird die Zellwand durch weitere Anlagerung von Zellulose und Einlagerung von anderen Stoffen (Hemizellulosen, Lignin, Kork, Kutin u. a.) zusätzlich verstärkt. Diese sekundären Wandverdickungen können gleichmäßig über die ganze Zellwand angelegt oder lokal begrenzt sein. Besonders auffällig sind die verschiedenen Verstärkungen der Gefäße (Tracheen), die ringförmig, schraubenförmig oder netzförmig sein können (s. Seite 195 (Ligna)). Um den Stofftransport durch die verdickten Zellwände zu ermöglichen, sind in den sekundären Wandverdickungen Stellen ausgespart, sogenannte Tüpfelkanäle. Die Ausgestaltung der Zellwand bestimmt in vielen Fällen die endgültige Funktion der Zelle. Die Zellwand ist für die mikroskopische Drogenanalyse von besonderer Bedeutung, da sie vielfach auch nach dem Absterben der Zelle deren Form bewahrt.

## B. Protoplast
### 1. Das Zytoplasma

*a) Das Grundplasma*

Das Grundplasma stellt ein chemisch kompliziert zusammengesetztes System dar (Wassergehalt 50 bis 90%, Eiweiß (ca. 50% der Trockenmasse), Kohlenhydrate (10 bis 20% der Trockenmasse), Lipoide (ca. 30% der Trockenmasse), Salze u. a. m.), in dem zahlreiche biochemische Umsetzungen gleichzeitig ablaufen.

*b) Die Plasmadifferenzierungen (Zellorganellen)*

a) Lichtmikroskopisch erkennbare, wichtigere
Plasmadifferenzierungen

*Plastiden* sind für die meisten Pflanzenzellen (Ausnahmen: Bakterien und Pilze) charakteristisch. Sie können wiederum nur aus Plastiden durch Wachstum und Teilung entstehen und werden von Zelle zu Zelle und Individuum zu Individuum weitergegeben. Sie sind aus Eiweiß aufgebaut und stellen ein vielschichtiges Membransystem dar, in das Farbstoffe und Enzyme eingelagert sind.

Je nach den eingelagerten Farbstoffen unterscheidet man:
Chloroplasten (grün durch Einlagerung von Chlorophyll), in denen die Photosynthese stattfindet,

Leukoplasten, die keinen Farbstoff enthalten und zu denen die Amyloplasten (Bildung von Stärke aus Glucose), Proteinoplasten (Bildung von Eiweißkörpern aus Aminosäuren), Elaioplasten (Bildung von fetten Ölen) und Sterinoplasten (Bildung von Sterolen) zählen und Chromoplasten, die vorwiegend Carotinoide als Farbstoffe enthalten. Sie besitzen offensichtlich keine unmittelbare Stoffwechselfunktion, sondern dienen der Farbgebung der Blüten.

*Mitochondrien (Chondriosomen)* sind aus Doppelmembranen aufgebaut, oval bis stäbchenförmig und nur wenige $\mu$m lang. Sie enthalten die Atmungsenzyme und sind damit die Zentren der Energiegewinnung der Zelle.

*Sphärosomen* sind kugelige, lipoidreiche Gebilde, von ca. 1 $\mu$m Durchmesser. Ihre stoffwechselphysiologische Bedeutung ist noch unklar.

## b) Elektronenmikroskopisch erkennbare Plasmadifferenzierungen

*Endoplasmatisches Reticulum (abgek. ER).* Das ER ist ein aus Lipoproteiden aufgebautes Membransystem innerhalb des Grundplasmas. An seiner Außenseite trägt es die Ribosomen. Im ER laufen verschiedene Stoffwechselreaktionen nebeneinander ab.

*Ribosomen* sind kugelige Gebilde von ca. 15 bis 20 nm Durchmesser, die außen am ER lokalisiert sind. Sie bestehen aus Ribonucleoproteiden (Eiweiß und Ribonucleinsäuren [RNS]). In ihnen findet die Eiweißsynthese statt.

*Dictyosomen (Golgi-Apparat)* sind Hohlräume (Cysternae) aus Doppellamellen, messen ca. 0,2 bis 1,5 $\mu$m im Durchmesser und besitzen wichtige Synthese-Funktionen. Die Summe aller Dictyosomen bezeichnet man als Golgi-Apparat.

## 2. Der Zellkern (Nucleus)

Der Zellkern, eingebettet in die sogenannte Kerntasche (Zytoplasma), ist das zentrale Steuerorgan der Zelle. Er enthält den größten Teil der genetischen Information der Zelle, gespeichert in den Genen, die aus Desoxyribonucleinsäuren [DNS = DNA (engl.)] bestehen. Der Zellkern ist von einer Kernhülle umgeben, die in enger Beziehung zum ER steht und einen praktisch strukturlosen Inhalt umschließt. Nach der chemischen Fixierung erkennt man in einer strukturlosen Grundmasse (Kernsaft) anfärbbare, gerüstartige Strukturen, das sogenannte Chromatin. Der Zellkern unterliegt im Laufe der Entwicklung der Pflanze (Ontogenese) einem Wechsel seiner Struktur und Funktion. Während des Wachstums teilt sich mit der Zelle auch der Kern (Mitosekern). Zwischen den Zellteilungen (Mitose) liegt der Interphasekern vor. In der alternden Zelle schließlich liegt der somatische Arbeitskern vor. Im Mitosekern entquillt das Chromatin zu fadenförmigen Stücken, den Chromosomen. Die in den Chromosomen gespeicherte genetische Information muß bei der Kernteilung so aufgeteilt werden, daß jede entstehende Tochterzelle die vollständige genetische

Information erhält. Dies wird durch die indirekte Kernteilung (Mitose) erreicht. Der Ablauf der Mitose ist ein durchgehender, im allgemeinen ca. ¹/₂ bis 2 Stunden dauernder Vorgang. Nachdem im Interphasekern die Chromosomen durch identische Reduplikation verdoppelt wurden, werden sie im Laufe der Mitose getrennt und die Spalthälften regulär auf die beiden Tochterkerne verteilt.

Im allgemeinen folgt auf die Kernteilung die Zellteilung durch Anlage der Zellwand in der Äquatorialebene.

Neben der Mitose kommt in alternden Zellen auch eine direkte Kernteilung (Amitose) vor, wobei ein Kern in mehrere Teile zerfällt, ohne daß dabei Transportchromosomen auftreten. Die Menge der chromatischen Substanz in der Zelle bleibt dabei unverändert.

Die Summe aller Chromosomen eines Zellkernes im Stadium der Metaphase nennt man den Chromosomensatz. Zahl und Form der Chromosomen sind für jede Pflanzenart charakteristisch. In einem Chromosomensatz der Zellen höherer Pflanzen haben stets zwei oder mehrere Chromosomen dasselbe Aussehen. Man nennt die Summe der untereinander verschiedenen Chromosomen den „haploiden Chromosomensatz" (= n). Die Kerne mit dem doppelten Chromosomensatz sind somit „diploid" (= 2n), solche mit dem vielfachen Chromosomensatz „polyploid" (= xn). Haploide Zellen entstehen bei der Ausbildung der Geschlechtszellen durch die Reifungsteilung (Meiose).

### 3. Die Zellvakuole

Vakuolen sind mit wäßriger Lösung (Zellsaft) angefüllte Räume im Zytoplasma. In embryonalen Zellen sind keine oder nur kleine Vakuolen vorhanden, in älteren Zellen nehmen die Vakuolen einen relativ

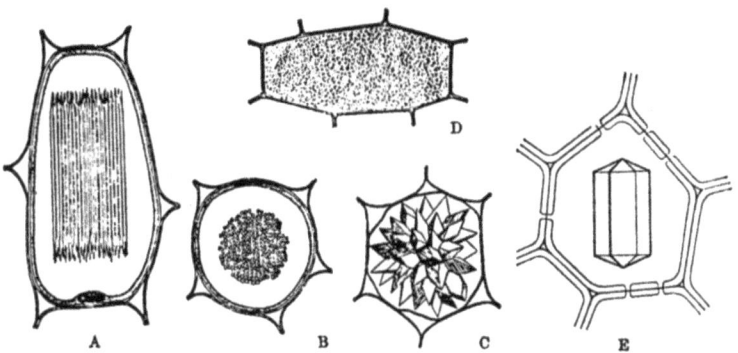

Abb. 3. Verschiedene Oxalatformen. A Raphiden (von der Seite), B Raphiden (Querschnitt bzw. von oben), C Druse, D Kristallsand, E Einzelkristall (STRASBURGER)

großen Raum ein. Der Zellsaft, dessen Zusammensetzung sehr unterschiedlich sein kann, enthält primäre und sekundäre Pflanzenstoffe gelöst oder emulgiert. Die Vakuolen bzw. der Zellsaft besitzen für die Pflanze verschiedenste Bedeutung, z. B. Wasserspeicherung, Energiespeicherung, Lagerstätte für Stoffwechselausscheidungsprodukte usw. (Reservestärke wird z. B. in Form von Sphärokristallen (siehe Seite 20) gelagert. Durch Wasserentzug können geformte Eiweißkörper, sogenannte Aleuronkörner (siehe Seite 417) entstehen. Weitere gelagerte Stoffwechselprodukte sind Calziumoxalatkristalle, deren besondere Formen zur mikroskopischen Identifizierung von Drogen mitherangezogen werden).

## Gewebe

Jedem Drogenabschnitt ist eine kurze Einleitung mit den nötigsten anatomischen, histologischen und morphologischen Hinweisen vorangestellt. In diesem kurzen Abschnitt „Histologie" seien lediglich einige allgemeine Begriffe aus der Gewebslehre zusammengestellt.

In vielzelligen Pflanzen sind die Zellen zu Zellverbänden zusammengeschlossen, die bei niederen Pflanzen (Thallophyten) nur wenig Differenzierung zeigen, bei höheren Pflanzen (Kormophyten), die in Wurzel, Stamm und Blatt gegliedert sind, jedoch stark differenziert sind. Die Differenzierung erfolgt entsprechend der jeweiligen Funktion. Ein Verband gleichartig differenzierter Zellen wird als Gewebe bezeichnet. Die verschiedenen Gewebearten unterscheiden sich durch Form, Inhalt und Wandbeschaffenheit der einzelnen Zellelemente.

Bei den Kormophyten, deren Organe den überwiegenden Anteil der pharmazeutisch verwendeten Drogen stellen, kann man zwei Gewebstypen unterscheiden:
1. Bildungsgewebe und
2. Dauergewebe
Bei den Bildungsgeweben (= Meristemen) unterscheidet man zwischen primären oder Urmeristemen (vom Anfang der Pflanze an teilungsfähig) und sekundären oder Folgemeristemen (Dauergewebe (s. u.)), die wieder die Teilungsfähigkeit aufgenommen haben. Meristeme führen die Embryonalentwicklung der Pflanze durch. Sie finden sich bei den Samenpflanzen in den Vegetationskegeln und liefern die Anlage für Wurzel-, Sproß- und Blattgewebe.

Dauergewebe (= Somagewebe) sind nicht mehr teilungsfähig und erfüllen verschiedene Funktionen. Danach kann man folgende Dauergewebsformen unterscheiden: Abschlußgewebe, Assimilationsgewebe, Durchlüftungsgewebe, Speichergewebe, Leitungsgewebe, Festigungsgewebe und Ausscheidungsgewebe. Die Gewebe 2 bis 5 werden auch unter der Bezeichnung „Grundgewebe" (= Parenchym) zusammenge-faßt.

*1. Abschlußgewebe:* Primäre Abschlußgewebe (z. B. die Epidermis) gehen aus Meristemen hervor und bilden immer innere oder äußere Häute. Sekundäre Abschlußgewebe (z. B. Kork) gehen aus Folgemeristemen hervor. Näheres über Epidermis, Spaltöffnungen, Epidermisanhangorgane sowie Abschlußgewebe aus verkorkten Zellen siehe in der Einleitung zu den Blattdrogen bzw. Rindendrogen.

*2. Assimilationsgewebe:* Diese Gewebsform ist weitgehend ident mit dem Mesophyll und dient der Photosynthese. Aufbau und Beschreibung siehe Einleitung zu den Blattdrogen.

*3. Durchlüftungsgewebe:* Diese – auch Aerenchym genannt – Gewebsform findet sich vor allem bei Sumpf- und Wasserpflanzen (s. B. Acorus calamus und Menyanthes trifoliata).

*4. Speichergewebe* sind Parenchyme, die Kohlenhydrate (Stärke oder Inulin), Fette oder Eiweiß zu speichern vermögen.

*5. Leitungsgewebe:* Die Evolution der Pflanzen zu Landbewohnern setzt ein Transportsystem für Wasser, Bau- und Betriebsstoffe voraus. Für den auf- und absteigenden Saftstrom sind in der Pflanze getrennte Leitungssysteme (Xylem und Phloem) ausgebildet. Über den Aufbau siehe in den Einleitungen zu den Holz-, Rinden- und Wurzeldrogen.

*6. Festigungsgewebe:* Sie ermöglichen die Beibehaltung der typischen Gestalt der Pflanze. Festigkeit und Elastizität werden bei den meisten Pflanzen durch Festigungsgewebe erreicht. Die Zellelemente solcher Gewebe sind stellenweise (= Kollenchym; noch lebendes, wachstumsfähiges Gewebe) oder allseitig (= Sklerenchym; totes Gewebe) stark verdickt. Je nach dem Verdickungsmuster unterscheidet man bei den Kollenchymen zwischen Ecken-, Platten- und Lückenkollenchym. Zu den Sklerenchymelementen zählen Steinzellen, Steinzellennester, Sklerenchymfasern und Sklerenchymringe (z. B. Cort. Cinnamomi).

*7. Ausscheidungsgewebe:* Neben den gasförmigen Stoffwechselprodukten $H_2O$, $CO_2$ und $O_2$ werden von den Pflanzen in eigenen Zellen und Geweben auch noch andere Stoffwechselprodukte (z. B. Öle, Harze) ausgeschieden. Wird das Stoffwechselprodukt in der Zelle oder im Gewebe abgelagert, handelt es sich um Exkretzellen bzw. Exkretionsgewebe (z. B. Milchsaftschläuche). Wird das Stoffwechselprodukt durch die Zellwand ausgeschieden, handelt es sich um Drüsenzellen bzw. Drüsengewebe. Die ausgeschiedenen Stoffe haben vielfach ökologische Bedeutung.

# 2. Die makro- und mikroskopische Untersuchung der Drogen

## Allgemeine Gesichtspunkte

Die Untersuchung der Drogen erfolgt in der Weise, daß man zunächst mit unbewehrten Sinnen oder mit Hilfe einer Lupe Identität und Reinheit festzustellen sucht und dann das Mikroskop zur Hand nimmt, um die Anatomie der Ganzdroge und die Merkmale des Pulvers kennenzulernen. Von diesen Methoden soll vorerst die Rede sein.

Für die Untersuchung mit unbewehrten Sinnen kommen meist nur Ganzdroge oder Schnittdroge, seltener Pulverdroge in Frage. Die Ganzdroge ist in vielen Fällen schon so charakteristisch, daß sie durch Betrachtung der Form und des Äußeren allein identifiziert werden kann. Bei der Betrachtung liefert auch eine abweichende Farbe Anhaltspunkte für Alter der Droge und den Zustand der Inhaltsstoffe. Z. B. deutet eine am Bruche braune Farnwurzel auf eine alte Droge minderwertiger Qualität hin.

Die Konsistenz und Struktur der Droge ist ein weiteres Kennzeichen. Gewebe aus lockerem Parenchym, z. B. Aerenchym bei Calamus, ist leicht eindrückbar. Eine Anzahl von Samen besitzen hartes, im trockenen Zustand kaum schneidbares Endosperm (Strychnos). Der Bruch von Drogen, z. B. Rinden, kann glatt (ohne Fasern; bei Granatum) oder faserig und körnig sein (Condurango, Quebracho, Quercus).

Von anderen Sinneswahrnehmungen ist der Geruch zu nennen, der bei einigen Drogen für die Erkennung gute Dienste leistet. In diesem Buche werden nur solche Gerüche zu Unterscheidungen herangezogen, die auch für den Mindergeübten zu erkennen sind. Es lassen sich z. B. Folia Menthae piperitae, Menthae crispae und Melissae, abgesehen von den morphologischen Eigenschaften, leicht am Geruch unterscheiden. Besonders bei der Beurteilung ätherischer Öle ist man oft auf den Geruch angewiesen. Zu dessen Prüfung tropft man Öl auf Filtrierpapier und beurteilt den Geruch, wobei man das Papier sanft vor der Nase hin- und herbewegt. Das Auftreten charakteristischer Gerü-

che weist auch zuweilen auf verdorbene Drogen hin, wie ammoniakalischer Geruch bei Canthariden und Secale.

Auch zur Erkennung von Pulvern ist der Geruch zur Orientierung
verwendbar, jedoch ist Vorsicht nötig, da zuweilen verschiedene Drogen, z. B. Nelken und Piment, ähnlichen Geruch besitzen.

Auch der Geschmack kann zur Erkennung von Drogen herangezogen werden. Von den verschiedenen Geschmacksqualitäten ist bei
den Drogen als wichtigste die bittere zu erwähnen. Zuweilen findet
man Geschmacksqualitäten, die sich während des Kauens ändern,
z. B. zuerst süß, dann bitter. Geschmacks- und Geruchsempfindungen
überschneiden sich zuweilen und werden miteinander verwechselt:
Der bittere Geschmack von Myrrha ist auch beim Riechen bemerkbar,
da feine Staubteilchen der Droge in den Rachen gelangen, es „riecht"
bitter. Galbanum hingegen riecht stark aromatisch, man hat aber auch
den Eindruck eines bitteren Geschmacks.

Die Beobachtung von Drogen mit der Lupe erfolgt bei auffallen-
dem Licht; es ist hierbei auf intensive Beleuchtung, am besten von der
Seite, Wert zu legen. Gewöhnlich verwendet man 10fache, zuweilen
auch 20fache Lupen. Sehr praktisch sind die sog. Leuchtlupen, bei denen das nötige Licht in gleichmäßiger Stärke durch eine kleine elektri-
sche Birne geliefert wird. Zu erwähnen sind noch die Meßlupen mit
korrigierten Linsenkombinationen, bei denen der Maßstab in 10tel
Millimeter eingeteilt ist. Zur Untersuchung von Teegemischen eignen
sich auch Präpariermikroskope, bei denen die Lupe mit Zahn und
Trieb gesenkt und gehoben werden kann, oder Stativlupen, die meist
zweiteilig, mit Gelenken ausgestattet sind, die allseitige Bewegungen
in der Horizontalebene gestatten. Schließlich sei noch auf die binoku-
laren Lupen und Mikroskope hingewiesen, die ein plastisches Sehen
ermöglichen und beim Arbeiten Ermüdungserscheinungen verhindern.
Anwendung findet die Lupenbetrachtung bei der Teeanalyse zur Untersuchung von Blattfragmenten, wobei größere Hautdrüsen, Haare
und Emergenzen, Erhebungen auf der Blattoberfläche und in der
Durchsicht auch Ölräume deutlich erkannt werden. Ferner dient die
Lupe zur Besichtigung von Wurzel- und Rindenquerschnitten, die
vorher geglättet und evtl. mit Wasser befeuchtet wurden, um Einzel-
heiten besser hervortreten zu lassen. Gut erkannt werden auf diese
Weise Steinzellennester und Libriformbündel, Balsamgänge, Markstrahlen und Holzstrahlen mit den darin enthaltenen Gefäßen. Beim
Vergleich der mit der Lupe erhaltenen Bilder mit den im Mikroskop
gewonnenen ist zu berücksichtigen, daß die Lupe mit Auflicht arbeitet
und nicht aufgehellte Präparate vorliegen, während beim Mikroskop
aufgehellte Präparate im Durchlicht beobachtet werden (s. Rhizoma
Tormentillae).

# Der Gebrauch des Mikroskops

Zum Studium der Anatomie der Ganzdroge und der Bestandteile von Drogenpulvern dient das Mikroskop. Ein solches soll ausgestattet sein mit Zahn- (Trieb-) und Mikrometerschraube, zweifachem Revolver (mit je einem Objektiv von 10- und 40–60facher Eigenvergrößerung), etwa 8–12fachem Okular und Beleuchtungsapparat, zu mindesten aber mit Irisblende. Für den Anfänger ist es von Vorteil, nur *ein* Okular zu verwenden, da auf diese Weise von allen vorkommenden Objekten nur zwei Vergrößerungen eingeprägt werden müssen. Sehr zweckmäßig ist es, das Okular mit einem Zeiger zu versehen, der an die Blende zwischen den beiden Linsen in Form eines steifen Haares nachträglich eingeklebt werden kann. Bei der Aufstellung des Mikroskopes am Arbeitstisch ist auf eine entsprechende Lichtquelle Gewicht zu legen. Beim Einrichten des Spiegels ist zu achten, daß nicht das Fensterkreuz im Gesichtsfeld erscheint. Werden Mikroskopierlampen verwendet (Opalbirnen bewähren sich sehr), dann benötigt man zur besseren Unterscheidung von Farbennuancen eine helle Blauscheibe im Beleuchtungsapparat. Mikroskopiert wird mit dem linken Auge, wobei das rechte geöffnet bleibt. Anfänger, die das vom rechten Auge entworfene Bild des Mikroskops und des Objekttisches nicht unterdrücken können, halten vorerst ein einfärbiges Blatt Papier unter das rechte Auge. Ist man daran gewöhnt, dann können mit Hilfe des rechten Auges Zeichnungen angefertigt werden.

Was den Gebrauch der Objektive betrifft, so ist bei allen Objekten prinzipiell mit der schwachen Vergrößerung (Objektiv mit großer Frontlinse) zu beginnen und erst nach Scharfeinstellung mit diesem System das stärkere Objektiv einzuschalten. Bei sofortiger Einstellung der starken Vergrößerung besteht die Gefahr der Verletzung der Frontlinse und Zertrümmerung des Deckglases. Beim Arbeiten mit schwacher Vergrößerung senkt man zuerst das Objektiv mit Hilfe des Zahntriebs bis auf eine Entfernung von etwa 2 mm vom Objekt, sieht dann erst durch das Okular und hebt den Tubus, bis das Bild erscheint. Auf diese Weise wird ein Zerdrücken des Präparates auf alle Fälle vermieden. Beim Drehen des Revolvers, bzw. Umschalten auf eine stärkere Vergrößerung darf kein Druck in der Richtung auf den Objekttisch ausgeübt werden, da sonst der Tubus gesenkt und die Frontlinse des starken Objektivs mit dem Objekt in Berührung kommen könnte. Die Länge der Objektive ist so gewählt, daß nach dem Umschalten vom schwachen zum starken Objektiv eine geringe Senkung des Tubus, d. h. eine Rechts- oder Abwärtsdrehung der Mikrometerschraube erforderlich ist, um ein scharfes Bild zu erhalten. Der Mikroskopierende soll nach erfolgter Einstellung des Objektes die

Mikrometerschraube *ständig* in der Hand haben, um sie nach Bedarf betätigen zu können.

Da bekanntlich das Mikroskop nur in einer Ebene ein völlig scharfes Bild liefert, bzw. keine Schärfentiefe besitzt, ist es notwendig, bei Vorhandensein gröberer Objekte, wie es Pflanzenschnitte oder gar Pulverpräparate darstellen, die einzelnen Partikelchen abzutasten, um sich über ihre Körperlichkeit ein Urteil zu verschaffen. Dieses Abtasten erfolgt durch Heben und Senken der Mikroskopebene, d. h. durch Betätigen der Mikrometerschraube. Der ungeübte Mikroskopiker verrät sich vor allem durch Nichtbetätigen der Mikrometerschraube während der Betrachtung des mikroskopischen Bildes.

# Mikroskopische Präparation

Die Herstellung der mikroskopischen Präparate erfolgt auf dem Objektträger. Von Deckgläsern erweisen sich quadratische (18×18), der Dicke a (0,2–0,22 mm) als die zweckmäßigsten. Die Präparation pulverförmiger Objekte erfolgt durch Einbringen derselben in einen Flüssigkeitstropfen und gleichmäßiges Verteilen darin. Dann wird das Deckglas aufgelegt und, wenn nötig, die überschüssige Flüssigkeit mit dem Filtrierpapier abgesaugt. Nach einiger Übung verwendet man von vornherein eine der Korngröße des Pulvers oder der Dicke des Schnittes entsprechende Flüssigkeitsmenge, die den Zwischenraum zwischen Objektträger und Deckglas gerade ausfüllt. Das Waschen unter dem Deckglas erfolgt durch Anlegen eines Filtrierpapierstreifens an die eine Deckglaskante. An die gegenüberliegende wird ein Tropfen der Waschflüssigkeit aufgebracht. Durch die Saugwirkung des Streifens wird die gesamte Flüssigkeit durch das Präparat durchgesaugt und dieses gewaschen. Zur Herstellung von Schnitten verwendet man Rasierklingen mit zweckentsprechenden Haltern oder Rasiermesser. Für rein mikroskopische Zwecke schneidet man die Objekte meist in aufgeweichtem Zustand. Blätter legt man in warmes Wasser, harte Samen, Hölzer und Wurzeln kocht man und schneidet immer in feuchtem Zustand. Zur Aufhellung ganzer Blattfragmente kocht man diese kurze Zeit in der Eprouvette mit Alkohol, setzt dann Antiforminlösung (s. S. 12) zu und erhitzt weiter. Die Blättchen werden dadurch gelblich gefärbt und vollkommen aufgehellt, so daß man sie, ohne Schnitte herstellen zu müssen, direkt im Flächenpräparat betrachten kann. Erwärmen in wäßriger Chloralhydratlösung (2+1) erfüllt denselben Zweck. Zur Herstellung von Schnitten zarter Objekte bringt man diese zwischen Kork, Holundermark- oder Styroporstückchen und faltet sie zusammen, um mit einem Schnitt mehrere Präparate zu erhalten. Kleine Samen bettet man, ohne sie vorher anzufeuchten, in Paraffin, indem man in die in der Flamme erweichte Oberfläche des Paraffinblocks den Samen hineindrückt.

Zur Übersicht fertigt man von Blättern gerne Quetschpräparate an, indem man kleine Stückchen mit der Lanzettnadel oder zwischen zwei Objektträgern zerdrückt und dann nach dem Kochen mit Chloralhydrat betrachtet. Zur Herstellung von Flächenschnitten spannt man das Blatt über den Zeigefinger und führt zarte, tangentiale Schnitte mit einem scharfen Messer. Die zur Herstellung von Dauerpräparaten benötigten größeren und gleichmäßigen Schnitte kann man mit einem sog. Handmikrotom anfertigen. Es muß hervorgehoben werden, daß alle Flüssigkeitspräparate mit dem Deckglas bedeckt werden müssen, um ein Beschmutzen der Frontlinse zu vermeiden.

Was die zur Herstellung der Präparate benötigten Flüssigkeiten betrifft, ist folgendes zu beachten: Stärken oder Drogenpulver, die auf Stärkekörner zu untersuchen sind, versetzt man mit Wasser und kocht nicht auf. Zur Prüfung auf Stärke stellt man das Präparat am besten mit einer stark verdünnten, hellgelben, wäßrigen Jodlösung her, die gerade eine Blaufärbung der Stärkekörner hervorruft und ihre Struktur noch erkennen läßt. Alle anderen Objekte werden mit Aufhellungsmitteln (Chloralhydrat (66%ige Lösung in Wasser), Kalilauge (10%ige Lösung) oder Glycerin (50%ige Lösung)) behandelt, wenn es sich um die Darstellung des Zellgerüstes handelt. Die Präparate werden zur Vertreibung der Luft aufgekocht, wobei man vorsichtig über dem Mikrobrenner solange erhitzt, bis die Luftblasen entfernt sind. Das Chloralhydrat ist von den Aufhellungsmitteln am meisten zu empfehlen, da es gut aufhellt, die Zellwände jedoch weniger quellen als bei Verwendung von Kalilauge, die ihrerseits nur in hartnäckigen Fällen beim Vorliegen stark sklerosierter Gewebe Verwendung finden soll. Mit Rücksicht auf die Schädigung der Frontlinse durch die Lauge ist jedoch Vorsicht am Platze. Für besondere Zwecke verwendet man Perhydrol (Canthariden) oder Antiformin (eine alkalische Natriumhypochloritlösung mit 7,5% NaOH und 5,3% Cl). Um das Auskristallisieren des Chloralhydrats und Vertrocknen des Präparats bei ein- bis mehrtägigem Aufheben zu verhindern, setzt man am Rande einen Tropfen Glycerin zu oder bringt die Präparate in eine feuchte Kammer.

Zur Herstellung von Dauerpräparaten bringt man die mit Kalilauge aufgehellten und gewässerten, von Luftblasen befreiten Schnitte in einen Tropfen konz. Glycerin und entfernt dessen Überschuß nach dem Bedecken mit einem Deckglas. Besser noch bettet man die aufgehellten, zum Schluß in konz. Glycerin gebadeten Schnitte in einen erbsengroßen Klumpen Glyceringelatine (14% Gelatine, 50% Glycerin und 1% Phenol enthaltend), den man durch Erwärmen verflüssigt hatte. Nach dem Auflegen des Deckglases entfernt man die überschüssige Glyceringelatine sorgfältig und umrandet mit Asphaltlack (Maskenlack), der mit einem Pinsel aufgetragen wird. Umranden kann man auch mit einem am Wasserbade weitgehend eingedampften, fest gewordenen, venetianischen Terpentin, das mit Hilfe eines erwärmten Drahtdreiecks verflüssigt und an die Deckglasränder gebracht wird.

In mikroskopischen Präparaten finden sich immer wieder „Fremdkörper", Verunreinigungen oder Beimengungen, auf die im folgenden kurz hingewiesen sei. Luftblasen finden sich in verschiedenen Größen in allen Präparaten, die ohne Aufkochen hergestellt werden, jedoch selbst nach dem Erhitzen haften die Luftblasen zäh an gewissen Objekten. Die Luftblasen stellen unter dem Mikroskop schwarze Ringe dar, die beim Senken des Mikroskoptubus sich verbreitern; auch bei kleinsten Blasen findet sich im Zentrum ein heller Kreis oder Punkt. Sie finden sich, da sie in der Flüssigkeit schwimmen, an der Unterseite des Deckglases und werden beim Senken des Tubus als erste gesehen, falls das Präparat dick ist. Die kugelige Form gilt nur, wenn sie frei im Wasser schwimmen. Luft in Zellen kann die merkwürdigsten Formen annehmen. Sternförmige, tiefschwarze Gebilde in Steinzellen können durch Luft verursacht sein, die Lumen und Porenkanäle ausfüllt. Luft in Interzellularen zeigt sich oft als schwarzes Netz mit knotigen Verdickungen (Phytomelan kann allerdings ähnlich aussehen, siehe Arnika). Auch Haare und Fasern enthalten häufig Luft, die sich dann als mehr oder weniger langer, schwarzer, an den Enden schwach abgerundeter Strich zeigt. Im Gegensatz zu den Luftblasen stellen die Fetttropfen, die als Kugeln ebenso wie die Luftblasen sich an der Unterseite des Deckglases sammeln, zart konturierte glänzende Kreise dar, die stark lichtbrechend sind. Beim Heben des Mikroskoptubus wird der schmale dunkle Rand breiter. Nur in seltenen Fällen, wenn besonders viel Fett vorhanden ist, finden sich statt Tropfen Massen mit unregelmäßigem Umriß. Bei den pulverförmigen Drogen können anorganische Stoffe als Verunreinigungen und Verfälschungen anwesend sein. Erwähnt seien:

*Calciumcarbonat:* Dieses stellt je nach der Art der Darstellung krümelige, im durchfallenden Licht dunkle Massen oder kleine, polyedrische und würfelförmige Körner dar. Nach Zusatz von Salzsäure entstehen Blasen von Kohlensäure, mit 3%iger Schwefelsäure Nadeln von Gips. Nach Zusatz von Pikrolonsäurelösung fallen die typischen, oktaedrischen, vielflächigen Kristalle von Calciumpikrolonat (siehe Reagentienverzeichnis).

*Gips:* Dieser stellt helle, schwach gelbliche Klumpen mit deutlicher Streifung, bestehend aus feinsten Nädelchen dar. Nach Zusatz von

Salzsäure erfolgt kein Aufbrausen. Mit Pikrolonsäure die typischen Kristalle des Calciumsalzes.

*Talkum:* Ein Magnesiumsilikat, das unter dem Mikroskop schollige, splittrige, ziemlich klar durchsichtige Fragmente zeigt, die weder durch Säuren, noch durch Laugen verändert werden.

*Bolus, Kaolin, Ocker:* Aluminiumsilikate (letzterer mit Eisen verunreinigt), die aus mehr oder weniger durchsichtigen, körnigen Massen bestehen und in Säuren und Laugen unlöslich sind.

*Quarzsand:* Große Fragmente mit meist abgeschliffenen Kanten, die infolge der rauhen Oberfläche nicht klar durchsichtig sind. Sand soll nicht mit Kristallen in Drogen verwechselt werden. Glassplitter, meist vom Deckglas stammend, sind im Gegensatz zum Sand glasklar und mit scharfen Kanten und Spitzen ausgestattet.

Schließlich sei noch erwähnt, daß auch Insekten bzw. Kerbtiere als Verunreinigungen in Drogen bzw. Drogenpulvern gefunden werden können, z. B. Milben (siehe Abb. 4), Blattläuse u. a. m.

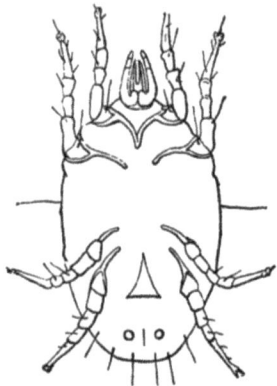

Abb. 4. Milbe (Acarina). Vielgestaltige, über die ganze Erde verbreitete Spinnentiere. Man findet sie zuweilen in Drogenpulvern. (HAGER-TOBLER)

## Messungen unter dem Mikroskop

Zur Messung mikroskopischer Objekte dient ein Okularmikrometer. Darin findet sich eine in 100 Teile geteilte Skala. Diese muß vorerst mit jedem am Mikroskop verwendeten Objektiv zusammen geeicht werden, indem man ein Objektmikrometer (das ist eine auf einem Objektträger eingeritzte Teilung eines Millimeters in 100 Teile) durch das Okularmikrometer betrachtet und feststellt, wieviel $\mu$ einem Teilstrich des Okularmikrometers bei bekanntem Objektiv und gleicher Tubuslänge entsprechen (s. Abb. 6). Man legt sich somit für jedes Objektiv ein für allemal die Zahl fest, mit der man die Anzahl der

Teilstriche im Okularmikrometer, die das Objekt scheinbar mißt, multiplizieren muß, um die wahren Maße des Objektes in $\mu$ zu erhalten.

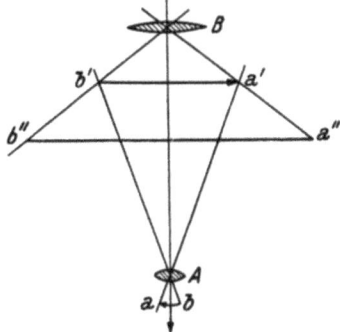

Abb. 5. Schematisches Bild des Strahlengangs im Mikroskop; Die Linse *A* (in Wirklichkeit ein Linsensystem), Objektiv genannt, besitzt eine kurze Brennweite und entwirft vom Objekt *a–b* ein umgekehrtes Bild in *a'–b'*. Die Linse *B*, das Okular, aus 2–3 Linsen bestehend, vergrößert dieses Bild weiter, so daß es als *a"–b"* vom Auge wahrgenommen wird. (Hager-Tobler)

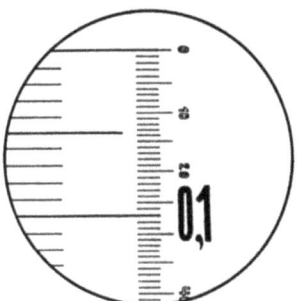

Abb. 6. Okular- und Objektmikrometer. Ausschnitt aus dem Gesichtsfeld des Mikroskops; in der Mitte ein Teil der in 100 Striche geteilten Okular-Skala. Links die Teilung des Objektmikrometers, wobei ein Teilstrich 1/100 mm = 10 $\mu$ mißt. 10 solche Teilstriche = 0,1 mm = 100 $\mu$ stimmen nun überein mit 27 Teilstrichen der Okularskala. 1 Teilstrich der Okularskala entspricht daher: 100 $\mu$ : 27 = 3,6 $\mu$. Dies ist also der Faktor, mit dem, gleiches Objektiv und gleicher Tubusauszug vorausgesetzt, die im Okularmikrometer abgelesenen Teilstriche multipliziert werden müssen, um die Länge des Objekts in $\mu$ zu erhalten. (Gilg)

Zur genauen Durchmusterung von Präparaten dient ferner der Kreuztisch (im Mikroskoptisch eingebaut) oder ein aufsetzbarer Objektführer. Zur Untersuchung von doppelbrechenden Objekten, z. B. Kristallen und Stärkekörnern, verwendet man zweckmäßig polarisiertes Licht. Dieses liefern Nikolsche Prismen oder die neuen Polarisationsfilter. Ein solches Filter bringt man auf den Blauglashalter des Beleuchtungsapparates (als Polarisator), das andere steckt man auf das Okular (als Analysator). Die Kristalle leuchten in den Präparaten hell auf dunklem Untergrund.

Zur annähernd quantitativen Bestimmung der Bestandteile eines Drogenpulvers dient die Zählkammer. Diese besteht aus einem Objektträger, der ein Quadrat von 0,5 cm Seitenlänge mit Netzeinteilung trägt, so daß 100 quadratische Felder mit 0,5 mm Seitenlänge entstehen. In einigem Abstand ist ein 0,25 mm hoher Glasrahmen mit etwa 16 mm Seitenlänge aufgekittet, so daß beim Abschluß durch ein aufgelegtes Deckglas das Volumen oberhalb des gesamten Netzquadrates 6,25 mm³ beträgt. Ein einzelnes Quadrat von 0,5 mm Seitenlänge schließt daher 1/100tel des angegebenen Volumens ein. Man stellt sich nun in einer viskosen Flüssigkeit eine möglichst homogene Aufschwemmung des zu untersuchenden Pulvers mit möglichst gleicher Korngröße her, bringt einen Tropfen in die Zählkammer, bedeckt luftblasenfrei mit dem Deckglas und zählt in einigen Feldern die Anzahl der Teilchen der verschiedenen Bestandteile aus, woraus sich die Menge ungefähr berechnen läßt. Hernach wiederholt man das Auszählen an einer selbst hergestellten Mischung der Bestandteile und kontrolliert das Ergebnis. Schwierigkeiten bereitet die verschiedene Korngröße der einzelnen Bestandteile. Die Vergleichsmischung soll in dieser Hinsicht mit der Probe übereinstimmen. Ermittlung von Verunreinigungen in Drogenpulvern (ebenso quantit. Gemischanalyse) nach Wallis bzw. Flück: Das gesiebte Drogenpulver (Maschenweite 0,17–0,2 mm) wird trocken mit 1% Lycopodium innigst verrieben. Davon wird wie üblich (keine Zählkammer) ein Chloralhydrat-Präparat hergestellt und vom Pulver soviel verwendet, daß pro Gesichtsfeld 3–6 Sporen (vergr. 100fach) sichtbar sind. Ein bestimmtes Meßelement (in Pulver und Verfälschung) wird ausgewählt, gezählt oder dessen Fläche in $\mu^2$ in etwa 200 Gesichtsfeldern gemessen. Man berechnet daraus die Zahl $Z$ oder die Fläche $F$ pro 1 Spore, die ca 0,01 $\mu$g wiegt (= 1 $\mu$g Pulver). Umrechnung auf 1 g Pulver: $Z \times 10^6$ in g oder $F \times 100$ cm². Aus der für die Reindroge bekannten Kennzahl kann der Anteil an Verfälschung berechnet werden.

## Zur Beschreibung der einzelnen Drogen

Die Beschreibung der einzelnen Drogen erfolgt in folgender Reihenfolge: Als erstes wird ein kurzer Hinweis auf das Vorkommen jener Pflanze gegeben, die die betreffende Droge liefert, wobei allerdings nicht unterschieden wurde zwischen natürlichem Vorkommen und Anbau. Nach der Beschreibung der Ganzdroge folgt eine Beschreibung der Schnittdroge. In einigen Fällen folgt sodann eine Beschreibung jener typischen Merkmale, die beim Betrachten mit der binokulären Lupe erkennbar sind. Anschließend wird der mikroskopische Bau behandelt, worauf die Beschreibung der Pulverdroge folgt. Dabei sind die im mittelfein gemahlenen Pulver auftretenden Fragmente berücksichtigt. Liegen feinste Drogenpulver vor, ist es möglich, daß ein Teil der angeführten Fragmente zertrümmert und daher nicht mehr auffindbar ist. Darauf muß beim Mikroskopieren Bedacht genommen werden. Der Abschnitt „Mikrochemie" findet sich nur bei wenigen Drogen, und zwar dann, wenn es sich um wichtige und charakteristische Reaktionen handelt. Beim Punkt „Prüfung und Verfälschung" wird nur auf die wichtigsten bekannten Verfälschungsmöglichkeiten hingewiesen. Nicht wird jedoch besonders erwähnt, daß die Droge im einwandfreien Zustand sein muß, d. h. nicht von Würmern zerfressen, verschimmelt oder mißfarben sein darf. Unter „Inhaltsstoffe" wird lediglich auf die Hauptwirkstoffe bzw. wichtigsten Inhaltsstoffe hingewiesen. Unter „Verwendung und Wirkung" finden sich kurze Hinweise auf Anwendung und Wirkung der Droge, wobei jedoch nicht differenziert wurde zwischen der Anwendung in der Schulmedizin und der Anwendung in der Volksmedizin bzw. Selbstmedikation. Da die Dünnschichtchromatographie in jüngster Zeit zu einem wertvollen Hilfsmittel bei der Identifizierung von Drogen geworden ist, wurde bei besonders wichtigen Drogen ein kurzer Hinweis auf die Literatur gegeben, in der dünnschichtchromatographische Systeme zur Identifizierung der betreffenden Droge aufgeführt sind. Im Punkt „Wertbestimmung" wird ebenfalls auf die entsprechende Literatur verwiesen, wobei allerdings aus Gründen der Verbindlichkeit vorwiegend auf die Arzneibücher bezogen wird.

# 3. Pulverförmige Drogen

## Amyla (Stärkesorten)

Die im folgenden zu besprechenden Amyla stellen ausnahmslos Reservestärken dar. Die Bildung derselben erfolgt in den Zellen von Speicherorganen durch die Leukoplasten. Je nachdem, ob die schichtenweise Anlagerung der Stärke gleichmäßig oder ungleichmäßig erfolgt, entstehen Stärkekörner mit konzentrischer oder exzentrischer Schichtung. Die Schichtung selbst beruht auf der Bildung wasserreicherer oder wasserärmerer Zonen, die daher eine verschiedene Lichtbrechung aufweisen und bei entsprechender Beleuchtung bzw. Abblendung sichtbar sind. Das ehemalige Bildungszentrum wird Kern genannt und stellt bei einer Anzahl von Stärkekörnern einen Punkt dar, bei anderen findet sich an seiner Stelle eine Höhle oder ein Spalt, von dem noch Risse ausgehen können. Die Gestalt der Stärkekörner kann kugelig, ellipsoid- bis linsenförmig und polyedrisch sein. Man unterscheidet einfache Körner, solche mit einem Bildungszentrum (bzw. Kern) und zusammengesetzte, die aus zwei oder vielen Körnern aufgebaut sind. Die zusammengesetzten Körner, die mehr oder weniger leicht zerfallen, können von gleicher oder ungleicher Form und Größe sein. Wenn ein oder mehrere Körner von einer gemeinsamen Stärkehülle umwachsen sind, nennt man sie halbzusammengesetzt (Kartoffelstärke). Bruchstücke zusammengesetzter Körner erkennt man an den ebenen Begrenzungsflächen. Ähnlich aussehen können auch einfache Körner, die sich dicht gedrängt entwickelt haben (Hornendosperm vom Mais).

Die Form der Stärkekörner ist bei jeder Art verschieden. Die einzelnen Sorten bestehen jedoch nicht nur aus den charakteristischen, typischen Formen, sondern es finden sich auch eine Anzahl uncharakteristischer Körner vor. Die Größe der in den Stärkedrogen vorkommenden Körner schwankt zwischen 3 und 10 $\mu$ (beim Reis) und 50 bis 110 $\mu$ (bei der Kartoffel). Das Vorkommen annähernd gleichgroßer Körner ist selten und in solchen Fällen charakteristisch (Reis, Mais).

Im polarisierten Licht (zwischen gekreuzten Nicols) leuchtet das Stärkekorn hell auf und zeigt ein schwarzes Kreuz mit dem dunklen Kern als Schnittpunkt der Balken (siehe Abb. 7). Das Stärkekorn besitzt also kristalline Struktur. Durch kaltes Wasser wird Stärke nicht verändert, ebensowenig durch Alkohol, Äther, Glycerin. Beim Erhitzen mit Wasser beginnt sie zu quellen und verkleistert schließlich bei einer bestimmten Temperatur. Die Quellungs- und Verkleisterungstemperatur ist für jede Stärkesorte charakteristisch und schwankt zwischen 65° und 80°. In Chloralhydratlösung verquillt sie bereits in der Kälte, noch schneller in Lauge. Werden stärkehaltige Drogen in Wasser gekocht, dann bleiben die verquollenen Stärkekörner in den Zellen und stellen nach dem Trocknen Klumpen dar, die keine Struktur und keine Doppelbrechung mehr zeigen. Auch durch trockenes Erhitzen auf höhere Temperatur tritt Verkleisterung ein (Jalapenstärke). Lufttrockene Stärke enthält 15–20% Wasser. Die Arzneibücher schreiben für die offiziellen Stärkesorten einen maximalen Feuchtigkeitsgehalt von 15% bis 20% vor. Jod färbt Stärke noch in hohen Verdünnungen blau. Völlig trockene Stärke wird nicht mehr blau. Der Abbau der Stärke über Dextrine zu Maltose bzw. Glukose erfolgt durch Fermente (Diastase) und Säuren. Im keimenden Samen findet fermentative Spaltung der Stärke und Umwandlung in Zucker statt. Die Körner bekommen Risse und Spalten, die sich bis zum Rand fortsetzen (korrodierte Stärkekörner). Dasselbe Bild erhält man bei Behandlung von Stärke mit Speichel (bei Körpertemperatur), in dem das amylolytische Ferment Ptyalin vorkommt.

Geringe Mengen von Kleieteilchen finden sich in fast allen Stärkesorten. Einzelne tropische Stärken kommen in teilweise verkleistertem Zustand in den Handel (Manihot, Sago).

Bei der mikroskopischen Untersuchung der Stärke ist es wichtig, sich über die Form der Körner eingehend zu informieren. Bei ruhenden Stärkekörnern ist dies trotz Heben und Senken der Mikroskopebene, d. h. Drehen der Mikrometerschraube, nicht in ausreichendem Maße möglich. In Wirklichkeit kugelige Körner werden oft als Scheiben angesehen (s. Weizenstärke). Man verursacht daher während der mikroskopischen Beobachtung eine Flüssigkeitsströmung unter dem Deckglas durch Berühren desselben oder mittels Durchsaugen von Flüssigkeit durch das Präparat mit Hilfe eines Filterpapierstreifens oder durch Zusatz von Alkohol. Um zu kontrollieren, ob die bei der Betrachtung der Objekte erhaltene körperliche Vorstellung der Wirklichkeit entspricht, ist es für den Anfänger zweckmäßig, die gesehenen Objekte zu modellieren (Plastilin). Es gilt dies nicht nur für die pulverförmigen Drogen wie Stärke, Lycopodium usw., sondern auch für andere Elemente. So kann man z. B. Epidermiszellen, Haare, Drüsen, Fasern, Tracheiden, Holzparenchymzellen usw. zu Übungszwecken modellieren.

2*

**Amylum Solani** (Kartoffelstärke), *Solanum tuberosum*, Solanaceae

Weißes, etwas gröbliches Pulver, Stärkekörner zum Teil mit freiem Auge sichtbar. Mikroskopisch sind charakteristisch die großen und mittleren Körner. Form: länglich, eiförmig, oft unregelmäßig muschelförmig, auch dreiseitige Formen. Die Schichtung mit deutlich exzentrischem Kern im schmalen Teil des Stärkekorns gut sichtbar. In geringer Menge auch zusammengesetzte Körner, nicht selten in Teilstücke zerfallend. Daneben auch halb zusammengesetzte Körner (siehe Abb. 8). Größe der Körner sehr verschieden von etwa 10–110 $\mu$ Durchmesser. Alle Übergänge vorhanden.

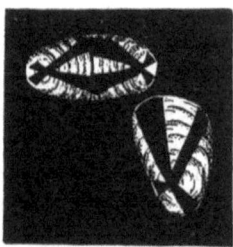

Abb. 7. Stärkekorn im polarisierten Licht. Einfaches und zusammengesetztes Korn

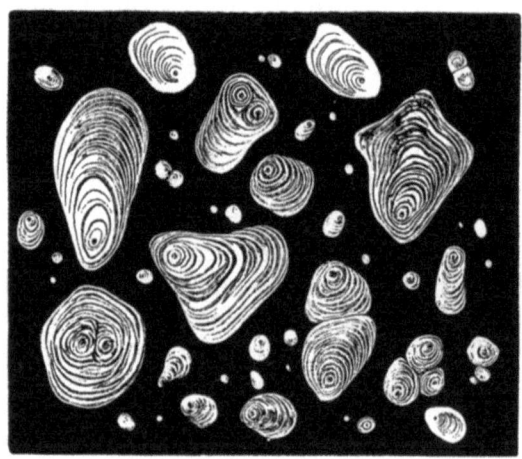

Abb. 8. Kartoffelstärke (MOELLER)

**Amylum Oryzae** (Reisstärke), *Oryza sativa*, Poaceae (Gramineae)

Das äußerst feine Pulver besteht unter dem Mikroskop aus kleinsten, durchschnittlich 4–5 $\mu$ messenden, scharfkantigen, meist polyedrischen Körnern ohne Struktur. Kern nicht sichtbar (s. Abb. 9). Die Teilkörner stammen von einem großen, rundlichen, zusammengesetzten Stärkekorn, wie es in der Zelle des Nährgewebes ursprünglich vorhanden war. Prüfung: Von möglichen Verfälschungen zeigt Hafer- und Buchweizenstärke ähnliche Formen, doch kommen bei ersterer längliche und spindelförmige, bei letzterer große, runde Körner und stäbchenförmige Aggregate vor.

**Amylum Maydis** (Maisstärke), *Zea mays,* Poaceae (Gramineae)

Feines weißes Pulver, bestehend aus rundlichen Körnern, die aus dem Mehlendosperm und kantig-polyedrischen, die aus dem Hornendosperm stammen. Schichtung nicht sichtbar. Größe im Durchschnitt 10–15 μm. Charakteristisch ist die helle Kernhöhle oder dreistrahliger Spalt (s. Abb. 10).

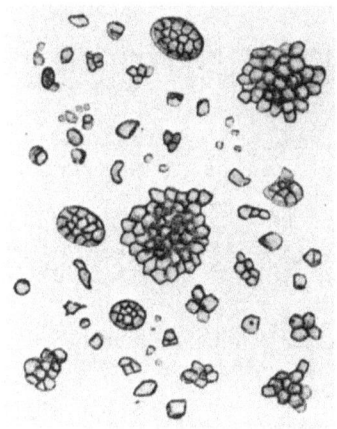

Abb. 9. Reisstärke (SCHOLL)

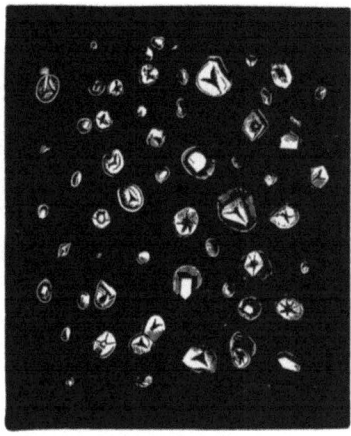

Abb. 10. Maisstärke (MOELLER)

**Amylum Tritici** (Weizenstärke), *Triticum aestivum,* Poaceae (Gramineae)

Weißes feines Pulver, das unter dem Mikroskop zwei Sorten von Körnern erkennen läßt: 1. Großkörner, etwa 30 μ Durchmesser, von linsenförmiger Gestalt, die von der Fläche gesehen kreisrund sind (bei ruhendem Präparat liegen praktisch alle Körner auf der Fläche) mit konzentrischer, schwacher, oft schwer sichtbarer Schichtung; durch

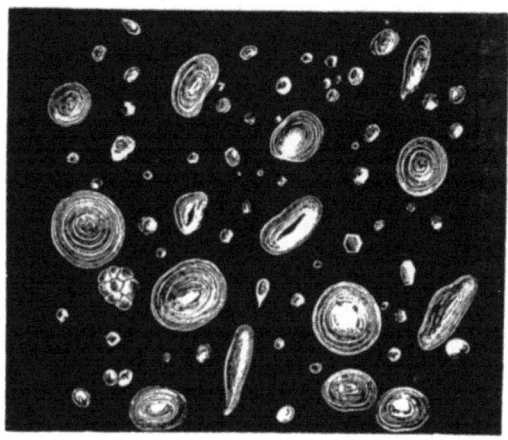

Abb. 11. Weizenstärke (MOELLER)

Rollen zeigen diese Körner infolge ihrer linsenförmigen Form spindelförmige Seitenansicht und einen langen Spalt. 2. Kleinkörner, 5–7 $\mu$ groß, kugelig, oder schwach kantig. Es existieren keine Übergänge zwischen Groß- und Kleinkörnern (s. Abb. 11). Prüfung: Verwechslung mit Roggenstärke möglich. Diese besitzt ähnliche Form, nur weisen die Großkörner einen deutlichen Spalt auf, der beim Weizen nicht sichtbar ist, und es bestehen zwischen Groß- und Kleinkörnern alle Übergänge (s. Abb. 12). Vorkommen von Kleiebestandteilen deutet auf Zusatz von Weizenmehl.

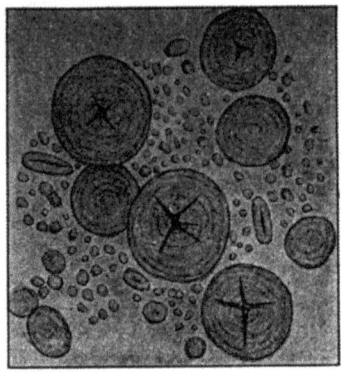

Abb. 12. Roggenstärke (MEZ)

**Amylum Sago** (Sagostärke), *Metroxylon-Arten*, Arecaceae (Palmae)

Durch Erhitzen teilweise verkleisterte Stärke aus dem Stamm der Pflanze. Unter dem Mikroskop: Kleisterklumpen und halbverkleisterte Stärkekörner, auch noch intakte Körner: Großkörner 60–80 $\mu$ im Durchmesser mit deutlicher exzentrischer Schichtung und unregelmäßiger Form. Sie besitzen 1–2 kappenförmige Kleinkörner, die aber häufig abgefallen sind. Auf dem Großkorn sind dann die ebenen Bruchflächen deutlich sichtbar. Die abgefallenen Kleinkörner besitzen paukenförmige Form. Im Sagomehl finden sich außer der Stärke noch Parenchymtrümmer, Kristalle und seltener auch Steinzellen (s. Abb. 13).

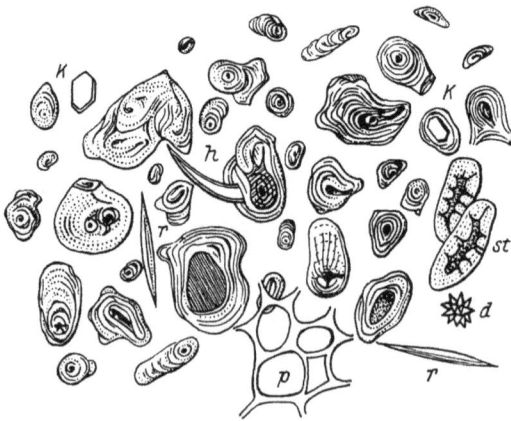

Abb. 13. Palmenstärke (Sago) (MOELLER)

**Amylum Manihot** (Tapiokastärke), *Manihot-Arten,* Euphorbiaceae

Zum Teil verkleistert (in Perlform) im Handel (aus dem Wurzelknollen). Unter dem Mikroskop: Kleisterklumpen, die erhaltenen Stärkekörner sind meist Bruchstücke von Zwillings- oder Drillingskörnern, etwa 20 $\mu$ messend, kugelig und paukenförmig, seltener polyedrisch geformt. Häufig strahlige Kernspalten und eine gegen ebene Bruchfläche zirkelförmig erweiternde Kernhöhle, zuweilen konzentrische Schichtung sichtbar (s. Abb. 14).

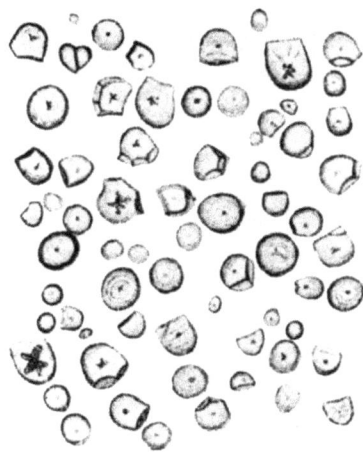

Abb. 14. Manihotstärke (SCHOLL)

**Dextrinum,** Dextrin

Das Säuredextrin wird aus Stärke durch Erhitzen mit Säuren (meist Oxalsäure) hergestellt. Es ist im kalten Wasser zum Großteil löslich, die Löslichkeit hängt von der Art der Darstellung ab. In heißem Wasser ist es bis auf eine geringe Trübung völlig löslich. Mit Jodlösung weinrote Färbung. Unter dem Mikroskop (Glycerinpräparat) sind noch die Formen der aufgeblähten Stärkekörner erkennbar, so daß es sich feststellen läßt, von welcher Stärkeart das Dextrin stammt. Prüfung: Das verbotene Röstdextrin, das durch bloßes Erhitzen hergestellt wurde, zeigt in der Mitte eines jeden rundlichen bis elliptischen, verquollenen Stärkekornes eine Luftblase. Die wässerige Lösung soll neutral reagieren und frei von Oxalsäure, Calciumsalzen und Schwermetallsalzen sein.

## Lycopodium (Bärlappsporen), *Lycopodium clavatum,* Lycopodiaceae

**Vorkommen:** In zahlreichen Formen über die ganze Erde verbreitet. Gewinnung in Europa, Schweden und Rußland.

**Ganzdroge:** Die Droge besteht aus den Sporen und stellt ein hellgelbes, sehr leicht bewegliches „fließendes" Pulver dar, das sich mit kaltem Wasser nicht benetzen läßt.

**Mikroskopie:** (Chloralhydratpräparat aufgekocht). Alle Sporen zeigen dieselbe Größe, etwa 30 $\mu$, und besitzen tetraedrische Gestalt, wobei die äußere Fläche konvex gewölbt ist. Die Sporen sind bedeckt mit einem Netzwerk von Leisten, die 5- oder 6eckige Maschen bilden (Exosporium). Die Netzleisten sind etwa 4 μ hoch und von einem feinen Häutchen überzogen, das über den Maschen etwas eingesunken ist (s. Abb. 15). Die Randkontur erscheint daher wie gezähnt. Im Inneren der Spore (Endosporium) auch Fetttropfen sichtbar.

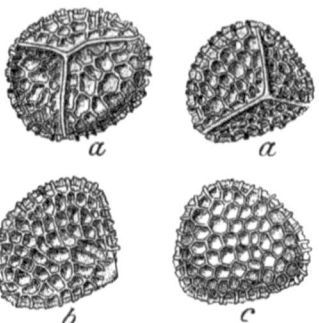

Abb. 15. Lycopodium. *a* Sporen von oben, *b* von einer flachen Seite, *c* von der konvexen Basis aus gesehen. (Vergr. 566fach) (MEZ)

**Prüfung:** Es dürfen keine fremden Sporen oder Fragmente der Stammpflanze vorhanden sein. Von Pollenkörnern kommen als Verfälschung in Frage: *Haselnußpollenkörner* mit gerundet-dreiseitiger Form, mit drei Poren, die präformierte Austrittsstellen für den Pollenschlauch sind. Unterhalb der Poren ist der Inhalt ein wenig zurückgewichen. *Pollenkörner von Pinusarten* sind durch zwei blasenförmige Auftreibungen, ,,Luftsäcke", charakterisiert. Darin hält sich die Luft

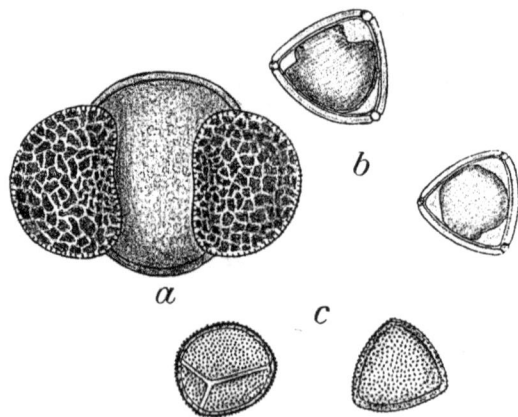

Abb. 16. Verfälschungen von Lycopodium: Pollen von *a* Pinus silvestris, *b* Corylus avellana, *c* Typha latifolia. (Vergr. 566fach) (MEZ)

hartnäckig und kann nur durch kräftiges Aufkochen entfernt werden. Lycopodium kann ferner mit Stärke, Dextrin und anderen, auf S. 13 und 14 erwähnten, anorganischen Körpern verfälscht sein, deren Nachweis unter dem Mikroskop nicht schwer fallen dürfte. (Fremde Pollen s. Abb. 16.)

**Verwendung:** Pillenkonspergens (als Wundstreupulver obsolet); Technik: Auspudern von Gießformen.

### Lupulin, Glandulae Lupuli (Hopfendrüsen), *Humulus lupulus*, Cannabaceae

**Vorkommen:** Europa, Vorder- und Mittelasien, U.S.A., Japan.

**Ganzdroge:** Die Drüsenhaare der Hopfenschuppen sind ein orangegelbes, grobes, klebriges Pulver von charakteristischem Geruch und bitterem Geschmack.

**Mikroskopie:** Die Drüsen bestehen aus einem, nur eine Zellschicht dickem, schlüsselförmigen Gebilde mit einem Durchmesser bis 250 $\mu$. Die Zellen sezernieren auf der Innenseite ein Sekret, das die Kutikula von diesen sezernierenden Zellen abhebt. Die Kutikula ist dann blasenförmig vorgewölbt (Sie überzieht bekanntlich alle mit Epidermis bedeckten Organe der Pflanze als homogenes Häutchen, s. S. 41 unter Folia). Die Hopfendrüse stellt auf diese Weise einen kugeligen Körper dar, der im unteren Teil aus der schlüsselförmigen Schichte von Zellen, im oberen Teil aus der halbkugelig vorgewölbten Kutikula besteht, die noch eine Felderung, entsprechend den Zellen, denen sie früher auflag, erkennen läßt (s. Abb. 17). Das Präparat wird durch Erhitzen mit Chloralhydrat hergestellt, um die Harzsubstanzen zu entfernen.

**Prüfung:** Anorganische Beimengungen gelten als Verfälschung. Unangenehmer Geruch läßt verdorbene Drogen erkennen.

**Inhaltsstoffe:** Bitterstoffe.

**Verwendung:** Leichtes Sedativum, Antaphrodisiakum, Aromatikum amarum.

**DC:** DAC.

**Wertbestimmung:** DAC.

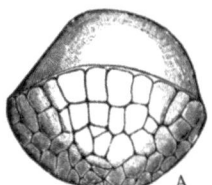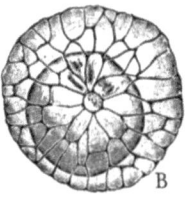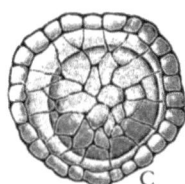

Abb. 17. Glandulae Lupuli, 300fach vergrößert. *A* von der Seite, *B* von unten, *C* von oben gesehen. (GILG)

# 4. Haare und Fasern

**Gossypium depuratum** (Verbandwatte), *Gossypium-Arten,* Malvaceae

**Vorkommen:** Südliche USA, Südamerika, Afrika, Ostasien.

**Ganzdroge:** Verbandwatte besteht aus den durch mechanische und chemische Reinigung fettfrei und weiß erhaltenen, einzelligen Baumwollsamenhaaren. Diese sind, wie alle Epidermisanhangsorgane, in ihrer ganzen Länge von einer dünnen Kutikula überzogen.

**Mikroskopie:** Flachgedrückte, bandförmige, relativ dickwandige, schraubig gedrehte Haare. Querschnitt sichelförmig bis wurstförmig. Lumen strichförmig. An den Enden sind die Zellen stumpf, nicht zugespitzt. Die glatte Kutikula ist ohne besondere Behandlung meist unsichtbar. Die Hauptmasse des Haares besteht aus reiner Zellulose, die in Kupferoxidammoniak (Cuoxam) löslich ist. Beim Einlegen in eine solche nicht zu frische (nicht zu stark wirkende) Lösung sieht man, daß nach dem Einreißen der Kutikula an vielen Stellen die Membran zu quellen beginnt, jedoch ungleichmäßig, so daß blasig aufgetriebene Stellen mit schmalen, nicht verbreiterten abwechseln. Dort sind die Kutikularreste manschettenartig zusammengeschoben und schützten die Zellulose eine Zeitlang vor der Auflösung. In der Mitte verbleibt als dünner Streifen der Protoplasmarest. Das beschriebene Bild ist nicht immer in dieser Form zu erhalten und ist nur von kurzer Dauer, da bald völlige Lösung eintritt. Die Kutikula bleibt selbstverständlich ungelöst und man erkennt, daß lediglich die aus Zellulose bestehende Zellwand aufgelöst wurde (s. Abb. 18f).

Bei Behandlung mit Chlorzinkjodlösung färbt sich die Baumwolle violett (Zellulosereaktion). Die Holzreaktion mit Phloroglzuin-Salzsäure fällt natürlich negativ aus. Baumwolle ist doppeltbrechend.

Als Paralleldroge sei die *Vistra,* Zellwolle, erwähnt, die einen gut brauchbaren Ersatz der Baumwolle zu Verbandzwecken darstellt. Die beim Naßspinnverfahren erhaltenen und dann auf Stapellänge geschnittenen Viskosefäden sind an sich strukturlos, zeigen jedoch äußerlich deutliche Rinnen, die als Schrumpfungserscheinungen zu deuten sind (s. Abb. 20). Der Querschnitt ist eben nicht kreisrund, sondern unregelmäßig gebuchtet. Zellwolle kommt auch in Form von punktierten Fäden, zuweilen sogar als bandartige Fäden (wie die Baumwolle) vor. Vistra ist ebenso wie die Baumwolle in Couxam löslich, zeigt jedoch nicht die durch das Vorhandensein der Kutikula bedingten, oben beschriebenen Erscheinungen. Acetatseide, die sich morphologisch von der Vistra kaum unterscheidet, ist im Gegensatz zu dieser in Eisessig löslich. Jod oder Salpetersäure färben Kunstseide nicht gelb.

**Prüfung:** Abgesehen von der selbstverständlichen Reinheit und weißen Farbe hat sich die Prüfung der Watte, stammt sie nun von der Baumwolle oder Vistra, auf genügende Saugfähigkeit zu erstrecken. Diese ist bei Vistra meist von vornherein gegeben, die Baumwolle muß jedoch vorher entsprechend entfettet werden. Ungenügend entfettete Baumwolle würde, auf Wasser geworfen, dieses nicht rasch genug aufsaugen. Verbandwatte soll frei sein von Säuren (Methylrot), Alkalien, Schwefeldioxyd und Calciumsalzen. Reduzierende Stoffe im wässerigen Auszug (1 : 7, heiß) deuten auf nicht gereinigte Zellwolle (Angaben über tolerierte Werte siehe Arzneibücher!). Erlaubt sind hier für 10 ml allerdings 6 Tropfen Kaliumpermanganatlösung (1‰) (bei der Baumwolle sind es 3 Tropfen). Sterilisierte Watte (Vistra) kann nach Aussehen und Griff und nach dem Gehalt an reduzierenden Stoffen Veränderungen aufweisen. Der Permanganatverbrauch kann auf 9 Tropfen ansteigen.

**Inhaltsstoffe:** Reine Zellulose.

**Verwendung:** Aufsaugendes Mittel für Verbände, Kulturgefäßverschluß, Filtermaterial (nitriert zur Kollodium-Herstellung).

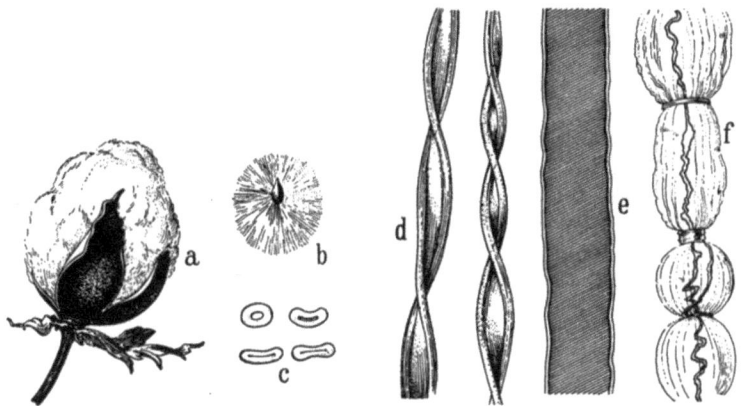

Abb. 18. Baumwolle. *a* Aufgesprungene Kapsel von Gossypium herbaceum, *b* Baumwollsamen, *c* Querschnitt durch das Baumwollhaar, *d* Baumwollhaar in der Längsansicht, *e* tote Baumwolle, *f* Baumwolle in Cuoxam. (GISTL)

**Wertbestimmung:** ÖAB 9, Ph. Helv. VI., DAB 7, DAB 7 (DDR).

Im Anschluß an die Verbandwatte seien einige Fasern besprochen, die sich zuweilen in mikroskopischen Präparaten finden können:

### Leinenfaser, *Linum usitatissimum*, Linaceae

Es handelt sich hier um Bastfasern (diese besitzen im Gegensatz zur Baumwolle keine Kutikula). Sie sind an beiden Enden zugespitzt, bis 30 mm lang und zeigen ein strichförmiges Lumen. Querschnitt fünf- bis sechseckig, 20 $u$ im Durchmesser. Knickstellen der Fasern, die durch die Aufbereitung entstanden sind, stellen charakteristische Knoten und Verschiebungsstellen dar (s. Abb. 19, L). Zur Unterscheidung von Baumwolle ist zu sagen, daß die Leinenfaser absolut keine bandartige Form annehmen kann. Im Cuoxam ist sie löslich, zeigt allerdings auch unregelmäßige Quellungserscheinungen ähnlich wie die Baumwolle, jedoch ist keine Kutikula sichtbar. Alle vegetabilischen Fasern, auch die aus Zellulosederivaten bestehende Kunstseide, geben im Gegensatz zu den tierischen Haaren (Seide, Wolle) nach dem Auswaschen, mit heißem Wasser mit $\alpha$-Naphthol-Schwefelsäure eine violette Farbe (Molisch-Reaktion auf Kohlehydrate). Die Jodazid-Reaktion verläuft negativ (s. Seide).

## Seide

Das Spinndrüsensekret der Seidenraupe; verarbeitete Seide (diese ist vom Seidenleim befreit) stellt stielrunde, lange strukturlose Fäden dar (s. Abb. 19, S) mit charakteristischem Geruch beim Verbrennen. Sie lösen sich in Nickeloxidammoniak (herzustellen durch Auflösen von Nickelhydroxid in konzentriertem Ammoniak), während Baumwolle, Vistra und Leinenfaser sich darin nicht lösen. In Cuoxam ist die Seide unlöslich. Schwierigkeiten könnte nur die morphologische Unterscheidung von Seide und Vistra bieten, da beide annähernd stielrund sind, während die Baumwolle infolge ihrer bandartigen Form sich immer leicht unterscheiden läßt. Mit Jodlösung oder verdünnter Salpetersäure (Erwärmen) färbt sich die Seide im Gegensatz zur Kunstseide gelb. Beim Verbrennen entwickelt sich ein charakteristischer unangenehmer Geruch. Mit $\alpha$-Naphthol-H$_2$SO$_4$ keine Violettfärbung. Nachweis des gebundenen Schwefels in der Seide mittels Jodazid: Natriumazid und Jodjodkalium wirken nicht aufeinander ein. Bei Gegenwart von Sulfiden, Thiosulfaten, Rhodaniden und organischen S-Verbindungen (= C=S und $\rightarrow$ C-SH) wird der Ablauf der Reaktion katalysiert, so daß sich aus: 2 NaN$_3$+KJ$_3$ = 2NaJ + KJ + 3 N$_2$ elementarer Stickstoff bildet, der in Form von Gasblasen unter dem Mikroskop zu sehen ist. Äußerst empfindliche Reaktion, die z. B. den Nachweis des organisch gebundenen Schwefels in der natürlichen Seide oder Wolle erlaubt: Ein Seidenfaden wird in die Jodazidlösung (5% Natriumazid in n/10-Jodlösung) eingelegt. Gleich nach dem Einlegen beobachtet man, daß um jeden Seidenfaden Reihen von Gasblasen entstehen, die nach einigen Minuten bereits makroskopisch sichtbar werden. (Diese Reaktion geben auch „Kunstfasern" aus Eiweiß, z. B. Lanital.)

## Schafwolle

Man unterscheidet dickere Grannenhaare mit vielzelligem Mark und dünnere Wollhaare ohne Mark. An der Außenseite beider finden sich dachziegelartig sich deckende Epithelzellen, die am Rande stufenförmig vorspringen und die Rauhigkeit der Wollhaare bedingen. Dar-

unter schwach erkennbar eine Faserschicht. Infolge ihrer Struktur ist
Wolle jederzeit von anderen Fasern zu unterscheiden. Beim Verbrennen verhält sich die Wolle ähnlich wie die Seide. Reaktionen wie Seide
(s. Abb. 19 *W*).

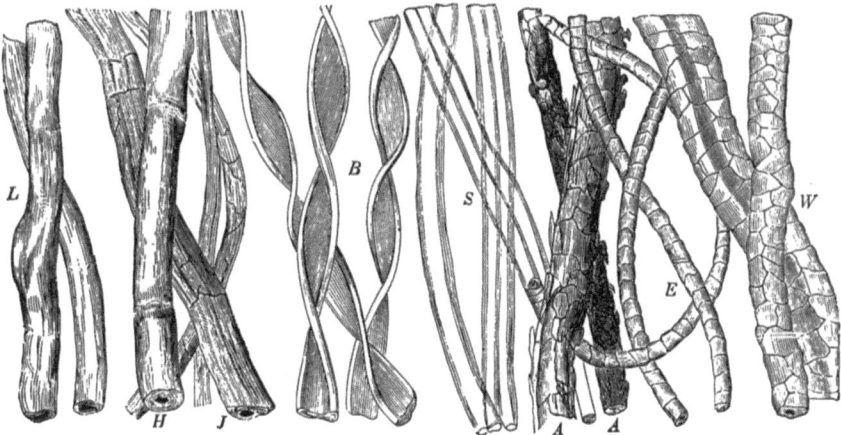

Abb. 19. Eine Anzahl der wichtigsten, technisch verwendeten Fasern. Der Unterschied
zwischen Baumwolle *(B)* und den übrigen Fasern tritt sehr deutlich hervor; *L* Leinfaser,
*H* Hanffaser, *J* Jutefaser, *S* Seide, *A* Alpaccawolle, *E* Elektoralwolle, *W* Schafwolle.
(FLÜCKIGER und TSCHIRCH)

## Kunstfasern

Kunstfasern zeigen unter dem Mikroskop im allgemeinen eine
stielrunde Form, oftmals punktiert oder gerillt. Ihre Unterscheidung

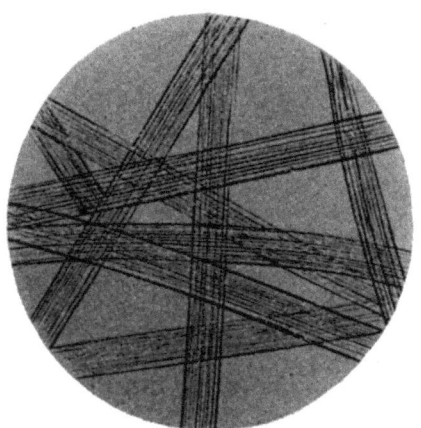

Abb. 20. Viskoseseide. (Nach HERZOG)

ist zum Teil durch chemische Reaktionen (Löslichkeit, Jodazid-Reaktion u. a.) oder Ermittlung des Mikro-Fp und des Brechungs-Index (Einbettungsverfahren) möglich. Dazu folgende Beispiele:

1. Kupferkunstseide: Unlöslich in Eisessig und Chloralhydratlösung. Im Cuoxam löslich ohne Auftreibungen (wie etwa Baumwolle), da keine Kutikula vorhanden.
2. Azetylzellulose: Löslich in Eisessig und Chloralhydratlösung, unlöslich in Cuoxam.
3. Perlon (Mikro-Fp = 216° C) und Nylon (Mikro-Fp = 258° C): Löslich in Chloralhydratlösung, unlöslich in Cuoxam und Eisessig.

# 5. Pilze, Algen, Flechten

**Faex medicinalis** (medizinische Hefe), *Saccharomyces cerevisiae,*
Saccharomycetaceae

**Ganzdroge:** Die Droge ist gewaschene, mit Sodalösung entbitterte, untergärige Bierhefe, die bei 40° getrocknet wurde und stellt ein hellbraunes Pulver von eigenartigem Geruch dar. Diese Hefe ist gärfähig, der Versuch im Einhornschen Gärröhrchen (s. Abb. 21) mit Zukkerlösung fällt positiv aus. Hefe enthält auch noch Hopfenbestandteile. Im Gegensatz dazu stellt die nicht offizinelle Preßhefe obergärige Bierhefe dar. Diese ist frei von Hopfenbestandteilen; auch Preßhefe kann getrocknet werden.

**Mikroskopie:** Bierhefe besteht aus 8–10 $\mu$ großen, ovalen bis kugeligen Hefezellen; zuweilen Sprossung sichtbar (s. Abb. 22). Daneben Zelltrümmer, vom Pulverisieren stammend. In der Trockenhefe sind die meisten Zellen bereits tot, ein Teil noch lebend. Die toten färben sich mit Methylblaulösung, die lebenden nicht. Auch Neutralrot (1 % in Wasser) färbt lebende Hefezellen nur schwach, der Zellkern bleibt jedenfalls leuchtend weiß. Abgetötete Hefe (z. B. durch Erhitzen) färbt sich jedoch gleichmäßig rot, so daß der Zellkern nicht mehr sichtbar ist. Im UV-Licht fluoreszieren in 0,01 % Acridin-Orange tote Hefezellen rot, lebende grünlich.

**Prüfung:** Hefepulver darf nicht faulig riechen, Schimmelpilze müssen abwesend sein, ebenso größere Mengen Stärke oder Zucker. Die Prüfung erfolgt durch Bestimmung der Gärfähigkeit: Eine Aufschwemmung von 3 g Hefe in 30 ml 5%iger Zuckerlösung mit einem Zusatz von 6 mg Natriumkarbonat soll in einer 25 ml fassenden Eprouvette, die völlig gefüllt und nach Art eines Eudiometerrohres in einer Schale aufgestellt ist, in einer Stunde 12,5 ml Kohlensäure entwickeln.

Demselben Zweck dient das Einhornsche Gärröhrchen (s. Abb. 21).

Zur Pillenbereitung dient Hefe, deren Enzyme durch Erhitzen auf 100° (durch 2 Stunden) abgetötet wurden; diese ist daher nicht mehr gärfähig.

**Inhaltsstoffe:** Eiweiß, Kohlehydrate, Fette, Enzyme, Vitamine (bes. B-Komplex).

**Verwendung:** Herstellung von Pillen, als Nahrungsmittel.

**Wertbestimmung:** ÖAB 9, Pharm. Helv. VI.

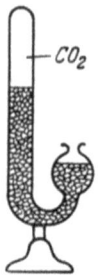

Abb. 21. Einhornsches Gärröhrchen

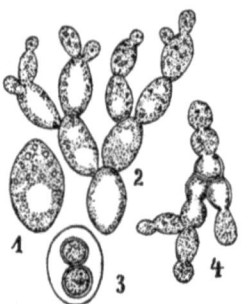

Abb. 22. Bierhefe, Saccharomyces cerevisiae. *1* ein einziges Individuum, *2* eine durch Sprossung entstandene Kolonie, *3* Sporenbildung, *4* Keimung von drei aneinanderliegenden Sporen (Preßhefe ist etwas größer). (Vergr. etwa 1000fach)

### Secale cornutum, Fungus secalis (Mutterkorn), *Claviceps purpurea*, Clavicipitaceae (Askomycetae)

**Vorkommen:** Ubiquitär in Ländern mit Roggenanbau; häufig Kultur durch Impfung der Roggenähren (maschinell).

**Ganzdroge:** Die Sklerotien (Dauerform des Pilzes) stellen dunkle, gerade oder gekrümmte, im Durchschnitt 2–3 cm lange, dunkel gefärbte Gebilde dar. Bruch glatt hornig. Im Innern weißlich mit schmaler dunkler Randschichte. Geruch pilzartig, Geschmack süßlich, später etwas scharf.

**Mikroskopie:** Der Pilz besteht aus Scheinparenchym, mit zylindrischen, wurstförmigen, dicht verfilzten Hyphen, deren Zellwand aus Chitin besteht. Die Blauviolettfärbung der Randzone wird hervorgerufen durch das Sklererythrin, einen Farbstoff, der sich in Chloralhydrat in rosa Farbe löst. Viele Fetttropfen als zart konturierte Kreise sichtbar, daher zur anatomischen Untersuchung Entfetten vorteilhaft.

**Pulverdroge:** Hellgraue Fragmente des Scheinparenchyms wie oben beschrieben, einige mit rotvioletter Randzone, Fetttropfen.

**Prüfung:** Ranziger oder ammoniakalischer Geruch deutet auf alte Droge. Infolge seiner Zersetzlichkeit muß das Pulver jedesmal frisch bereitet und darf nicht vorrätig gehalten werden.

**Inhaltsstoffe:** Lysergsäure-Alkaloide (ca. 0,05 bis 0,2%; Kulturformen bis zu 1%): Ergometrin und Peptidalkaloide.

**Verwendung:** Geburtshilfe, Sympatholytikum und in Migränemitteln.

**DC.:** STAHL I.

**Wertbestimmung:** ÖAB 9.

### Fucus vesiculosus (Blasentang), Phaeophyceae

**Vorkommen:** Nord- und Ostsee-Küsten, Atlantischer und Stiller Ozean.

**Ganzdroge:** Gegen 1 m langer, olivbrauner, reich verzweigter Thallus mit linealen 1–2 cm breiten Ästen und paarig angeordneten, innen behaarten, ovalen Blasen seitlich der Mittellinie. Thallusende keilförmig mit warzigen Verdickungen. In Teegemischen harte, brüchige, braunschwarze, flache Stückchen und Schwimmblasenfragmente von schleimig-salzigem Geschmack.

**Mikroskopie:** Rindenschicht zu äußerst aus epidermisartigen, prismatischen, von der Fläche polygonalen Zellen mit braunem Inhalt. Anschließend Rindenzellen mit braunem Inhalt und verschleimter Wand. Markschicht: heller, aus zylindrischen Zellfäden mit dicken verschleimten Wänden und schmalem Lumen bestehend.

**Pulverdroge:** Flächenbild des Rindengewebes und Bruchstücke der Markfäden.

**Prüfung:** Fucus serratus hat gesägten Thallusrand, jedoch keine Blasen. Ascophyllum nodosum: Blasen zentral gestielt durch den verschmälerten Thallus. Jodgehalt etwa 3mal so hoch wie bei F. vesiculosus!

**Inhaltsstoffe:** Schleim, Jod in organischer Bindung (ca. 0,03%).

**Verwendung:** Tee und Galenika; Jod stimuliert den Stoffwechsel; Abmagerungsmittel (Cave: Basedowsymptome und Herzschäden).

## Carrageen (Irländisches Moos), *Chondrus crispus*, *Gigartina mamillosa*, Gigartinaceae

**Vorkommen:** Küsten von Irland, Bretagne und USA.

**Ganzdroge:** Der knorpelige, gelblich durchscheinende Thallus ist in gabelige, lineale Lappen geteilt. Bei Chondrus crispus sind sie flach mit warzenförmigen Cystokarpien, bei Gigartina mamillosa rinnenförmig mit zitzenförmig gestielten Cystokarpien. Diese sind die Behälter der geschlechtlichen Sporen. In Wasser wird die Droge schlüpfrig weich. Geschmack fade.

**Mikroskopie:** Geschnitten wird die in Alkohol eingeweichte Droge. Man legt sie dann in eine etwa 3%ige Kochsalzlösung (in destilliertem Wasser würden die Schnitte zu stark aufquellen). Der Thallus besteht aus dicht verwachsenen Zellfäden. Unter der Kutikula die Rindenschicht, aus sehr kleinen Zellen bestehend. Im Innern das Mark aus größeren Zellen mit deutlichen Lücken. Die Mittellamelle dieser Zellen quillt in Wasser stark (Schleim), es färben sich darin einige Körner mit Jod blauviolett (Florideenstärke). Der Schleim selbst bleibt ungefärbt. In Teegemischen erkennt man die Droge sofort an den charakteristischen gelblich-weißen, durchscheinenden Fragmenten.

**Pulverdroge:** Stark quellende Fragmente des Markgewebes, auch solche mit anhaftendem Rindengewebe. Diese sind infolge der einseitigen Quellung der Markschicht stark konkav nach einwärts gekrümmt, in der Flächenansicht erscheinen die äußeren Zellen infolge ihrer Kleinheit fast punktiert. Die Randschicht ist ferner charakterisiert durch die in radialen Reihen angeordneten, englumigen Zellen, wobei man oft baumartig verzweigte Zeichnungen erhält.

**Prüfung:** Schwefelige Säure deutet auf unzulässige Bleichung; nach dem Arzneibuch (ÖAB 9) soll nach dem Kochen mit 30 Teilen Wasser ein gallertiger Schleim entstehen.

**Inhaltsstoffe:** Schleim (60–80%).

**Verwendung:** Laxans (starke Quellung im Darm), in Hustentees.

**Wertbestimmung:** ÖAB 9, Ph. Helv. VI.

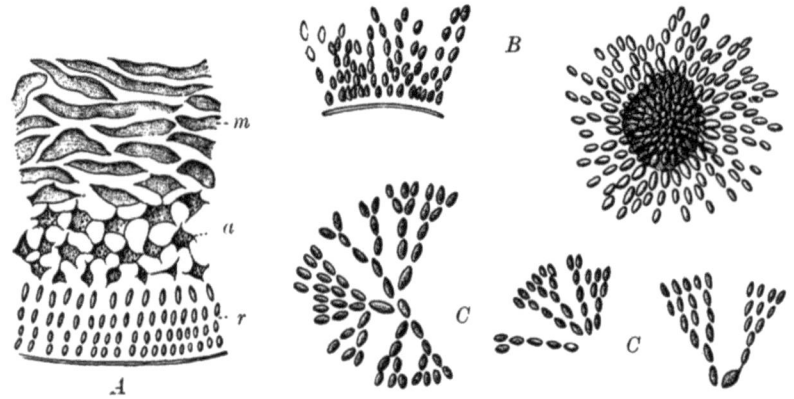

Abb. 23. Carrageengallerte. *A* einem Längsschnitt entsprechendes Thallusbruchstück, *r* Rindenschicht, *a* Zellen mit unregelmäßigem, oft amöbenförmigem Lumen an der Grenze von Rinden- und Markschicht, *m* Markschicht, *B* Teilchen der Rindenschicht, *C* baumartige Zellverzweigungen aus der Rindenschicht. (Vergr. 200fach) (GRIEBEL)

**Agar-Agar,** hergestellt aus verschiedenen *Gelidium-Arten,* Gelidiaceae und verw. Familien

**Vorkommen:** Küsten Ostasiens und Japans.

**Ganzdroge:** Die Droge besteht nicht aus der Alge selbst, sondern aus dem getrockneten Schleim, der durch Ausfrieren eines wässerigen Auszuges aus der Alge erhalten wurde. Dieser Schleim kommt in Form von Stäben oder Streifen von häutigblättrigem Gefüge in den Handel, ist grau bis gelbweiß und geruch- und geschmacklos.

**Mikroskopie:** Unter dem Mikroskop findet man in den in Wasser aufquellenden Schleimmassen Reste von Algen und Pilzhyphen, die wahrscheinlich von Pilzen stammen, die während des Trocknens den Schleim befielen. Ferner Meeresdiatomeen und Spongillennadeln. Zwecks leichterer Auffindung dieser Gebilde kocht man mit 5%iger Schwefelsäure eine Stunde lang und untersucht das beim Zentrifugieren abgeschiedene Sediment in Chloralhydrat.

**Prüfung:** Eine 2%ige Lösung des Schleimes in kochendem Wasser wird nach dem sofortigen Abkühlen mit Jodlösung blau. Nach langsamen Abkühlen und einstündigem Stehen gibt der Schleim mit Jodlösung keine Blaufärbung, falls keine fremde Stärke vorhanden war. Lakmus darf nicht verändert werden.

**Inhaltsstoffe:** Kohlehydrat Gelose (ca. 70%).

**Verwendung:** Laxans, Bakteriennährböden, Gelees, Appretur.

## Lichen islandicus (Isländisches Moos), *Cetraria islandica*, Parmeliaceae

**Vorkommen:** Arktische Länder; im Mittel- und Hochgebirge nördlicher und gemäßigter Zonen.

**Ganzdroge:** Die Droge besteht aus dem Thallus, der knorpelig, brüchig und ziemlich dünn ist. Am Rande der blattartig verzweigten

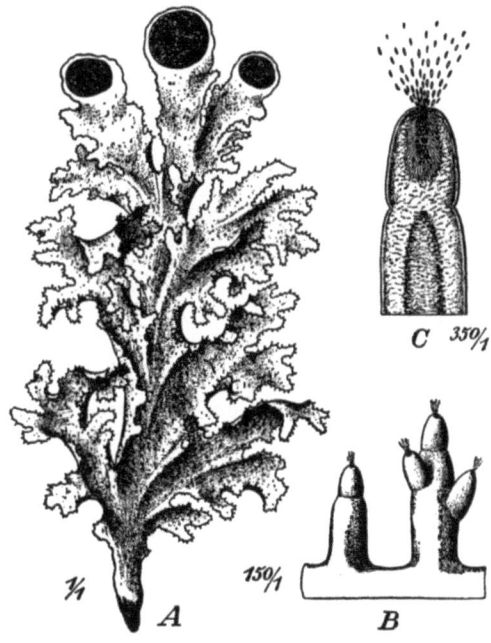

Abb. 24. Lichen islandicus. *A* Pflanze mit drei Apothecien an der Spitze (½), *B* Stückchen von dem Lappenrand mit Spermogonien (150fach), *C* ein einzelnes Spermogonium im Längsschnitt mit austretenden Spermatien. (Vergr. 350fach) (GILG)

Gebilde mit breiteren, gebogenen oder gekrausten Lappen finden sich kurze, wimperähnliche, steife Fransen (Spermogonien). Helle Flecke stellen Atemöffnungen dar. Die schüsselförmigen Apothecien, die dunkelbraune Flecke darstellen, sind selten in der Droge anzutreffen. Geschmack bitter schleimig.

**Schnittdroge:** Kenntlich an den steifen, brüchigen, bewimperten Thallusfragmenten. Verwechslung kaum möglich.

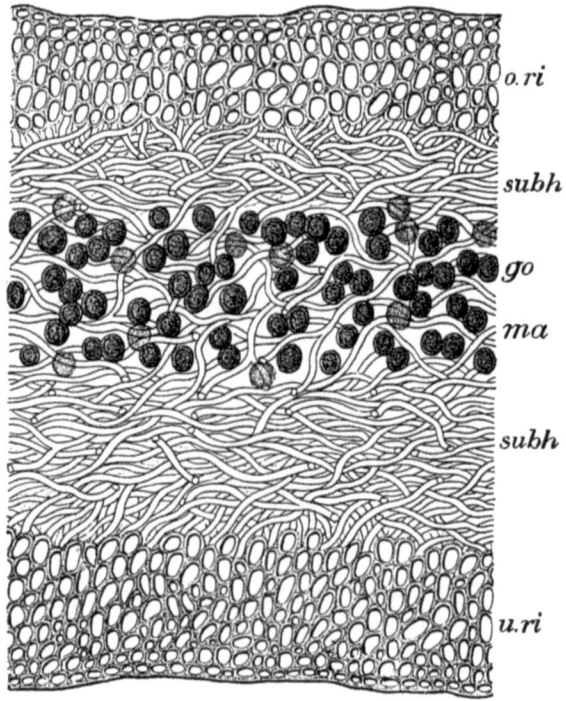

Abb. 25. Lichen islandicus, Thallusquerschnitt. *o.ri* und *u.ri* obere und untere pseudoparenchymatische Rindenschicht, *subh* aus locker verflochtenen Hyphen gebildete, algenlose Rindenschichten, *ma* Markschicht mit Algenzellen (*go* Gonidien). (Vergr. etwa 500fach) (GILG)

**Mikroskopie:** Am Querschnitt des Thallus beiderseits eine Randschicht, aus kurzen, derben, stark verflochtenen Hyphen bestehend (eine Art Scheinparenchym). In der Mitte finden sich lockere Hyphen, die Markschichte, in der die Algenzellen (Gonidien, Chlorophyll enthaltend) eingebettet sind. Es handelt sich hier um eine heteromere Flechte. (Bei homöomeren Flechten sind die Gonidien gleichmäßig im Thallus verstreut.) Die wimperförmigen Spermogonien tragen am

Scheitel eine Höhlung mit stabförmigen Spermatien; die selten anzu-
treffenden, schlüsselförmigen Apothecien enthalten Asci (Abb. 26 *asc*)
mit acht rundlichen Ascosporen, dem Pilze zugehörig. Sie gehen hervor aus dem durch die Spermatiden befruchteten Karpogon.

**Pulverdroge:** Bruchstücke des aus Hyphen bestehenden Scheinparenchyms der Randschicht, ferner lockeres Hyphengewebe mit Algenzellen aus der Markschicht. Spermogonien kommen oft als ganze vor
und sind am sehr kleinzelligen Gewebe erkennbar. Jodlösung färbt die
Hyphen blau.

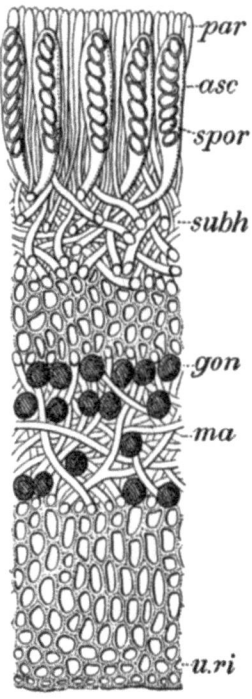

Abb. 26. Lichen islandicus. Längsschnitt durch ein reifes Apothecium. *par* Paraphysen,
Saftfäden, *asc* Asci mit Sporen *spor; subh* Subhymenialschicht. *gon* Gonidien, *ma* Markschicht *u.ri* Untere Rindenpartie. (Vergr. etwa 500fach) (Gilg)

**Inhaltsstoffe:** Fumarprotocetrarsäure, Usninsäure, Lichesterin-
säure, Lichenin (Lineares Polymer aus d-Glukose).
  **Verwendung:** Schwach antibiotisch (lokal); in Hustentees.
  **DC.:** Ph. Helv. VI, DAB 7 (DDR).
  **Wertbestimmung:** Ph. Helv. VI, DAB 7 (DDR).

# 6. Folia (Blattdrogen)

## Morphologie und Anatomie der Blätter

Bei den Blättern, die wir in unseren Drogen finden, handelt es sich um Laubblätter. Sie zeigen – je nach dem ihnen im frischen Zustand eigenen Äußeren – verschiedenes Aussehen. Große dünne Blätter sind in der Droge stark zerknittert, kleine und steifledrige sind oft wenig verändert.

Über die *Insertion* der Blätter läßt sich kurz folgendes sagen: Blätter können gestielt oder sitzend sein. Ihre Anordnung am Stengel ist wechselständig, wenn sie, in ungleicher Höhe gegenüberstehend, einzeln in die Achse eingeführt sind, gegenständig, wenn je zwei Blätter in der gleichen Höhe sich gegenüberstehen, quirlständig, wenn mehr als zwei Blätter in gleicher Höhe entspringen.

Der *Blattstiel* kann verschiedenes Aussehen besitzen: Stielrund, kantig, flach, rinnig und geflügelt (Aurantium). Am Blattstiel können flügelartige Nebenblätter (Rosa, Viola) oder ein Gelenk (Aurantium) vorhanden sein.

Die *Scheide* der Laubblätter entspringt an der Stelle, wo der Blattstiel oder der Blattgrund mit dem Stengel verwachsen ist. Dort bilden sich zuweilen Nebenblätter, die zu einer tütenförmigen Umhüllung, der Ochrea, verwachsen sein können. Diese stellt häufig ein häutig zerschlitztes Gebilde dar (Polygonum aviculare).

Bei der Beschreibung des Blattes selbst ist – abgesehen von der Behaarung, die bei der Untersuchung von Teedrogen ein wichtiges Merkmal darstellt – die Form, der Blattrand und die Nervatur zu berücksichtigen.

*Blattformen:* Dem Umfang nach bezeichnet man ein Blatt als lineal (Rosmarinus officinalis), lanzettlich (Plantago lanceolata), keilförmig (Fiederblatt von Adiantum capillus veneris), spatelförmig (Arctostaphylos uva-ursi), elliptisch (Erythroxylon coca), eiförmig (Origanum vulgare), verkehrt eiförmig (Barosma betulina) und nierenförmig (Asarum europaeum). Dem *Blattgrund* nach bezeichnet man ein Blatt als abgerundet (Majorana hortensis), gestutzt (Melissa officinalis), herzförmig (Nepeta cataria), in den Blattstiel keilförmig verschmälert (Digitalis purpurea) und geöhrt (Salvia officinalis).

Die *Blattspitze* kann spitz (Mentha piperita), stachelspitz (Senna-Arten), stumpf (Menyanthes trifoliata), abgerundet (Digitalis purpurea) und ausgerandet (Pilocarpus pennatifolius) sein.

*Asymmetrisch* sind Blätter mit ungleicher Blattspreite (Hamamelis virginica); ungleicher Blattgrund ist häufig anzutreffen bei Fiederblättrigen (Senna).

Der *Blattrand:* Ist dieser ohne Einschnitte, so bezeichnen wir das Blatt als ganzrandig (Senna). Einschnitte und Unregelmäßigkeiten werden folgendermaßen bezeichnet: Gesägt (Mentha piperita), gezähnt (Melilotus officinalis), gekerbt (Glechoma hederacea), gelappt (Quercus sessiliflora), schrotsägeförmig (Taraxacum officinale), fiederspaltig (Hyoscyamus niger) und fiederschnittig (Artemisia absinthium). Mit dem fiederschnittigen Blatt erreichen wir den Übergang zum gefiederten Blatt, das ein zusammengesetztes Blatt darstellt – bisher war von einfachen Blättern die Rede – und bei dem der Mittelnerv an den Einschnitten völlig frei von Blattspreite ist. Auf diese Weise sind die einzelnen Fiederblättchen isoliert. Ein gefiedertes Blatt kann paarig gefiedert (Senna-Arten) oder unpaarig gefiedert (Juglans regia) sein. Jedes Paar der Fiederblättchen wird als Joch bezeichnet. Weitere Typen zusammengesetzter Blätter sind fingerförmige (Cannabis sativa) und dreizählige (Menyanthes trifoliata) Blätter.

*Nervatur:* In der Spreite der Blätter verlaufen Gefäßbündel (Nerven), die sich meist an der Unterseite abheben und dort vorspringen. Man unterscheidet folgende Typen der Nervatur:

Parallele (Iris florentina), sie findet sich hauptsächlich bei den monokotylen Pflanzen, bogenläufige (Gentiana lutea, Plantago major), fiedernervige oder verzweigtnervige (Pilocarpus pennatifolius, Betula alba, Digitalis purpurea). Die sekundären Nerven verzweigen sich hierbei, anastomosieren und bilden ein für die einzelnen Blätter charakteristisches Geflecht oder Netzwerk.

Zum Schluß sei noch betont, daß die für die Blattmorphologie angegebenen Bezeichnungen nur Typen darstellen und in der Praxis wieder kombiniert werden müssen, wie z. B. kerbig-gezähnt oder fiederig-sägelappig.

Um sich über den mikroskopischen Aufbau zu orientieren, müssen Querschnitte und Flächenpräparate bzw. Flächenschnitte von der Ober- und Unterseite des Blattes angefertigt werden, um später bei der Untersuchung des Pulvers die einzelnen Zellgruppen erkennen zu können.

Der Blattquerschnitt liefert eine Übersicht über den Blattbau (siehe Abb. 27). Ein Schnitt durch ein dorsiventrales Blatt läßt drei Schichten

erkennen: Die obere und untere Epidermis und das dazwischenliegen-
de, chlorophyllführende Mesophyll. Die Epidermis besteht aus einer
einzigen Lage von Zellen, die lückenlos aneinander schließen. Im
Querschnitt quadratisch bis rechteckig, z. T. mit nach innen, seltener
nach außen vorgewölbten Wänden. Diese Zellen weisen im Flächenpräparat polygonalen oder welligbuchtigen Umriß auf (mit allen
Übergängen). An langgestreckten Organen, Stengeln oder linearen
Blättern sind die Epidermiszellen mehr oder weniger gestreckt. Sie
sind es auch überall dort, wo im Mesophyll stärkere Blattnerven verlaufen, auch wenn die Epidermiszellen auf der übrigen Blattspreite polygonal oder wellig sind.

Die Epidermiszellen der Blätter enthalten kein Chlorophyll mit
Ausnahme der Schließzellen der Spaltöffnungen. Letztere dienen dem
Gasaustausch der Gewebe im Blattinnern, besitzen die Fähigkeit sich
zu erweitern oder zu schließen. Die etwa halbmondförmigen Schließzellen sind an den Enden miteinander verwachsen und lassen das
Stoma frei, das je nach dem Turgor der Zellen spaltförmig oder oval
sein kann. Nach dem Bau der Schließzellen und der Bewegungsrich-
tung der Zellwände unterscheidet man (abgesehen vom abweichenden

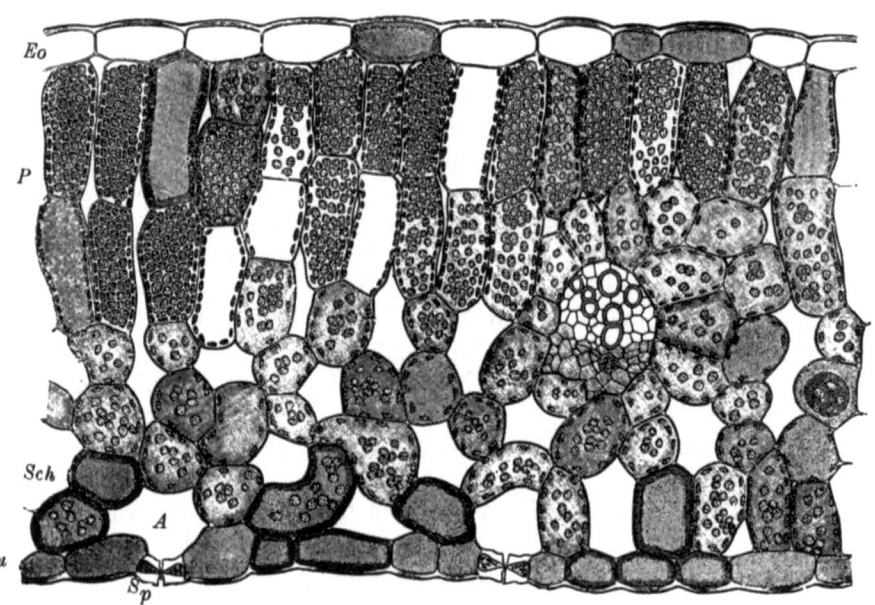

Abb. 27. Querschnitt eines frischen Rübenblattes. (Nach Tschirch)
Eo obere, Eu untere Epidermis, P Palisaden, Sch Schwammgewebe, Sp Spaltöffnung,
A Atemhöhle

Coniferen-Typus) 3 Haupttypen von Spaltöffnungen: Mnium-Typ (z. B. bei Adiantum capillus veneris), Gramineen-Typ (z. B. bei Agropyron repens) und Helleborus-Typ (z. B. bei Hellborus niger), sowie verschiedene Übergangstypen. Form und Anordnung der Nebenzellen sind für eine Anzahl von Familien charakteristisch (Labiaten, Rubiazeen, Crassulazeen). Die Spaltöffnungen finden sich bei Blättern hauptsächlich auf der Unterseite, oberseits fehlen sie oft gänzlich oder sind zumindest spärlicher als unten. Bei Sumpfpflanzen treten, Rubiaceen, Crassulaceen). Die Spaltöffnungen finden sich bei nung führt in eine Atemhöhle, einen großen Interzellularraum, der mit den anderen Hohlräumen des Mesophylls in Verbindung steht.

Als Hydathoden oder Wasserspalten werden Öffnungen in der Epidermis bezeichnet, die im Gegensatz zu den Spaltöffnungen nicht die Fähigkeit haben, sich zu schließen, meist ziemlich groß sind und in der Regel sich an der Spitze der Blattzähne finden. Sie dienen der Ausscheidung flüssigen Wassers und stehen mit einer Höhlung in Verbindung, in die Gefäße münden, die den Wassertransport besorgen.

Um zu unterscheiden, ob die in einem Präparat vorhandene Epidermis von der Ober- oder Unterseite stammt, darf man nicht auf den Umriß der Zellen, ob polygonal oder wellig, Bedacht nehmen, sondern muß die an der Epidermis noch haftenden Mesophyllteile berücksichtigen: Auf die obere Epidermis folgen die Palisaden, die in der Fläche als (grüne) Kreise erscheinen, die ganz dicht beisammen liegen. Die untere Epidermis hingegen grenzt an Schwammgewebe, das aus unregelmäßig geformten Zellen mit großen Interzellularen besteht. (Unifaciale (= isolaterale) Blätter besitzen auch unter der unteren Epidermis Palisaden (z. B. Folium Sennae), sind aber unter den Arzneidrogen selten). Auf der Epidermis finden sich zuweilen, besonders bei Früchten (Juniperus), aber auch bei Stengeln und Blättern Wachsüberzüge, die von der Epidermis ausgeschieden werden.

Die Kutikula bedeckt als feine, strukturlose Membran die Epidermiszellen, deren Ausscheidungsprodukt sie darstellt. Sie überzieht als homogenes Häutchen alle oberirdischen krautigen Teile der Pflanze, alle Haare und Drüsen und Anhangsorgane und schmiegt sich allen Unebenheiten an. Für sich allein bekommt man die Kutikula nur selten zu Gesicht, z. B. bei manchen Drüsen, bei denen sie durch das Sekret von der Epidermiszelle abgehoben erscheint. Auch bei der Präparation wird sie manchmal von der Epidermiszelle getrennt. Im Querschnitt ist die Kutikula schwer von der Epidermiszelle abzugrenzen, besonders wenn jene dünn ist. Die Oberfläche der Kutikula ist in der Regel glatt, bisweilen zeigt sie jedoch feine Streifen, die entweder gleichmäßig über die Oberfläche verteilt sind oder gegen die Spaltöffnung gerichtet verlaufen. Diese Streifen auf der Kutikula bestehen aus feinen, erhabenen Leisten oder Falten, wovon man sich am Querschnitt überzeugen kann: Der Rand der Kutikula erscheint dann außen deutlich gezähnt, falls quer zum Verlauf der Streifen geschnitten wurde. Auch warziger Kutikula (kutikularen Warzen) begegnet man zuweilen, besonders auf Haaren. Auf Flächenpräparaten tritt die Kutikula nicht oder nur selten in Erscheinung, und zwar nur dann, wenn es sich um eine besonders dicke handelt, die evtl. oberseits Risse zeigt. Fertigt man jedoch Flächenschnitte an, dann greift die Kutikula als unregelmäßiger, zarter Saum über die Zellgrenze der Epidermis hinaus, da die Schneide des Messers zuerst nur die Kutikula trifft und dann erst die Zellen, bzw. die Zellwände der Epidermiszellen (s. Abb. 28 und 29).

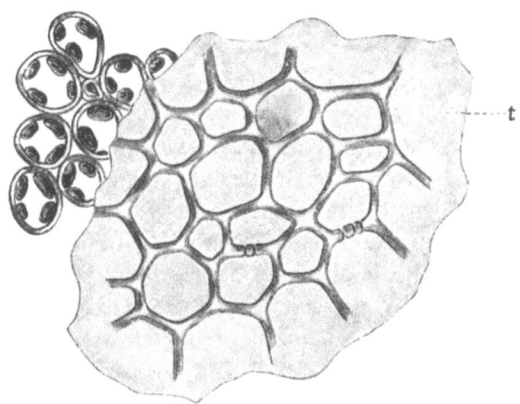

Abb. 28. Flächenschnitt einer Epidermis mit dicker Kutikula. Der Kutikularrand *t* greift über, links oben einige darunter liegende Palisaden im Querschnitt (Folium Uvae-ursi). (MOELLER)

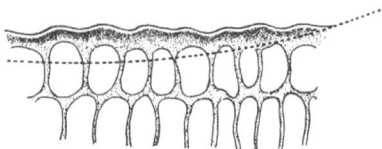

Abb. 29. Schnittführung durch die Oberhaut eines derben Blattes. Die punktierte Linie zeigt, wie beim Ein- oder Austritt des Messers nicht die Zellen der Oberhaut, sondern nur die Außenwand getroffen wird, welche in der Flächenansicht als strukturloser Saum erscheint, s. Abb. 28. (MOELLER)

Die Anhangsorgane der Epidermis sind zahlreich und von verschiedener Form. Betont sei nochmals, daß alle von der Kutikula überzogen sind. Papillen stellen die einfachste Form der Haare dar und entstehen durch Ausstülpung von Epidermiszellen (Unterseite des Cocablattes); sehr häufig kommen diese bei Blumenblättern und auf Narben vor. Auf Laubblättern finden wir kegelförmige oder eckzahnförmige Haare, ferner lange, einzellige Borstenhaare. Diese sind für viele Pflanzen und einzelne Familien charakteristisch. Einzellige Haare können an der Basis zusammentreten, bzw. verwachsen sein. Man nennt sie Büschelhaare. Mehrzellige Haare stellen Reihen gleichartiger Zellen dar und werden als Gliederhaare bezeichnet. Infolge der Zartheit der Zellwände kollabieren sie in der Droge manchmal (Digitalishaare). Drüsenhaare scheiden Harz oder ätherisches Öl ab und sind als Etagen- oder als Köpfchenhaare gebaut. Auf ein- bis zweizelligem Stiel finden sich die sezernierenden Zellen in verschiedener Anordnung je nach Zugehörigkeit zu einer Familie (wir unterscheiden Labiatendrüsen und Kompositendrüsen, ferner Lupulindrüsen). Drüsenflecke auf der Epidermis: Das von den Zellen ausgeschiedene Sekret hebt die Kutikula blasenförmig ab und in dem entstandenen Hohlraum sammelt sich das Sekret an (s. Capsicum, S. 164).

Emergenzen sind meist vielzellige, breite Gebilde, an deren Entstehung auch tiefliegende Gewebeteile beteiligt sind. Man sieht sie bereits makroskopisch als Haare (Taraxacum), als Stacheln (Rosa) und als Tentakeln (Drosera).

Im Mesophyll erkennen wir zwei Zellarten, die Palisaden und das Schwammgewebe. Erstere liegen unter der oberen Epidermis und stellen zylindrische, gestreckte, chlorophyllführende Zellen dar, die dicht nebeneinander liegen. Sie können in ein, zwei oder drei Reihen angeordnet sein. Von der Fläche gesehen stellen die Palisaden eng aneinanderliegende Kreise dar, in denen je nach der Präparation noch Chlorophyllkörner zu sehen sind. Hervorgehoben sei, daß die Palisaden bei den dorsiventralen Blättern immer an der Oberseite liegen, das Schwammparenchym an der Unterseite (s. Abb. 27).

Die zweite Zellart im Mesophyll ist das Schwammparenchym, das zwischen den Palisaden und der unteren Epidermis liegt. Es stellt ein lockeres Gewebe mit vielen Interzellularen dar. Die Zellen selbst sind unregelmäßig, länglich, eiförmig, flacharmig (in einer Ebene verzweigt wie bei Coca, Belladonna, Menyanthes und anderen Blättern) oder sternförmig mit Fortsätzen nach allen Richtungen des Raumes (Sternparenchym) (Juglans, Koso.). Als Sammelzellen werden endlich die unmittelbar an die Palisaden anschließenden Zellen bezeichnet; sie sammeln die Assimilate und führen sie den Gefäßbündeln zu. In der Aufsicht zeigt sich das Schwammgewebe, das mit der unteren Epidermis im Zusammenhang steht, als unregelmäßig und lückig gebautes Gewebe, aus ovalen bis länglichen und zuweilen verzweigten Zellen bestehend. Zwischen Palisaden und oberer Epidermis kann sich noch ein Hypoderm einschieben, das aus ein oder mehreren Zellschichten besteht (Boldo, Nerium). Auch Fasern kommen als Hypoderm vor (Sabina). Im Mesophyll können sich ferner finden: Ölzellen (charakteristisch für die Lauraceen), Schleimzellen, Zellen mit Calciumoxalatformen, Ölräume (häufig bei Rutaceen vorkommend); diese lassen sich schon bei makroskopischer Betrachtung gegen eine Lichtquelle als helle Punkte im Blatt erkennen. Zuweilen findet man im Mesophyll kleine, schwach grünlich gefärbte Kügelchen mit starker Lichtbrechung. Es sind das Fetttropfen, die sich mit dem im Blatt vorhandenen Chlorophyll grün angefärbt haben (Chloral-Präparat).

Als charakteristische Gebilde treffen wir im Mesophyll die Gefäßbündel. Bei entsprechender Größe sind sie von chlorophyllfreiem, mechanischen Gewebe umgeben, verdrängen auf diese Weise das Mesophyll und berühren beide Epidermen. Die Gefäßbündel selbst sind meist kollateral, selten bikollateral (bei Solanaceen). Am Querschnitt liegt hierbei der Holzteil, bestehend aus Gefäßen, Holzfasern und Holzparenchym dem Siebteil gegenüber, der aus Siebröhren, Siebparenchym und Bastfasern zusammengesetzt ist. Als Geleitzellen werden längsgestreckte, die Siebröhren begleitende, dünnwandige Zellen bezeichnet, die, so wie die Siebröhren als solche, in der Drogenmikrokopie eine geringe Rolle spielen. Zusammen mit dem Bastparenchym bilden sie ein zartes Gewebe. In einem Gefäßbündel ist am auffälligsten der Holzteil mit seinen Gefäßen, die zumeist Spiral- oder Ringverdickungen aufweisen. Bei einzelnen Blättern kommen auch Netzgefäße vor (Nicotiana). An den beiden Polen, oder nur am Siebteil des Gefäßbündels, befinden sich Bastfasern, die in größerer Menge meist in den Hauptnerven der Blätter vorkommen. Seltener folgen die Fasern auch in die feinsten Nervverzweigungen. Sehr charakteristisch sind ferner die die Faserbündel begleitenden Kristallzellreihen, die jene außen umgeben und die aus reihenförmig angeordneten, rechteckigen oder quadratischen Zellen bestehen, in denen sich je ein Calciumoxalatkristall (oder auch eine Druse) befindet. Die feinsten Nervverzweigungen bestehen meist nur noch aus Spiralgefäßen. Was das Verhältnis der Nerven zur Blattspreite betrifft, so ist zu sagen, daß größere Nerven an der Blattunterseite hervortreten, die Oberseite ist an dieser Stelle teils eingesenkt, teils findet sich eine schmale vorspringende Leiste. Für die Orientierung ist es beim Vorliegen von Querschnitten wichtig zu merken, daß der Holzteil des Gefäßbündels, der an seinen Gefäßen im Gegensatz zum zartzelligen Siebteil immer klar erkennbar ist, gegen die Oberseite, der Siebteil jedoch gegen die Unterseite des Blattes zu liegt. Man kann sich das leicht klar machen, wenn man bedenkt, wie die Blattspurstränge aus der Sproßachse ausbiegen. Das im

Innern befindliche Holz gelangt auf diese Weise an die Oberseite des Blattes.

Bisher war von dorsiventralen (bifazialen) Blättern die Rede. Einige wenige (Senna) sind jedoch isolateral oder zentrisch gebaut. Sie besitzen beiderseits (sowohl anschließend an die obere als auch an die untere Epidermis) Palisaden und in der Mitte, also zwischen den Palisaden, das meist schmale Schwammgewebe. Der bei den dorsiventralen Blättern zu erkennende Unterschied der beiden Seiten fällt hier weg.

**Folium Althaeae** (Eibischblatt), *Althaea officinalis*, Malvaceae

**Vorkommen:** Europa ubiquitär, USA.

**Ganzdroge:** Drei- bis fünflappiges Blatt mit vorgezogenem, spitzen Endlappen. Umrisse rundlich oder breitherzförmig bis eiförmig, handförmige (drei bis fünf) Nervatur. Kerbzähne am Rand, Behaarung beiderseits samtig, Spreite brüchig. Geschmack schleimig.

**Schnittdroge:** Beiderseits samtartig, graugrün bis weißlich behaarte Blattstückchen mit deutlich hervortretendem Hauptnerv, zuweilen handförmige Nervatur erkennbar. Die spröden Fragmente sind mehrschichtig gefaltet und hängen durch die dichte Behaarung zusammen. In geringerer Menge filzig behaarte Blütenknospen und selten typische Früchtchen (wie bei Malva).

**Mikroskopie:** Wellig gebogene, über den Nerven gestreckte Epidermiszellen, beidseits mit zahlreichen Spaltöffnungen, mit drei Nebenzellen. Viele Epidermiszellen zu Schleimzellen umgewandelt, mit vorgewölbter Innenwand. Gesamte Blattspreite gleichmäßig bedeckt mit zwei- bis achtteiligen, an der Basis zu Büscheln verwachsenen Sternhaaren, deren Basis steinzellenartig verdickt und getüpfelt, deren Schaft glatt, mäßig verdickt ist. Etagenhaare (Drüsenhaare) mit kurzem Stiel und mehrzelligen Köpfchen. Palisadenschicht ein- bis zweireihig. Im Schwammgewebe Oxalatdrusen und Schleimzellen. Im Haarfilz große, rötlich bis gelbe, grobstachelige Pollenkörner, von den Blüten stammend.

**Pulverdroge:** Im grünen Pulver viele Bruchstücke der Büschelhaare, Teile des Haarschafts und die getüpfelte, verdickte Haarbasis. Mesophyll- und Epidermisfragmente, Oxalatdrusen, selten Etagenhaare, langgestreckte Zellen aus der Umgebung der Nerven. Schleimklumpen infolge der leichten Löslichkeit des Schleims schwer sichtbar. Pollenkörner charakteristisch (s. Abb. 106 F). Fast immer zu finden sind wenige gelbbraune, zweizellige, länglich ellipsoidische Pilzsporen (Teleutosporen) mit kleinem Stiel von Puccinia malvacearum (s. Abb. 31).

**Prüfung:** Auf der Oberfläche des Blattes dürfen braune, makro-

skopisch sichtbare Punkte (Sporenhaufen von Puccinia) in größerer
Menge nicht vorhanden sein. Ebensowenig im Pulver die gelbbraunen,
zweizelligen Teleutosporen dieses Pilzes. Beimengungen von Malven-
blättern verraten sich makroskopisch durch fehlende samtartige Behaarung. Die vorhandenen Haare ähneln denen von Althaea. Büschelhaare sehr spärlich, häufig einzelne Borstenhaare mit wenig getüpfelter

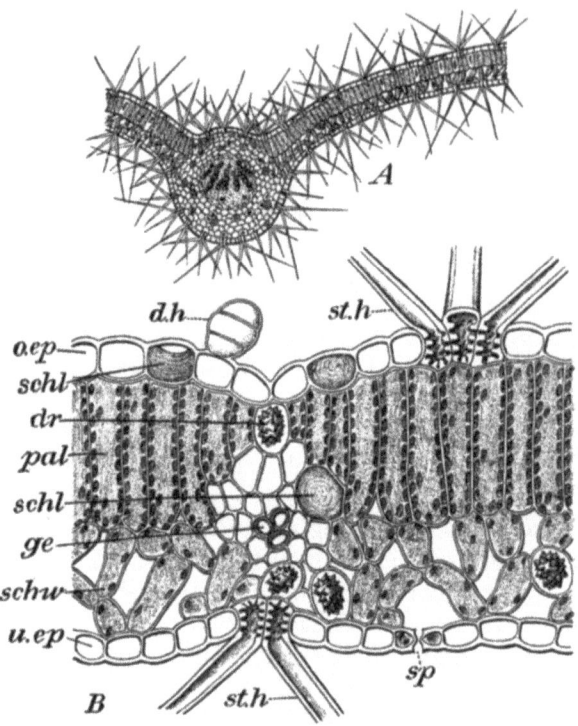

Abb. 30. Folium Althaeae, Querschnitte durch das Blatt. *A* Vergr. 25fach. *B* Vergr.
175fach. *st.h* Büschelhaare mit verholzten und getüpfelten Basalteilen, *d.h* Drüsenhaar,
*o.ep* obere Epidermis mit Schleimzellen *(schl)*, *dr* Oxalatdrusen, *pal* Palisadengewebe,
*schl* Schleimzellen im Mesophyll, *ge* Gefäße eines kleinen Blattgefäßbündels (Rippe),
*schw* Schwammparenchym, *u.ep* untere Epidermis, *sp* Spaltöffnung. (GILG)

Basis. Erkennung einer Verunreinigung des Pulvers mit Malva schwierig. Zu achten ist ferner auf Beimengung von anderen Fragmenten
(Endothecien aus Blüten, Gefäßen, aus Stengeln) und Bestandteilen
von Früchten. Letztere sind charakterisiert durch Büschelhaare, die
wesentlich kürzer und gedrungener sind als die der Blätter, ferner
durch mäßig verdickte, isodiametrische, getüpfelte Zellen und eine Faserschicht aus stark verdickten Sklerenchymfasern mit kleinen Tüp-

feln. Die Samenschale enthält palisadenartige, außen leistenförmig verdickte Zellen (Aufsicht charakteristisch!) und anschließend eine
Schichte verdickter Zellen mit braunem Pigment. Als Beimengung beobachtet: Lavatera thuringica, sehr ähnlich, Büschelhaare auf halbkugelig vorgewölbtem Polster, besonders auf den vortretenden Nerven.

**Inhaltsstoffe:** Schleim.

**Verwendung:** Mucilaginosum; in Hustentees, für Gurgelwässer.

**Wertbestimmung:** ÖAB 9.

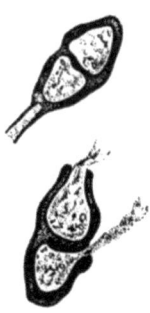

Abb. 31. Puccinia Sporen. (Vergr. etwa 600fach)

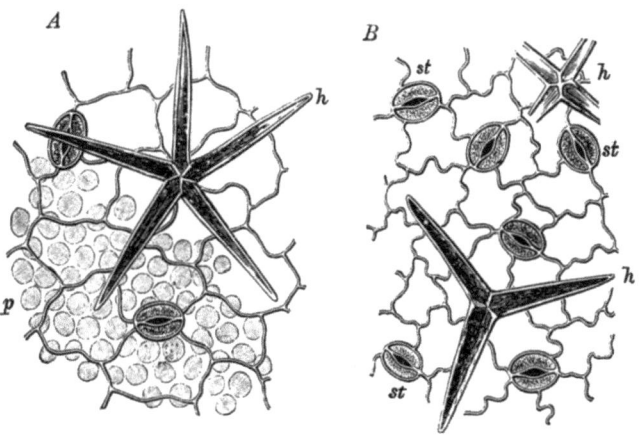

Abb. 32. Epidermis des Eibischblattes. *A* der Blattober-, *B* der Blattunterseite.
*h* Büschel-(Stern-)-Haare, *p* durchscheinende Palisadenzellen, *st* Spaltöffnungen.
(Nach VOGL)

**Folium Aurantii** (Bitterorangenblatt), *Citrus aurantium,* Rutaceae

**Vorkommen:** Südeuropa, Türkei, USA.

**Ganzdroge:** Lediges, eiförmiges, elliptisches Blatt mit beiderseits herzförmig geflü-
geltem, mit dem Blatt gelenkig verbundenem Blattstiel. Blattspreite kahl, in der Durchsicht durch Ölräume punktiert, ganzrandig oder schwach-kerbig gezähnt. Nerven nur

unterseits stark hervortretend. Beim Abbiegen der Blätter zerbricht die Blattspreite, die Nerven hängen jedoch infolge der zähen Fasern zusammen. Geschmack aromatisch bitter.

**Schnittdroge:** Ledrige, steife, kahle Blattfragmente, hellgrün, in der Durchsicht punktiert. Beim Zerreißen eines Blattstückchens fällt die Zähigkeit der die Nerven begleitenden Fasern auf. Zuweilen der geflügelte Blattstiel mit Gelenk auffindbar.

**Mikroskopie:** Dicke Kutikula auf beiden, aus polygonalen Zellen bestehenden Epidermen. Spaltöffnungen groß, rund, nur unterseits. Zwei- bis dreireihige Palisaden, darin große Oxalateinzelkristalle. Besonders unter der oberen Epidermis häufig Hesperidin in Nadelbüscheln und Sphäriten, im Mesophyll große lysigene Ölräume. In den Nerven Kristallzellreihen mit Einzelkristallen und kräftige Bastfasern.

**Prüfung:** Beimengung von Blättern anderer Citrusarten werden am Fehlen der Blattflügel oder am Vorhandensein kleinerer erkannt. Auch ist der Geruch abweichend und der Geschmack weniger bitter. Bestimmung des ätherischen Öls möglich. Gehalt um 0,2%.

**Inhaltsstoffe:** Ätherisches Öl (Linalool, Geraniol), Hesperidin, Bitterstoffe.

**Verwendung:** Aromatikum amarum, Stomachikum, Geschmackskorrigens.

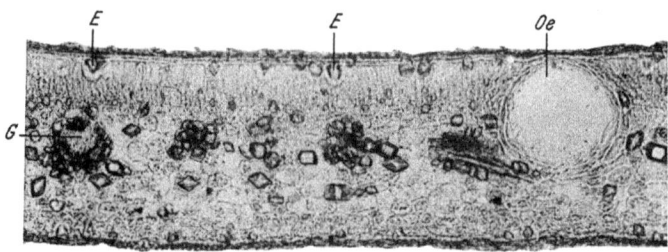

Abb. 33. Fol. Aurantii. *E* Einzelkristalle, *Oe* Ölraum, *G* Gefäßbündel

## Folium Belladonnae (Tollkirschenblatt), *Atropa belladonna,* Solanaceae

**Vorkommen:** Europa ubiquitär, Türkei, USA.

**Ganzdroge:** Elliptisches oder eiförmiges, zugespitztes Blatt, ganzrandig, kahl mit dünner Spreite, in den Blattstiel verschmälert. Sekundäre Nerven bogenförmig am Rand verlaufend. Oberseite dunkel, Unterseite hellgrün. Unter der Lupe weiße Punkte auf der Unterseite erkennbar (Kristallsandzellen). Geschmack bitter, etwas scharf.

**Schnittdroge:** Grüne zarte Blattfragmente. Auf einer Seite heller als auf der anderen. Blattnerven, bis auf die unterseits hervortretenden primären und sekundären Nerven, dünn, nicht auffallend. Mit der Lupe auf der unteren (helleren) Seite weiße Punkte erkennbar. Identifizierung am sichersten durch das Mikroskop: Kristallsandzellen im aufgehellten Flächenpräparat.

**Mikroskopie:** Epidermiszellen wellig-buchtig, oberseits deutliche kutikulare Streifung (s. Abb. 35). Spaltöffnungen mit drei Nebenzellen beiderseits. Gliederhaare dünnwandig, nicht kollabierend. Haare mit mehrzelligem Stiel und einzelligem, kugeligen Köpfchen. Ferner solche mit einzelligem Stiel und verkehrt eiförmigem Köpfchen. Etagenhaare (Drüsenhaare) mit mehrzelligem Köpfchen. Palisadenschicht kurz, regelmäßig. Darunter im Schwammgewebe (Sternparenchym) eingebettet große Kristallsandzellen mit Calciumoxalattetraedern. Im aufgehellten Quetschpräparat fallen besonders diese grauschwarzen, über das Blatt gleichmäßig verteilten Kristallsandzellen auf (s. Abb. 36).

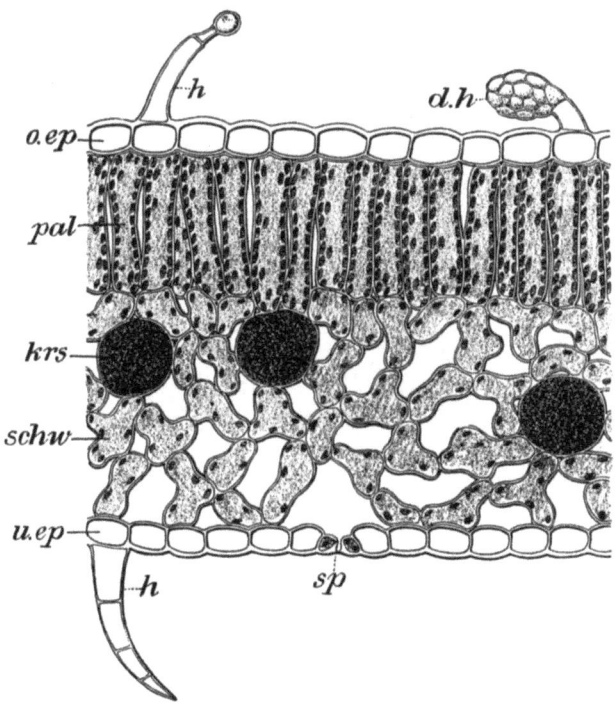

Abb. 34. Folium Belladonnae, Querschnitt. *o.ep* obere Epidermis mit einem ziemlich langgestielten Drüsenhaar mit kleinem Köpfchen *(h)* und einem sehr kurzgestielten Drüsenhaar mit großem, vielzelligem Kopf *(d.h), pal* Palisadengewebe, *krs* Kristallsandzellen, *schw* Schwammparenchym, *u.ep* untere Epidermis mit Spaltöffnung *(sp)* und einfachem, mehrzelligem Haar *(h)*. (Vergr. 175fach.) (GILG)

**Pulverdroge:** Blattbruchstücke mit Mesophyll, Kristallsandzellen und vielen Oxalattetraeden. Epidermen wellig, buchtig, z. T. mit gestreifter Kutikula. Wenig häufig Bruchstücke der Gliederhaare. Drüsenhaare selten. Gefäßfragmente mit Spiral- und Ringverdickung.

**Prüfung:** Sie erstreckt sich auf unzulässigen Gehalt an verholzten Fasern, Blüten, Früchten und Samen. Letztere sind erkennbar an der

verdickten Epidermis der Samenschale, die bei einer Anzahl von Solanaceen (Hyoscyamus, Stramonium) ähnliche Gestalt besitzt. Es sind
das stark an den Innen- und Seitenwänden verdickte Zellen mit geschichteter Wandverdickung. Blätter fremder Pflanzen führen u. a.
Raphiden (Phytolacca decandra) oder Drüsen und Haare (Ailanthus
glandulosa). Scopolia carniolica – sehr ähnlich – enthält dieselben Alkaloide. Lonicera xylosteum enthält keinen Kristallsand. Die ähnlichen
Blätter von Physalis alkekengi sind mikroskopisch an den Drusen und
Einzelkristallen zu erkennen (siehe S. 81 unter F. Stramonii).

**Inhaltsstoffe:** Alkaloide (d- u. l-Hyoscyamin = Atropin; Scopo-
lamin).

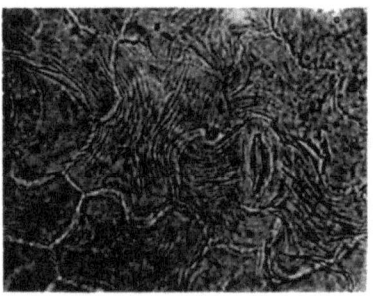

Abb. 35. Folium Belladonnae. Obere Epidermis mit kutikularer Streifung. (Vergr.
300fach.) (FLÜCK)

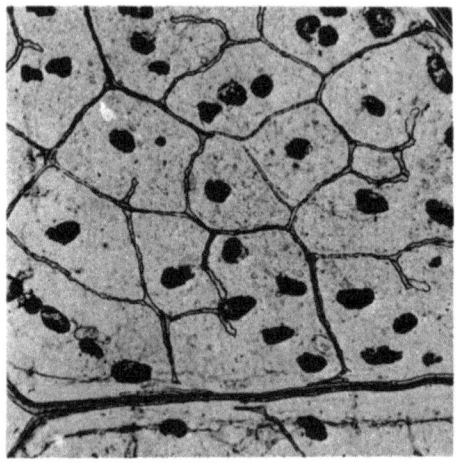

Abb. 36. Folium Belladonnae. Flächenpräparat mit den Kristallsandzellen. (Vergr.
60fach)

**Verwendung:** Spasmolytikum (Magen-Darm-Trakt, Galle, Bronchien, u. a. m.).
**DC.:** Ph. Eur., DAB 7 (DDR), STAHL II.
**Wertbestimmung:** Ph. Eur., ÖAB 9, DAB 7, DAB 7 (DDR). (Herba Belladonnae!).

**Folium Betulae** (Birkenblatt), *Betula pendula, B. pubescens,* Betulaceae

**Vorkommen:** In gemäßigten und nördl. Zonen Europas und Asiens.

**Ganzdroge:** Langgestieltes kahles Blatt, mit dreieckig bis rhombischem Umriß und langer Spitze, oberseits dunkel, unterseits hellgrün. Rand doppelt gesägt, Nervatur mit netzigen Anastomosen charakteristisch. Sekundäre Nerven münden in die Blattzähne. Drüsenschuppen als braune Punkte mit der Lupe erkennbar. Geschmack schwach bitter.

**Schnittdroge:** Tiefgrüne, oberseits dunklere, unterseits hellere, spröde Blattfragmente mit Sägezähnen. Netziges Nervengeflecht, drüsige Punktierung (b. L.). Wenig Blattstiele oder gefleckte Zweigstückchen, selten Blütenkätzchen mit zweiflügeligen Fruchtschuppen und gelbbraunen Nüßchen.

**Mikroskopie:** Epidermiszellen beiderseits polygonal, in der Nähe der Nerven die innere Wand stark verschleimt und vorgewölbt. Spaltöffnungen unterseits mit mehreren Nebenzellen. Drüsenschuppen mit unterseits in mehreren Lagen strahlig angeordneten, braunen, verkorkten Zellen, bedeckt von hohen, dünnwandigen, zarten Zellen, die eine Art Schild bilden. Palisaden ein- bis zweireihig, Oxalatdrusen. Einzelkristalle in den Nerven.

**Inhaltsstoffe:** Saponine, Flavonoide, ätherisches Öl (wenig).
**Verwendung:** Diuretikum.
**DC.:** DAB 7/2.
**Wertbestimmung:** Ph. Helv. VI.

**Folium Boldo** (Boldoblatt), *Peumus boldus,* Monimiaceae

**Vorkommen:** Chile, Peru.

**Ganzdroge:** Kurzgestieltes, steifes, elliptisch eiförmiges, ganzrandiges, brüchiges Blatt, häufig nach unten eingerollt. Konsistenz ledrig dicklich. Unterseits stark hervortretende primäre und sekundäre Nerven. Oberseits helle Höckerchen sichtbar. Stark würziger Geruch.

**Schnittdroge:** Graugrüne, ganzrandige, ledrige und brüchige Fragmente mit einzelnen, stark hervortretenden Nerven und den Höckerchen. Selten Stiele mit Lentizellen und kleine, harte Samen.

**Mikroskopie:** Obere Epidermis dickwandig, polygonal, getüpfelt, untere schwach wellig mit Spaltöffnungen. Beiderseits sternförmige Haarbüschel aus einzelligen, dicken, glatten, an der Basis abgebogenen und der Epidermis anliegenden Haaren. Oberseits ein Hypoderm, das an der Stelle der Haarbüschel bis zu sechs Lagen dick ist und dort die makroskopisch sichtbaren Höckerchen verursacht. Palisaden zweireihig, darin und im lockeren Schwammgewebe zahlreiche Sekretzellen mit verkorkter Wand. Im Mesophyll, besonders in der Nähe der Nerven, finden sich *zuweilen* bis 10 $\mu$ lange Nadeln und Prismen aus Calziumoxalat, und zwar vorwiegend bei stark mit Höckern versehenen Blättern. Nerven mit kräftigen Faserbündeln. Im Blattrand Fasern.

**Inhaltsstoffe:** Flavonoide, Alkaloide, ätherisches Öl (ca. 2%).
**Verwendung:** Choleretikum, Stomachikum, Diuretikum.
**DC:** Ph. Helv. VI.
**Wertbestimmung:** Ph. Helv. VI.

**Folium Bucco** (Buccoblatt), *Barosma betulinum, B. crenulatum, B. serratifolium,*
Rutaceae

**Vorkommen:** Kapland.

**Ganzdroge:** Barosma betulinum: Fast sitzendes, verkehrt eiförmiges oder elliptisches Blatt mit kleingesägtem oder gekerbtem Rand. Blattspreite steif glänzend, ledrig,
oberseits schwach gerunzelt. Nervatur unterseits wenig hervortretend. Deutlich durchscheinend punktiert (Ölräume). Geruch und Geschmack aromisch bitter.

**Schnittdroge:** Gelblichgrüne, steife, ledrige, glänzende Fragmente mit feingesägtem
Rand, deutlich durchscheinend punktiert und oberseits feinhöckerig.

**Mikroskopie:** Epidermiszellen beiderseits polygonal, unterseits kleiner; dicke, glatte
Kutikula. Nadelbüschel und Sphärokristalle von Diosmin (einem Glykosid) in der Epidermis und den benachbarten Mesophylzellen. Die innere Wand der oberen Epidermiszellen enthält starke Schleimverdickungsschichten, so daß im Chloralhydratpräparat
zwischen Epidermis und Palisaden eine dicke gequollene Schleimschichte (eine Art Hypoderm) sichtbar wird. Palisaden einreihig, Schwammgewebe breit mit Oxalatdrusen.
Große lysigene Ölräume. In dem Gefäßbündel kräftige Fasern. Zur Herstellung von
Schnitten weicht man nicht in Wasser ein, um die Ablösung der Epidermis infolge der
Quellung des Schleimes zu vermeiden, sondern legt in verdünnten Alkohol oder in Glycerin. Die Diosminkristalle sind jedoch im Chloralhyratpräparat besser sichtbar, lösen
sich nur in Alkalien und konzentrierter Schwefelsäure (hier mit gelber Farbe) und sind
unlöslich in organischen Lösungsmitteln.

**Pulverdroge:** Im gelbgrünen Pulver Mesophyllfragmente mit Ölräumen, polygonale
Epidermiszellen mit Diosminkristallen und Spaltöffnungen. Schleimklumpen von der
Epidermis stammend. Oxalatdrusen, Querschnittsbilder der verschleimten Epidermis.

**Prüfung:** Stengel, Blüten oder Früchte dürfen in der Droge nicht vorhanden sein.

**Inhaltsstoffe:** Flavonoide (Diosmin), ätherisches Öl (ca. 0,8%).

**Verwendung:** Diuretikum, Harnantiseptikum.

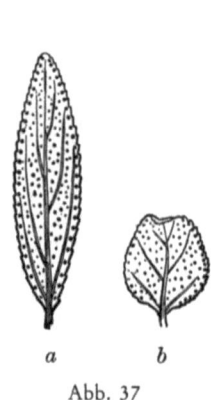 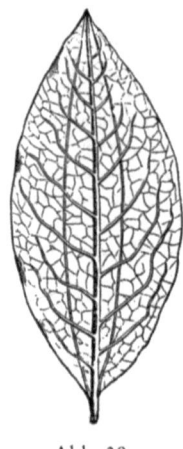

a       b

Abb. 37                          Abb. 38

Abb. 37. Folium Bucco. *a* von Barosma crenulatum, *b* von Barosma betulinum. (GILG)
Abb. 38. Fol. Coca. $^1/_1$

**Folium Castaneae** (Edelkastanienblatt), *Castanea sativa,* Fagaceae

**Vorkommen:** Mittelmeergebiet, Balkan, Indien, Japan, USA.

**Ganzdroge:** Blatt ca. 5 cm breit und 15 cm lang, oberseits glänzend, ledrig kahl, tiefgrün; unterseits blaßgrün, wenig behaart, Rand gesägt, stachelspitz.

**Schnittdroge:** Fragmente mit starker Mittelrippe und parallelen Seitennerven (Sekundärnerven), ledrig, gesägter Rand, stachelspitz. Einzelne Büschelhaare und kleine, birnenförmige Drüsenhaare, dünnwandig.

**Inhaltsstoffe:** Gerbstoffe.

**Verwendung:** Expektorans (Volksheilkunde).

## Folium Coca (Cocablatt), *Erythroxylon coca,* Erythroxylaceae

**Vorkommen:** Bolivien, Peru, Indien, Java.

**Ganzdroge:** Lanzettlich elliptisches Blatt, ledrig, biegsam, kahl, ganzrandig, netzadrig mit Stachelspitzchen. Hauptnerv unterseits hervortretend; er wird von zwei parallelen, bogenläufigen, für Coca charakteristischen Linien begleitet. Diese sind jedoch keine Nerven, sondern kollenchymatische Verdickungen der Blattunterseite. Sie werden auf eine Faltung in der Knospe zurückgeführt.

**Schnittdroge:** Ganzrandige, steif ledrige, olivgrüne, glänzende Fragmente. Die parallel zum Nerven verlaufende Linie an manchen Stückchen sichtbar. Nervennetz unterseits deutlich. Geschmack bitter.

**Mikroskopie:** Epidermis beiderseits niedrige polygonale Zellen. Spaltöffnungen nur unterseits, wo alle Epidermiszellen mit Ausnahme der zwei Nebenzellen der Spaltöffnungen eine Vorwölbung (Papille) besitzen. Von der. Fläche sind die Papillen als doppeltkonturierte Kreise sichtbar, die je nach der Höhe der Einstellung verschiedenen

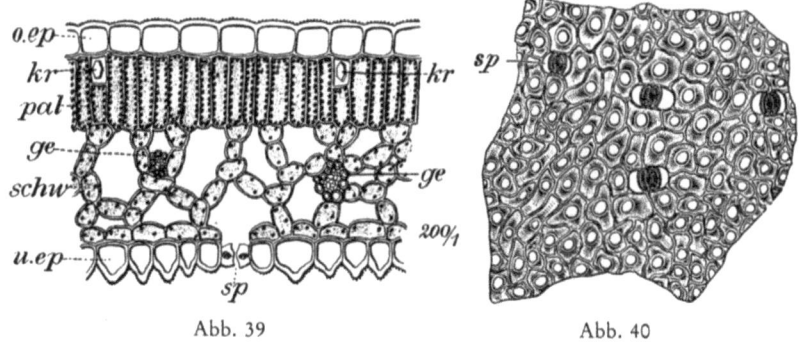

Abb. 39           Abb. 40

Abb. 39. Querschnitt durch das Cocablatt. *o.ep* obere Epidermis, *pal* Palisaden, *kr* Einzelkristalle, *schw* Schwammgewebe mit *ge* Gefäßbündeln, *u.ep* untere Epidermis mit Papillen und *sp* Spaltöffnung. (Vergr. etwa 160fach.) (GILG)

Abb. 40. Folium Coca. Oberhaut der Blattunterseite mit den Papillen und Spaltöffnungen in der Oberflächenansicht. (Vergr. 160fach.) (MOELLER)

Durchmesser zeigen. Haare fehlen. Einreihige Palisadenschichte, darin häufig Oxalatkristalle. Gefäßbündel mit Fasern und Kristallzellreihen mit Oxalateinzelkristallen. Schwammgewebe als flacharmiges Sternparenchym. Auch die feinen Nervenendigungen von Fasern begleitet. Die beiden parallel zum Nerven unterseits verlaufenden Linien stellen im Querschnitt zum Teil kollenchymatisch verdickte Hypodermzellen dar.

**Pulverdroge:** Im grünlichen Pulver Kristallzellreihen und Bastbelag der Nerven. Epidermiszellen polygonal, z. T. mit Papillen. Einzelkristalle in den Palisaden, Querschnittsfragmente, Sternparenchym. Keine Haare.

**Inhaltsstoffe:** Alkaloide (Cocain!).

**Verwendung:** Oberflächenanästhesie (Auge, Nasen- und Rachenschleimhaut), Cocaismus (Kauen der Blätter; in den Anbauländern), Cocainismus (Abusus von Cocain als Suchtgift).

**Folium Digitalis lanatae** (Blatt des wolligen Fingerhutes), *Digitalis lanata,* Scrophulariaceae

**Vorkommen:** Mittel- und Südosteuropa, Afrika, USA.

**Ganzdroge:** Die Droge besteht aus linearlanzettlichen, 10–20 cm langen, 2–3 cm breiten, zugespitzten, in den Blattstiel verschmälerten oder sitzenden Blättern mit meist glattem oder gegen die Spitze schwach gezähntem Blattrand. Hauptnerv stark hervortretend. Bogenläufige Nervatur. Sehr spärlich behaart. Farbe tiefgrün. Geschmack stark bitter.

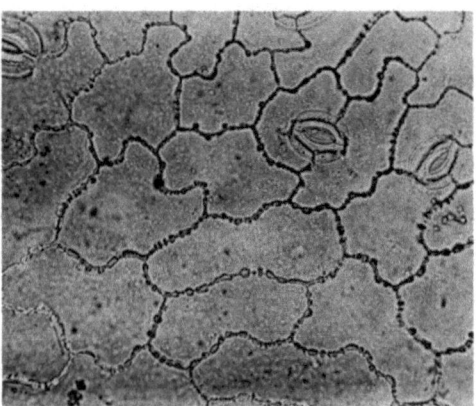

Abb. 41. Folium Digitalis lanatae. Epidermis in der Flächenansicht mit den charakteristischen knotigen Verdickungen. (Vergr. 60fach)

**Schnittdroge:** Grüne, kahle, meist ganzrandige, längsgefaltete Blattstückchen mit wenig deutlicher Nervatur und spärlichen runden Blattstielen. Fragmente nicht spröde, eher zäh, dicklich.

**Mikroskopie:** Epidermiszellen beiderseits schwach wellig-buchtig bis buchtig-polygonal, über den Nerven langgestreckt, die Seitenwände rosenkranzartig getüpfelt. Oberhalb und unterhalb der stärkeren Nerven schwach kollenchymatischer Belag. Spaltöffnungen beiderseits oval, ohne Nebenzellen. Köpfchenhaare mit einzelligem Stiel und ein- oder zweizelligem, typischen Digitalisköpfchen (nicht häufig). Gliederhaare sehr selten, gewöhnlich am Rande. Im Mesophyll zwei- bis dreireihige Palisadenschicht, Schwammgewebe nicht lückig, aus isodiametrischen Zellen. In der Nähe der Mittelnerven keine Palisaden; Ring oder Spiralgefäße. Keine Kristalle.

**Pulverdroge:** Im hellgrünen Pulver finden sich stets die getüpfelten Radialwände der Epidermiszellen, die besonders bei starker Quellung ein rosenkranzförmiges Aussehen besitzen. Köpfchenhaare selten. Mesophyllfragmente mit Palisaden und Schwammgewebe. Spiralgefäße. Sklerenchymatische Elemente, Gliederhaare und Kristalle fehlen.

**Prüfung:** Verwechslung mit Blättern von Plantago lanceolata: Diese schmecken jedoch kaum bitter und besitzen fast parallele Nervatur. Die Wertbestimmung der Blätter erfolgt wie bei Digitalis purpurea.

**Inhaltsstoffe:** Herzwirksame Glykoside (Cardenolide).

**Verwendung:** Heilwirkung bei Herzinsuffizienz.

**DC.:** STAHL II.

**Wertbestimmung:** ÖAB 9.


**Folium Digitalis purpureae** (Blatt des roten Fingerhutes),
*Digitalis purpurea,* Scrophulariaceae

**Vorkommen:** Europa, Rußland, USA.

**Ganzdroge:** Grundständiges Blatt, bis 50 cm lang, länglich eiförmig, in den Stiel verschmälert; die stengelständigen kürzer, meist sitzend. Rand ungleich doppelt-kerbig gezähnt. Spreite oberseits fein buckelig, matt, weich behaart; unterseits fein grubig, dicht behaart bis filzig. Hauptnerv kräftig, mit bogenförmig zum Rand laufenden Sekundärnerven. Die Nerven höherer Ordnung bilden ein grobes, mit freiem Auge sichtbares und auch ein feinmaschiges (mit der Lupe erkennbares) Netz auf der Unterseite. Geschmack bitter.

**Schnittdroge:** Leicht erkennbare, oberseits dunkelgrüne, unterseits etwas hellere, dichtbehaarte Blattfragmente mit deutlich hervortretendem, netzadrigem Nervengeflecht. Mittelnerv bräunlich, etwas rinnig.

**Mikroskopie:** Oberseits wellige bis welligpolygonale, glatte, höchstens über den Nerven schwach getüpfelte, unterseits buchtige Epidermiszellen. Spaltöffnungen beiderseits, klein, oval. Kutikula glatt, nur an der Haarbasis und über den Nerven gefaltet. Haare unterseits: Zwei bis sechszellige Gliederhaare, dünnwandig, auch solche mit geteilter Basalzelle und stumpfer Endzelle. Kutikulare Warzung. Einzelne Zellen der Gliederhaare in der Droge infolge ihrer Dünnwandigkeit kollabiert. Köpfchenhaare, charakteristisch für Digitalis, mit einzelligem kurzen Stiel und zweizelligem kugeligen Köpfchen. Auch Haare mit einzelligem Köpfchen kommen vor. Wasserspalten an den Kerbzähnen. Palisaden meist einreihig, kurz. Kristalle fehlen vollständig. Ebenso stärkere Fasern oder Sklerenchymzellen.

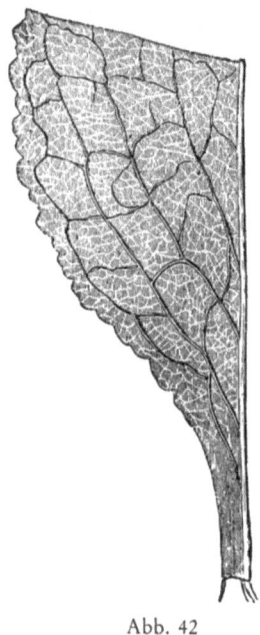

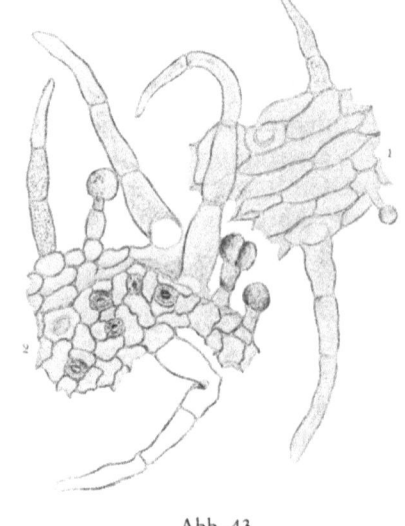

Abb. 42                                        Abb. 43

Abb. 42. Ein Stück des Digitalisblattes, schwach vergrößert. Rand doppelt-kerbig gezähnt, netzadrige Nervatur. (GILG)

Abb. 43. Folium Digitalis purpureae.
*1* Epidermis der Oberseite über dem Nerven mit Gliederhaaren und einzelligem Köpfchenhaar, *2* Epidermis der Unterseite mit z. T. kutikular gewarzten Gliederhaaren und einem für Digitalis charakteristischen Haar mit zweizelligem Köpfchen. (Vergr. etwa 200fach.) (MOELLER)

**Pulverdroge:** Außer den Mesophyllfragmenten eine große Menge von Gliederhaaren und deren Bruchstücken. Die Zellen derselben häufig kollabiert, z. T. mit gewarzter Kutikula. Das Aussehen der Haare variiert daher ziemlich, da ganze, kollabierte und gewarzte Zellen in verschiedener Reihenfolge das Haar zusammensetzen können. Charakteristisch sind vor allem die Köpfchenhaare mit einzelligem Stiel und zweizelligem Köpfchen, die allerdings nicht sehr häufig sind. Epidermisfragmente mit wellig polygonalen Zellen und Haarspuren, auch von Haaren mit geteilter Basalzelle, von Kutikularfalten umgeben. Ferner Spaltöffnungen und zweizellige Köpfchenhaare in der Aufsicht. (Letztere werden gerne mit Spaltöffnungen oder mit den genannten Haarspuren verwechselt.) Keine Kristalle und Fasern.

Folium Digitalis titratum (pulvis) der Apotheke wird in besonderen Anstalten biologisch eingestellt und kommt in Ampullen zu 2 g und in verkorkten Gläsern bis zu 100 g in den Handel. Ein bei Verwendung der Ampulle etwa verbleibender Rest ist zu verwerfen. Die Gläser müssen nach Entnahme von Pulver sofort wieder verschlossen (paraffiniert) werden, da die Droge hygroskopisch ist. Ein Feuchtigkeitsgehalt von über 5% ist wegen der dann bestehenden Gefahr der Wirkungsminderung unzulässig (Spaltung der Glykoside durch Enzyme). Eine mikroskopische Reinheitsprüfung durch die Apotheker erübrigt sich beim pulvis titratum.

**Prüfung:** Verbascumblätter (verzweigte Haare), Blätter von Althaea officinalis (Sternhaare), Symphythum officinale (Borstenhaare) und andere Verfälschungen sind i. a. mikroskopisch leicht erkennbar.

**Inhaltsstoffe:** Herzwirksame Glykoside (Cardenolide).

**Verwendung:** Heilwirkung bei Herzinsuffizienz; cave Kumulation.

**DC.:** Ph. Helv. VI, STAHL II.

**Wertbestimmung:** ÖAB 9, Ph. Helv. VI.

**Folium Eucalypti** (Eucalyptusblatt), *Eucalyptus globulus,* Myrtaceae

**Vorkommen:** Südeuropa, Afrika, Indien, Australien, USA, Südamerika.

**Ganzdroge:** Dickes, lediges, sichelförmig zugespitztes, isolaterales, kahles Blatt mit verdicktem, umgebogenem Blattrand und parallelen Randnerven. Aufgeweichtes Blatt in der Durchsicht punktiert, schizogene Ölräume im Schwammgewebe. Die auf der Oberfläche mit der Lupe sichtbaren dunklen Punkte sind Korkwärzchen. Geschmack bitter, Geruch aromatisch.

**Schnittdroge:** Die grünlichbraunen Blattfragmente sind steif dicklich, mit nur unterseits sichtbarer Nervatur. Oberseits braune Punkte. Durchscheinende Punktierung infolge der Ölräume. Umgebogener Blattrand mit Randnerv erkennbar.

**Mikroskopie:** Beiderseits polygonale Epidermiszellen mit dicker Kutikula. Isolateraler Blattbau. Palisadenschicht beiderseits mehrreihig, im Schwammparenchym sehr große schizogene Ölräume. Calciumoxalat in Einzelkristallen und Drusen.

**Prüfung:** Die sitzenden, ovalen, bifazial gebauten Blätter junger Bäume dürfen nicht vorhanden sein.

**Inhaltsstoffe:** Ätherisches Öl (Cineol = Eucalyptol), Gerb- und Bitterstoffe.

**Verwendung:** Inhalation bei Bronchitis und Asthma.

**DC.:** STAHL II.

## Folium Fraxini (Eschenblatt), *Fraxinus ornus*, Oleaceae

**Vorkommen:** In submediterranen Gebieten.

**Ganzdroge:** Kurzgestieltes oder sitzendes Fiederblättchen, zugespitzt, mit länglich lanzettlichem Umriß und scharf gezähntem Rand. Oberseits tiefgrün, unterseits heller, in der Nähe des Mittelnerves behaart, mit einzelligen, langen Haaren und Drüsenhaaren (Labiatentypus), Nervenanastomosen am Rande sichtbar.

**Schnittdroge:** Tiefgrüne, spröde Blattfragmente, unterseits heller grün mit weißlichen behaarten Nerven. An einzelnen Stückchen gekrümmte Blattzähne sichtbar. Braune Stengelfragmente (Fiederblattspindel). Geschmack bitter, zusammenziehend.

**Mikroskopie:** Beiderseits wellig-buchtige Epidermiszellen. Spaltöffnungen nur unterseits mit ankerförmigen Kutikularfalten an den Polen. Palisaden 3reihig, Schwammgewebe längliche Zellen.

**Inhaltsstoffe:** Flavonoide, Cumarine, Mannit.

**Verwendung:** Laxaus (sehr mild!)

## Folium Hamamelidis (Hamamelisblatt), *Hamamelis virginica*, Hamamelidaceae

**Vorkommen:** USA (Virginia).

**Ganzdroge:** Kurzgestieltes, eirund bis rhombisches, asymmetrisches, etwa 7 cm breites Blatt mit ungleich gekerbtem oder stumpf gezähntem Blattrand und dünner, brüchiger, braungrüner, praktisch kahler Spreite. Unterseits viele punktförmige Erhebungen von eingestreuten Idioblasten (Lupe). Nervatur fiedrig, braun, unterseits stark hervortretend mit engmaschigem Adernetz. Sekundäre Nerven sind durch parallele Tertiärnerven verbunden. Geschmack herbe, zusammenziehend.

**Schnittdroge:** Dünne, biegsame, braungrüne Fragmente mit unterseits punktförmigen Erhebungen (Lupe). Nervatur deutlich, rechteckig, engmaschig. Wenig Blattstiele.

**Mikroskopie:** Obere Epidermis flach wellig, untere kleinwellig-buchtig, Spaltöffnungen mit mehreren Nebenzellen. An jungen Blättern beiderseits in der Nähe der Nerven Büschelhaare, die bei älteren Blättern fehlen. Haare einzellig, stark verdickt, zu 2–8 in die Epidermis eingesenkt. Palisaden einreihig. Schwammgewebe niedrig, flacharmig. Knorrige Idioblasten, langgestreckt, stark verdickt (sich oft von der oberen zur unteren Epidermis erstreckend und die punktförmigen Erhebungen der Epidermis hervorrufend), reichlich in älteren Blättern. Oxalateinzelkristalle und Drusen. In den Gefäßbündeln Fasern, begleitet von Kristallzellreihen.

**Pulverdroge:** Im bräunlichgrünen Pulver die typischen Idioblasten in großer Menge. Wenig einzellige, stark verdickte, gelbe Haare. Wellige Epidermiszellen mit Spaltöffnungen; Kristallzellreihen, Spiralgefäße. Querschnittsbruchstücke mit einreihigen Palisaden. Im Pulver aus jüngeren Blättern überwiegen die Haare, die Idioblasten treten zurück.

**Inhaltsstoffe:** Gallussäure-Gerbstoffe.

**Verwendung:** Adstringens, Hämorrhoidal-Pharmaka, Antidiarrhoikum, Kosmetik.

**DC.:** DAC.

**Wertbestimmung:** Ph. Helv. VI.

**Folium Hyoscyami** (Bilsenkrautblatt), *Hyoscyamus niger,* Solanaceae

**Vorkommen:** Südosteuropa, Kaukasus, Indien, USA.

**Ganzdroge:** Gestieltes, grundständiges und stengelumfassendes, stengelständiges Blatt, 15–40 cm lang, länglich-eiförmig, Rand buchtig gezähnt oder fiedrig sägelappig.

Hauptnerv flach, deutlich weiß behaart, Blattspreite dünn, stark geschrumpft. Geschmack salzig, bitter.

**Schnittdroge:** Blattfragmente stark geschrumpft, beiderseits trübgrün mit einzelnen Stückchen des Hauptnerven. Dieser weißlich behaart, breit und flach, längsrunzelig. Zuweilen Blüten und Früchte. (Selten Fragmente der Deckelkapsel und kleine, graue, grubig-netzige Samen). Beste Identifizierung durch die Kristalle im Flächenpräparat.

**Mikroskopie:** Welligbuchtige Epidermiszellen beiderseits. Spaltöffnungen mit drei verschieden großen Nebenzellen. Gliederhaare mehrzellig, bandartig, glattwandig mit stumpfer Endzelle oder eiförmigem, mehrzelligem oder einzelligem Drüsenköpfchen. Palisaden einreihig, knapp darunter eine Schicht von Calciumoxalatkristallen, meist Einzelkristalle, jedoch auch Durchwachsungskristalle und Zwillinge, selten Drusen (s. Abb. 44). In Flächenpräparaten sind diese Kristalle wegen ihrer gleichmäßigen Verteilung in einer Ebene zwischen den Ner-

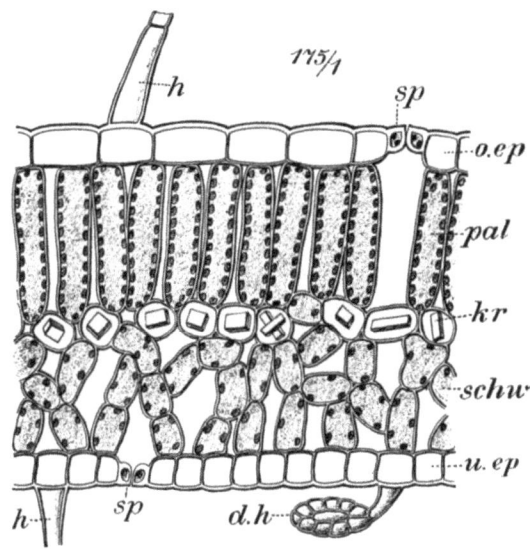

Abb. 44. Folium Hyoscyami. Querschnitt durch das Blatt. *h* Gliederhaare, *d. h* Drüsenhaar, *sp* Spaltöffnungen, *o.ep* obere Epidermis, *u.ep* untere Epidermis, *pal* Palisadenzellen, *schw* Schwammparenchym, *kr* Kristalle. (Vergr. 175fach.) (GILG)

venverzweigungen charakteristisch. Besonders deutlich sichtbar sind sie im polarisierten Licht. Neben den Kristallen finden sich auch Sphärite, kugelige Gebilde mit konzentrischer Schichtung, die zuweilen an einen Kristall angewachsen sind und ebenfalls aus Calciumoxalat bestehen (s. Abb. 45).

**Pulverdroge:** Stückchen des Mesophylls von der Fläche mit gleichmäßig verteilten Einzelkristallen oder Zwillingen. Besonders deutlich im polarisierten Licht. Auch die erwähnten Sphärite bieten gute Anhaltspunkte. Querschnittsbruchstücke mit charakteristischer Anordnung der Kristalle in einer Reihe unter den Palisaden. Epidermis welligbuchtig; dünne, bandartige Haare mit Köpfchen in geringerer Menge.

**Prüfung:** In der Schnittdroge dürfen Stengel, Blüten und Früchte, sowie die nierenförmigen, netzig-grubigen Samen nicht in größerer Menge vorhanden sein. Im Pulver würden sich solche Beimengungen durch Gegenwart von Fasern, groben Gefäßen und kleinzelligem Gewebe von Blütenteilen verraten. Die Samenschalenepidermis besteht aus, in der Aufsicht wellig verbogenen, stark verdickten Zellen mit geschichteter Wand. Am Querschnitt sind die Zellen rechteckig, an den Innen- und Seitenwänden stärker verdickt (s. Abb. 46).

**Inhaltsstoffe:** Alkaloide wie bei Fol. Belladonnae.

**Verwendung:** Spasmolytikum (s. Fol. Belladonnae).

**DC.:** Ph. Eur., DAB 7 (DDR), STAHL II.

**Wertbestimmung:** Ph. Eur., DAB 7 (DDR) (Herba!).

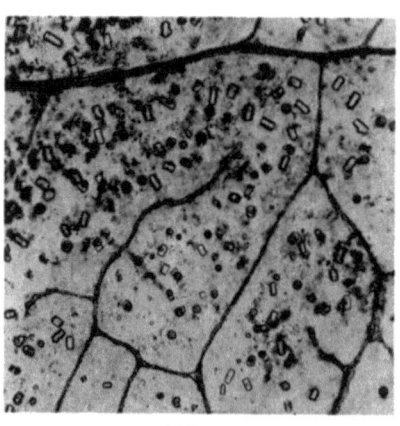

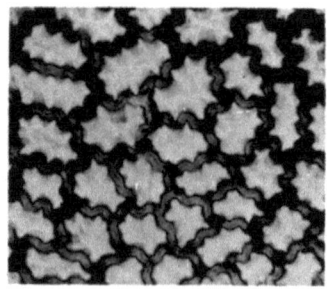

Abb. 45                    Abb. 46

Abb. 45. Folium Hyoscyami. Flächenpräparat mit Oxalatkristallen und Sphäriten. (Vergr. 60fach)

Abb. 46. Oberhaut des Bilsenkrautsamens in der Flächenansicht. (Vergr. 140fach.) (GRIEBEL)

**Folium Jaborandi** (Jaborandiblatt), *Pilocarpus mikrophyllus, P. jaborandi, P. pennatifolius,* Rutaceae

**Vorkommen:** Brasilien, Paraguay, südliches Rußland.

**Ganzdroge:** Blätter von P. mikrophyllus sind ungestielte, lanzettliche, ovale, bis 5 cm lange Fiederblättchen mit stumpfer oder ausgerandeter Spitze. Spreite ledrig, durchscheinend punktiert durch Ölräume. Sekundäre Nerven mit bogenförmigen Anastomosen am Rande, unterseits hervortretend, Seitenblättchen am Grunde ungleichhälftig. Die Blätter von P. pennatifolius und P. jaborandi sind zwei bis dreimal größer und kommen seltener vor. Beim Zerreiben Geruch aromatisch, Geschmack bitter, etwas scharf.

**Schnittdroge:** Graugrüne bis bräunlichgelbe, dicke, leicht zerbrechliche Fragmente mit unterseits deutlicher Nervatur und durchscheinender Punktierung. An einzelnen Stückchen die ausgerandete Blattspitze erkennbar. Wenig Blattstiele.

**Mikroskopie:** Beiderseits polygonale Epidermiszellen mit dicker, zartgestreifter Kutikula. Kleine Spaltöffnungen. Hesperidin in Sphärokristallen. Haare spärlich, einzellig, lang, verdickt, warzig. Drüsenhaare sehr spärlich. Haarspuren auf der Epidermis. Palisaden einreihig, kurz. Im Mesophyll große, lysigene Ölräume. Oxalatdrusen im lückigen Schwammgewebe, Gefäßbündel mit stark verdickten Fasern.

**Pulverdroge:** Epidermisfragmente mit Kutikula und Haarspuren. Haare sehr selten. Mesophyllfragmente mit Ölräumen. Querschnittsbruchstücke mit einreihigen Palisaden. Oxalatdrusen, Gefäßbündel mit Faserbelag.

**Prüfung:** Andere Pilocarpusarten verraten sich durch zahlreiche Haare. Zweireihige Palisaden und Einzelkristalle deuten auf Caesalpiniaceenblätter.

**Inhaltsstoffe:** Alkaloide (Pilocarpin), ätherisches Öl (0,2–1 %).

**Verwendung:** Direkt parasympathomimetisch wirksam; Senkung des intraokulären Druckes bei Glaukom. Antidot bei Atropinvergiftung.

**DC.:** Ph. Helv. VI.

**Wertbestimmung:** Ph. Helv. VI.


**Folium Juglandis** (Walnußblatt), *Juglans regia,* Juglandaceae

**Vorkommen:** Europa ubiquitär, Marokko, Japan, USA.

**Ganzdroge:** Die grünen, ledrigen, fast kahlen Fiederblättchen des unpaarig gefiederten Blattes sind länglich, eiförmig, ganzrandig, schwach asymmetrisch. Fiederige Nervatur, unterseits stark hervortretend. Parallele Tertiärnerven. Geruch schwach aromatisch, Geschmack zusammenziehend.

**Schnittdroge:** Dunkelgrüne bis braungrüne, steife, kahle, brüchige Blattfragmente mit unterseits brauner, netzadriger Nervatur und parallelen Tertiärnerven. Büschelhaare in den Nervenwinkeln (Lupe). Wenig Blattstiele.

**Mikroskopie:** Polygonale oder schwach wellige Epidermiszellen, unterseits etwas kleiner. Spaltöffnungen mit vier Nebenzellen. Drüsenschuppen vom Labiaten-Typus in die Blattfläche eingesenkt. Köpfchenhaare mit ein- bis zweizelligem Stiel und zwei- bis vierzelligem Köpfchen. Ferner einzellige, dickwandige Deckhaare in Büscheln in den Nervenwinkeln. Palisaden zwei- bis dreireihig. Schwammgewebe typisches Sternparenchym. Oxalatdrusen, Gefäßbündel mit Faserbelag. Kollenchymatische Zellen in der Nähe des Nerven reichen nach oben häufig bis zur Epidermis.

**Pulverdroge:** Mesophyllfragmente mit Palisaden und großen Oxalatdrusen. Gefäßbündelstücke hell mit Fasern und Kollenchym. Polygonale oder schwach wellige Epidermis, selten Deckhaare und Drüsenhaare.

**Inhaltsstoffe:** Gerbstoffe, Juglon (Naphthochinonderivat).

**Verwendung:** Adstringens, Antidiarrhoikum.

**Folium Lauri** (Lorbeerblatt), *Laurus nobilis*, Lauraceae

**Vorkommen:** Mittelmeergebiet, Rußland, Kleinasien, USA.

**Ganzdroge:** Ledriges, ca. 5 × 10 cm großes, spitzes, wellig-krauses, ganzrandiges Blatt, oberseits glänzend, unterseits matt; Adernetz unterseits deutlich quadratisch hervortretend; Geruch würzig, Geschmack aromatisch-würzig.

**Mikroskopie:** Epidermis oben wellig mit dicker Kutikula; zwei Palisadenreihen, Ölzellen im Mesophyl, Stomata nur unterseits. Knorpeliger Blattrand mit dicken, verholzten Zellen (Randstereom).

**Inhaltsstoffe:** Ätherisches Öl.

**Verwendung:** Aromatikum, Gewürz, Excitans.


**Folium Malvae** (Malvenblatt), *Malva silvestris, M. neglecta,* Malvaceae

**Vorkommen:** Europa ubiquitär, Marokko, USA.

**Ganzdroge:** Grünes, langgestieltes, im Umriß rundliches, fünf- bis siebenlappiges, ungleich kerbig gesägtes, beiderseits schwach behaartes Blatt mit handförmiger Nervatur. M. neglecta im Umriß mehr kreisrund, bis 5 cm breit, M. silvestris im Umriß nierenförmig, tiefer gelappt, bis 10 cm breit. Geschmack schleimig.

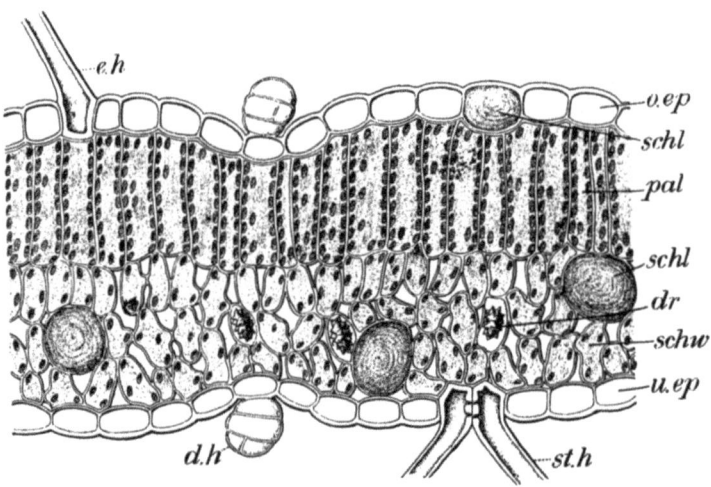

Abb. 47. Folium Malvae, Querschnitt durch das Blatt. *e.h* Einzelhaar, *st.h* Büschelhaar, beide Haarformen mit verholzter Basis, *d.h* Drüsenhaare, *o.ep* obere Epidermis mit Schleimzellen *(schl), pal* Palisadenparenchym, *schl* Schleimzellen des Mesophylls, *dr* Oxalatdrusen, *schw* Schwammparenchym, *u.ep* untere Epidermis. (Vergr. 175fach.)

(GILG)

**Schnittdroge:** Dünne, hellgrüne, mehr oder weniger geschrumpfte, stark ineinandergefaltete und zusammengepreßte Stückchen, wenig behaart, weich, nicht zerbrechlich. An einzelnen, von der Basis herrührenden Stückchen infolge Einrollens zur Oberseite handförmige Verzweigung der Nerven deutlich erkennbar. Einzelne Blattstielfragmente, Blütenteile und Früchte (Käsepappel).

**Mikroskopie:** Beiderseits wellige Epidermiszellen mit eingelagerten Schleimzellen. Spaltöffnungen mit 3–4 Nebenzellen. Spärlich Büschelhaare, zwei bis sechsstrahlig (ähnlich den Althaeahaaren) bei Malva silvestris. M. neglecta besitzt einzelstehende Haare mit rundlicher, verdickter, getüpfelter, in die Epidermis eingesenkter Basis. Drüsenhaare kurz gestielt, keulenförmig. Zweireihige Palisaden, Oxalatdrusen und Schleimzellen im Schwammgewebe wie bei Althaea.

**Pulverdroge:** Ähnlich dem Pulver von Althaea, jedoch viel weniger Büschelhaare und Bruchstücke der Zellen, Querschnittsfragmente von Palisaden und in die Epidermis eingesenkte Einzelhaare mit rundlicher, verdickter Basis. Calciumoxalatdrusen im Mesophyll und in Gefäßbündelfragmenten. Einzelne Pucciniasporen wie bei Althaea.

**Prüfung:** Pucciniasporen dürfen in größerer Menge nicht vorhanden sein, ebensowenig mehrzellige Haare (Xanthium strumarium). Malva moschata verrät sich durch ihren eigentümlichen Geruch. Althaea rosea, makroskopisch sehr ähnlich, ist erkennbar an einzelnen oder zu zweit stehenden einzelligen, über 500 $\mu$ langen Borstenhaaren.

**Inhaltsstoffe:** Schleim, Gerbstoffe.

**Verwendung:** Hustentee.

**Wertbestimmung:** ÖAB 9, Ph. Helv. VI.

**Folium Mate** (Mateblatt), *Ilex paraguayensis*, Aquifoliaceae

**Vorkommen:** Brasilien, Paraguay, Argentinien.

**Ganzdroge:** Länglich eiförmiges, in den Stiel verschmälertes, am stumpfen Ende manchmal ausgerandetes Blatt mit steifer, lederiger, dunkelbraungrüner, kahler Spreite und umgerolltem, entfernt kerbig gesägten Rand. Mittelnerv unterseits hervortretend, selten punktförmige Korkwarzen. Netzadrige Nervatur. Geruch aromatisch, Geschmack herb, etwas rauchig.

**Schnittdroge:** Meist grob zertrümmerte Blätter, oft ein grünlichgelbes, grobes Pulver mit Stengel- und Zweigstückchen. Größere Blattfragmente derb ledrig, netzadrig mit umgerolltem Blattrand, der entfernt kerbig gesägt ist.

**Mikroskopie:** Stumpfpolygonale Epidermiszellen mit stark verdickter Außenwand und kutikularer Streifung. Spaltöffnungen mit mehreren Nebenzellen unterseits. Palisaden zweireihig, nicht deutlich differenziert. Im Schwammparenchym vereinzelt Oxalatdrusen, starker Faserbelag im Hauptnerv.

**Pulverdroge:** Epidermisfragmente aus polygonalen Zellen mit kutikularer Streifung, Oxalatdrusen und Sklerenchymfragmente aus dem Nerv.

**Mikrochemie:** Nachweis des Coffeins durch Mikrosublimation: Bei 140–150° entsteht ein Sublimat von feinsten Nadeln.

**Inhaltsstoffe:** Purinderivate (Coffein), Gerbstoffe.
**Verwendung:** Genußmittel, diuretisch wirksam.
**DC.:** STAHL II.

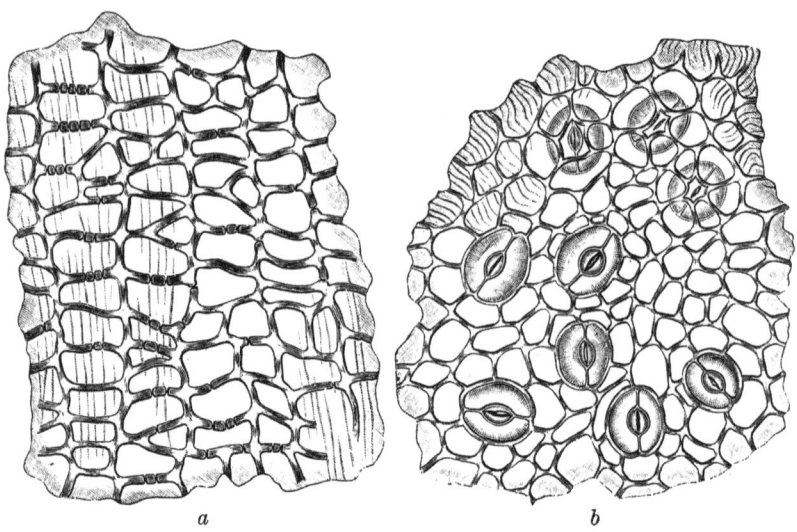

        *a*                          *b*

Abb. 48. Folia Mate. *a* Epidermis der Oberseite, *b* Epidermis der Unterseite.
(MOELLER)

## Folium Melissae (Melissenblatt), *Melissa officinalis,* Lamiaceae (Labiatae)

**Vorkommen:** Europa, Vorderasien, USA, Brasilien.

**Ganzdroge:** Langgestielte, breit eiförmige, grobkerbig gesägte Blätter, oberseits weich behaart, runzelig, tiefgrün, unterseits heller grün, fast kahl mit stark hervortretenden, fiederigen, grobnetzadrigen Nerven und drüsiger Punktierung (Lupe). Beim Zerreiben Geruch nach Zitronen, wenn die Droge vor der Blüte gesammelt wurde.

**Schnittdroge:** Dünne, leicht zerbrechliche, runzelige, durch Einrollen mehrschichtig gefaltete, behaarte Blattfragmente mit welligem Nervenverlauf. Oberseits tiefgrün, unterseits hellgraugrün. Schwach drüsig punktiert. Wenig Blattstiele. Verwechslung möglich mit Mentha crispa, die jedoch durch Geruch nach Carvon charakterisiert ist, Mentha piperita, die nach Menthol riecht und Malva, die an den Haaren erkannt werden kann.

**Mikroskopie:** Beiderseits wellig-buchtige Epidermiszellen. Spaltöffnungen mit zwei Nebenzellen, die deren Pole umfassen. (Diese Anordnung ist typisch für die Labiaten). Deckhaare, mehrzellig derbwandig, an den Querwänden schwach verdickt mit strichförmiger, kutikularer Warzung. Sie erreichen eine Länge bis zu 1 mm. Ferner kleine spitze, eckzahnförmige, ein bis zweizellige Haare, häufig am Blattrand und auf den Nerven. Dort auch kegelförmige Papillen. Labiatendrüsen selten, meist mit acht Sekretionszellen, in die Epidermis eingesenkt. Drüsenhaare mit ein- bis dreizelligem Stiel und ein- bis zweizelligem Köpfchen. Keine Oxalatkristalle. Palisaden einreihig.

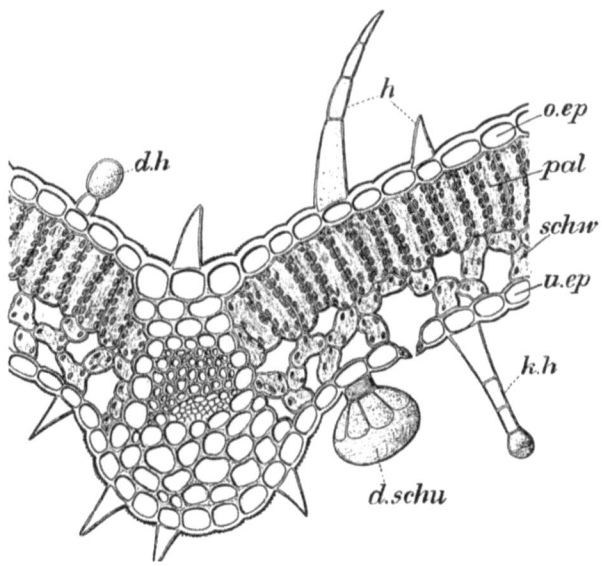

Abb. 49. Folium Melissae, Querschnitt durch das Blatt. *d.h.* Kurzgestieltes Drüsenhaar, *d.schu* Labiatendrüse, *k.h* langgestieltes Drüsenhaar, *h* kurze, seltener etwas verlängerte, einfache, kegelförmige oder eckzahnförmige Haare, *pal* Palisadenparenchym, *schw* Schwammparenchym, *o.ep* obere Epidermis, *u.ep* untere Epidermis. (Vergr. 125fach.) (GILG)

**Pulverdroge:** Epidermisfragmente mit wellig buchtigen Zellen und Spaltöffnungen mit charakteristisch angeordneten Nebenzellen, viele eckzahnförmige, einzellige Haare, Labiatendrüsen, Querschnittsfragmente des Mesophylls, seltener Bruchstücke von Gliederhaaren und Drüsenhaaren.

**Prüfung:** Die Blätter anderer Labiaten werden leicht am mikroskopischen Bau erkannt, wie z. B. Ballota nigra, die schwarze Taubnessel, und die weichbehaarte Nepeta cataria, die Katzenminze. Stengel sollen nicht in größerer Menge vorhanden sein. Wanzenartiger Geruch und Blüten (mehrblütige Quirle mit gelb bis rötlichen Blütenteilen) deuten darauf hin, daß die Pflanze während und nicht vor der Blüte gesammelt wurde, was vorschriftswidrig ist.

**Inhaltsstoffe:** Ätherisches Öl (ca. 0,01%).

**Verwendung:** Carminativum, Stomachikum, Spasmolytikum.

**DC.:** DAB 7/2.

**Wertbestimmung:** ÖAB 9, Ph. Helv. VI.

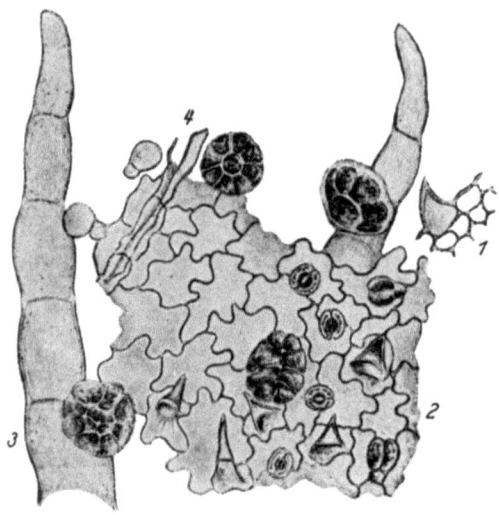

Abb. 50. Folium Melissae. *1* Ein charakteristisches Kegelhaar in die Oberhaut eingesenkt. *2* Epidermis der Unterseite in der Flächenansicht mit Spaltöffnungen und den ihre Pole umgebenden zwei Nebenzellen, vielerlei Haarformen (Eckzahn- u. Köpfchenhaare). *3* Spitze eines langen Gliederhaares, dabei eine Labiatendrüse. *4* Gefäßbündelchen mit Labiatendrüse. (Vergr. 200fach.) (MOELLER)

**Folium Menthae crispae** (Krauseminzblatt), *Mentha spicata, var. crispa,* Lamiaceae (Labiatae)

**Vorkommen:** Wie Mentha piperita.

**Ganzdroge:** Bastard der Gattung Mentha mit krausen Blättern und stärkeren morphologischen Unterschieden. Blattform herzförmig bis breiteiförmig, verschieden behaart, Rand gezähnt, Nerven unterseits stark hervortretend, Spreite blasig, vorgewölbt, runzelig, gekraust, drüsige Punktierung. Unter dem Mikroskop der M. piperita sehr ähnlich. Nach dem Zerreiben eigenartiger Geruch, an Carvon erinnernd. Geschmack gewürzhaft, zum Unterschied von Mentha piperita nicht kühlend.

**Schnittdroge:** Zerbrechliche, stark runzelige, gekrauste Blattstückchen mit unterseits deutlich netzartiger, fiederiger Nervatur und drüsiger Punktierung. Blattrandfragmente spitz gezähnt, wellenförmig verbogen. Verwechslung möglich mit Melissa, Mentha piperita und Mentha aquatica.

**Prüfung:** Stengel dürfen in größerer Menge nicht vorhanden sein.
**Inhaltsstoffe:** Ätherisches Öl (ca. 1,0%).
**Verwendung:** Wie Mentha piperita.
**DC.:** Wie Mentha piperita.
**Wertbestimmung:** Wie Mentha piperita.

## Folium Menthae piperitae (Pfefferminzblatt), *Mentha piperita*, Lamiaceae (Labiatae)

**Vorkommen:** Europa, Rußland, Ägypten, Indien, USA.

**Ganzdroge:** Gestielte, eiförmige bis lanzettliche Blätter, am Grunde in den Stiel verschmälert und häufig rötlich angelaufen. Nerven unterseits deutlich vorspringend, Spreite oberseits dunkelgrün, unterseits heller grün, fast kahl mit zarter drüsiger Punktierung. Rand gesägt. Beim Zerreiben der Droge starker Mentholgeruch, Geschmack gewürzhaft, nachträglich kühl.

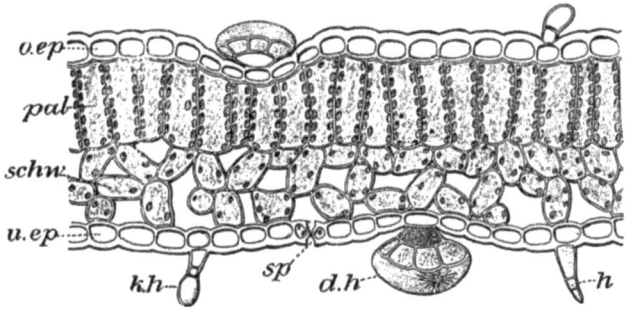

Abb. 51. Folia Menthae, Querschnitt durch das Blatt. *o.ep* obere Epidermis, *pal* Palisadengewebe, *schw* Schwammparenchym, *u.ep* untere Epidermis, *k.h* kleine Köpfchenhaare, *d.h* Labiatendrüse, manchmal mit Mentholkristallen im Sekret, *h* einfaches Haar, *sp* Spaltöffnung. (Vergr. 125fach.) (GILG)

**Schnittdroge:** Grüne, leicht zerbrechliche, kahle, nach der Oberseite eingerollte, gewölbte bis gerunzelte Blattfragmente. Unterseits hellgrün mit deutlicher Nervatur. Hauptnerv zuweilen blauviolett angelaufen, Stücke mit scharfen Sägezähnen, drüsig punktiert von Labiatendrüsen (b. L.).

**Mikroskopie:** Epidermiszellen wellig-buchtig, zuweilen Hesperidin in Sphärokristallen und Nadelbüscheln. Spaltöffnungen mit Nebenzellen nach dem Labiatentypus (s. Abb. 52). Beiderseits große Labiatendrüsen mit meist acht Sekretionszellen, Wasserspalten an den Blattzähnen. Spärlich mehrzellige (bis achtzellige), derbe, bis zu 500 $\mu$ lange Gliederhaare mit strichförmig gewarzter Kutikula und spitzer Endzelle an den Nerven unterseits. Dort und am Blattrand sehr vereinzelt kegelförmige Haare und einzellige Köpfchenhaare; stärkere Fasern nur im Hauptnerv, Palisadenschicht einreihig. Schwammparenchym aus kurzarmigen Zellen, keine Oxalatkristalle (s. Abb. 51 u. 52).

**Pulverdroge:** Im grünen Pulver wellig-buchtige Epidermiszellen mit Spaltöffnungen und Nebenzellen. Stücke einzelner strichförmig gewarzter Gliederhaar, Köpfchenhaare und Labiatendrüsen, sehr selten eckzahnförmige Haare, Gefäßbündelfragmente meist ohne Fasern, Querschnittsbruchstücke, darin langgestreckte Palisaden, keine Kristalle.

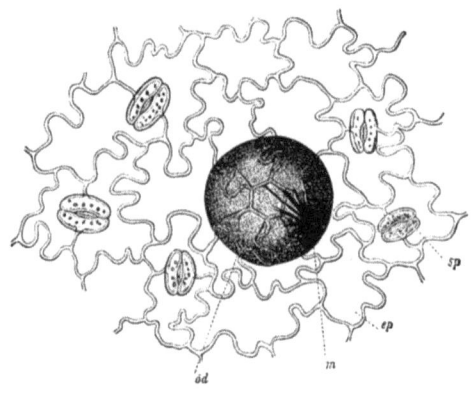

Abb. 52. Flächenansicht der Epidermis eines Blattes von Mentha piperita. *ep* Epidermiszellen mit gewellter Wand, *sp* Spaltöffnungen und Nebenzellen vom Labiatentypus, *öd* Drüsenschuppe, von oben gesehen, mit Mentholkristallen *(m)*. (Vergr. 150fach.)
(Tschirch)

**Prüfung:** Menthaarten mit abweichendem Geruch und Geschmack und starker Behaarung (Mentha viridis, aquatica, silvestris) und Stengelteile in größerer Menge dürfen nicht vorhanden sein. Gute Droge riecht stark erst nach dem Zerreiben – viele intakte Öldrüsen!

**Inhaltsstoffe:** Ätherisches Öl (ca. 1%; Menthol u. Derivate).

**Verwendung:** Stomachikum, Choleretikum, Spasmolytikum (Galle), Korrigens.

**DC.:** Stahl II.

**Wertbestimmung:** ÖAB 9, Ph. Helv. VI, DAB 7.

**Folium Menyanthis** (Fieber (Bitter-) kleeblatt), *Menyanthes trifoliata*, Gentianaceae

**Vorkommen:** Osteuropa, Nordasien, Japan, USA.

**Ganzdroge:** Dreizähliges, mit langem, dickem, rundem Stiel versehenes Blatt. Blattstiel im getrockneten Zustand stark geschrumpft, längsfaltig. Einzelblätter ganzrandig, kahl, tiefgrün, weiche Konsistenz. Hauptnerv breit, im trockenen Zustand zusammengefallen, längsfaltig. Geschmack stark bitter.

**Schnittdroge:** Kahle, hellgrüne Blattfragmente, weich, ineinandergefaltet, Hauptnerven breit, weißlich, längsrunzelig. Bruch nicht faserig, Stielreste längsrinnig, zuweilen den Ursprung des dreizähligen Blattes zeigend.

**Mikroskopie:** Der Blattstiel zeigt im Querschnitt sechs bis zwölf in einem Kreis gelagerte Gefäßbündel mit wenig faserigen Elementen, Parenchym lückig (Aërenchym). Epidermiszellen des Blattes oberseits polygonal, unterseits wellig, dünne Kutikula. Spaltöffnungen mit meh-

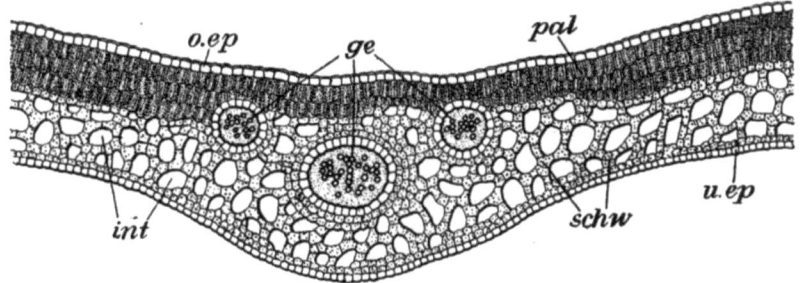

Abb. 53. Folium Menyanthis, Querschnitt durch das Blatt. *o.ep* Epidermis der Blattoberseite, *ge* Blattgefäßbündel (Nerven), *pal* Palisadengewebe, *schw* Schwammparenchym, *int* die großen Interzellularräume, *u.ep* Epidermis der Blattunterseite. (Vergr. 50fach.) (GILG)

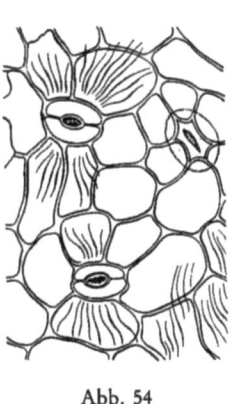
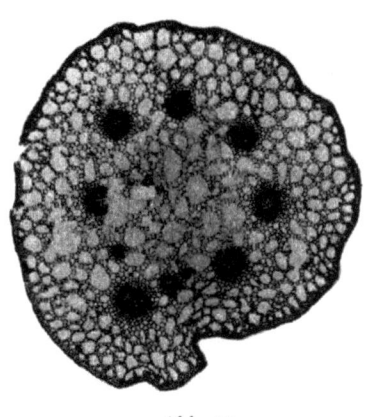

Abb. 54                    Abb. 55

Abb. 54. Epidermis der Oberseite des Bitterklees mit kutikularen Streifen. (Vergr. 300fach.) (MOELLER)
Abb. 55. Folium Menyanthis, Querschnitt durch den Blattstiel mit typischem Aërenchym. Kollaterale Gefäßbündel im Kreise angeordnet. (Vergr. etwa 15fach.) (MOELLER)

reren Nebenzellen beiderseits. Auf diesen strahlenförmige, gegen die Spaltöffnung hinziehende, kutikulare Längsstreifung, so daß die Spaltöffnungen wie von einem Strahlenkranz umgeben sind. Epidermis über dem Nerven mit kutikularer Streifung. Palisaden wenig differenziert. Lückiges Schwammgewebe, in der Fläche deutlich sternförmige Zellen. Einzelne kleine Oxalatkriställchen in den Mesophylzellen; größere Kristalle oder Drusen fehlen (s. Abb. 53 bis 55).

**Pulverdroge:** Im lebhaft grün gefärbten Pulver, das frei von Haaren ist, finden sich Mesophyllfragmente mit kleinen Oxalatkriställchen. Sternparenchym. Bruchstücke der Nerven ohne Fasern. Epidermis mit Spaltöffnungen, diese mit einem Strahlenkranz umgeben.

**Prüfung:** Bestimmung des Bitterwertes.

**Inhaltsstoffe:** Bitterstoffe, Gerbstoffe.

**Verwendung:** Amarum, Stomachikum, Cholagogum.

**Wertbestimmung:** ÖAB 9, Ph. Helv. VI.

**Folium Myrtilli** (Heidelbeerblatt), *Vaccinium myrtillus*, Ericaceae

**Vorkommen:** Mitteleuropa, Rußland, Balkan.

**Ganzdroge:** Kleines, hell bis dunkelgrünes, eiförmiges Blatt, am Grunde abgerundet, kurzgestielt oder fast sitzend, je nach dem Alter häutig dünn bis derb und steif. Rand klein gesägt, am Ende jedes Sägezahnes eine gestielte Drüse (Lupe). Nervatur unterseits zart netzadrig. Droge geruchlos, Geschmack bitter, zusammenziehend.

**Schnittdroge:** Infolge der Kleinheit der Blätter sind diese zum Teil intakt und werden leicht an den oben genannten Merkmalen erkannt.

**Mikroskopie:** Epidermiszellen wellig-buchtig. Spaltöffnungen mit zwei, gewöhnlich zur Längsrichtung des Spaltes parallelen Nebenzellen, hauptsächlich unterseits. Große, mehrzellige, keulenförmige Drüsenhaare auf der Unterseite größerer Nerven und auf der Spitze der Blattzähne. Einzellige, warzige, zugespitzte Haare auf der Nervenoberseite. Bastfasern und Kristallzellreihen (Einzelkristalle) auf der, der Unterseite zugekehrten Seite des Hauptnerven.

**Prüfung:** Derbe, vierkantige Stengelteile und Früchte dürfen in der Droge nicht vorhanden sein. Verunreinigung ist möglich durch Folium Vitis-idaeae, dessen Unterseite jedoch in charakteristischer Weise braun drüsig punktiert ist.

**Inhaltsstoffe:** Gerbstoffe, Flavonoide, Arbutin (ca. $^1/_2$%), Glukokinin (Neomyrtillin).

**Verwendung:** Adstringens, Diuretikum, Reststickstoff senkend (?), Blutzucker senkend (?).

## Folium Nerii (Oleanderblatt), *Nerium oleander*, Apocynaceae

**Vorkommen:** Mittelmeergebiet, Asien, Südamerika.

**Ganzdroge:** Gegen 10 cm langes, schmales, kurzgestieltes, lanzettliches, zerbrechliches Blatt. Am Rande etwas eingerollt, glatt, ledrig, steif. Nervennetz oberseits zart mit zahlreichen, parallelen Sekundärnerven. Unterseits nur der Hauptnerv stark hervortretend, außerdem feine Runzeln und Punkte sichtbar (Hohlräume). Geschmack schwach bitter.

**Schnittdroge:** Tiefgrüne, dicke, ledrige, leicht zerbrechliche, oberseits glänzende Blattfragmente mit enggereihten, parallelen, sekundären Nerven. Feine Runzeln und Punkte sichtbar (Hohlräume) (b. L.).

**Mikroskopie:** Beiderseits polygonale Epidermiszellen, selten einzellige Haare. Hypoderm beiderseits, bestehend aus zwei bis drei Lagen farbloser, polygonaler bis rechteckiger Zellen, Palisadenschicht dreireihig. Unterseits finden sich nach innen oft kugelförmig erweiterte Hohlräume, deren Wände dicht mit einzelligen, gekrümmten, glatten Haaren besetzt sind (s. Abb. 56).

**Inhaltsstoffe:** Herzwirksame Glykoside (Cardenolide).

**Verwendung:** Heilwirkung bei Herzinsuffizienz, Diuretikum.

**DC.:** DAC.

**Wertbestimmung:** DAC.

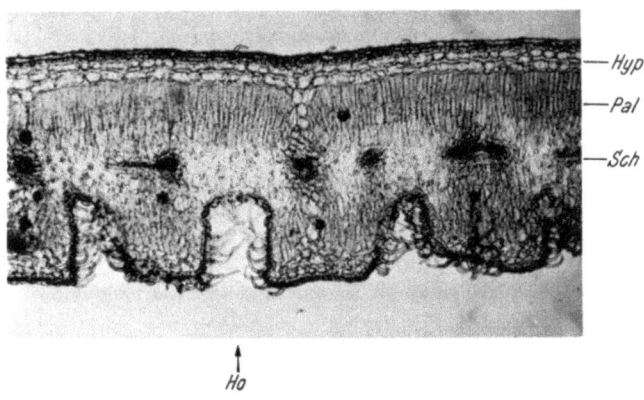

Abb. 56. Folium Nerii. *Hyp* Hypoderm, *Pal* Palisaden, *Sch* Schwammgewebe mit Gefäßbündeln, *Ho* Hohlräume mit Haaren. (Vergr. 65fach)

**Folium Orthosiphonis** (Blatt des indischen Nierentees), *Orthosiphon stammineus,* Lamiaceae (Labiatae)

**Vorkommen:** Indien, Java, Australien.

**Ganzdroge:** Ca. 7 cm langes, schmales, eilanzettliches, zugespitztes Blatt mit gezähntem Rand. Unterseits deutlich blauviolett angelaufene Nerven mit spitzwinkeliger Verzweigung der Sekundärnerven. Vierkantige Stengel.

**Schnittdroge:** Spröde, dünne, leicht zerbrechliche Stückchen mit charakteristischen, blauvioletten Nerven. Randpartien mit Zähnen, zuweilen auch blauviolett angelaufen. Beiderseits drüsige Punktierung (Labiatendrüsen); vierkantige Stengelteile sollen nicht in größerer Menge vorhanden sein. Selten Blütenknospen und Scheinähren. Verwechslung möglich mit Folium Menthae.

**Mikroskopie:** Einreihige Palisaden und breites Schwammgewebe. Wellig-buchtige Epidermis, kegelförmige Papillen und zweizellige Haare mit kutikularer Streifung, fer-

ner mehrzellige Gliederhaare bis 400 $\mu$ Länge. Labiatendrüsen mit vier bis sechs Sekretzellen.

**Inhaltsstoffe:** Ätherisches Öl, Saponin.

**Verwendung:** Diuretikum.

**DC.:** DAB 7/2.

**Folium Plantaginis** (Spitzwegerichblatt), *Plantago lanceolata,* (Breitwegerichblatt),
*Plantago major,* Plantaginaceae

**Vorkommen:** Europa, Asien.

**Ganzdroge:** p. lanceolata besitzt linear-lanzettliche Blätter, zugespitzt und in den
langen Blattstiel allmählich verschmälert. P. major mit breit eiförmigen, sich plötzlich in
den Blattstiel verschmälernden Blättern. Spreite wenig behaart, meist ganzrandig. Die
spitzläufigen, fast parallelen Nerven weißlich, unterseits deutlich vorspringend. Geschmack salzig-säuerlich.

**Schnittdroge:** Hellgrüne, meist kahle, mehrfach ineinandergefaltete, spröde Blattfragmente mit fast parallelen Nerven. Blattstiele längsrinnig, bräunlich, flach. Ferner
Teile der braunen, zylindrischen Blütenähren.

**Mikroskopie:** Blattbau isolateral bei P. lanceolata. Epidermis oberseits polygonal,
unterseits wellig verbogen. Spaltöffnungen mit zwei Nebenzellen, senkrecht zur Spalt-
richtung orientiert. Gelenkhaare vierzellig mit kugeliger Basalzelle, kurzer Halszelle
und gelenkartig oder klauenartig aufgesetzter, verdickter Endzelle. Auch Haare mit
zwei Gelenken. Köpfchenhaare mit vielzelligem Köpfchen. Palisaden oberseits zwei- bis
dreireihig, unterseits ein- bis zweireihig. Bastfasern im Nerven, keine Kristalle. P. major: bifaziales Blatt mit Gliederhaaren aus dünnwandigen, kollabierten Zellen.

**Inhaltsstoffe:** Iridoid-Glykoside, Schleim.

**Verwendung:** Schwach antibiotisch (lokal!), mildes Expektorans (bes. Extraktum
Plantaginis).

**Folium Ribis nigri** (schwarzes Johannisbeerblatt), *Ribes nigrum,* Saxifragaceae

**Vorkommen:** Europa, Asien, USA.

**Ganzdroge:** Fünflappiges, doppelt gesägtes, gefaltetes, nach oben eingerolltes, fast
kahles Blatt mit netziger, behaarter Nervatur und Punktierung unterseits (Lupe!).

**Schnittdroge:** Runzelige, oft in mehreren Schichten aneinander haftende Blattstückchen mit behaarten Nerven unterseits und deutlichem Adernetz. Blattrandfragmente
grobgesägt. Drüsige Punktierung besonders unterseits, oberseits kleine, rundliche Hök-
ker (Lupe), grüne, rinnige Blattstiele.

**Mikroskopie:** Epidermis wellig bis wellig-buchtig, Spaltöffnungen nur unterseits;
dort zahlreiche, vielzellige, flache Drüsenschuppen (bis 200 $\mu$ groß) in Vertiefungen der
Blattfläche. Ferner Deckhaare mit warziger Kutikula, einzellig, schwach verdickt. Einreihige Palisaden. Oxalatdrusen im Mesophyll.

**Inhaltsstoffe:** Gerbstoffe, Rutin, Vitamin C.

**Verwendung:** Diuretikum (in Hustentees).

**Folium Rosmarini** (Rosmarinblatt), *Rosmarinus officinalis,* Lamiaceae (Labiatae)

**Vorkommen:** Mittelmeerländer, Kaukasus, Nordafrika, Mexiko.

**Ganzdroge:** Ungestieltes, fast nadelförmiges, steifes, ganzrandiges Blatt, am Rande
stark nach unten eingerollt. Oberseits kahl, runzelig, hellgrün, glänzend, unterseits der
stark vorspringende Mittelnerv als schmaler, weißer bis graufilziger Streifen sichtbar.
Geschmack scharf und leicht bitter, Geruch aromatisch.

**Schnittdroge:** Die Droge kommt meist nur wenig zerschnitten in den Handel und
ist an ihrer charakteristischen Form jederzeit leicht zu erkennen.

**Mikroskopie:** Oberseits polygonale, unterseits schwach buchtige Epidermiszellen, getüpfelt, mit glatter Kutikula. Haare strauchförmig, verästelt (Etagensternhaare), vielzellig, dünnwandig mit spitzen Endzellen, nur unterseits. Köpfchenhaare zwei- bis vierzellig und Labiatendrüsen mit acht Sekretzellen. Oberseits ein- bis dreireihiges Hypoderm aus farblosen Zellen, das sich über dem Nerven trichterförmig verbreitert. Palisaden zwei- bis dreireihig. Schwammgewebe als Sternparenchym (s. Abb. 57).

**Pulverdroge:** Dickwandige getüpfelte Epidermis und die nicht zu häufigen verästelten, teilweise kollabierten Gliederhaare (Etagensternhaare) und die Labiatendrüsen. Querschnittsbruchstücke mit Hypoderm, Palisaden und Sternparenchym, wenig Fasern.

**Prüfung:** Die ähnlich geformten Blätter von Ledum palustre sind auf der Oberseite tiefgrün, besitzen unterseits einen rostbraunen Haarfilz und sind daran sofort zu unterscheiden. Blättchen von Andromeda polifolia sind stachelspitz und unterseits von einem Wachsüberzug weißlich, nicht behaart. Teucrium montanum hat weniger eingerollte Blätter und unverzweigte Haare.

**Inhaltsstoffe:** Ätherisches Öl (ca. 1%), Gerbstoffe, Flavonoide.

**Verwendung:** Aromatikum, Stomachikum; äußerlich als Einreibung bei Rheuma und Nervenentzündungen.

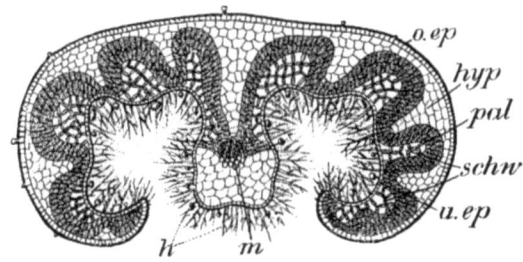

Abb. 57. Rosmarinus officinalis, Querschnitt durch das Blatt. *o.ep* obere Epidermis, *hyp* Hypodermis, *pal* Palisadenparenchym, *schw* Schwammparenchym, *u.ep* Epidermis der Blattunterseite, *m* Mittelrippe, *h* Haare. (Vergr. 40fach.) (GILG)

**Folium Ledi palustris** (Porstblatt), *Ledum palustre,* Ericaceae

**Vorkommen:** Nord- und Osteuropa, Nordasien, USA.

**Ganzdroge:** Schmale, lanzettliche, ganzrandige, nach unten eingerollte, steifledrige, oberseits dunkelgrün-glänzende, jedoch unterseits rotbraunfilzig behaarte Blätter (selten Blüten in Doldentrauben, 5zählig).

**Inhaltsstoffe:** Ätherisches Öl, Gerbstoffe, Flavonoide.

**Verwendung:** Diuretikum, Emetikum, gegen Keuchhusten und Rheuma.

**Folium Rubi idaei** (Himbeerblatt), *Rubus idaeus,* Rosaceae

**Vorkommen:** Nördliche gemäßigte Zonen Europas, Nordasien und Nordamerika.

**Ganzdroge:** 3 bis 5zähliges, breiteiförmiges, spitzes, gesägtes, 5 cm langes, unterseits weißfilziges Blatt mit Stacheln am Blattstiel und an der Mittelrippe. Geschmack adstringierend – säuerlich.

**Schnittdroge:** Oberseits unbehaart, unterseits silbergrauer Haarfilz, daher Fragmente oft verklumpt. Blattrand gesägt, Netznervatur fiederig, Blattstiele und Stengeln rötlich angelaufen, zuweilen mit Stacheln versehen. Rötliche, behaarte Früchte sind anzutreffen.

**Mikroskopie:** Obere Epidermis keine Stomata, jedoch derbe, spitze, dickwandige Haare mit getüpfelter Basis. Unterseits Stomata und ein dicker Haarfilz aus peitschenförmigen Haaren; dazu auch einzelne Haare wie oberseits. Rubus fruticosus hat hingegen mehrstrahlige Haarbüschel (Sternhaare).

**Inhaltsstoffe:** Gerbstoffe, organische Säuren, Vitamin C.

**Verwendung:** Adstringens, Haustee (wie Rubus fruticosus).

**Folium Rubi fruticosi** (Brombeerblatt), *verschiedene Rubus-Arten*, Rosaceae

**Vorkommen:** Europa, Asien.

**Ganzdroge:** 3–5zähliges Blatt. Einzelblatt eiförmig, oberseits dunkelgrün, wenig behaart, unterseits hellgrün, dicht behaart. Blattrand gesägt, Nervatur fiederig, zahlreiche

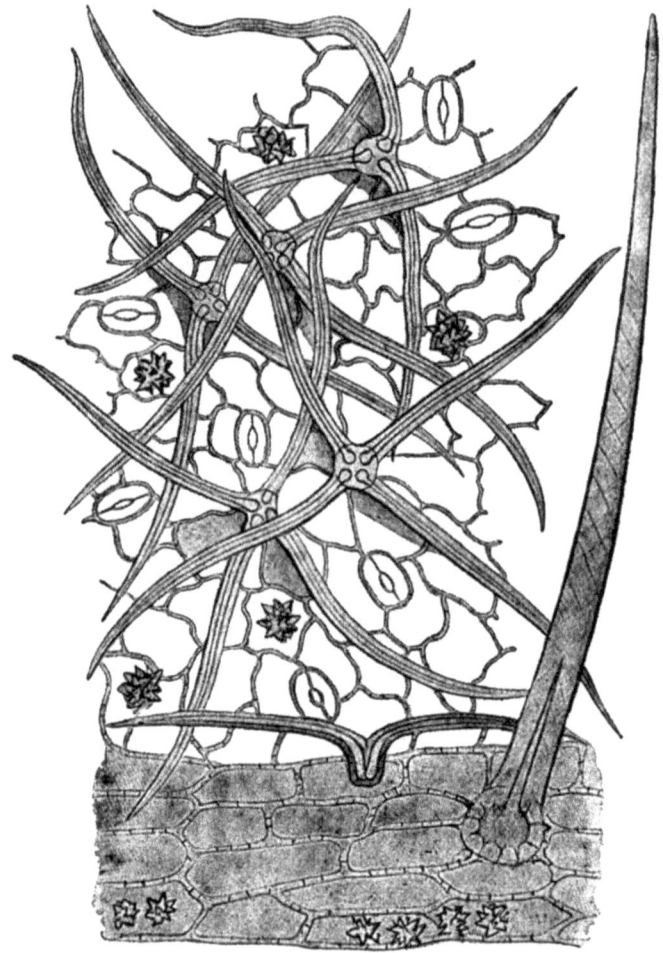

Abb. 58. Blattunterseite einer sternhaarigen Rubus-Art. Nerv mit Borstenhaar und zweiarmigem Haar. (Vergr. 360fach.) (GRIEBEL)

zurückgebogene Stacheln an den Blattstielen und Mittelnerven unterseits. Geschmack zusammenziehend.

**Schnittdroge:** Weiche Blattstückchen, 4eckig, oberseits wenig behaart, tiefgrün, unterseits hellgrün mit Haarfilz. Charakteristisch die feinen Stacheln an den Hauptnerven. Blattstiel mit groben Stacheln. Geschmack adstringierend-säuerlich.

**Mikroskopie:** Epidermiszellen wellig. Beiderseits einzellige, lange, verdickte Borstenhaare mit getüpfelter, erweiterter Basis. Unterseits Haarbüschel, zwei bis siebenteilig, aus einzelligen, stark verdickten Haaren, wenig Drüsenhaare mit mehrzelligem Stiel. Oxalatdrusen in der einreihigen Palisadenschichte, Stacheln aus faserartigen, sklerenchymatischen Zellen (s. Abb. 58).

**Prüfung:** Blätter von Rubus idaeus (siehe dort), der Himbeere, besitzen einen weißen Haarfilz, bestehend aus einzelligen, peitschenförmig verflochtenen Haaren auf der Unterseite und haften in der Schnittdroge in Klumpen zusammen. Oberseits schwache Behaarung.

**Inhaltsstoffe:** Gerbstoffe, Flavonoide, Vitamin C, organische Säuren.

**Verwendung:** Adstringens, Fermentierte Blätter als Haustee.

## Folium Salviae (Salbeiblatt), *Salvia officinalis*, Lamiaceae (Labiatae)

**Vorkommen:** Mittelmeergebiet, Nordamerika.

**Ganzdroge:** Verschieden langes, mehr oder weniger gestieltes, länglich-eiförmiges oder lanzettliches Blatt mit fein gekerbtem Rand. Am Grunde oft geöhrt, Spreite buckelig, runzelig vom tief eingesenkten Nervengeflecht, das unterseits stark hervortritt. Behaarung beiderseits dicht weiß- bis graufilzig, wechselt je nach dem Standort. Geruch stark aromatisch, Geschmack schwach gewürzhaft, bitter zusammenziehend.

**Schnittdroge:** Beiderseits weiß- bis grünfilzige, verschieden dicht behaarte und häufig in Klumpen aneinanderhaftende Blattfragmente mit engmaschigem Adernetz unterseits. Oberseits buckelig, runzelig, blasig, entsprechend dem eingesenkten Adernetz. Rand fein gekerbt.

**Mikroskopie:** Epidermiszellen oberseits polygonal oder schwach wellig, unterseits wellig-buchtig. Spaltöffnungen mit Nebenzellen nach dem Labiatentypus. Haare zwei- bis fünfzellig, unterste Zellen dick, kurz, obere dünnwandig, peitschenförmig gewunden, Endzellen spitz zulaufend. Labiatendrüsen in großer Menge. Köpfchenhaare mit mehrzelligem Stiel und ein- bis zweizelligem Köpfchen. Palisadenschicht zwei- bis dreireihig. In vielen Mesophyllzellen sehr kleine, wetzsteinförmige Calciumoxalatkristalle oder kleinste Drusen. Das Lupenbild des Querschnittes ist wellig, da zwischen dem eingesenkten Adernetz die Facetten der Blattspreite bogenförmig nach oben vorgewölbt sind (siehe Abb. 59).

**Pulverdroge:** Im grünen Pulver zahlreiche Bruchstücke der Gliederhaare, Epidermisfragmente polygonal bis schwach wellig, Labiatendrüsen und Köpfchenhaare. Teile des Mesophylls mit den kleinen Kristallen, Gefäßbündelfragmente, selten Köpfchenhaare und Drüsen.

**Prüfung:** Stengelteile dürfen in größerer Menge nicht vorhanden sein. Blätter anderer Salbeiarten besitzen abweichenden Geruch und mikroskopisch breite, kegelförmige, einzellige Haare oder Sternhaare. Das Blatt von Salvia pratensis wenig behaart, am Grund herzförmig mit kegelförmigen Haaren ähnlich wie Melissa. Salvia silvestris mit oberseits kahlen, unterseits graufilzigen Blättern mit doppeltgekerbtem Rand.

**Inhaltsstoffe:** Ätherisches Öl (ca. 1,5%), Gerbstoffe, Flavonoide.

**Verwendung:** Spül- und Gurgelmittel, Carminativum, Anthydrotikum.

**DC.:** STAHL II.

**Wertbestimmung:** ÖAB 9, Ph. Helv. VI, DAB 7.

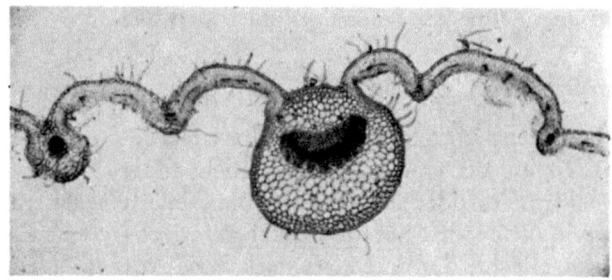

Abb. 59. Folium Salviae, welliges Lupenbild des Querschnitts. Die Facetten der Blattspreite nach oben vorgewölbt, die Nerven eingesenkt. (Vergr. 16fach)

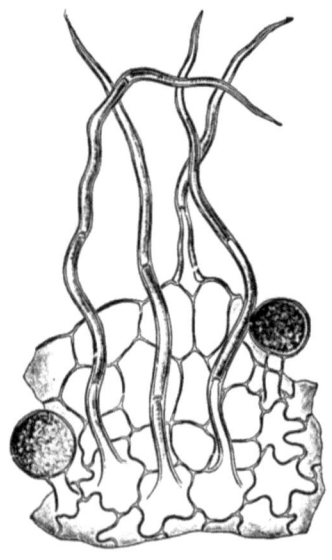

Abb. 60. Glieder und Köpfchenhaare des Salbeiblattes. (Vergr. etwa 100fach.)
(MOELLER)

**Folium Sennae** (Sennesblatt), *Cassia angustifolia,* Tinnevelly-Senna, *Cassia acutifolia,* Alexandrina-Senna, Caesalpiniaceae

**Vorkommen:** C. angust.: Indien.; C. acut.: Sudan, Ägypten, Zentralafrika.

**Ganzdroge:** Die Fiederblättchen von C. angustifolia kurz gestielt, asymmetrisch, lanzettlich, oben spitz zulaufend mit Stachelspitzchen. Die größte Breite besitzen sie in der Mitte oder eher in der oberen Hälfte. Fiederblättchen von C. acutifolia etwas kleiner, von eilanzett-

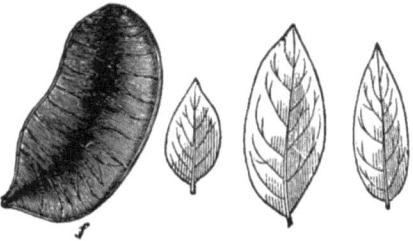

Abb. 61. Folium Sennae Alexandrinae von Cassia acutifolia. *f* Frucht. (GILG)

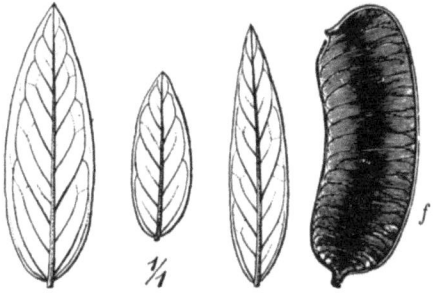

Abb. 62. Folium Sennae Tinnevelly von Cassia angustifolia. *f* Frucht. (GILG)

lichem Umriß. Die größte Breite zeigen diese Blättchen mehr gegen den Blattgrund zu (s. Abb. 61 u. 62). Blattspreite bei beiden Sorten starr, zerbrechlich, fast kahl und graugrün mit unterseits bogenläufiger Nervatur. Geschmack süßlich, dann bitter.

**Schnittdroge:** Graugrüne, kahle, steife, ganzrandige Blattfragmente ohne Stiele, mit fiederiger Nervatur. Beim Durchbrechen das Vorhandensein starker Fasern bemerkbar.

**Mikroskopie:** Isolateraler Blattbau, beiderseits polygonale Epidermiszellen, viele nach innen vorgewölbt mit starker Verschleimung der inneren Membran, am Querschnitt besonders deutlich. Beiderseits Haare: einzellig, dickwandig, schwach gebogen, spitz, mit kutikularer Warzung, Basis keilförmig in der Epidermis steckend. Die Zellwände

der an die Haarspuren angrenzenden Epidermiszellen sind rosettenförmig angeordnet. Palisaden zylindrisch. Im Schwammparenchym
einzelne Oxalatdrusen. In den Gefäßbündeln reichlich Kristallzellreihen mit Einzelkristallen (s. Abb. 63).

**Pulverdroge:** Im grünen Pulver deutlich die einzelligen, gewarzten
Haare und Fragmente von Kristallzellreihen mit Einzelkristallen, ferner Epidermis mit Haaren und Haarspuren und rosettenförmiger Anordnung der angrenzenden Zellen. Spaltöffnungen. Querschnittsfrag-

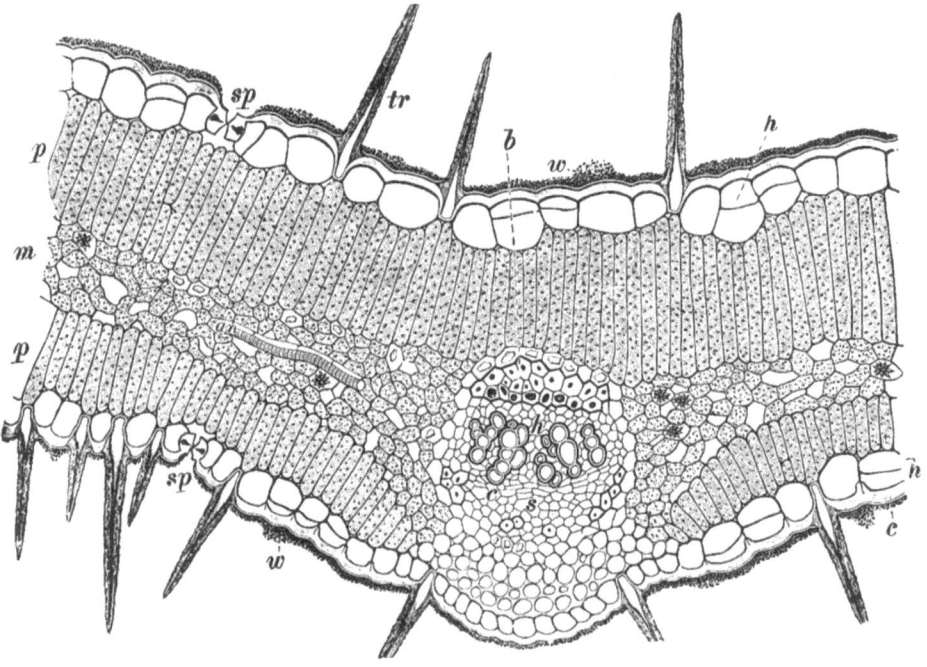

Abb. 63. Querschnitt durch das Blatt von Cassia angustifolia (Folium Sennae). *h* Epidermis mit verschleimter Innenwand, *b* Holzfasern, *w* Wachskörnchen auf der Oberfläche der Kutikula *(c)*, *tr* Haare, *sp* Spaltöffnungen, *p* Palisadenparenchym, *m* Schwammparenchym. (Vergr. 180fach.) (TSCHIRCH)

mente mit verschleimten, vorgewölbten Epidermiszellen und langen
Palisaden. Letztere auch sonst im Pulver verstreut. Oxalatdrusen.

**Prüfung:** Von anderen Sennasorten kommt Cassia obovata in Betracht, das verkehrt eiförmige Blättchen besitzt, mikroskopisch jedoch
nicht unterschieden werden kann. Cassia holosericea hingegen ist äußerlich ähnlich, besitzt jedoch zahlreiche gerade, nicht gebogene
Haare. Mit 80%iger Schwefelsäure befeuchtet sollen die Blattstückchen und Pulver grün bleiben und keine Rotfärbung zeigen. Eine sol-

che würde auf Beimengung der anthrachinonfreien Blätter von C. auriculata (Senna palthé) hindeuten. Der Umriß dieser Blättchen ist elliptisch, sie zeigen bifacialen Blattbau. Im Pulver sollen dick- oder dünnwandige, mehrzellige Haare mit braunem Inhalt und braune Sekretklumpen (Arghelblätter), Epidermiszellen papillös oder mit welligen Seitenwänden (Tephrosia, Colutea) mit deutlicher kutikularer Streifung oder Kräuselung (Ailantus glandulosa und Coriaria myrtifo-

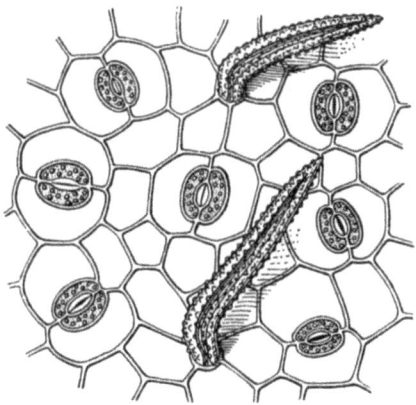

Abb. 64. Folium Sennae, Oberflächenansicht der Epidermis mit Spaltöffnungen und Haaren. (Vergr. 225fach.) (GILG)

lia), nicht vorhanden sein. Besonderen Wert besitzen diese Vorschriften jedoch nicht, da einige Verfälschungen nur vereinzelt zur Beobachtung gelangt sind.

**Inhaltsstoffe:** Anthrachinonderivate (Sennoside, Nigrine).
**Verwendung:** Laxans.
**DC.:** Ph. Eur., STAHL II.
**Wertbestimmung:** Ph. Eur., ÖAB 9/2, DAB 7.

**Folium Stramonii** (Stechapfelblatt), *Datura stramonium*, Solanaceae

**Vorkommen:** Südosteuropa, Ägypten, Indien, Amerika.
**Ganzdroge:** Bis 15 cm langes und halb so breites Blatt, gestielt, eiförmig, buchtig gezähnt. Spreite glatt, fast kahl, dunkelgrün, in der Droge geschrumpft und zerknittert. Stark hervortretende Nervatur, Hauptnerv mehr oder weniger stielrund, gelbbraun, kahl. Sekundäre Nerven in der Nähe des Blattrandes gegabelt, ein Ast zieht in den Blattzahn, der andere anastomosiert mit dem nächsten Nerven. Geschmack bitter, salzig.

**Schnittdroge:** Bräunlichgrüne oder tiefgrüne, geschrumpfte, leicht zerbrechliche, fast kahle Fragmente mit gelben bis braungelben, stielrunden Nerven. Mittelnerv besonders deutlich. Identifizierung durch das Flächenpräparat: Kristalldrusen in charakteristischer Anordnung (Abb. 66, 67).

**Mikroskopie:** Epidermiszellen beiderseits wellig, Spaltöffnungen mit drei Nebenzellen. Drei- bis fünfzellige, steife Gliederhaare mit breiter Basalzelle und stumpfer Endzelle, warzige Kutikula, Sekret-

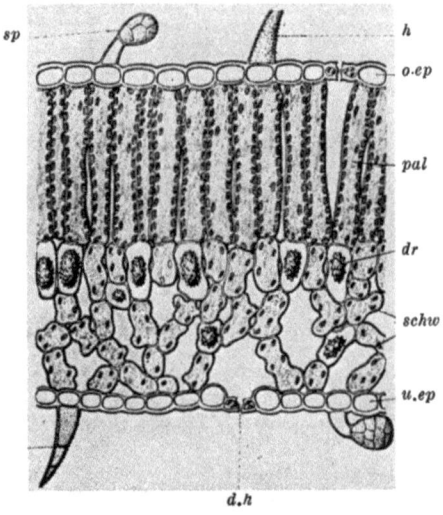

Abb. 65. Folium Stramonii, Querschnitt durch das Blatt. *o.ep* obere Epidermis mit Drüsenhaar *d.h* und einfachem Haar *h*, *pal* Palisadenparenchym, *schw* Schwammparenchym mit Calciumoxalatdrusen *dr*, *u.ep* untere Epidermis mit Spaltöffnung, *sp* Drüsenhaar und einfachem Haar. (Vergr. 140fach.) (GILG)

haare mit einzelligem Stiel und mehrzelligem Köpfchen (Etagenhaare). Seltener Haare mit einzelligem Köpfchen. Palisaden einreihig, hoch, in der Sammelzellenschicht eine Reihe von Calciumoxalatdrusen enthaltende Zellen. Es befinden sich daher die Drusen in einer Ebene knapp unter den Palisaden. Im Flächenpräparat erkennt man, daß diese Drusen gleichmäßig in Gruppen zwischen den Verästelungen des Adernetzes angeordnet sind. Kollenchym im Nerven. Schwammgewebe aus schwach sternförmigen Zellen (s. Abb. 65).

**Pulverdroge:** Im grünlichen Pulver Mesophyll- bzw. Blattfragmente in Flächenansicht mit der zusammenhängenden Schicht von Calciumoxalatdrusen. Die Größe der Drusen in den einzelnen Fragmenten schwankt ziemlich stark (verschiedenes Alter der verwendeten Blätter). Epidermis wellig, mit Spaltöffnungen auf beiden Seiten. Derbwandige Gliederhaare mit warziger Kutikula nicht sehr häufig. Querschnittsbruchstücke mit Palisaden und der Drusenschichte. Kollenchym aus den Nerven stellt in Flächenansicht gestreckte, farblose Zellen dar.

**Prüfung:** Beigemengte Stengel sind unter dem Mikroskop an den weiten Gefäßen erkennbar. Die schwärzlichen, nierenförmigen, netzi-

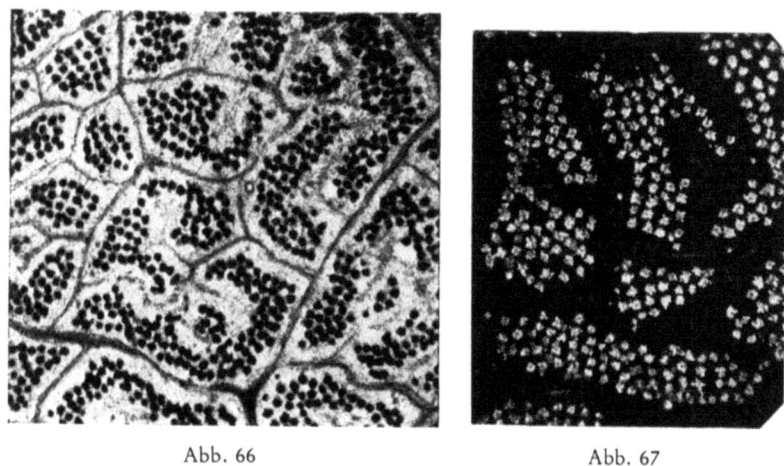

Abb. 66                                     Abb. 67

Abb. 66. Stechapfelblatt gebleicht; im Mesophyll zahlreiche Oxalatdrusen in den durch das Nervengeflecht gebildeten Maschen. (Vergr. 60fach.) (GRIEBEL)
Abb. 67. Stechapfelblatt wie Abb. 65, jedoch im polarisiertem Licht. (Vergr. 80fach.) (GRIEBEL)

gen Samen besitzen – ähnlich wie Capsicum – stark verdickte, wellige Zellen mit geschichteter und gefalteter Innen- und Seitenwand, wobei von letzterer hohle Zapfen in das Innere und nach oben zur verschleimten Außenwand vorspringen. Verwechslungsmöglichkeit besteht mit den Blättern von Solanum nigrum, die kristallfrei sind und mit Lactuca virosa (Kompositen); Chenopodium hybridum besitzt im Mesophyll große, nicht nur auf die Sammelzellenschicht des Mesophylls beschränkte Oxalatdrusen.

Die Blätter von Physalis alkekengi, die äußerlich den Belladonnablättern ähnlich sehen, lassen sich mikroskopisch nur schwer unterscheiden: Man findet Drusen und ziemlich viele Einzelkristalle über die ganze Fläche des Blattes verstreut und nicht, wie bei Stramonium, zwischen den Gefäßverzweigungen in Gruppen angeordnet. Außerdem ist glatte Kutikula vorhanden.

**Inhaltsstoffe:** Tropanalkaloide (Hyoscyamin, wenig).
**Verwendung:** Spasmolytikum, Räuchermittel.
**DC.:** Ph. Eur., DAB 7 (DDR), Stahl II.
**Wertbestimmung:** Ph. Eur., ÖAB 9, DAB 7 (DDR).

**Folium Taraxaci** (Löwenzahnblatt), *Taraxacum officinale*, Asteraceae (Compositae)

**Vorkommen:** Ubiquitär.

**Ganzdroge:** Grundständige Blätter mit spatelförmigem, ganzrandigem Endlappen; sie sind schrotsägeförmig gelappt mit spitzen Seitenlappen, die nach dem Blattgrund zu an Größe abnehmen; Blattstiel breit, violett gefärbt. Mittelnerv stark hervortretend, Spreite schwach zottig, unterseits behaart. Geschmack bitter.

**Schnittdroge:** Dünne, stark geschrumpfte Blattfragmente mit vielen Bruchstücken des breiten, runzeligen, oft rötlich überlaufenen Nerven. Inulin läßt sich mit α-Naphthol-Schwefelsäure nachweisen: Rotviolettfärbung.

**Mikroskopie:** Gliederhaare mit spatelförmiger Endzelle, aus breiten Zellen aufgebaut, Zottenhaare (Emergenzen), an der Basis mehrere Zellen breit, nach oben verjüngt. In den Nerven zarte, netzförmig anastomosierende Milchsaftschläuche; besonders deutlich sind diese im Wasserpräparat des Längsschnitts an 'ihrem graubraunen, krümeligen Inhalt erkennbar.

**Prüfung:** Beimengung von Cichoriumblättern: Diese sind rauhhaarig, mit langem Endlappen. Bestimmung des Bitterwertes möglich.

**Inhaltsstoffe:** Inulin, Milchsaft, Bitterstoffe.
**Verwendung:** Amarum, Choleretikum, Diuretikum.

**Folium Theae** (Teeblatt), *Thea sinensis*, Theaceae

**Vorkommen:** China, Indien, Ceylon, Japan, Java, Brasilien.

**Ganzdroge:** Der schwarze Tee kommt in fermentiertem und gerolltem Zustand in den Handel. Nach dem Aufweichen in Wasser erhält man meist die ganzen, unzerschnittenen Blätter. Diese sind lanzettlich bis elliptisch, ledrig, kahl mit feingezähntem Rand und unterseits stark hervortretendem Hauptnerv. Je nach der Sorte des Tees finden sich größere oder kleinere Mengen junger, silbrig behaarter Blätter mit je einer Drüse an einem Blattzahn (Lupe). Geruch eigenartig aromatisch.

**Mikroskopie:** Beide Epidermen derbwandig, schwach wellig. Die Spaltöffnungen unterseits umgeben von drei bis vier wurstförmigen Nebenzellen. Einzellige, dickwandige, bis 1 mm lange Haare, an der Basis scharf abgebogen (Tschibukhaare); diese fehlen unter Umständen an älteren Blättern ganz oder sind nur spärlich vorhanden. Im Mesophyll große, unregelmäßig gegabelte oder verzweigte, getüpfelte Idioblasten, auch Astrosklereiden genannt, die oft von einer Epidermis zur anderen reichen (Abb. 68/I) und sich recht häufig im Gewebe um den Hauptnerv finden. Im Quetschpräparat sind sie leicht erkennbar. Ältere Blätter haben stark verdickte Idioblasten, junge schwach verdickte, daher oft kaum sichtbare, dafür jedoch mehr Haare.

**Pulverdroge:** Blattfragmente meist dunkel gefärbt (Gerbstoffe), Epidermiszellen der Oberseite polygonal, der Unterseite buchtig; Tschibukhaare (bei jungen Blättern zahlreich, bei alten weniger); Idioblasten (bei alten Blättern zahlreich und stark verdickt, bei jungen weniger). Oxalatdrusen aus dem Mesophyll.

**Prüfung:** Der Wert des Tees wird in erster Linie durch den Geschmack und das Aroma des Aufgusses bestimmt. Die Bestimmung des Coffeins erlaubt nicht immer einen Rückschluß auf die Güte des Tees – der Coffeingehalt schwankt zwischen 1,1 und

4,6% – da selbst gute Sorten oft geringere Coffeinwerte aufweisen und im extrahierten Tee noch bedeutende Coffeinmengen gefunden werden können. Extrahierte Blätter sind weniger eingerollt. Die Verfälschungen des schwarzen Tees sind jetzt relativ selten. Der charakteristische, mikroskopische Bau erlaubt jedenfalls die Feststellung, daß der Tee unverfälscht ist.

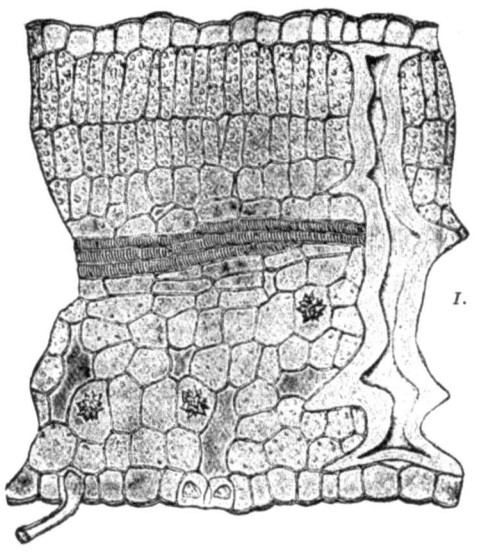

Abb. 68. Querschnitt durch das Teeblatt. *I* Idioblast. (Vergr. 250fach.)
(HAGER-TOBLER)

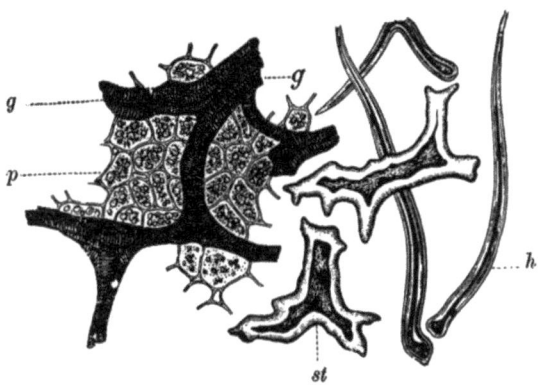

Abb. 69. Gewebe des Teeblattes, in Kalilauge erwärmt und mit dem Deckglase zerquetscht. *g* Endigungen der Blattnerven, *p* Chlorophyllparenchym, *st* Steinzellen (Idioblasten), *h* Haare. (Vergr. etwa 200fach.) (MOELLER)

Einige Pflanzen (-teile), die im getrockneten Zustand als Haustee Verwendung finden – heute allerdings nur noch in geringem Ausmaß – sind im folgenden angeführt:

Apfelschalen (*Pirus malus*, Rosaceae)
Brombeerblätter (*Rubus fruticosus*, Rosaceae)
Erdbeerblätter (*Fragaria vesca*, Rosaceae)
Hagebutten (*Rosa canina*, Rosaceae)
Himbeerblätter (*Rubus idaeus*, Rosaceae)
Schwarze Johannisbeerblätter (*Ribes nigrum*, Rosaceae)
Pfefferminzblätter (*Mentha piperita*, Lamiaceae)

Quendelkraut (*Thymus serpyllum*, Lamiaceae)
Schlehenblätter (*Prunus spinosa*, Rosaceae)
Waldmeister (*Asperula odorata*, Rubiaceae)
Weißdornblätter (*Crataegus oxyacantha*, Rosaceae)

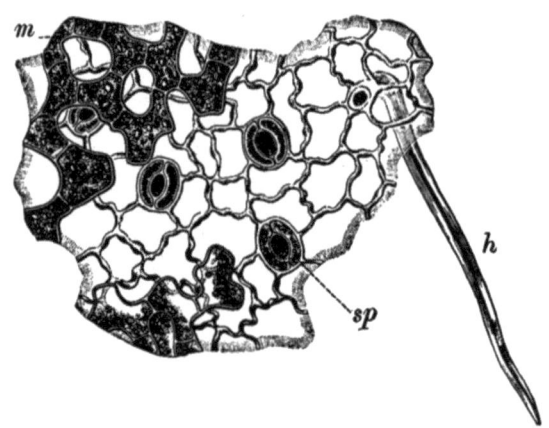

Abb. 70. Epidermis der Unterseite des Teeblattes mit Spaltöffnungen *sp*, einem Haare *h* und einigen sternparenchymartigen Schwammgewebszellen *m*. (Vergr. etwa 200fach.)
(MOELLER)

**Mikrochemie:** Durch Mikrosublimation erhält man bei 130–150° feinste Kristalle, Nadeln und Sechsecke, das sind aufgestellte Nadeln, die wie Körner aussehen.

**Inhaltsstoffe:** Alkaloide (Coffein, Theophyllin, Theobromin), Gerbstoffe, (gg. 5%!).

**Verwendung:** Stimulans, Obstipans.

**DC.:** STAHL II.

## Folium Thymi (Thymianblatt), *Thymus vulgaris*, Lamiaceae (Labiatae)

**Vorkommen:** Südeuropa, Krim, Afrika, USA.

**Ganzdroge:** Das Blatt in charakteristischer Weise nach unten nadelförmig eingerollt, 5 bis 10 mm lang, lanzettlich, ganzrandig. Oberseits kahl, dunkelgrün, mit vielen Hautdrüsen in grubigen Vertiefungen (b. L.), unterseits schwach behaart.

**Mikroskopie:** Beide Epidermen wellig, oberseits einzellige, kegelig und eckzahnförmige, kutikular gestreifte bis gewarzte Haare. Unterseits zahlreiche zweizellige, knieartig gebogene Haare mit Oxalatkristallen in den Zellen. Bräunliche Labiatendrüsen und Spaltöffnungen mit zwei Nebenzellen, Palisaden zweireihig, Blattnerven mit Bastfaserbündeln.

**Pulverdroge:** Blattfragmente mit Labiatendrüsen, verschiedene Haarformen (Kniehaare siehe Abb. 341!), Epidermen mit Spaltöffnungen, die zwei Nebenzellen aufweisen.

**Prüfung:** Andere Thymusarten zeigen abweichende Blattformen und anderen Geruch.

**Inhaltsstoffe:** Ätherisches Öl (ca. 1,5%).

**DC.:** DAB 7/2, Stahl II.

**Wertbestimmung:** ÖAB 9, Ph. Helv. VI, DAB 7/2, DAB 7 (DDR).

**Folium Tussilaginis (Farfarae)** (Huflattichblatt), *Tussilago farfara,* Asteraceae
(Compositae)

**Vorkommen:** Europa, Vorderasien, Nordafrika.

**Ganzdroge:** Das langgestielte, im Umriß kreisrunde, herzförmige, großbuchtig gezähnte Blatt besitzt handförmige Nervatur. Oberseite tief grün, kahl, Unterseite mit dichtem Haarfilz. Blattrand blauviolett angelaufen.

**Schnittdroge:** Stark zerdrückte, weiche, mehrfach ineinander gefaltete Fragmente, auf der einen Seite glatt, lederartig genarbt (von der schwach eingesenkten Nervatur), mit schwach blauvioletter Färbung, auf der anderen Seite weißfilzig. Wenig Stengelteile. Gelegentlich rotbraune Flecke (Pilzbefall).

**Mikroskopie:** Oberseite polygonale, unterseits welligbuchtige Epidermiszellen mit feiner Kutikularstreifung. Oberseits einzelne Haarspuren mit Strahlenkranz aus Kutikularstreifen, unterseits dichter Haarfilz, bestehend aus Haaren mit ein bis vier kurzen,

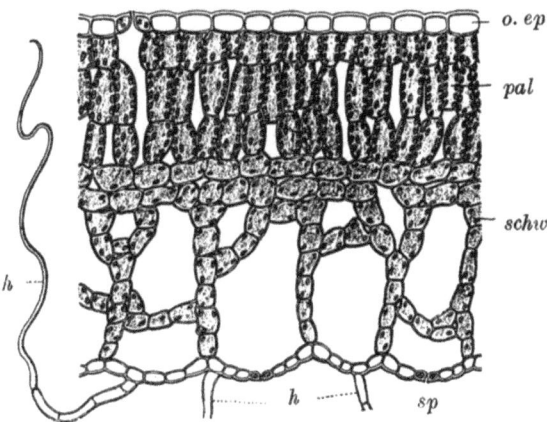

Abb. 71. Folium Tussilaginis, Querschnitt durch das Blatt. *o.ep* obere Epidermis, *pal* Palisadengewebe, *schw* Schwammparenchym mit mächtigen Interzellularen, *sp* Spaltöffnung in der unteren Epidermis, *h* die eigenartigen, peitschenschnurförmigen Haare der Droge. (Vergr. 130fach.) (Gilg)

dünnwandigen Stielzellen und langer peitschenförmiger Endzelle; diese ist an ihrem untersten Teil etwas aufgetrieben und besitzt eine schiefe, netzförmig verdickte Scheidewand. Palisaden zwei- bis vierreihig. Schwammgewebe mit großen Luftkammern, die der unteren Epidermis anliegen. Inulin in Klumpen und Sphärokristallen im Mesophyll (s. Abb. 71).

**Prüfung:** Beimengung von Petasites-, Lappa- und Eupatoriumarten sind an ein- bis zweireihigen Palisaden, dickwandigen, bis dreizelligen Haaren, Haarstümpfen und Haarspuren oberseits mit mehr als 50 μ betragendem Durchmesser ohne strahlige Kutikularfaltung erkennbar.

**Inhaltsstoffe:** Schleim, Gerbstoffe.

**Verwendung:** Katarrhe der Luftwege, Gurgelmittel, zu Umschlägen.

**DC.:** STAHL I.


**Folium Uvae-ursi** (Bärentraubenblatt) *Arctostaphylos uva-ursi,* Ericaceae

**Vorkommen:** Europa (besonders Alpen, Nordeuropa, Finnland, Spanien, Italien, Polen), Nordamerika.

**Ganzdroge:** Kurzgestieltes, kleines dunkelgrünes, spatelförmiges, ganzrandiges, steifes, ledriges, brüchiges Blättchen mit knorpelig zurückgebogenem Rand und glänzender Oberfläche. Oberseits die feinmaschige Nervatur eingesenkt, diese unterseits schwach hervortretend. Länge 12–15 mm. Geschmack schwach bitter, zusammenziehend, später etwas süßlich. Spanische Droge mit größeren Blättern.

**Schnittdroge:** Die wenig zerkleinerten Blätter sind leicht erkennbar.

**Mikroskopie:** Epidermiszellen beiderseits polygonal mit dicker Kutikula (Flächenschnitt s. Abb. 28), Spaltöffnungen unterseits, gruppenweise zusammenliegend, Haare selten, einzellig, dickwandig, spitz. Palisaden dreireihig, Schwammgewebe locker, kurzarmig; chlorophyllfreie kollenchymatische Parenchymzellen mit Einzelkristallen füllen den Raum zwischen den beiden Epidermen, wenn größere Nerven durchlaufen. Kollenchym auch im Blattrand. Die Gefäßbündel begleitet von starken Sklerenchymfasern. (s. Abb. 72)

**Pulverdroge:** Im grünen Pulver Epidermisfragmente mit polygonalen Zellen, bedeckt von einer dicken, rissigen Kutikula. Mesophyllfragmente mit Palisaden und auch Stücke aus den Nerven mit Kristallen, Gefäßbündel mit Fasern, Sklerenchymzellen. Farblose Parenchymzellen. Kollenchym aus den Nerven mit Einzelkristallen.

**Mikrochemie:** Das Hydrochinon kann direkt aus der Droge sublimiert werden, indem man das Pulver zur Spaltung der Glykoside mit Salzsäure befeuchtet und im Sublimationsblock bei 100–120° erhitzt bis das Wasser vertrieben ist. Dann sublimiert bei 120 bis 130° das Hydrochinon.

**Prüfung:** Mißfarbige Blätter deuten auf Zersetzung der Inhaltsstoffe infolge unzweckmäßiger Lagerung oder zu hohen Alters. Als Verfälschung gelten Blätter von Vaccinum uliginosum, die am Rande eingerollt, graugrün und nicht steif-ledrig sind, von Vaccinium myrtillus, die deutlich kleinkerbig gesägt sind (mit Drüsen an den Zähnen)

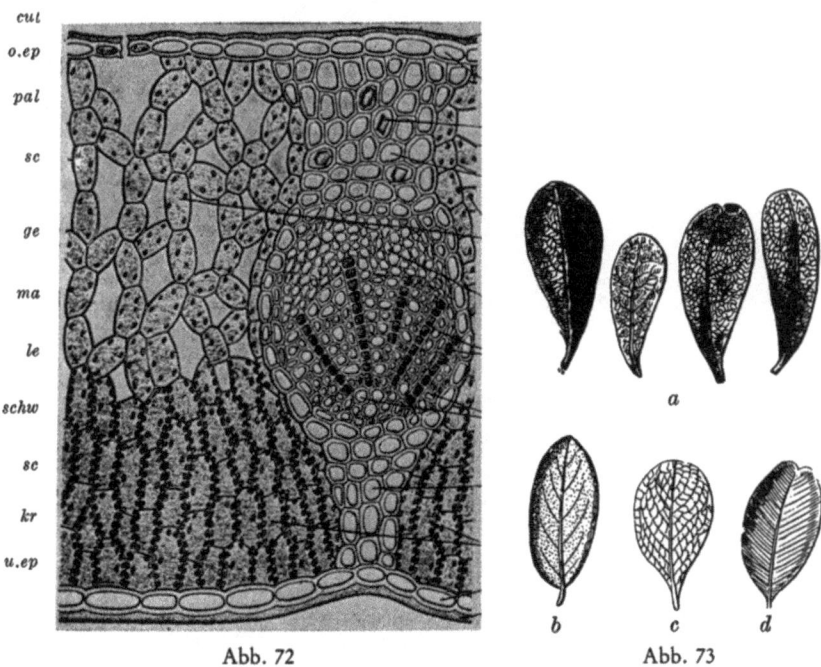

Abb. 72                    Abb. 73

Abb. 72. Folium Uvae-ursi, Querschnitt des Blattes. *cut* Kutikula, *o.ep* obere Epidermis, *pal* Palisadengewebe, *sc* verdicktes, chlorophylloses Parenchym des Gefäßbündels, *ge* Gefäße, *ma* Markstrahlen, *le* Siebgewebe, *schw* Schwamparenchym, *kr* Einzelkristalle, *u.ep* untere Epidermis. (Vergr. 64fach.) (GILG)

Abb. 73. Folium Uvae-ursi. *a* und ihre Verwechslungen: *b* Vaccinium vitis idaea, *c* Vaccinium uliginosum, *d* Buxus sempervirens

und keine Gerbstoffreaktion geben. Eine Verwechslung ist ferner möglich mit den Blättern von Buxus sempervirens, die an der Spitze deutlich ausgerandet sind, ebenso mit Folia vitis-idaeae, den Preiselbeerblättern, die jedoch die gleichen Inhaltsstoffe besitzen und nachstehend abgehandelt sind.

**Inhaltsstoffe:** Arbutin, Gerbstoffe, Flavonoide.

**Verwendung:** Harnantiseptikum, in Tees bei Blasenleiden.

**DC.:** STAHL II.

**Wertbestimmung:** ÖAB 9, Ph. Helv. VI, DAB 7/2.

**Folium Vitis-idaeae** (Preiselbeerblatt), *Vaccinium vitis-idaea*, Ericaceae

**Vorkommen:** Europa, Nordasien, Nordamerika.

**Ganzdroge:** Kleines, eiförmiges, ledriges Blättchen mit glänzender Oberseite. Die einen eingesenkten Mittelnerv und schlingenläufige Sekundärnerven besitzende Unterseite drüsig punktiert. Der schwach zurückgerollte Rand zeigt kleine, kaum sichtbare Zähnchen. Blattspitze ausgerandet.

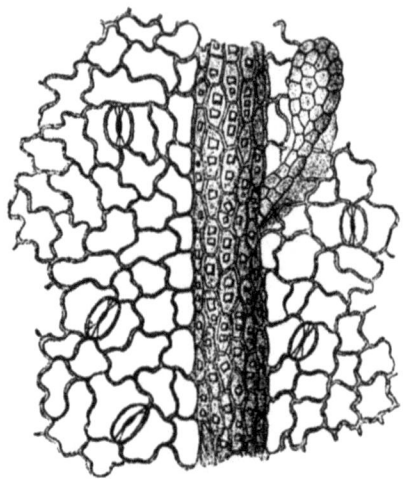

Abb. 74. Untere Epidermis des Preiselbeerblattes. Drüsenzotte auf dem Nerv. Dieser von vielen Einzelkristallen bedeckt. (Vergr. 100fach.) (GRIEBEL)

**Schnittdroge:** Es sind alle erwähnten Kennzeichen deutlich zu sehen, besonders charakteristisch ist die Punktierung unterseits (Unterschied von Folia Uvae-ursi, die eine solche nicht besitzt (s. b. L.). Geschmack adstringierend, bitter.

**Mikroskopie:** Getüpfelte Epidermis, oberseits polygonal, unterseits wellig, Kutikula stark entwickelt, oft ebenso dick wie das Lumen der Epidermiszellen; Spaltöffnungen hauptsächlich unterseits, umgeben von zwei, meist gleich gerichteten Nebenzellen. Am Nerven einzelne stark verdickte, gewarzte Borstenhaare. Unterseits Drüsenzotten, keulenförmig mit zweizellreihigem Stiel, z. T. mit braunem Inhaltsstoff (alte Blätter), diese bereits mit der Lupe sichtbar. Palisadenschichten mehrreihig, Schwammgewebe locker. Einzelkristalle im Mesophyll, in größerer Menge auf der Unterseite der Nerven. Kristallzellreihen. Oxalatdrusen selten. Gefäßbündel von stark verdickten Fasern umgeben, besonders an der Unterseite. In der Nähe größerer Nerven reichen kollenchymatische Zellen bis an die obere und untere Epidermis; stark verdickte Fasern im Blattrand.

**Pulverdroge:** Reichlich Fasern, stark verdickt; die großen, bräunlichen Drüsenzotten haften oft an Epidermisstückchen, Mesophyllfragmente, Oxalateinzelkristalle und einzelne Borstenhaare, Gefäßbündelfragmente.

**Prüfung:** Verwechslungen wie bei Folium Uvae-ursi. Die Bestimmung des Arbutins (wie bei Folium Uvae-ursi) ergibt etwa 6%. Daher ist die Droge, die dazu noch viel weniger (nur $^1/_3$–$^1/_4$) Gerbstoff enthält als die Bärentraubenblätter, als deren Ersatz gut brauchbar. Mikrochemischer Arbutinnachweis wie bei Folium Uvae-ursi.

**Inhaltsstoffe:** Arbutin, Gerbstoffe, Flavonoide.

**Verwendung:** Harnantiseptikum wie Fol. Uvae-ursi.

**DC.:** STAHL II.

**Wertbestimmung:** ÖAB 9.

# 7. Flores (Blütendrogen)

## Morphologie und Anatomie der Blüten

In den Drogen finden sich Blütenstände, Einzelblüten und auch Teile von Einzelblüten angiospermer Pflanzen.

A. *Einzelblüten:* Eine vollkommene Blüte besteht aus dem Blütenboden, ferner aus Kelch-, Blumen-, Staub- und Fruchtblättern. Der Blütenboden ist der vergrößerte Achsenteil, in den die Blütenteile eingefügt sind. Er ist meist dicker als der Blütenstiel und erweitert sich durch nachträgliches Wachstum zum Receptaculum. Er kann scheibenförmig, becher- oder krugförmig sein. Durch sein Wachstum wird die Stellung des Fruchtknotens zu den anderen Teilen der Blüte geändert. Man unterscheidet daher je nach Ausbildung des Receptaculums drei Möglichkeiten (s. Abb. 75):

1. Oberständiger Fruchtknoten: Der Fruchtknoten steht auf der gestauchten Achse, dem Blütenboden; er steht am höchsten, die übrigen Blütenteile sind unterhalb angewachsen (Sinapis, Papaver, Helleborus).

2. Mittelständiger Fruchtknoten: Im scheiben- bis becherförmig verbreiterten, jedoch offenen, noch nicht verwachsenen Blütenboden

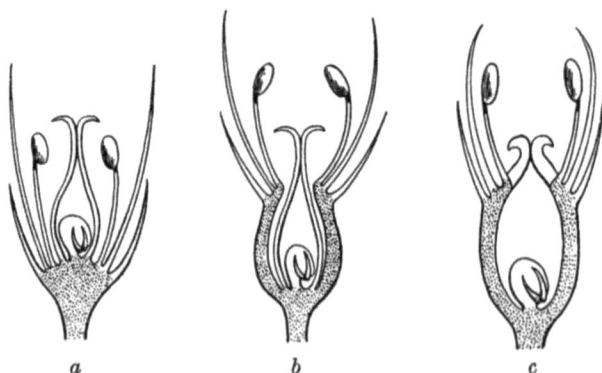

Abb. 75. Stellung des Fruchtknotens zu den übrigen Organen der Blüte. *a* oberständig, *b* mittelständig, *c* unterständig. (GILG)

sitzt der Fruchtknoten. Die übrigen Blütenteile sind am Rande des Blütenbodens eingefügt (Prunus).

3. Unterständiger Fruchtknoten: Durch Verwachsung des Blütenbodens oberhalb des Fruchtknotens liegt dieser unterhalb der Anwachsungsstelle der übrigen Blütenteile (Caryophyllus, Chamomilla).

Der Blütenboden besteht meist aus parenchymatischem Gewebe verschiedener Konsistenz und enthält Gefäßbündel und oft Oxalate. Außerdem kann eine Reihe anderer Zellformen, wie sklerenchymatische Elemente und Sekretgänge, vorhanden sein.

Der Diskus ist ein Auswuchs des Blütenbodens, häufig ein scheibenförmiges Gebilde, das sich zwischen dem Androeceum und dem Gynoeceum befindet (Caryophyllus). Er scheidet häufig Nektar aus.

Die Blütenhülle besteht aus Kelch und Korolle; sind diese gleich oder ist nur einer der beiden entwickelt, so spricht man vom Perigon.

Kelchblätter sind meist grün gefärbt, krautig und dienen zum Schutz der Knospe. Bei einigen Blüten haben sie jedoch die Funktion der Korolle als Schauapparat übernommen. Bei den Kompositen ist der Kelch in einen Kranz von Haaren (Pappus) umgewandelt, der als Flugapparat dient. Die Kelchblätter können frei oder verwachsen sein. Im letzteren Fall können die frei gebliebenen Spitzen gezäht oder stachelig sein (Galeopsis), oder es kommt ein ein- oder mehrlippiger Kelch zustande (Lavandula). Anatomisch sind die Kelchblätter ähnlich den Laubblättern gebaut.

Die Korolle ist durch ihre auffallende Färbung zum Schauapparat ausgebildet. Choripetale Blüten haben getrennte, sympetale verwachsene Korollblätter. Nektarien sind umgewandelte Korollblätter, die Honig absondern. Im Gewebe der Korollblätter ist eine Trennung von Palisaden und Schwammgewebe meist nicht erkennbar. Das Mesophyll besteht aus lockerem Parenchym. Farbstoffe sind entweder im Zellsaft gelöst oder liegen als Farbstoffkörper in der sonst farblosen Zelle. Die Epidermis trägt häufig Papillen und besitzt kutikulare Streifung.

Die Staubblätter bestehen aus einem fadenförmigen Träger, dem Filament, und dem Staubbeutel selbst, der Anthere. Die Filamente können frei (Rosa) oder untereinander zu Bündeln (Hypericum, Fumaria) oder zu einer Röhre verwachsen sein (Malva). Unter dem Mikroskop bestehen sie aus zartem Gewebe mit einem in der Mitte verlaufenden Gefäßbündel. Die Antheren bestehen aus zwei Hälften, die durch den oberen Teil des Filaments, das Konnektiv, verbunden sind. Die Konnektivzipfel stellen bei einigen Drogen charakteristische mikroskopische Merkmale dar. In jedem Antherenfach befinden sich zwei Pollensäcke, die die Pollen beinhalten. Auch die Staubbeutel können untereinander zu einer Röhre verwachsen sein (bei vielen Kompositen). Die Pollensäcke besitzen unter der Epidermis eine Fa-

serzellenschichte, das Endothecium, dem eine mechanische Funktion
bei der Entleerung des Pollenstaubes zukommt. Die Endotheciumzel-
len besitzen netzige Verdickungen an den Wänden und sehen von der
Fläche manchmal aus wie Netzgefäße oder ein „gestricktes" Gewebe.
Jedenfalls sind diese Zellen für Blüten, die Staubgefäße enthalten, charakteristisch. Die Antheren einzelner Pflanzen besitzen zuweilen einen
bestimmten Öffnungsmechanismus. Sie können z. B. mit Löchern

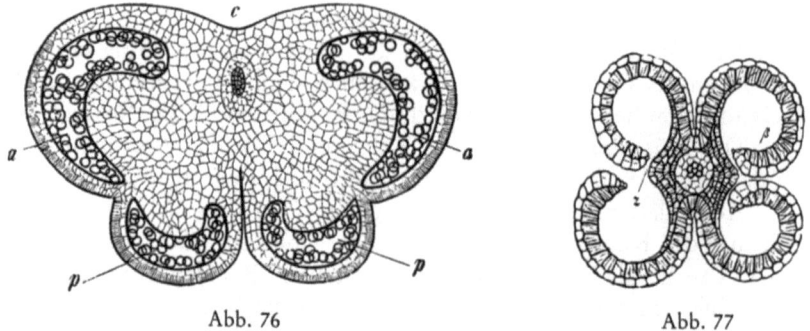

Abb. 76                                    Abb. 77

Abb. 76. Querschnitt der Anthere von *Datura Stramonium*. (Nach A. B. FRANK.)
c das Konnektiv mit dem Leitbündel, a die äußeren, p die inneren Pollensäcke
Abb. 77. Querschnitt einer aufgesprungenen Anthere von *Butomus;* die Klappen ß haben sich von dem Konnektiv bei z abgelöst. (Nach SACHS)

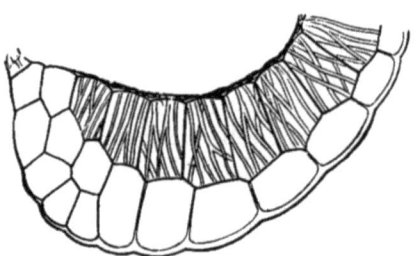

Abb. 78. Querschnitt einer Antherenklappe bei stärkerer Vergrößerung, um die Oberhaut und das Endothecium derselben zu zeigen. (Nach SACHS)

(Solanum) oder mit Klappen aufspringen (Lauraceen) oder sich kork-
zieherartig zusammendrehen (Erythraea centaurium). In Blütenknospen sind die Pollenkörner in den Antheren noch miteinander verklebt
und fallen beim Pulvern der Droge in Paketen oder Klumpen heraus
(Cina, Caryophyllus). Die Pollenkörner bestehen bei den Angiospermen aus zwei, bei den Gymnospermen aus vier Zellen. Die innere
Pollenhaut, die Intine, besteht aus Zellulose, die äußere, die Exine,
enthält Kutin und besitzt zentrifugale Verdickungen verschiedenster

Formen (Warzen und Stacheln) und häufig präformierte Stellen (Poren) für den Austritt des Pollenschlauches. Form und Oberfläche der Pollen ist für viele Familien charakteristisch.

Die Fruchtblätter (Karpelle) stellen immer den innersten Kreis der Blüte dar und befinden sich am Gipfel der Blütenachse. Sie sind in der Regel zum Fruchtknoten (Stempel oder Gynoeceum) verwachsen. Dieser heißt dann synkarp und enthält im Innern zwei oder mehrere Höhlungen, worin sich die Samenanlagen befinden. Sind die Fruchtblätter, was weniger oft vorkommt, frei, d. h. bildet jedes einzelne Karpell durch Verwachsen an seinen Rändern einen Fruchtknoten, dann heißen diese apokarp (Ranunculaceen). Unter dem Mikroskop zeigen die Fruchtblätter im wesentlichen den Bau eines Laubblattes: Beiderseits Epidermen und dazwischen ein von Gefäßbündeln durchzogenes Parenchym. Die Samenanlagen bestehen aus zarten, meist wenig charakteristischen Zellen. Der meist vorhandene Griffel, der oberseits die Narbe trägt, stellt eine Verlängerung des Fruchtknotens dar, er kann auch fehlen (Papaver). Es sitzen dann die Narben direkt auf dem Fruchtknoten auf. Die Zahl der Fruchtblätter bestimmt die Zahl der Narben und Griffel. Die Griffel können verwachsen oder frei sein, oder sich nach oben in mehrere Teile teilen; diese nennt man Narbenschenkel. Die Narben sind mikroskopisch charakterisiert durch Epidermiszellen, die zu Papillen (oft handschuhfingerförmig) oder zu Haaren ausgewachsen sind und eine klebrige Flüssigkeit abscheiden.

Zwitterblüten oder zweigeschlechtige Blüten enthalten sowohl Staubgefäße als auch Fruchtknoten (Röhrenblüte der Kompositen). Dikline oder eingeschlechtige Blüten enthalten entweder nur Staubgefäße (männliche Blüten) oder nur Fruchtblätter (weibliche Blüten). Kommen beide Blütenarten auf ein- und derselben Pflanze vor, bezeichnet man sie als einhäusig (monözisch). Kommen die beiden Blüten auf verschiedenen Exemplaren derselben Pflanze vor, dann bezeichnet man sie als zweihäusig (diözisch). Eingeschlechtige Blüten beherbergen häufig Organe des anderen Geschlechtes als Rudimente. Rudimentäre Stamina werden Staminodien genannt.

Regelmäßige Blüten nennt man aktinomorph (Rosa, Primula). Unregelmäßige, die jedoch symmetrisch, sind zygomorph (Labiaten), ebenso wie die Orchideenblüten.

Ein Blütendiagramm stellt einen Grundriß der Blüte dar, wobei die Insertionsstellen und das gegenseitige Verhältnis sämtlicher Blütenteile auf eine Ebene projiziert sind.

In der Nähe der Blüte finden sich noch Laubblätter, die häufig charakteristische Merkmale darstellen. Bei Hauptsprossen: Hochblätter, als Vorblätter an den Stielen der Einzelblüten, ferner die Deckblätter, auch Tragblätter genannt. Aus der Achsel letzterer entspringen

häufig die Blütensprosse und deshalb finden sich diese Blätter in un-
mittelbarer Nähe der Blüten (Deckblatt bei Majorana, Hochblatt bei
Tilia). Die Blütenscheide (Spatha), bei Arum und Calamus, ist ein
Hochblatt. Ebenso besteht der Hüllkelch der Kompositen aus Hochblättern. Vorblätter sind unterhalb der eigentlichen Blüte am Blütenstiel stehende Hochblätter, z. B. bei Tilia, bei der das Hochblatt mit
der Achse des Blütenstandes verwachsen ist.

B. *Blütenstände:* Diese bestehen aus mehreren Blüten, wobei die
Art und Weise der Verzweigung der einzelnen Blütenstiele die Grund-
lage für die Zweiteilung der Blütenstände in racemöse und zymöse
bietet (s. Abb. 79 und 80).

1. *Traubige oder racemöse Blütenstände.* Die stärker wachsende
Hauptachse dominiert, so daß die an der Spitze oder in der Mitte befindlichen Blüten später, die unten oder seitlich am Rande befindlichen früher blühen (zentripetale oder akropetale Aufblühfolge). Wir
unterscheiden folgende Typen:

I. *Traube* (Racema): Die Hauptachse ist stärker verlängert als die
Nebenachse (Convallaria). Eine zusammengesetzte Traube wird als
Rispe bezeichnet (Weintraube).

II. *Ähre* (Spica): Hauptachse ist verlängert, Nebenachse verkürzt,
Blüten daher sitzend (Gramineen). Kolben sind Ähren mit fleischig
verdickter Achse (Calamus), Kätzchen solche mit herabhängender
Achse (Corylus).

III. *Dolde* (Umbella): Hauptachse verkürzt, Nebenachse verlängert. Diese entspringen alle an einem Punkt (Primula). Aufblühfolge
ist zentripetal, im Gegensatz zu dem unten erwähnten Pleiochasium,
das ähnlich aussieht. Bei der Doppeldolde (zusammengesetzte Dolde)
sind die einzelnen Nebenachsen abermals wie eine Dolde verzweigt
(Umbelliferen). Hülle (Involucrum) und Hüllchen (Involucellum) sind
Tragblätter der einzelnen Blütenstiele und finden sich an der primären
bzw. sekundären Verzweigung.

IV. *Köpfchen* (Capitulum): Haupt- und Nebenachse verkürzt und
zu einem Blütenboden (Receptaculum) entwickelt. Dieser kann be-
wimpert sein mit Spreublättern, es sind das Deckblätter der Einzelblüten, die im Blütenboden angeheftet sind. Der Blütenboden ist im unteren Teil von ein bis zwei Kreisen von Hüllkelchblättern umgeben
(Kompositen).

2. *Trugdoldige oder zymöse Blütenstände.* Die Nebenachsen domi-
nieren, sind verlängert, entwickeln sich kräftiger und blühen daher
später auf als der Hauptsproß, der sein Längenwachstum bald ein-
stellt. Aufblühfolge ist zentrifugal oder akrofugal.

I. *Eingabelige Trugdolde* (Monochasium): Jede Hauptachse und jeder Seitensproß mit nur einem Zweig; bei Drogen selten. Häufiger zusammengesetze Formen wie:

II. *Wickel:* Jeder Seitensproß entwickelt abwechselnd rechts und links Nebensprosse (Myosotis).

III. *Schraubel:* Jeder Seitensproß entwickelt Nebensprosse nur nach einer Richtung (Hemerocallis).

IV. *Mehrgabelige Trugdolden:* Dichasium ist die zweigabelige, Pleiochasium die vielgabelige Trugdolde. Die Seitenachsen des zymösen Blütenstandes verzweigen sich weiter, so daß die Blüten ungefähr in einer Ebene liegen. Es ist daher eine vielgabelige Trugdolde (Sambucus) äußerlich einer echten Dolde ähnlich, unterscheidet sich jedoch von ihr durch die Aufblühfolge, die bei der Trugdolde zentrifugal, bei der Dolde zentripetal ist.

Bei den Blütenständen finden sich auch Zwischenformen, die aus racemösen und zymös gebauten Teilen zusammengesetzt sind.

### Schematische Darstellung der wichtigsten Blütenstände

Die Größe der Kreise, die die Einzelblüten darstellen, deutet die Aufblühfolge an, die großen Kreise stellen zuerst aufblühende Blüten dar (s. Abb. 79 und 80).

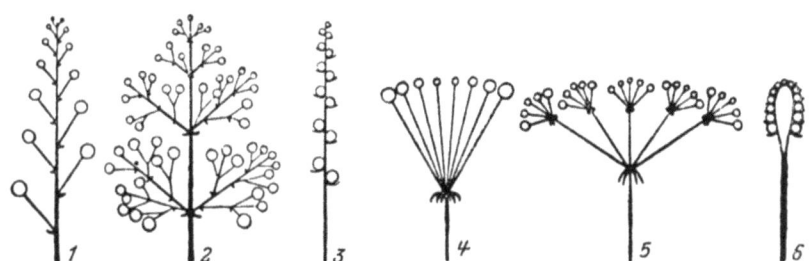

Abb. 79. Racemöse Blütenstände.
*1* Traube, *2* Rispe, *3* Ähre, *4* Dolde, *5* Doppeldolde, *6* Köpfchen

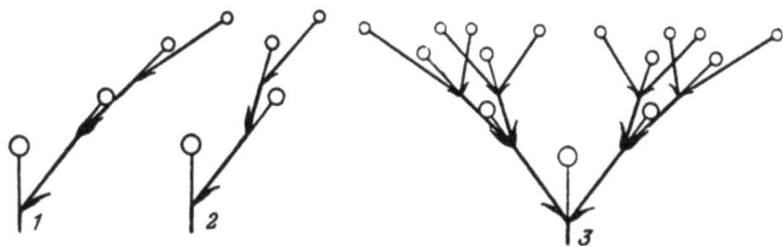

Abb. 80. Zymöse Blütenstände.
*1* Schraubel, *2* Wickel, *3* Trugdolde (Dichasium). (SCHMEIL-SEYBOLD)

**Flos Arnicae** (Arnikablüte), *Arnica montana,* Asteraceae (Compositae)

**Vorkommen:** Europa, Rußland und USA.

**Ganzdroge:** Die Zungen- und Röhrenblüten ohne den flachgewölbten, mit kurzen, weißen Haaren bewimperten Blütenboden (Receptaculum). Die Zungenblüten (Randblüten) zygomorph, mit Staminodien und dreizähniger, orangegelber Zunge. Röhrenblüten (Scheibenblüten) aktinomorph, zwitterig, mit orangegelber, röhriger Blumenkrone, die fünf Zipfel oberseits trägt. Antheren zu einer Röhre verwachsen. Bei beiden Blüten ist der Fruchtknoten länglich, mit ein-

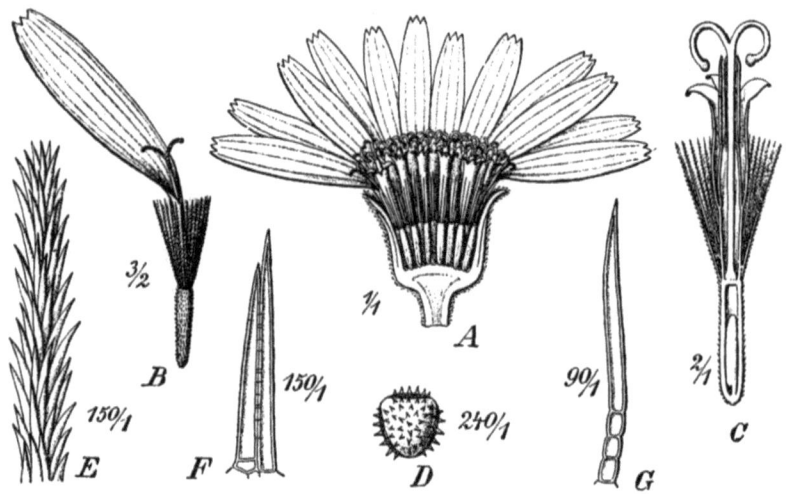

Abb. 81. Flos Arnicae. *A* Blüte im Längsschnitt (¹/₁), *B* Randblüte (1¹/₂fach), *C* Scheibenblüte (2fach), *D* Pollenkorn (200fach), *E* Spitze eines Pappushaares (150fach), *F* Doppelhaar vom Fruchtknoten (150fach), *G* Haar von der Blumenkrone (90fach).
(GILG)

reihigem, gelben Pappus versehen und trägt den Griffel mit zweilappiger Narbe (Abb. 81). Geruch und Geschmack aromatisch.

**Schnittdroge:** In der Schnittdroge ist Arnika kenntlich an den leuchtend gelben, meist stark geschrumpften Zungenblüten und dem Pappus.

**Mikroskopie:** Auf dem Fruchtknoten Zwillingshaare (Doppelhaare) mit zwei längsverwachsenen Zellen, getüpfelten Wänden und Kompositendrüsen (Abb. 82). Im Inneren häufig über die ganze Fläche verteilt schwarze, verästelte Gebilde von charakteristischem Aussehen: Interzellularen, erfüllt mit Phytomelan (Abb. 84); nach innen folgen dann einige Schichten schwach verdickter Fasern und dann die zartzellige Samenanlage. An der Basis des Fruchtknotens ein fünf Zellen hoher Kranz von Steinzellen (Abb. 83). Korollblätter mit papillöser Epidermis auf der Innenseite und Kompositendrüsen, ferner drei- bis siebenzellige Gliederhaare, glatt, bis 1 mm lang. Antheren mit Endothecium, Pollenkörner grobstachelig, kugelig, gegen 40 $\mu$ groß. Die Pappushaare sind besetzt mit Borstenhaaren, die mit ihren Spitzen seitlich herausragen (s. Abb. 81 $E$). Keine Kristalle.

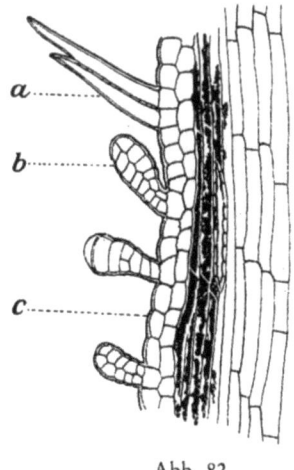
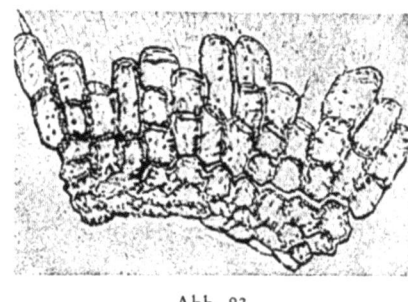

Abb. 82          Abb. 83

Abb. 82. Flos Arnicae. Fruchtknotenwand im Längsschnitt. *a* Zwillingshaare, *b* Kompositendrüsen, *c* Epidermis, darunter deutlich die schwarze Phytomelanschichte. (Vergr. etwa 150fach.) (GILG)

Abb. 83. Flos Arnicae. Steinzellenkranz an der Fruchtknotenbasis. (Vergr. 300fach.) (FLÜCK)

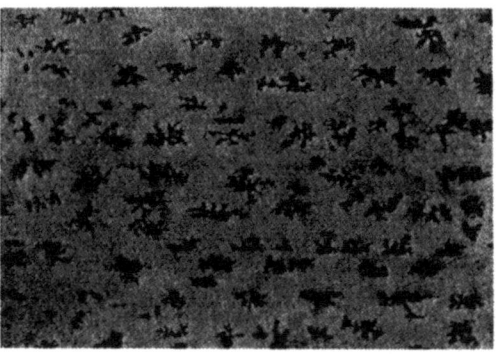

Abb. 84. Flos Arnicae. Phytomelan im Fruchtknoten (Flächenansicht). (Vergr. 70fach.) (FLÜCK)

**Pulverdroge:** Man findet Fragmente des Fruchtknotens, Zwillingshaare, Kompositendrüsen, Teile des charakteristischen Pappus und Pollenkörner.

**Prüfung:** Vorhandensein eines Receptaculums: Sternparenchym des Blütenbodens mit zwei- bis fünfzelligen Gliederhaaren, Hüllkelchblätter mit Drüsenzotten und kugeligen Etagenhaaren. Andere Kompositenblüten unterscheiden sich meist äußerlich, sie besitzen große Achaenen (Scorzonera humilis) oder besonders kleine Achaenen (Inula britannica) oder kleinen Pappus (Anthemis tinctoria). Taraxacum und Calendula sind leicht zu erkennen.

**Inhaltsstoffe:** Ätherisches Öl, Flavonoide, Gerbstoffe, Polyine.

**Verwendung:** Äußerlich als Hautreizmittel, bei Neuralgien, Blutergüssen, zur Wundbehandlung, als Gurgelmittel. Innerlich als Kreislauf- und Coronarmittel, Gefäßspasmolytikum (vorsichtige Dosierung).

**DC.:** DAB 7/2, STAHL I.

**Flos Aurantii** (Orangenblüte), *Citrus Aurantium,* Rutaceae

**Vorkommen:** Südeuropa, Türkei, Afrika, USA, Indien.

**Ganzdroge:** Die Droge besteht aus den getrockneten, 1–2 cm langen Blütenknospen. Die 5 geschlossenen Korollblätter bilden mit dem 5zähnigen Kelch ein längliches, zylindrisches Gebilde. Korollblätter und Kelch sind kahl und außen braun punktiert (Ölräume). Staubgefäße zahlreich, rotbraun, in Bündeln verwachsen; kugeliger Fruchtknoten, kopfige Narbe. Geruch und Geschmack aromatisch, schwach bitter.

**Schnittdroge:** Bräunliche steife, gewölbte Korollblattstückchen, außen mit deutlicher Punktierung. Vereinzelt Fruchtknoten, Reste des napfförmigen Kelches und die langen Stamina.

**Mikroskopie:** Der Kelch besitzt polygonale Epidermiszellen, einzellige, schwach verdickte Haare und große Oxalateinzelkristalle im Mesophyll. Korollepidermis polygonal, teilweise mit Papillen und kutikularer Streifung. Sphärite von Hesperidin im Gewebe, große Ölräume in Kelch und Korolle schon äußerlich als Punkte sichtbar. Charakteristisch ist das Endothecium der Antheren. Pollenkörner kugelig, zart punktiert mit 4–5 Poren.

**Inhaltsstoffe:** Ätherisches Öl, Bitterstoffe.

**Verwendung:** Mildes, sedatives Nervinum, Geruchskorrigens.

**DC.:** Ph. Helv. VI.

**Wertbestimmung:** ÖAB 9, Ph. Helv. VI.

**Flos Calendulae** (Ringelblumenblüte), *Calendula officinalis,* Asteraceae (Compositae)

**Vorkommen:** Südeuropa, Asien, Rußland, USA.

**Ganzdroge:** Die Droge besteht meist nur aus den getrockneten Zungenblüten (Randblüten). Diese sind gegen 25 mm lang, zungenförmig, an der Spitze dreizähnig, mit einem Fruchtknoten und in zwei Narben gegabelten Griffel. Am Grund der Zunge charakteristische Gliederhaare, bis 1 mm lang und zwei Zellen breit. Die Kutikula der Zungenepidermis fein gestreift. In den Zellen Tropfen von fettem Öl. Pollenkörner dreiseitig gerundet mit stacheliger Exine. In Teegemischen ist die Droge leicht zu erkennen an den goldgelben, zwei- bis dreizähnigen Zungenblüten. Die Droge wird häufig in gefärbtem und beschwertem Zustand als Verfälschung von Crocus verwendet. Das enthaltene Saponin läßt sich mit Blutgelatine nachweisen; nach kurzer Zeit entsteht der hämolytische Hof. (Die Zungenblüte ist in angeschnittenem Zustand in Blutgelatine einzulegen, da das Saponin durch die unverletzte Zellwand nicht diffundiert, s. Abb. 364.)

**Inhaltsstoffe:** Carotinoide, Saponine, Flavonoide.

**Verwendung:** Wundmittel, entzündungshemmend, granulationsfördernd (?).

## Flos Caryophylli (Gewürznelke), *Syzygium aromaticum* (= *Eugenia caryophyllata*), Myrtaceae

**Vorkommen:** Ostasien, Ceylon, Kongo, Antillen, Südamerika.

**Ganzdroge:** Die getrockneten Blütenknospen besitzen einen undeutlich vierkantigen, länglichen, braunen, unterständigen Fruchtknoten (Unterkelch), der sich im oberen Teil in vier derbe, dreieckige, abstehende Kelchzipfel verbreitert. Diese umgeben eine kugelige Knos-

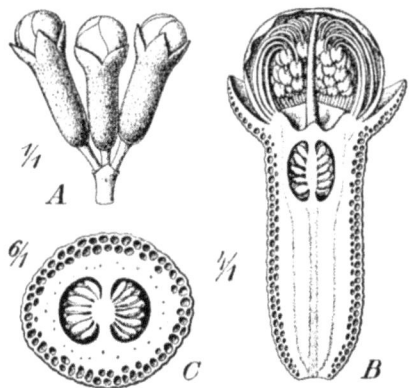

Abb. 85. Flos Caryophylli. *A* Spitze eines Blütenzweiges mit drei Knospen, *B* eine Knospe im Längsschnitt, *C* Querschnitt durch den Fruchtknoten in dessen oberem Drittel. Die Samenanlage sichtbar. (MOELLER)

pe, bestehend aus vier gelbbraunen, gekrümmten, sich dachziegelförmig deckenden Korollblättern; innerhalb dieser zahlreiche Staubgefäße, ein spitzer Griffel und ein scheibenförmiger Diskus. Die Samenanlagen finden sich im oberen Drittel des Unterkelchs in zwei sehr kleinen Fächern. Geruch und Geschmack stark aromatisch, gewürzhaft, brennend.

**Mikroskopie:** Ein Querschnitt im unteren Drittel des Fruchtknotens zeigt eine polygonale Epidermis (s. Abb. 90) mit stark ausgebildeter, hellglänzender Kutikula, die so dick ist wie die Epidermiszellen selbst. Nach innen folgen, in braunes, dünnwandiges Parenchym gebettet, große (gegen 200 $\mu$), ovale, mit ätherischem Öl erfüllte, schi-

7*

zogene Ölräume (in Abb. 87 sind diese als schizolysigen gezeichnet!). Dann folgt ein kollenchymatisch verdicktes Parenchym mit einzelnen Drusen und darin eine Anzahl von im Kreise angeordneten Gefäßbündeln, die einzelne verdickte Fasern, Spiralgefäße und Drusen in Kristallkammern führen (Abb. 88). Innerhalb dieses Gefäßbündelkrei-

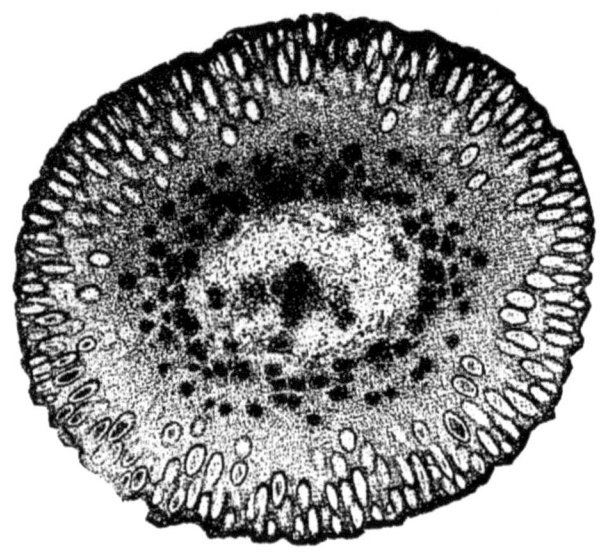

Abb. 86. Fruchtknoten (Unterkelch) der Gewürznelke, bei schwacher Vergrößerung.
(MOELLER)

ses lückiges Parenchym mit vielen Interzellularen und im Zentrum wieder eine Anzahl von Gefäßbündeln (Columella). Am Querschnitt im oberen Drittel finden sich innerhalb des äußeren Gefäßbündelkreises die beiden Fruchtknotenhöhlen, die von einer oxalatdrusenführenden Schicht umgeben sind; daneben auch die Columella. Auf den Kelchzipfeln polygonale Epidermis mit Spaltöffnungen. Ölräume in fast allen Organen der Blüte. Antheren mit charakteristischem Endothecium. Pollenkörner gerundet, tetraedrisch mit vier Poren, zuweilen zu Paketen verklebt. Filamente relativ dick, mit einem Gefäßbündel und begleitenden Drusen. Steinzellen im Nelkenstiel.

**Pulverdroge:** Im braunen Pulver Fragmente der Fruchtknotenepidermis mit durchscheinenden Ölräumen. Kollenchymatisches Parenchym, Antherenfragmente samt Endothecium und Pollenpaketen, auch einzelne Pollenkörner (Abb. 89), Bastfasern hellglänzend, stark verdickt. Gefäßbündelstücke mit Drusen in Kristallkammern. Filament-

fragmente durch ihre gleichbleibende Breite mit durchlaufendem Gefäßbündel und Drusen charakterisiert. Schwammparenchym und vereinzelt Steinzellen aus dem Stiel. An Querschnittsbruchstücken die
glänzende Kutikula auffällig (sie darf nicht mit Faserbruchstücken
verwechselt werden!)

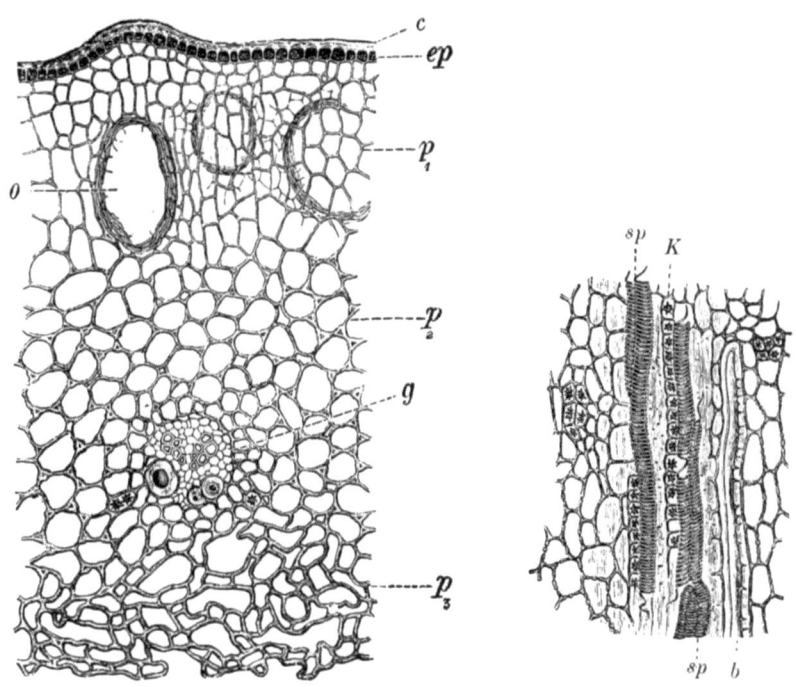

Abb. 87. Unterkelch (Fruchtknoten) der Gewürznelke im Querschnitt. *ep* Oberhaut mit
der Kutikula *c*, *p*₁, *p*₂, *p*₃ die drei verschiedenen, allmählich ineinander gehenden Parenchymschichten, *p*₂ Kollenchym, *o* Ölräume, teilweise von Parenchym bedeckt, *g* Gefäßbündel, in dem die Querschnitte der engen Gefäße und der derbwandigen Bastfasern
zu erkennen sind. (Vergr. etwa 60fach.) (MOELLER)
Abb. 88. Flos Caryophylli, Längsschnitt durch ein Gefäßbündel. *sp* Gefäße, *b* eine relativ weitlichtige Bastfaser, *K* Kristalldrusen in Kammern (MOELLER)

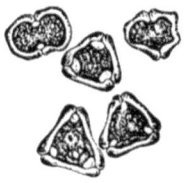

Abb. 89. Pollen der Gewürznelke. (MOELLER)

**Mikrochemie:** Das Eugenol läßt sich durch Einbringen eines ölhaltigen Schnittes in gesättigte Kalilauge nachweisen: In den Öltropfen bilden sich Kristalle von Eugenolkalium. Mit Eisenchlorid Blaufärbung, die sowohl durch das Eugenol, als auch durch den Gerbstoff bedingt ist. Bei der Mikrosublimation des Pulvers erhält man bei 240–260° Nadeln von Caryophyllin (Triterpenkörper). Nach dem Umsublimieren erhält man einen noch allerdings erniedrigten Mikro-Fp von etwa 280–290°. Zur Identifizierung setzt man der Lösung von Caryophyllin in Äther ein Tröpfchen 3%iger Kalilauge zu. An der Berührungsfläche der beiden Flüssigkeiten bilden sich feinste Nadeln von Caryophyllin-Kalium.

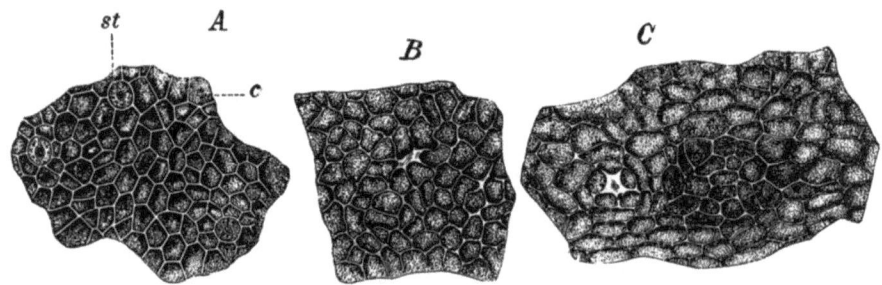

Abb. 90. Epidermen von verschiedenen Teilen der Gewürznelke. *A* vom Unterkelch (Fruchtknoten) mit dem Kutikularsaum *c* und den Spaltöffnungen *st*, *B* von der Außenseite, *C* von der Innenseite des Kronenblattes mit durchschimmernden Ölräumen und Kristalldrusen. (Vergr. etwa 100fach.) (Moeller)

**Prüfung:** Nelkenstiele, die in größerer Menge nicht vorhanden sein dürfen, verraten sich mikroskopisch – in der Ganzdroge sind sie leicht erkennbar – durch verschieden gestaltete Steinzellen, Steinkork, knorrige Bastfasern und Netz- und Treppengefäße. Mutternelken (= Fructus Caryophylli) sind erkennbar an den Stärkekörnern und dem grob getüpfelten Kotyledonargewebe.

**Inhaltsstoffe:** Ätherisches Öl (gegen 15%), darin viel Eugenol; Gerbstoffe.

**Verwendung:** Droge: Aromatikum, Stomachikum, Gewürz. Das Öl desinfizierend (Zahnheilkunde).

**DC.:** Stahl II.

**Wertbestimmung:** ÖAB 9, Ph. Helv. VI.

**Flos Chamomillae romanae** (Blüte der römischen Kamille),
*Anthemis nobilis,* Asteraceae (Compositae)

**Vorkommen:** Europa, USA.

**Ganzdroge:** Gegen 2 cm große, weißliche Blütenköpfchen der gefüllten Form; der Grund des Köpfchens ist umgeben von zahlreichen,
dachziegelförmig sich deckenden Hüllkelchblättern, die einen breiten,
häutigen Rand besitzen und schwach behaart sind. Blütenboden kegelförmig, markig (nicht hohl wie bei Chamomilla vulgaris), besetzt mit
häutigen Spreublättern. Die Hauptmenge der Blüten sind weibliche,
zygomorphe Zungenblüten mit dreizähnigen Zunge, einem kurzen,
gelblichen, gekrümmten Fruchtknoten und einem Griffel mit zwei
Narbenschenkeln. Kelch fehlt. Röhrenblüten spärlich (die genauere
Beschreibung dieser siehe Chamomilla vulgaris). Geruch aromatisch,
Geschmack aromatisch bitter.

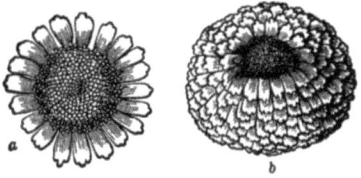

Abb. 91. Flos Chamomillae romanae. *a* Blütenköpfchen der wildwachsenden Pflanze,
*b* der gefüllten Kulturform. (GILG)

**Mikroskopie:** Die Hüllkelchblätter unterseits behaart mit zahlreichen Gliederhaaren, die aus mehreren, kurzen Stielzellen und einer
langen, dünnwandigen, geraden Endzelle bestehen. Der häutige Rand
des Hüllkelchblattes ist nur eine Zelle dick, lediglich im inneren Teile
findet sich Mesophyll; darin der von einem Sekretgang begleitete
Blattnerv, in dessen Umgebung sich eine aus knorrigen Fasern und
Stabzellen zusammengesetzte Sklerenchymplatte erstreckt. Spreublätter
ähnlich gebaut. Der Blütenboden besteht aus großen Parenchymzellen
mit kleinen Oxalatdrusen. Der gekrümmte Fruchtknoten besitzt am
Grunde einen einreihigen Kranz von mäßig verdickten Steinzellen (wie
bei Arnica) und an den beiden Enden Anhäufungen von Oxalatdrusen.
Epidermis des Fruchtknotens teilweise zu verschleimten Zellen umgewandelt wie bei Ch. vulgaris (s. Abb. 96 A*a*) (Strickleiterzellen). Die
Korollepidermis polygonal, gewellt, mit oberseits kegelförmigen Papillen, die kutikulare Streifung aufweisen. Von der Fläche gesehen sind
es zart gestrichelte Kreise, die ihren Durchmesser je nach der Einstellung des Mikroskopes ändern. Narben mit kleinem Balsamgang und
handschuhfingerförmigen Papillen. Kompositendrüsen auf beiden Blü-

ten und auch auf den Hüllkelchblättern. Die Drüsen bestehen aus drei bis vier Etagen von in zwei Reihen angeordneten, nach oben etwas breiter werdenden, von einer blasigen Kutikula umgebenen Zellen (s. Abb. 97 E). Von oben gesehen sind es ovale Gebilde mit einer querdurchlaufenden, geraden Linie, die dadurch zustande kommt, daß die aneinandergrenzenden Zellwände der Zellpaare sich aufdecken (Abb. 96 A*b*). Die Beschreibung der Röhrenblüten siehe bei Chamomilla vulgaris. Die Pollenkörner sind dreiseitig mit stacheliger Exine, darunter eine Stäbchenschicht und drei Austrittsporen (Abbildungen s. Chamomilla vulgaris).

**Pulverdroge:** In der Hauptsache Fragmente der Zungenblüte mit Papillen und Kompositendrüsen. Hüllkelch und Spreublätter mit langen Haaren und Sklerenchymplatten. Parenchym aus dem Blütenboden und Fruchtknotenfragmente, Pollenkörner nicht zahlreich. In Teemischungen findet man zuweilen die ganzen Blütenköpfchen oder die auffallenden Zungenblüten (und wenige Röhrenblüten), die die Erkennung gewährleisten.

**Prüfung:** Auf Verfälschung mit Chrysanthemum parthenium, das kleine Blüten mit nacktem Blütenboden besitzt, ist zu achten.

**Inhaltsstoffe:** Ätherisches Öl (ca. 0,8%), Flavonoide.

**Verwendung:** Spasmolytikum, Antiphlogistikum, Diaphoretikum.

**DC.:** Wie bei Cham. vulg.

**Wertbestimmung:** Wie bei Cham. vulg.

**Flos Chamomillae vulgaris** (Blüte der gemeinen Kamille),
*Matricaria chamomilla*, Asteraceae (Compositae)

**Vorkommen:** Europa ubiquitär, Rußland, Asien, Afrika, Südamerika, USA.

**Ganzdroge:** Die ganzen Blütenköpfchen. Hüllkelch meist dreireihig, Blütenboden kegelförmig, hohl, nackt (nicht mit Spreublättern bewachsen wie bei Chamomilla romana). Zungenblüten nur am Rand, auf dem übrigen Blütenboden zahlreiche Röhrenblüten mit gelben, fünfzipfeligen, trichterförmigen Korollen, die Stamina zu einer Röhre verwachsen. Griffel mit zwei Narbenschenkeln. Geruch aromatisch, Geschmack aromatisch bitter.

**Schnittdroge:** In Teegemischen sind die ganzen Köpfchen mit zurückgeschlagenen Zungenblüten und die gelben Röhrenblüten leicht zu finden. Die teilweise abgerebelten Röhrenblüten lassen sich als etwa 2 mm lange Gebilde erkennen und mit der Lupe identifizieren. Auch der nackte, kegelförmige, vom Hüllkelch umgebene hohle Blütenboden ist dann noch vorhanden.

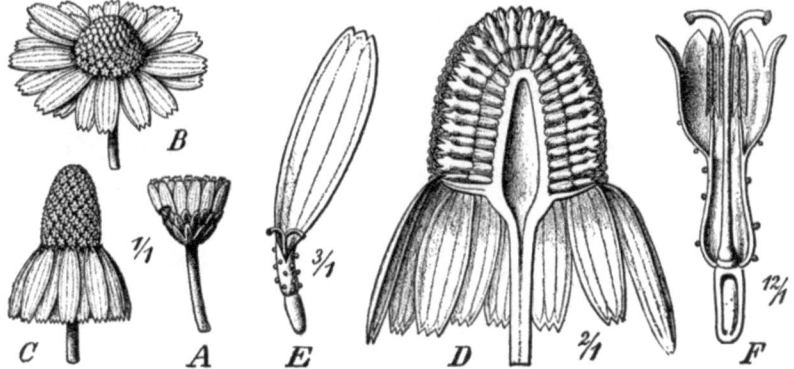

Abb. 92. Flos Chamomillae vulgaris. *A* junges Blütenköpfchen, sich eben ausbreitend, *B* dasselbe etwas älter, die Zungen der Randblüten horizontal ausgebreitet, *C* altes Blütenköpfchen, die Zungen der Randblüten schlaff herabhängend (½), *D* altes Blütenköpfchen längs durchschnitten (2fach), *E* ganze Randblüte (3fach), *F* Scheibenblüte im Längsschnitt (12fach). (GILG)

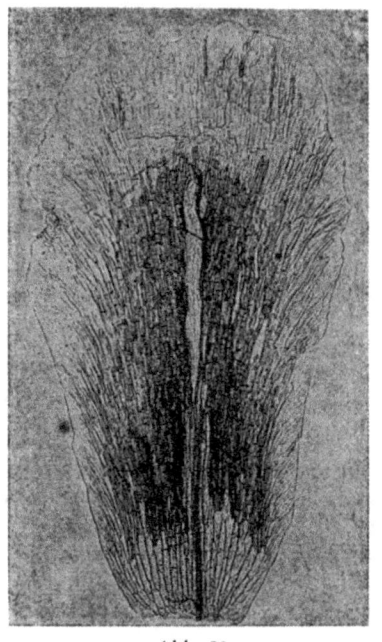

Abb. 93

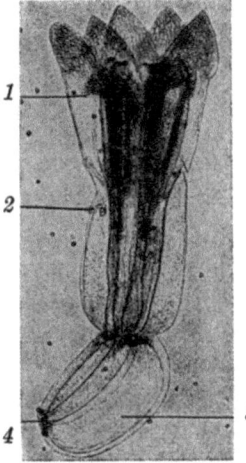

Abb. 94

Abb. 93. Flos Chamomillae vulgaris. Hüllkelchblatt in Chloral, Sklerenchymzellen im Mesophyll. (Vergr. 27fach.) (FLÜCK)

Abb. 94. Flos Chamomillae vulgaris. Ganze Röhrenblüte in Chloral. *1* Narbe, *2* Kompositendrüse, *3* Fruchtknoten, *4* Steinzellenkranz. (Vergr. 27fach.) (FLÜCK)

**Mikroskopie:** Die Zungenblüten gleich gebaut wie bei Chamomilla romana, ebenso die Hüllkelchblätter, nur fehlen diesen die langen Haare mit mehrzelligem Stiel. Im Blütenboden finden sich in der Nähe der Gefäßbündel Sekreträume mit gelbbraunem Inhalt. Röhrenblüte: Fruchtknoten wie bei den Zungenblüten mit Strickleiterzellen, Oxalatdrusen, Kompositendrüsen und Steinzellenring am Grunde.

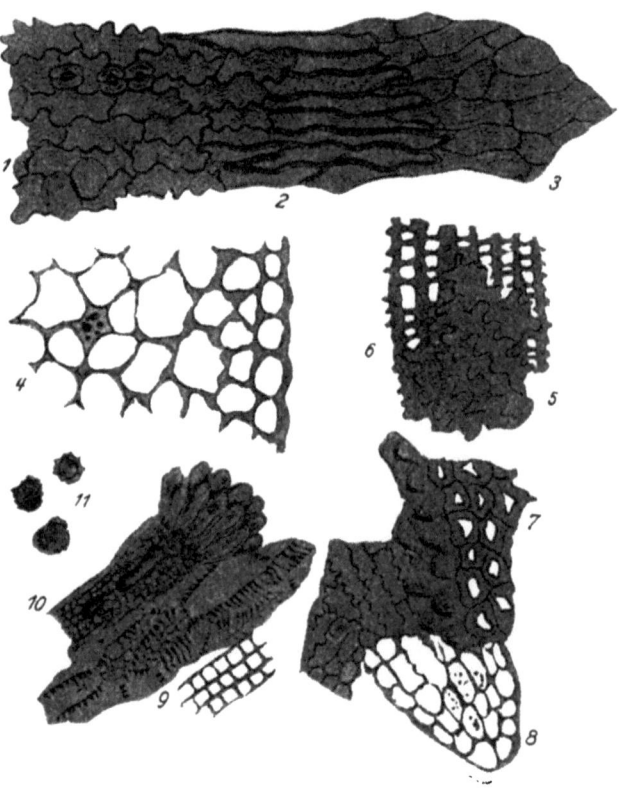

Abb. 95. Flos Chamomillae vulgaris. *1* Oberhaut des Hüllkelchblättchens, *2* Faserschicht, *3* Rand des Hüllkelches, *4* Blütenboden im Querschnitt mit einem Sekretgang, *5* Oberhaut der Zungenblüte, *6* Schwammparenchym derselben, *7* Papillöse Oberhaut der Zungenblüte, *8* Oberhaut am Zipfel einer Röhrenblüte, *9* Endothecium, *10* Narbe mit Papillen und einem zentralen Balsamgang, *11* Pollenkörner. (Vergr. 70fach.)
(MOELLER)

Korollröhre mit wellig-buchtigen bis polygonalen Epidermiszellen, die nur an den Korollzipfeln schwach papillös sind, außen mit Kompositendrüsen bewachsen. Am Grunde der Korollröhre Oxalatdrusen angereichert. In den Antheren Endothecium mit zarten, netzigen Verdickungsleisten. Charakteristisch sind ferner die Konnektivzipfel. Pollenkörner wie bei Chamomilla romana.

**Pulverdroge:** Zahlreiche Pollenkörner und hauptsächlich Fragmente der Röhrenblüten mit Kompositendrüsen, wobei besonders die Zipfel der Korolle infolge der gleichbleibenden Größe und ihrer charakteristischen Form ein gutes Kennzeichen abgeben. Ähnlich gebaut, auch von gleichbleibender Größe, aber wesentlich kleiner und derb-

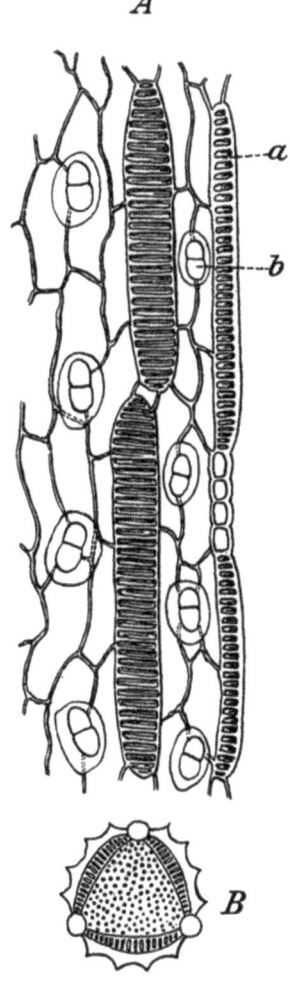

Abb. 96. Flos Chamomillae vulgaris. *A* Oberfläche des Fruchtknotens. (Vergr. etwa 350fach.) *a* Strickleiterzellen (verschleimte Epidermis), *b* Kompositen-(Etagen)-Drüsen in der Aufsicht. *B* Pollenkorn. (Vergr. etwa 1000fach.) (GILG)

wandiger die Konnektivzipfel, daneben Teile des Hülkelchblattes mit Sklerenchymplatte. Narbenschenkel und Gewebe aus dem Blütenboden. Der aus Steinzellen bestehende Ring, mit dem der Fruchtknoten auf dem Blütenboden befestigt ist, zuweilen sichtbar. Endothecium häufig.

**Prüfung:** Unzulässig ist Kamillengrus, das sind die vom Blütenboden abgeriebenen Röhrenblüten. Verfälschungen mit verschiedenen anderen Kompositenblüten sind leicht zu erkennen, wobei auf evtl. am Blütenboden vorhandene Spreublätter, markhaltigen Blütenboden oder abweichenden Geruch zu achten ist.

Nachweis von Prochamazulen: 2–3 Köpfchen mit 5 ml peroxydfreiem Äther extrahieren. Abdampfrückstand + 3 ml Pro-Azulen – Reagens 5 Min. auf dem Wasserbad erwärmen: Blaue Farbe! Azulenfreie Droge: Nur grünlich-bräunlich.

**Inhaltsstoffe:** Ätherisches Öl (ca. 0,5%) mit Azulen, Bisabolol und En-in-Dicycloäthern; Flavonoide.

**Verwendung:** Äußerlich als Antiphlogistikum und Wundheilmittel; innerlich spasmolytisch, reizmildernd.

**DC.:** STAHL II.

**Wertbestimmung:** ÖAB 9, Ph. Helv. VI, DAB 7.

**Flos Cinae** (Zitwerblüte), *Artemisia cina*, Asteraceae (Compositae)

**Vorkommen:** Turkestan, Transcaspien.

**Ganzdroge:** Die etwa 2–4 mm langen, gelben bis braungrünen, geschlossenen Blütenköpfchen besitzen nur wenige (zwei bis sechs) charakteristische Kompositenröhrenblüten in verschiedenen Entwicklungsstadien. Sie sind von dachziegelartig sich deckenden Hüllkelchblättern mit häutigem Rand und stark unterseits vorspringendem Nerven eingeschlossen. Die Blüten wurden früher wegen ihrer Form fälschlich Wurmsamen genannt. Geruch charakteristisch, Geschmack bitter, aromatisch.

**Mikroskopie:** Die Hüllkelchblätter zeigen ähnlichen Bau wie die der Kamille, der häutige Rand ist nur eine Zelle dick, nur der mittlere Teil besitzt Mesophyll. Im Gewebe um den Mittelnerv eine Sklerenchymplatte mit Bastfasern und reich getüpfelten Stabzellen. In der Nähe des stark vorspringenden Nervs unterseits lange, bandartige, geschlängelte, z. T. T-artig gebaute Haare und zahlreiche Kompositendrüsen (s. Kamille). Röhrenblüte fünfzipfelig mit stark ausgebildeten Antheren; diese enthalten die Pollenkörner noch in verklebtem Zustand, so daß sie beim Zerreiben als Pakete herausfallen. Die einzelnen Pollenkörner gerundet, dreiseitig mit drei Poren. Endothecium mit zarten Verdickungen, Kompositendrüsen auf der ganzen Blüte, Oxalatdrusen im Parenchym der Hüllkelchblätter, am Grund der Korollröhre und im Fruchtknoten (s. Abb. 98).

**Pulverdroge:** Charakteristisch sind die Pollenpakete und auch einzeln liegende Pollenkörner, ferner Teile des Hüllkelchblattes mit Sklerenchym, Kompositendrüsen und bandartige Haare, ferner kristalldrusenhaltige Fragmente aus dem Fruchtknoten und der Korolle. Antherenbruchstücke mit Endothecium.

**Prüfung:** Verfälschung mit sog. santoninfreier Cina, die morphologisch der echten sehr ähnlich ist, erkennt man durch Behandlung mit methylalkoholischer Natriumme-

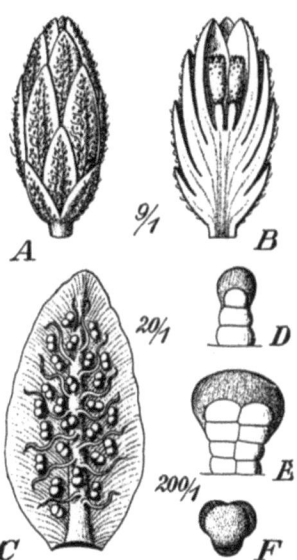

Abb. 97. Flos Cinae. *A* junges Blütenköpfchen, *B* dasselbe im Längsschnitt (9fach), *C* Blatt des Hüllkelches von außen (20fach), *D, E* Kompositendrüsen, *F* Pollenkorn (300fach). (GILG)

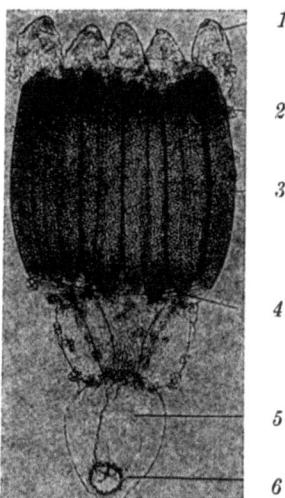

Abb. 98. Flos Cinae, Röhrenblüte bereits weiter entwickelt, in Chloral. *1* Korollzipfel, *2* Kompositendrüse, *3* Antheren, *4* Antherenbasis und Filament, *5* Fruchtknoten, *6* Steinzellenkranz an der Fruchtknotenbasis. (Vergr. 30fach.) (FLÜCK)

thylatlösung: Die Kompositendrüsen der echten Cina färben sich rotviolett, die der santoninfreien Droge nur gelb.

**Inhaltsstoffe:** Santonin, Ätherisches Öl (Cineol).

**Verwendung:** Vermifugum (Ascariden, Oxyuren), ziemlich obsolet.

**DC.:** STAHL II.

**Wertbestimmung:** ÖAB 9.

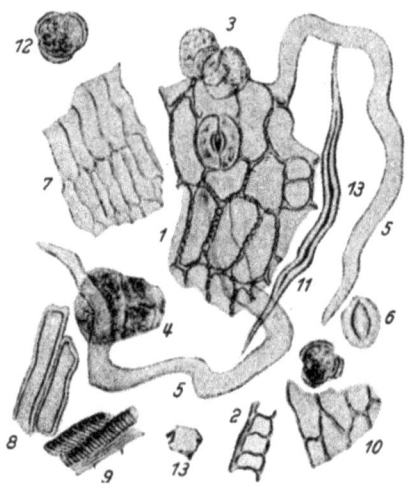

Abb. 99. Flos Cinae. *1* Epidermis des Hüllkelchblattes, *2* Dieselbe im Querschnitt, *3* Etagendrüse von oben gesehen, *4* Dieselbe in seitlicher Ansicht, *5* Haare, *6* Isoliertes Schließzellenpaar, *7* Rand des Hüllkelchblattes, *8* Sklerenchymzellen, *9* Gefäße, *10* Parenchym, *11* Faser, aus dem Gefäßbündel, *12* Pollenkorn, *13* Kristall. (MOELLER)

**Flos Crataegi** (Weißdornblüte), *Crataegus oxyacantha* u. a. *Crataegus-Arten*, Rosaceae

**Vorkommen:** Europa, Rußland.

**Ganzdroge:** Die 1 cm große, gelbbraune, fünfzählige, typische Rosaceenblüte mit grünem, kurzzipfeligen Kelch, zwei Griffeln und zahlreichen Staubgefäßen. Die Schnittdroge besteht meist aus den kugeligen, z. T. abgefallenen Blütenknospen und dem Kelch, seltener finden sich ganze entfaltete Blüten. Ferner netzadrige Blattstückchen und Stielfragmente. Flores Pruni spinosi (Flores Acaciae) besitzen kleinere Blüten. Crataegus nigra: Weißfilzige Blütenstiele und Blütenbecher. (Crataegus monogyna besitzt nur einen Griffel.)

**Inhaltsstoffe:** Flavonoide.

**Verwendung:** Herz- und Kreislaufmittel („Altersherz").

**DC.:** STAHL I.

## Flos (Stigmata) Croci (Safran), *Crocus sativus*, Iridaceae

**Vorkommen:** Südeuropa, Spanien, Nordasien, Indien, China, Japan, USA.

**Ganzdroge:** Die Droge besteht nicht aus den ganzen Blüten, sondern nur aus den Narben (Stigmata). Diese sind dunkelrot, gegen den

Griffel gelblich und stellen trichterförmig sich erweiternde, am oberen Rande geschlitzte und feingekerbte Röhren dar. Geruch charakteristisch, Geschmack bitter, aromatisch.

**Mikroskopie:** Der Narbensaum trägt die charakteristischen, handschuhfingerförmigen Papillen, die bis 150 μ lang sind; daran haftend zuweilen große (100 μ), kugelige, derbhäutige Pollenkörner (diese dürfen nicht mit Fetttropfen verwechselt werden!). Die übrige Narbe bedeckt von langgestreckten Epidermiszellen, von denen jede, haupt-

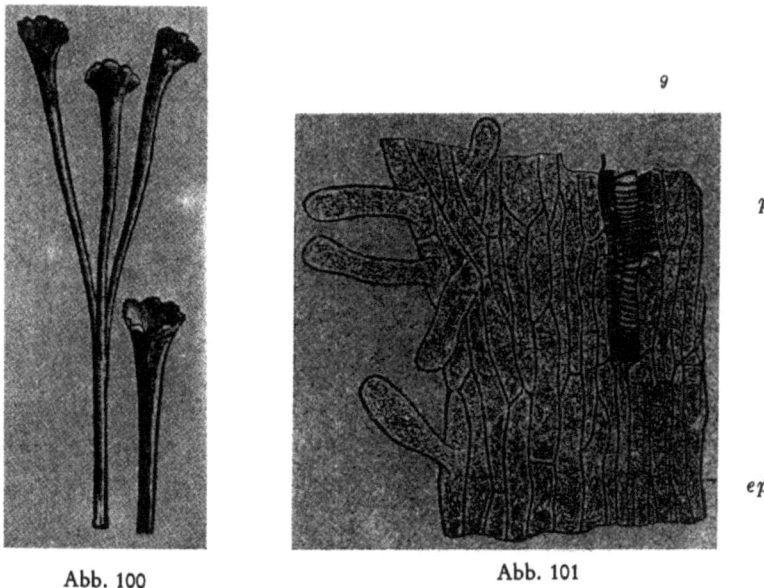

Abb. 100                              Abb. 101

Abb. 100. Narben von *Crocus sativus,* schwach vergrößert. (Nach PLANCHON)
Abb. 101. Ein Stückchen der Safrannarbe (obere Partie) in der Flächenansicht. *ep* die Oberhaut, *g* Spiralgefäße, *p* die Papillen. (Vergr. etwa 150fach.) (MOELLER)

sächlich an der Innenseite, eine charakteristische, kurze, stumpf-kegelförmige Papille besitzt. Gefäßbündel mit Spiralgefäßen im Innern des Gewebes. Farbstofftropfen tiefrot, löslich in Chloral und Wasser, unlöslich in Öl.

**Pulverdroge:** Diese verrät ihre Anwesenheit durch die tiefrote Farbe in Wasser und Chloralhydrat. Deutlich erkennbar ist regelmäßig die Epidermis mit den stumpf-kegelförmigen Papillen, ferner Pollenkörner und selten Teile des Narbensaumes.

**Mikrochemie:** Der Safranfarbstoff ist in Wasser und Chloralhydrat in rotgelber Farbe löslich. (Paprikafarbstoff ist in diesen beiden Medien unlöslich, hingegen in Öl löslich.) Konzentrierte Schwefelsäure allein oder im Gemisch mit Phosphorsäure oder absolutem Alkohol lösen den Farbstoff mit tiefblauer Farbe, die dann rasch rötlich bis braun wird.

**Prüfung:** Fälschungen mit anderen, billigen Drogen sind häufig, so mit Calendula officinalis, die mit Farbstoffen behandelt und beschwert wird. Mikroskopische Unterscheidung leicht (s. Flos Calendulae, S. 98). Auch Carthamus tinctorius, Saflor, kommt als Verfäl-

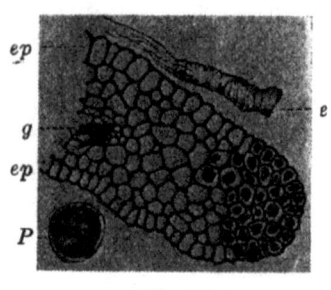 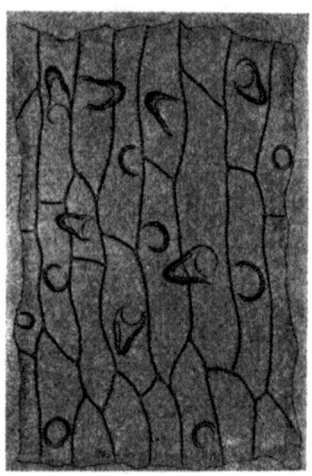

Abb. 102          Abb. 103

Abb. 102. Der Rand der Safrannarbe im Querschnitt. *ep* die Oberhaut beiderseits, *g* ein Gefäßbündel, *e* die abgelöste Kutikula, *P* ein Pollenkorn. (Vergr. etwa 100fach.)
(MOELLER)
Abb. 103. Oberhaut des Safrans in der Flächenansicht. (Vergr. etwa 500fach.)
(MOELLER)

schung vor: Man findet orangerote Zwitterblüten mit dünner Korollröhre, die oben in fünf lange Zipfel gespalten ist und deren roter Farbstoff sich im Gegensatz zum Safran in Öl und Wasser nicht löst. Die Korolle führt Gefäßbündel mit braunen Sekretschläuchen. Die Epidermiszellen sind wellig begrenzt, Pollenkörner grobwarzig, rundlich, dreiporig. Lignum Santali, Lignum Haematoxyli und Fructus Capsici werden mikroskopisch leicht, Capsicum an der Löslichkeit des Farbstoffs in Öl erkannt. Eine approximative Wertbestimmung ist mittels folgender Probe möglich: Ein 0,01%iger wässeriger Auszug aus Krokus soll die gleiche Farbe besitzen wie eine 0,05%ige wässerige Kaliumdichromatlösung.

**Inhaltsstoffe:** Flavonoide, Carotinoide.

**Verwendung:** Gewürz, Färbemittel (Augentropfen).

**Wertbestimmung:** ÖAB 9, Ph. Helv. VI.

### Flos Cyani (Kornblumenblüte), *Centaurea cyanus,* Asteraceae (Compositae)

**Vorkommen:** Ubiquitär in Getreideanbauländern.

**Ganzdroge:** Die blauen, strahligen, geschlechtslosen Randblüten des Kompositenköpfchens sind 3 cm lang und bestehen aus einer trichterförmig sich nach oben erweiternden Röhre mit sieben- bis achtspaltigem Saum. Geruchlos, Geschmack süßlich-salzig. Auch die kleinen Röhrenblüten mit verwachsenen Stamina und abstehenden Korollzipfeln und Pappus kommen vor. Daneben finden sich noch Hüllkelchblätter mit dreieckigen Anhängseln und die Früchte mit rostbraunem Pappus. In Teegemischen ist die Droge an der blauen Farbe leicht zu erkennen.

**Inhaltsstoffe:** Anthocyane, Gerbstoffe, Bitterstoffe.

**Verwendung:** Schönungsmittel für Tees.

### Flos Ericae (Heidekrautblüte), *Calluna vulgaris,* Ericaceae

**Vorkommen:** Europa, Sibirien, USA.

**Ganzdroge:** Blüten in einseiteswendigen Trauben, mit lila, vierblättrigem Kelch (+ 4 grüne Stützblätter). Korolle rosa, glockenförmig. Am Kelchblattrand geschlängelte, glatte, spitze Haare. Antheren mit Anhängsel, das spitze, papillenartige Zähne besitzt. Pollen glatt, dreiseitig. In Tee's an ihrer Form leicht zu erkennen.

**Inhaltsstoffe:** Arbutin (wenig), Schleim, Gerbstoffe, Flavonoide.

**Verwendung:** In Nieren- u. Blasentees.

### Flos Gnaphalii (Katzenpfötchenblüte), *Antennaria dioica,* Asteraceae (Compositae)

**Vorkommen:** Europa, Nordasien, USA.

**Ganzdroge:** Das zweihäusige Kraut besitzt männliche und weibliche Blütenköpfchen in halbkugeligen Körbchen. Die gestielten Köpfchen, 6 bis 10 mm lang, in Dolden. Hüllschuppen weiß-rosa, trockenhäutig, die der weiblichen Köpfchen rot. Korolle der Zwitterblüte weißgelb, die der weiblichen Blüten weiß-rosa.

**Inhaltsstoffe:** Anthrachinonderivate (in Spuren).

**Verwendung:** Gallenmittel.

### Flos Hibisci (Hibiskusblüte), *Hibiscus sabdariffa,* Malvaceae

**Vorkommen:** Tropisches Afrika, Westindien, Brasilien.

**Ganzdroge:** Rote, fleischige Kelche (Innen- und Außenkelch).

**Inhaltsstoffe:** Organische Säuren (Hibiscussäure = Hydroxycitronensäurelacton), Vitamin C, Delphinidinglucosid.

**Verwendung:** Aromatikum in Teemischungen, Färbungsmittel im Hagebuttentee; leicht laxierend.

**Wertbestimmung:** DAB 7/2.

### Flos Lamii (Weiße Taubnesselblüte), *Lamium album,* Lamiaceae (Labiatae)

**Vorkommen:** Europa ubiquitär.

**Ganzdroge:** Die Droge besteht nur aus der Korolle mit Stamina. Typische Labiatenblüte mit stark gewölbter, helmförmiger, deutlich behaarter Oberlippe, gekrümmter

Korollröhre und breitspaltiger, gefalteter Unterlippe. Von letzterer der Mittellappen breit, gezähnt, der Seitenlappen verkümmert, in lange Zähne ausgezogen. Die Antheren (ein Paar sind länger, das andere Paar kürzer) groß, bräunlich, bartig behaart. In Tee-gemischen z. T. ganze oder Fragmente der runzeligen, zusammengefalteten Blüten, ty-pisch S-förmig gekrümmt. Droge geruch- und geschmacklos. Verfälschungen möglich mit Blüten verschiedener Loniceraarten; diese zeigen rosarote Blütenteile.

**Inhaltsstoffe:** Saponine, Gerbstoffe, Schleim.

**Verwendung:** Katarrhe der Luftwege.

## Flos Lavandulae (Lavendelblüte), *Lavandula vera*, Lamiaceae (Labiatae)

**Vorkommen:** Südeuropa, Krim, Kaukasus, Nordafrika.

**Ganzdroge:** Die Blütenknospen besitzen einen röhrenförmigen, nach oben etwas erweiterten, blau angelaufenen Kelch; Korolle noch als Knospe, meist stark eingeschrumpft, blaugrau bis gelblich. Sie

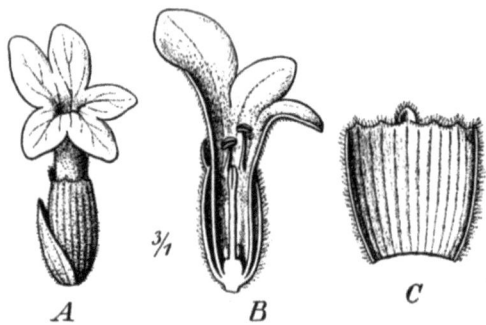

Abb. 104. Flos Lavandulae. *A* Blüte, *B* Längsschnitt durch diese, *C* Kelch ausgebreitet und von innen gesehen (3fach). (GILG)

überragt den Kelch und besitzt eine zweilappige Ober- und dreilap-pige Unterlippe. Von den Staubblättern sind zwei länger und zwei kürzer. Fruchtknoten oberständig. Vier Nüßchen als Früchte. In Teemischungen ist die Droge, da in toto, leicht zu erkennen. Geruch charakteristisch, Geschmack bitter-aromatisch.

**Mikroskopie:** Die innere Epidermis des Kelches trägt wellig-buch-tige Zellen mit Oxalatkristallen. Die äußere Epidermis wellig-polygo-nal mit Spaltöffnungen und Nebenzellen nach Labiatentypus. Haare des Kelches: Mehrzellige, lange, gegabelte, glatte oder feinwarzige Gliederhaare, hauptsächlich innen. Ästig verzweigte, gewarzte Glie-derhaare außen. Labiatendrüsen und einzellige Köpfchenhaare, Oxa-latdrusen. Gefäßbündel begleitet von Fasern. Korollblätter: Epidermis polygonal, am Rande Papillen, ferner charakteristische, buckelige, knorrige Haare mit langem Stiel und einzelligem Köpfchen, hauptsächlich innen. Außen Haare wie am Kelch. Oxalatdrusen in der Nähe der Gefäße. Staubgefäße mit gewundenen Peitschenhaaren und netzigem Endothecium. Pollenkörner (bis 50 $\mu$) mit sechs schlitzförmigen Poren.

**Pulverdroge:** An den verschiedenen Haarformen, besonders den buckeligen und ästigen Haaren, den Pollenkörnern und an der Epidermis der Kelchinnenseite leicht zu erkennen. Ferner Oxalatkristalle.

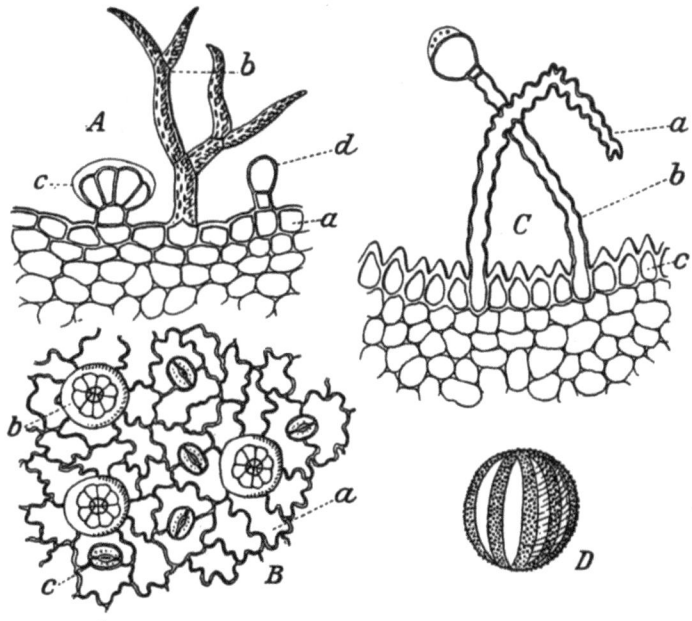

Abb. 105. Flos Lavandulae. *A* Querschnitt durch den Kelch, *a* Epidermis, *b* Verzweigtes Deckhaar, *c* Labiatendrüse, *d* Köpfchenhaar, *B* Oberflächenansicht der Außenseite des Kelches in einem Tälchen, *b* Labiatendrüse, *c* Spaltöffnung, *C* Querschnitt durch den inneren Teil der Blumenkrone mit den knorrigen Haaren (*a* und *b*), *c* Epidermis, *D* Pollenkorn. (Vergr. 300fach.) (GILG)

**Prüfung:** Auf Reinheit der Ganzdroge leicht durchführbar. Gefärbte Droge: + Methanol auf Filterpapier violett!

**Inhaltsstoffe:** Ätherisches Öl (ca. 1%).

**Verwendung:** Hautreizmittel, Geruchskorrigens (Kosmetik).

**DC.:** STAHL II.

**Flos Malvae arboreae** (Stockrosenblüte), *Althaea rosea*, Malvaceae

**Vorkommen:** Europa, Balkan, Rußland.

**Ganzdroge:** Große Blüten mit fünf stark gefalteten, dreieckigen, gegen 4 cm langen, am Grund weiß behaarten, sonst schwarzvioletten Korollblättern. Außenkelch und

Kelch graugrün behaart. Staubgefäße und Fruchtknoten nach dem Malvaceentypus. Unter dem Mikroskop die üblichen Malvaceenhaare, Schleimzellen, Schleimhöhlen und Oxalatdrusen, Geschmack schleimig. In Teegemischen leicht erkennbar an den schwarzvioletten Korollblüten, den behaarten Kelchblättern und einzelnen Antheren.

**Inhaltsstoffe:** Schleim, Anthocyane.

**Verwendung:** Hustenmittel.

### Flos Malvae (Malvenblüte), *Malva silvestris*, Malvaceae

**Vorkommen:** Europa ubiquitär, Marokko, USA.

**Ganzdroge:** Die zur Zeit völliger Entfaltung gesammelte Blüte besitzt einen fünfspaltigen, weich behaarten Kelch mit drei borstig behaarten Außenkelchblättern und fünf 2 cm lange, violettblaue, an der

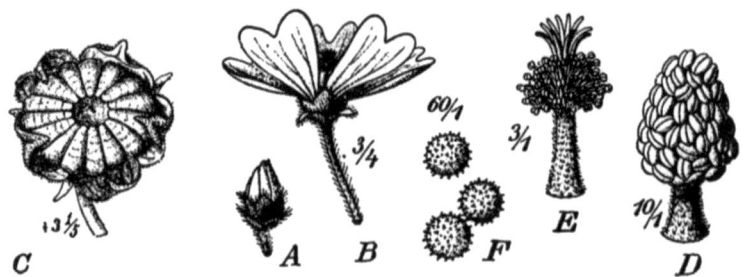

Abb. 106. Flos Malvae. A Knospe (³/4), B Blüte von der Seite gesehen (³/4), C Frucht (Käsepappel), D Staubgefäßröhre aus der Knospe, mit den noch fest zusammensitzenden, geschlossenen Staubbeuteln und tief darin steckender Narbe (10fach), E dieselbe nach dem Verblühen mit weit herausragenden Griffeln und auseinanderspreizenden, entleerten Antheren (3fach), F Pollenkörner (60fach). (GILG)

Spitze ausgerandete, runzelige und gefaltete Korollblätter. Gedrehte Knospenlage. Staubgefäße zu einer Röhre verwachsen. Zehn violette Narbenschenkel. Fruchtknoten zehnfächerig, scheibenförmig (Käsepappel!) (s. Abb. 106 C). Geschmack schleimig. In Teegemischen ist Malva erkennbar an der violettblauen, gefalteten Korolle, dem Außenkelch und an den zuweilen vorkommenden, typischen Früchtchen (s. Abb. 106 C).

**Mikroskopie:** Auf dem Außenkelch Malvaceenhaare auf mehrzelligem Polster, außerdem mehrstrahlige Büschelhaare, mehrzellige Etagenhaare und einzellige Wollhaare. Epidermis polygonal-buchtig, viele Spaltöffnungen. Auf der Korolle langgestreckte, wellige Epidermis mit viel einreihigen Etagenhaaren, bei Kelch und Korolle im Mesophyll

Oxalatdrusen in ziemlicher Menge und Schleimzellen. Endothecium und stachelige Pollenkörner wie bei Althaea.

**Inhaltsstoffe:** Schleim, Gerbstoffe, Anthocyane.

**Verwendung:** Hustenmittel.

**Wertbestimmung:** ÖAB 9, Ph. Helv. VI.

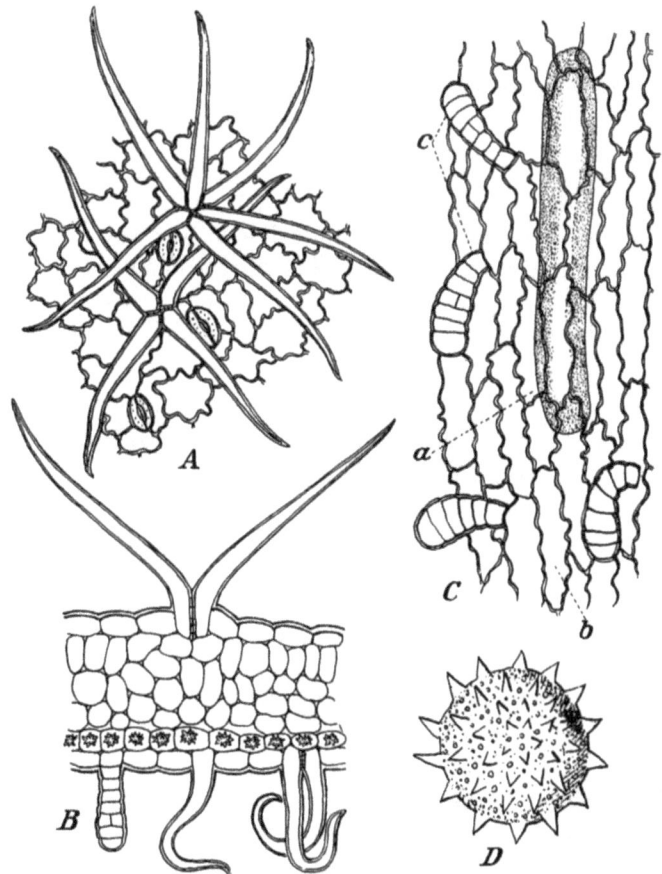

Abb. 107. Flos Malvae. *A* Oberflächenansicht der Außenseite des Kelchblattes, *B* Querschnitt durch ein Kelchblatt, *C* Oberflächenansicht der Epidermis der Korollenunterseite mit durchscheinender Schleimzelle, *a, b* wellige Epidermiszellen, *c* Drüsenhaar, *D* Pollenkorn. (Vergr. etwa 250fach.) (GILG)

**Flos Pruni spinosae (= Fl. Acaciae)** (Schlehdornblüte), *Prunus spinosa,* Rosaceae

**Vorkommen:** Mittel- und Südeuropa.

**Ganzdroge:** 6–8 mm große, typische Rosaceenblüten mit mittelständigem Fruchtknoten, becherförmigem Kelch und fünf abstehenden Kelchblättern, Kutikula hier beiderseits gefaltet und gekräuselt, außen stärker, hier auch mehr Spaltöffnungen, von bis

10 derbwandigen rosettenförmig angeordneten Zellen umgeben; fünf weißliche, ovale Korollblätter mit zickzackförmig begrenzten Epidermiszellen und ein einfächeriger Fruchtknoten mit kopfiger Narbe. Zahlreiche Stamina und kugelige bis dreiseitige Pollenkörner. Geschmack säuerlich, herb. In Teedrogen sind die Blüten an ihrer charakteristischen Form und Größe leicht zu erkennen. Flos Spireae und Flos Sambuci sind wesentlich kleiner.

**Inhaltsstoffe:** Blausäureglykoside, Methylsalizylat, Flavonoide.

**Verwendung:** Diuretikum und Spasmolytikum.

## Flos Pyrethri (Insektenblüte), *Tanacetum cinerariifolium* (= *Chrysanthemum cin.* = *Pyrethrum cin.*), Asteraceae (Compositae)

**Vorkommen:** Armenien, Kaukasus, Nordafrika, Frankreich.

**Ganzdroge:** Die noch geschlossenen, 1 cm breiten Blütenkörbchen besitzen einen flachen, nackten Blütenboden, der von häutigen Hüllkelchblättern umgeben und mit 15 bis 20 randständigen Zungenblüten und zahlreichen Röhrenblüten besetzt ist. Fruchtknoten der Einzelblüten kantig, fünfrippig. Geruch aromatisch, Geschmack bitter.

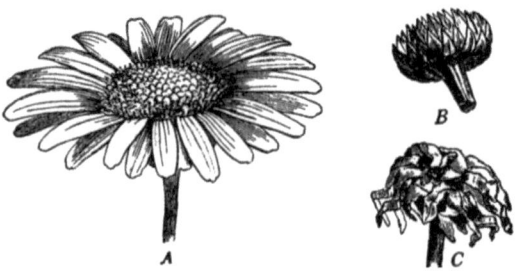

Abb. 108. Flos Pyrethri persici. *A* geöffnetes Blütenkörbchen, *B* Hüllkelch von unten gesehen, *C* geöffnetes Blütenkörbchen getrocknet. (GILG)

**Mikroskopie:** Hüllkelchblätter mit kutikularer Streifung und charakteristischen T-Haaren mit zwei- bis vierzelligem kurzen Stiel und quer angewachsener, (im Pulver abgefallener), beiderseits spitz zulaufender Endzelle. Im Mesophyll Sklerenchymplatten, bestehend aus Fasern und reichgetüpfelten Stabzellen. Korolle beider Blüten mit nicht sehr deutlichen Papillen und kutikularer Streifung. Zahlreiche typische Kompositendrüsen auf Fruchtknoten und Korolle. Oxalateinzelkristalle im Fruchtknoten, weniger in der Korolle. Endothecium und kugelige, stachelige, dreiporige Pollenkörner. Konnektivzipfel mit polygonalen Epidermiszellen. Blütenboden aus derbwandigen, getüpfelten Zellen. Die Gefäßbündel darin (sowie auch im Fruchtknoten und im Hüllkelchblatt) sind regelmäßig begleitet von Sekretgängen mit braunem Inhalt.

**Pulverdroge:** Hüllkelchfragmente mit T-Haaren und Sklerenchymzellen. Papillöse obere Epidermis der Zungenblüte (Korolle), Oxalateinzelkristalle, Fruchtknotenepidermis mit Kompositendrüsen, Gefäßbündel mit Sekretgängen, Blütenboden und Fruchtknotenparenchym, Pollenkörner. Staubgefäßfragmente, Spiralgefäße, Fasern.

**Prüfung:** Curcuma und Quassia sind mikroskopisch leicht nachweisbar.

**Inhaltsstoffe:** Pyrethrine I und II.

**Verwendung:** Insektizid, für Warmblüter kaum giftig. Mildes, gut verträgliches Wurmmittel.

**DC.:** STAHL II.

**Wertbestimmung:** ÖAB 9.

### Flos Rhoeados (Mohnblüte), *Papaver rhoeas,* Papaveraceae

**Vorkommen:** Südeuropa, Asien.

**Ganzdroge:** Die braun bis schmutzig violetten, stark zerknitterten Korollblätter (die Droge besteht nur aus solchen) sind samtartig und kommen in Teemischungen in eingerolltem Zustand vor. Am Grund der Blütenblätter befindet sich ein schwarzer Fleck, von dem fächerförmig die Nerven ausstrahlen. Epidermis wellig. Im Mesophyll Sternparenchym. Kugelige Pollenkörner zuweilen an der Korolle haftend. Geschmack schwach bitter. In Teegemischen an Farbe und Form (eingerollte Knäuel) erkennbar. Pfingstrosenblüten sind dunkelrot mit einem hellen Fleck am Grunde. Rosenblüten an ihrer Farbe leicht erkennbar.

**Inhaltsstoffe:** Anthocyane, Schleim (Alkaloid in Spuren).

**Verwendung:** In Hustentees.

### Flos Sambuci (Holunderblüte), *Sambucus nigra,* Caprifoliaceae

**Vorkommen:** Europa, Nordafrika, Asien.

**Ganzdroge:** Die 3–4 mm breiten Blüten besitzen einen fünfzipfeligen Kelch (daran drei kleine Vorblätter sichtbar) und eine fünflappige, radförmige, gelblichweiße, zu kurzer Röhre verwachsene Korolle mit an dieser angewachsenen, gelben Staubgefäßen. Fruchtknoten unterständig, dreifächerig, kurzer Griffel und dreiköpfige Narben. Geruch eigenartig. Geschmack schleimig süß, später kratzend.

**Schnittdroge:** Am charakteristischen Aussehen leicht zu erkennen. Korolle häufig abgefallen. Zuweilen noch gelbe Knospen vorhanden. Stengelteile und Blattstückchen selten.

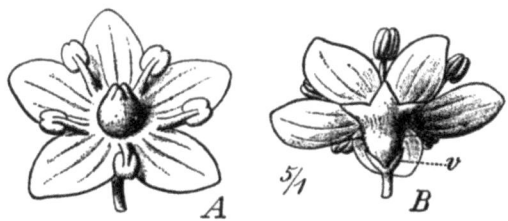

Abb. 109. Flos Sambuci. *A* Blüte von oben, *B* von unten gesehen (5fach). *v* Vorblätter unter dem Kelch. (GILG)

**Mikroskopie:** An der Kelchblattunterseite einzellige, kutikular gewarzte, kegelförmige Haare und seltener Drüsenhaare mit mehrzelligem Köpfchen. Epidermis mit kutikularer Streifung. Korolle mit polygonal-welligen Zellen und kutikularer Streifung. Kristallsandzellen überall im Mesophyll, Endothecium mit netzigen Verdickungen, Pollenkörner kugelig, dreikantig.

**Prüfung:** Verwechslung mit Sambucus racemosus (Traubenhollunder); dieser trägt violette Griffel und grüngelbe Korollzipfel. Sambucus ebulus (Attich) hat rote Antheren; ähnlich sehen ferner Flos Spireae: Die Korolle jedoch nicht verwachsen, fünf und mehr Fruchtknoten mit auswärts gebogenem Griffel.

**Inhaltsstoffe:** Flavonoide.

**Verwendung:** ,,Fliedertee", diuretisch, diaphoretisch.

**Flos Spartii scoparii** (Ginsterblüte), *Sarothamnus scoparius*, Fabaceae (Papilionaceae)

**Vorkommen:** Mittel- u. Osteuropa.

**Ganzdroge:** Gelbe Papilionatenblüte, in der Droge meist hellbraun mit etwa 2,5 cm langem, zweilippigem, glockenförmigem Kelch, runder Fahne und Flügeln und stumpfem, schwach gebogenem Schiffchen. Im geschnittenen Zustand sind die hellbraunen, gekrümmten Korollfragmente und die des Schiffchens deutlich erkennbar; auch geschlossene Blüten noch anzutreffen.

**Inhaltsstoffe:** Spuren von Spartein (Alkaloid).

**Verwendung:** Diuretikum (Chinidin-artige Herzwirkung).

**Flos Spireae** (Spierblumenblüte), *Filipendula ulmaria*, Rosaceae

**Vorkommen:** Europa, USA.

**Ganzdroge:** Die Droge besteht aus den geöffneten, 5 mm breiten Blüten mit fünf Kelchzipfeln; deren Epidermis ist polygonal, trägt einzellige, dickwandige, zugespitzte Haare. Im Mesophyll Oxalatdrusen. Die fünf verkehrt eiförmigen, nicht verwachsenen, gelbweißen Korollblätter tragen papillöse Epidermiszellen. Viele langstielige Stamina, kugelige Pollen mit drei meridionalen Austrittsspalten. In der Wand der 5–10 Fruchtknoten, die nach außen gebogene Griffel tragen, findet sich eine Schicht sich kreuzender Zellen und viele Oxalatkristalle. In der Droge häufig die 2 mm großen, weißlichen, kugeligen Blütenknospen, Früchtchen spiralig zusammengedreht. In Teegemischen liegen die ganzen Blüten vor. Verwechslung möglich mit Sambucus, das man am Grund verwachsene Korolle und 5 kurze Griffel besitzt. Geruch nach Methylsalizylat, Geschmack zusammenziehend, dann bitter.

**Inhaltsstoffe:** Salizylglykoside, Flavonoide.

**Verwendung:** Diuretikum, Spasmolytikum.

**Flos Stoechados** (gelbe Katzenpfotenblüte), *Helichrysum arenarium*, Asteraceae (Compositae)

**Vorkommen:** Europa, Rußland, Asien.

**Ganzdroge:** Die vor der völligen Entfaltung gesammelten Blütenköpfchen sind etwa 5 mm groß (sie stehen in Trugdolden mit wollig behaarten Ästen) und besitzen einen Hüllkelch aus gelben, etwas abstehenden Blättchen. Der nackte Blütenboden trägt zahlreiche gelbe Röhrenblüten mit Pappus (Zwitterblüten), am Rand finden sich wenige weibliche Zungenblüten. In Teegemischen sind die gelben Blütenköpfchen, die ihre gelbe Farbe lange erhalten, neben den wollig behaarten Stengelteilchen der Trugdolde gut zu erkennen. Verwechselt könnten sie werden mit den ähnlich geformten Blütenköpfchen von Antennaria dioica, die aber rot oder weiß gefärbt sind (Flores pedi cati oder Flores Gnaphalii).

**Inhaltsstoffe:** Bitterstoffe.

**Verwendung:** Diretikum, Choleretikum.

**Flos Tiliae** (Lindenblüte), *Tilia cordata, T. platyphyllos,* Tiliaceae

**Vorkommen:** Europa, Rußland

**Ganzdroge:** Der Stiel des trugdoldigen Blütenstandes ist zur Hälfte verwachsen mit einem zungenförmigen, netzadrigen, gelblichen Hochblatt. Die Einzelblüte besteht aus fünf filzig behaarten Kelchblättern und fünf gelblichen, spatelförmigen, kahlen Korollblättern. Viele Stamina und ein kugeliger, oberständiger, fünffächeriger, dicht behaarter Fruchtknoten mit langem Griffel. Geruch angenehm, Geschmack würzig.

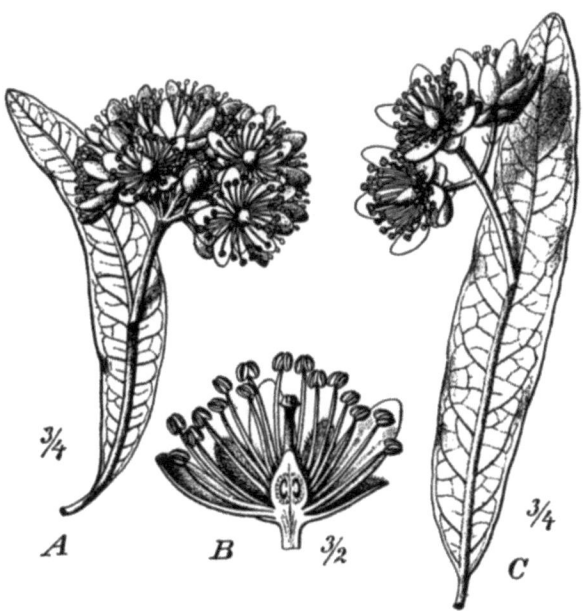

Abb. 110. Flos Tiliae; *A* Blütenstand der Winterlinde (T. cordata), *B* Einzelblüte im Längsschnitt, *C* Blütenstand der Sommerlinde (T. platyphyllos). (GILG)

**Schnittdroge:** Die Erkennung in Teegemischen erleichtern die netzadrigen, häutigen Fragmente des Hochblattes. Die Blüten selbst sind stark geschrumpft, charakteristisch ist der graufilzige, kugelige Fruchtknoten.

**Mikroskopie:** Hochblattepidermis polygonal mit hesperidinähnlichen Sphäriten. Mesophyll wenig differenziert. Im Nerven Sklerenchymfasern und Kristallzellreihen. Kelchblattepidermis polygonal, auf den Rändern geschlängelte Haare, Oxalatdrusen im Mesophyll. Der filzige Fruchtknoten bedeckt mit Sternhaaren. Korollblattepidermis wellig-buchtig mit Kutikularstreifung und Papillen. In allen Geweben der Blüte Schleimzellen und Schleimlücken, letztere besonders in den Stielen und im Fruchtknoten. Oxalatdrusen überall im Mesokarp. Endothecium mit stark netzigen Verdickungen, Pollenkörner kugelig, dreiseitig.

**Prüfung:** Blüten anderer Tiliaarten (Tilia tomentosa, T. americana) mit fünf blumenblattartigen Staminodien (so daß die Korolle 10blättrig erscheint) und starker Behaarung der Vorblätter, deren Aufguß unangenehm riecht, gelten als Verfälschung.

**Inhaltsstoffe:** Schleim, ätherisches Öl (wenig), Flavonoide, Gerbstoffe.
**Verwendung:** Diaphoretisch, diuretisch, spasmolytisch.
**DC.:** STAHL I.
**Wertbestimmung:** Ph. Helv. VI, DAB 7.

**Flos Tussilaginis** (Huflattichblüte), *Tussilago farfara*, Asteraceae (Compositae)

**Vorkommen:** Europa ubiquitär, Nordasien, Nordafrika.
**Ganzdroge:** Auf dem hohlen nackten Blütenboden sitzen die grünlich-rotvioletten linearlanzettlichen Hüllkelchblätter, zahlreiche weibliche Blüten in mehreren Reihen mit schmaler Zunge, 2teiliger Narbe und mehrreihigem Pappus. Die den Rest des Blütenbodens erfüllenden Röhrenblüten mit kurzem Gynaeceum, einreihigem Pappus und 5zipfeliger Korolle.
**Mikroskopie:** Epidermen des Hüllkelches polygonal-wellig, kutikular gestreift, an der Spitze ein Bündel einzelliger langer Haare, daneben Drüsenhaare mit mehrzelligem Stiel und ovalem, violettem Köpfchen. Korollepidermis schwach wellig, kutikular gestreift ohne Papillen, kleine Kompositendrüsen! Am Grunde des Fruchtknotens fehlt der Steinzellenkranz. Konnektivzipfel aus getüpfelten Zellen.
**Inhaltsstoffe:** Schleim, Xanthophyll, Gerbstoffe.
**Verwendung:** Mucilaginosum.

## Flos Verbasci (Wollblumenblüte), *Verbascum phlomoides*, *V. thapsiforme*, Scrophulariaceae

**Vorkommen:** Europa, Kleinasien.

**Ganzdroge:** Die Droge besteht nur aus den Korollen mit angewachsenen Stamina. Die schmale Korollröhre geht nach oben in den breiten, goldgelben, ungleich tief fünflappigen Korollsaum über und ist stark wollig behaart. Von den fünf Stamina sind zwei lang, kahl und drei behaart, letztere haben quergestellte Antheren. In Teegemischen sind auch Fragmente des Blütenblattes an der gelben, häufig jedoch bräunlichen Farbe und an der Behaarung gut zu erkennen. Geschmack schleimig.

**Mikroskopie:** Korollepidermis wellig polygonal mit quirlästigen, für Verbascum charakteristischen Haaren. Ferner sind am Rande Drü-

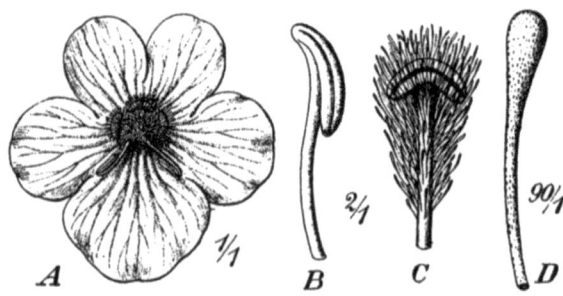

Abb. 111. Flos Verbasci. *A* Blumenkrone von oben gesehen (¹/₁), *B* unteres unbehaartes, *C* oberes stark behaartes Staubblatt (²/₁), *D* ein Haar davon (⁹⁰/₁). (GILG)

senhaare mit mehrzelligem Köpfchen zu finden. Die Stamina tragen keulenförmige, einzellige, bandartige Haare mit kutikularen Warzen. In den Haaren zuweilen gelbe Sphärokristalle (Hesperidin) sichtbar. Endothecium mit sternförmigen Verdickungsleisten, Pollenkörner rundlich mit drei Austrittstellen.

**Prüfung:** Bräunliche, mißfarbene, nicht goldgelbe Droge ist unzulässig, Stabilisierung möglich. Als Verfälschung kommen in Frage:

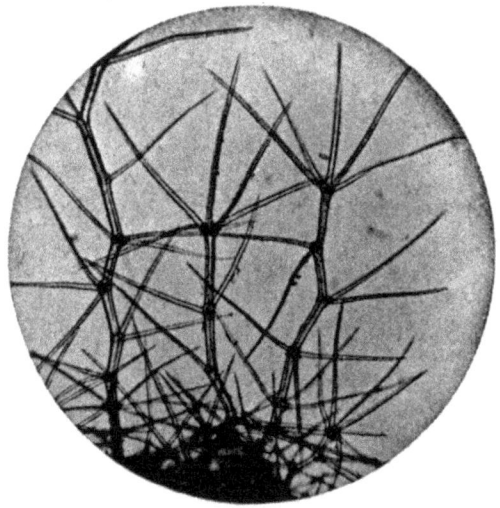

Abb. 112. Flos Verbasci. Quirlästige Haare (Etagensternhaare) der Korollenaußenseite. (Vergr. 60fach.) (MOELLER)

Verbascum nigrum mit violetten Stamina, ferner die Papilionatenblüten von Genista tinctoria und Spartium scoparium, die – abgesehen von ihrer abweichenden Form – unter dem Mikroskop keine Haare zeigen.

**Mikrochemie:** Der Saponinnachweis erfolgt mittels Blutgelatine. An den Schnittflächen der Korollblätter beobachtet man halbkreisförmige hämolytische Höfe, die auf einzelne saponinhaltige Zellgruppen zurückzuführen sind. Die Gesamtmenge des Saponins im Korollblatt ist daher recht gering, der hämolytische Index dürfte sich nur auf etwa 500 (in der trockenen Droge) belaufen.

**Inhaltsstoffe:** Schleim, Flavonoide, wenig Saponin.

**Verwendung:** Mucilaginosum, schwach expektorierend.

**Wertbestimmung:** Ph. Helv. VI.

# 8. Semina (Samendrogen)

## Allgemeine Vorbemerkungen

Die Samen entstehen nach der Befruchtung aus den Samenknospen oder Samenanlagen, die mittels des Nabelstranges (Funiculus) an der Innenseite des Fruchtknotens angeheftet sind. Jene Stelle der Fruchtwand, an welcher die Samenanlage mittels des Nabelstranges aufsitzt, wird Plazenta genannt. Der Same löst sich nach der Reife vom Funiculus. Diese Stelle des Samens, die sehr häufig als heller Punkt sichtbar ist, wird Nabel oder Hilum genannt. Der Funiculus tritt am Grunde der Samenanlage in diese ein. Diese Eintrittsstelle (an welcher auch das Gefäßbündel des Funiculus endet) heißt Knospengrund oder Chalaza. Die Samenanlage wird von den sog. Integumenten (gewöhnlich 2, selten 1) eingeschlossen, aus denen sich die Samenschale entwickelt (Abb. 113). In manchen Fällen wird die Samenknospe außerdem noch von einer weiteren Hülle, die aus dem Funiculus herauswächst, umgeben (Arillus oder Samenmantel). Der Arillus kann fleischig, zerschlitzt und gefärbt sein (Myristica), oder er umhüllt den Samen in Form eines farblosen, dünnen Häutchens (Cardamomen). Die Samenschale kann auch an einer Stelle hypertrophieren. Dieser Auswuchs, der sehr häufig in der Nähe des Hilums liegt, wird Karunkula genannt (Ricinus, Colchicum). In der Regel ist die Samenschale mehrschichtig, wobei einzelne Schichten charakteristisch ausgebildet sein können (Trägerzellen der Leguminosensamen). Auch können mehrere Schichten zu einer geschlossenen Steinschale sklerosieren (Myristica). Es gibt aber auch Samen, bei denen sich nur die Epidermis der Samenschale erhält, während die übrigen Zellschichten zusammenfallen und sich als mehr oder weniger breite, kollabierte Schichte unter der Epidermis hinziehen. Einzelne oder sämtliche Zellen der äußersten Schichte, welche den Charakter einer Epidermis besitzt, können zu Haaren auswachsen (Strychnos). Die Integumente lassen für den Eintritt des Pollenschlauches bei der Befruchtung eine Stelle frei, die als Mikropyle bezeichnet wird (Abb. 113). Innerhalb der Integumente befindet sich der Samenkern (Nucellus), der den länglichen Embryosack enthält. In diesem entstehen durch Kernteilungen vor der Befruchtung die Eizelle, die Synergiden und Antipoden, und zwar liegt die Eizelle an dem der Mikropyle zu gelegenem Pole des Embryosackes. Nach der Befruchtung entsteht aus der Eizelle der Embryo oder Keimling, der, so wie die Eizelle, der Mikropyle zu gelegen ist. Der Keimling besitzt ein (Monocotyledoneae), zwei (Dicotyledoneae) oder mehrere Keimblätter (Coniferae), bei denen bereits eine Differenzierung des kleinzelligen, zartwandigen Parenchyms in Epidermis und Palisaden erkennbar ist (deutlich bei Foenum graecum). Ferner unterscheidet man am Keimling das Knöspchen (Plumula) und das Würzelchen (Radicula). Der Keimling kann gerade oder gekrümmt sein, in der Regel liegt das Würzelchen der Mikropyle zu (Abb. 113).

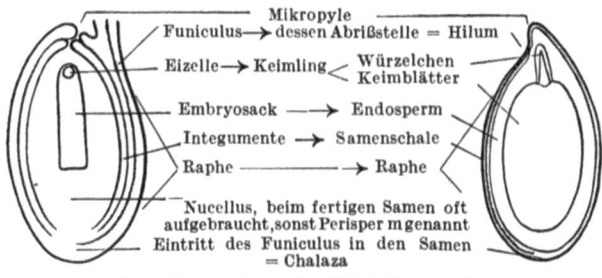

Abb. 113. Schematische Darstellung der Entwicklung einer anatropen Samenanlage zum reifen Samen. Vergr. der Samenanlage etwa 80fach, des Samens 8fach (Semen Lini)

Aus dem Embryosack entsteht nach der Befruchtung das Endosperm und aus dem übrigen Teil des Nucellus das Perisperm. Endosperm und Perisperm fungieren als Nährgewebe, aus denen der Keimling die für sein Wachstum notwendigen Nährstoffe bezieht. Manche Samen enthalten Endosperm und Perisperm, bei vielen ist aber eines der beiden Nährgewebe rudimentär geblieben oder wurde bei der Entwicklung des Samens aufgebraucht, so daß im reifen Samen entweder nur Perisperm, häufiger jedoch nur Endosperm zu finden ist. Auch die Keimblätter des Keimlings können die Nährstoffspeicherung übernehmen, die dann, ihrer Aufgabe entsprechend, stark und großzellig entwickelt sind (Cola, Quercus). In diesem Falle fehlen die beiden Nährgewebe oder die Überreste derselben finden sich als dünnes Häutchen in Form einer obliterierten Schichte unter der Samenschale (Sinapis, Phaseolus). Besitzt der Same ein Endosperm, so sind dessen Zellen in der Regel größer als die des Keimlings. Die gespeicherten Nährstoffe sind hauptsächlich Eiweiß, Fett und Kohlenhydrate. Die Kohlenhydrate können in Form von Stärke abgelagert werden oder sie

werden in Form von Hemizellulosen als sekundäre Wandverdickungen
aufgespeichert (Strychnos, Colchicum, Sabadilla). Das Eiweiß findet
sich entweder ungeformt in den Zellen oder geformt in den sog. Aleu-
ron- oder Proteinkörnern (Ricinus, Myristica, Linum). Die Aleuronkörner mancher Samen enthalten außerdem noch Calciumoxalat z. B.
in Form von Drusen (in den Aleuronkörnern der Umbelliferen). Infolge ihrer Löslichkeit in Chloralhydrat und Wasser werden die Aleuronkörner in Öl oder Glycerin oder Rohrzuckerlösung betrachtet.
Details lassen sich hierbei wegen der sehr geringen Differenz in der
Lichtbrechung der einzelnen Bestandteile nicht erkennen. Gute Bilder
erhält man jedoch nach dem Einlegen der (zweckmäßig entfetteten)
Präparate in Jodrohrzuckerlösung: Das gelbgefärbte Kristalloid hebt

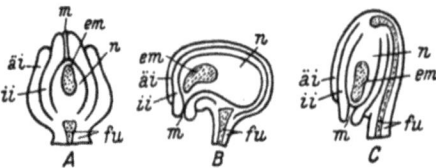

Abb. 114. Samenanlagen (schematisch). A atrope, B kampylotrope, C anatrope Samenanlage; m Mikropyle, äi äußeres Integument, ii inneres Integument, em Embryosack, fu
Funiculus mit Gefäßbündel, n Nucellus. (WASICKY)

sich von der Grundmasse deutlich ab, das Globoid bleibt völlig weiß,
ungefärbt (auch Jodglycerin ist brauchbar).

Nach der Form der Samenknospe unterscheidet man verschiedene
Samentypen: 1. Bei der atropen oder orthotropen Samenanlage steht
die Samenknospe aufrecht (Abb. 114 A). Mikropyle und Eintrittsstelle
des Funiculus in die Samenanlage liegen einander gegenüber, im ausgereiften Samen liegen daher die Mikropyle (d. h. die durch den Keimling bzw. das Würzelchen bedingte Vorwölbung am Samen) und das
durch den Abriß des Funiculus entstandene Hilum auch einander gegenüber (Piper, Cubeba). 2. Bei der anatropen Samenanlage ist der
Funiculus unter der Chalaza umgebogen und jener bis zum gegenüberliegenden Ende des Samens, wo sich die Mikropyle befindet, mit
dem äußeren Integument verwachsen (Abb. 113 und 114 C). Im ferti-
gen Samen kommt daher das Hilum neben die Mikropyle zu liegen,
also liegen Hilum und Mikropyle gegenüber der Chalaza. Der mit der
Samenschale verwachsene Teil des Funiculus, der längs des Samens
läuft und als Leiste sichtbar ist, wird Raphe oder Nabelleiste genannt
(Linum, Strophanthus). 3. Bei der kampylotropen Samenanlage ist
diese selbst in der Mitte geknickt (Abb. 114 B) und dadurch die Anwachsungsstelle des Funiculus der Mikropyle genähert, der Funiculus

jedoch nicht mit dem Integument verwachsen (Strychnos). Raphe gibt es bei diesem Samentyp keine, da sich Hilum und Chalaza praktisch an derselben Stelle befinden.

Die in der Pharmazie verwendeten Samen sind meist vollständig. Nur einige Drogen sind Bestandteile von Samen, die aber unter der Bezeichnung „Semen" geführt werden, so z. B. Semen Colae, Semen Quercus (Keimblätter der Samen), Semen Myristicae (Samenkern ohne Samenschale) und Semen Strophanthi (Samen ohne Granne und Haarschopf). Die Droge „Arillus Myristicae" oder „Macis" ist der fleischige, zerschlitzte Samenmantel, der den Samen umgibt.

**Semen Amygdali amarum** (Bittere Mandel), *Prunus amygdalus*, Rosaceae

**Vorkommen:** Mittelmeerländer, Kalifornien.

**Ganzdroge:** Die bitteren Mandeln sind gewöhnlich etwas kleiner als die süßen, unterscheiden sich aber anatomisch nicht von diesen. Beim Anreiben der Samen mit Wasser entwickelt sich Blausäuregeruch; Geschmack stark bitter.

**Mikrochemie:** Einige dickere Schnitte werden im Mikrobecher mit einem kleinen Tropfen Chloroform und einigen Tropfen Wasser versetzt. Als Endprodukt der Enzymaufspaltung entstehen neben Glukose Blausäure und Benzaldehyd. Da beide flüchtig sind, kann ihr Nachweis im Hängetropfen erfolgen, indem man einen Tropfen des Reagens (siehe folgende Zeilen) auf ein Deckglas bringt und damit den Mikrobecher bedeckt. Blausäure: Mit 5%iger Silbernitratlösung, die eine Spur Methylenblau enthält, fallen Nadeln von Silbercyanid aus, die durch das Methylenblau echt angefärbt und dadurch deutlich sichtbar werden. Benzaldehyd: Mit einer gesättigten Lösung von p-Nitrophenylhydrazin in 15%iger Essigsäure: Rote Nadeln, Mikro-$F_p$ = 192°.

**Inhaltsstoffe:** Fettes Öl, Blausäureglykosid (Amygdalin).

**Verwendung:** Lokal leicht anästhesierend, gegen Hustenreiz u. Erbrechen. Giftig!

**Semen Amygdali dulce** (süße Mandel), *Prunus amygdalus*, Rosaceae

**Vorkommen:** Mittelmeerländer, Kalifornien.

**Ganzdroge:** Die Steinschale der Frucht umschließt einen, höchstens zwei Samen mit brauner, schülferiger Schale. Die Samen sind abgeplattet, unsymmetrisch eiförmig, bis 2,25 cm lang und 1,4 cm breit. Unter der Spitze liegt das Hilum, von dem sich die Ra-

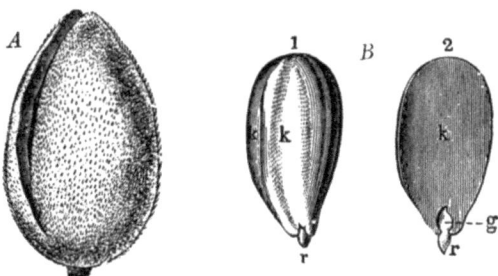

Abb. 115. Amygdalae. *A* Aufgeplatzte Mandelfrucht, *B* 1. Von der Samenschale befreite Mandel, *k* Keimblätter, *r* Radicula, 2. Dieselbe nach Entfernung des vorderen Keimblattes, *r* Radicula, *g* Knöspchen oder Plumula

phe als dunkle Linie an der stärker gewölbten Kante bis zur Chalaza hinzieht, die als
breiter Fleck an dem abgerundeten Pole deutlich sichtbar ist. Nach Einlegen in heißes
Wasser läßt sich die Samenschale mit den festhaftenden Resten der Nährgewebe leicht
von den weißen, großen Kotyledonen des Keimlings abziehen (Abb. 115).

Mikroskopie: Die Zellen der Epidermis sind ungleich groß und ungleich stark verdickt. Die stark verdickten Zellen besitzen braune, verholzte Wände, die in der unteren
Hälfte grobgetüpfelt sind (Abb. 116). Sie können eine Höhe von 300 $\mu$ und eine Breite
von 250 $\mu$ erreichen, lösen sich leicht von der Oberfläche und machen den Eindruck eines dem Samen anhaftenden braunen Pulvers. Diese Zellen bilden auch im gepulverten
Preßrückstand ein leicht erkennbares Element. Das Parenchym der übrigen Samenschale, in dem die Gefäßbündel verlaufen, ist kleinzellig, in den unteren Schichten zusammengefallen. Die Überreste des Nucellus, eine farblose Schichte kollabierter Zellen,
haften fest an der Schale. Vom Endosperm haben sich nur ein bis drei Zellreihen erhalten, die Aleuronkörner beinhalten; die übrigen Zellen sind zusammengefallen. Das Kotyledonargewebe ist zartzellig, das Ölplasma enthält Aleuronkörner.

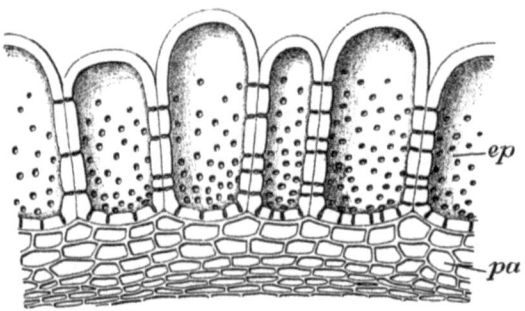

Abb. 116. Querschnitt durch den äußeren Teil der Samenschale der Mandel. *ep* Epidermis, aus tonnenförmigen Zellen bestehend, *pa* dünnwandiges Parenchym. (Vergr.
100fach.) (GILG)

Prüfung: Die Kerne anderer Rosaceen sind kleiner und verraten sich infolge ihres
Gehaltes an Blausäureglykosiden beim Anreiben mit Wasser durch ihren Geruch nach
Blausäure.

Inhaltsstoffe: Fettes Öl.

Verwendung: Emulsio amygdalina (Hustenmittel).

Semen Arecae (Arekanuß, Betelnuß), *Areca catechu*, Arecaceae (Palmae)

Vorkommen: Indien, China, Ostasien, Malaiischer Archipel, Ostafrika.

Ganzdroge: Der harte Same ist breit kegelförmig, seltener halbkugelförmig, am
Grunde abgeflacht (Abb. 117). An der Grundfläche liegt neben einer kleinen Einbuchtung der halbkreisförmige Nabel. Die braune Samenschale, an der stellenweise noch Reste des silbergrauen Endokarps haften, ist von Gefäßbündeln netzaderig durchzogen und
mit dem Perisperm verwachsen. Die inneren Zellschichten des braunen Perisperms ziehen sich an zahlreichen Stellen leistenförmig in das weiße Endosperm hinein (Ruminationsgewebe), wodurch der Same im Durchschnitt ein marmoriertes Aussehen erhält.
Der Grundfläche genähert liegt der kleine Embryo. Das Innere des Endosperms weist
eine Höhlung auf. Der Same ist geruchlos und besitzt einen schwach zusammenziehen-
den Geschmack.

**Mikroskopie:** Die Samenschale besteht aus tangential gestreckten, derbwandigen, z. T. sklerosierten Zellen, die meist von einem braunen Inhalt erfüllt sind. Darunter die langgestreckten, dünnwandigen Zellen des Perisperms und Ruminationsgewebes mit braunem Inhalt. Die Zellen des Endosperms sind dickwandig und besitzen scharf umrandete Tüpfel mit deutlich sichtbaren Schließwänden (Abb. 118). Im Ölplasma des Endosperms Aleuronkörner.

**Pulverdroge:** Das rotbraune Pulver ist durch die Endospermzellen mit den großen Tüpfeln charakterisiert. Daneben finden sich braune Zellfragmente des Perisperms und Ruminationsgewebes, ferner langgestreckte, derbwandige Zellen der Samenschale. Keine Stärke.

**Inhaltsstoffe:** Pyridinalkaloide, Gerbstoffe.

**Verwendung:** Vermifugum in der Veterinärmedizin, Genußmittel „Betelbissen".

**Wertbestimmung:** ÖAB 9.

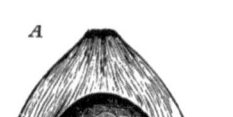
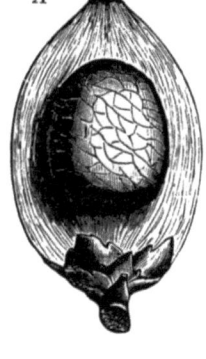
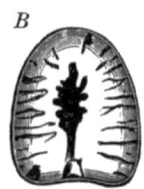
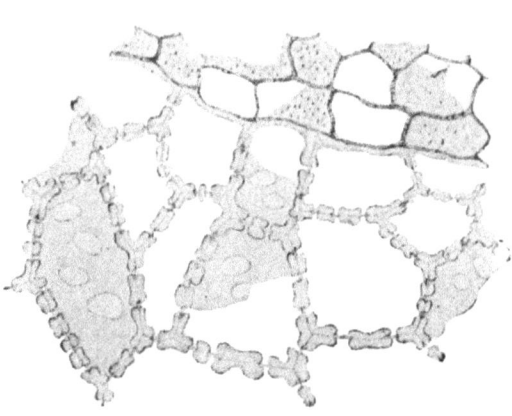

Abb. 117

Abb. 118

Abb. 117. Areca. *A* Beere mit zur Hälfte aufgeschnittenem, faserigen Fruchtfleisch, um den Samen zu zeigen, *B* Same im Längsschnitt. (DRUDE)

Abb. 118. Areca. Unverdicktes Parenchym (Ruminationsgewebe) in einer Endospermfalte (oben) und getüpfeltes Endosperm (unten). (Vergr. etwa 200fach.) (MOELLER)

## Semen Cacao (Cacao-Same), *Theobroma cacao*, Sterculiaceae

**Vorkommen:** Mittel- und Südamerika, Westafrika, Ceylon, Java.

**Ganzdroge:** 2 bis 2,5 cm lange, braune, ovale Samen. Die brüchige Samenschale umgibt große, verschieden gefaltete, braune Kotyledonen und eine kleine, leicht ablösbare Wurzel. Nach der Entfernung der Samenschale bei der Cacao-Fabrikation wird der Keimling vom Würzelchen und dem Großteil des Silberhäutchens (= Endospermrest) befreit.

**Mikroskopie:** Die Samenschale ist gekennzeichnet durch Schleimzellen (Tuschaufschwemmung!) und eine charakteristische, einschichtige Sklereidenplatte. Die Sklereiden sind am Querschnitt einseitig (u-förmig) verdickt. In einem guten Cacao sind Samenschalenfragmente relativ selten. Das Kotyledonargewebe mit kleinzelliger Epidermis, die Gliederhaare trägt, besteht aus dünnen, farblosen (stärkefreien), fetthaltigen Zellen, in denen Gruppen von Pigmentzellen mit braunem oder violettrotem Inhalt vorkommen. Die Zellen der Kotyledonen sind braun gefärbt (Gerbstoffrot!) und enthalten viel Fett und kleinkörnige Stärke. Verfälschungen sind im zweckmäßig entfetteten Pulver leicht nachweisbar (fremde Stärke etc.).

**Inhaltsstoffe:** Theobromin, wenig Coffein, Gerbstoffe, Stärke und Eiweiß.

**Verwendung:** Hochwertiges Genußmittel (Schokolade!).

### Semen Coffeae (Kaffeesame), *Coffea arabica*, Rubiaceae

**Vorkommen:** Süd- und Mittelamerika, Afrika, Asien, Indien, Ceylon.

**Ganzdroge:** Die Kaffeebohnen sind Samenkerne und finden sich, meist zwei an der Zahl, in einer kirschenähnlichen Steinfrucht. Die aus dem pergamentartigen Endokarp gelösten Samen sind von einer schülferigen, dünnen, silbergrauen Samenhaut, dem „Silberhäutchen", umhüllt. Das „Silberhäutchen" (= die Samenschale) wird beim Polieren des Kaffees entfernt und hat sich nur in der Furche erhalten, aus der nach Einlegen der Samen in Wasser noch die Reste der Samenschale entfernt werden können. Diese besitzt unregelmäßig verteilte, spindelförmige Steinzellen. Der Same besteht größtenteils aus dem harten Endosperm, welches durch Einrollung die oben erwähnte Furche bildet. Die Zellen des Endosperms besitzen knotig verdickte Zellwände, an dem einen Ende des Endosperms liegt der ungefähr millimetergroße Keimling.

**Inhaltsstoffe:** Coffein, Gerbstoffe, Chlorogensäure.

**Verwendung:** Genußmittel, Stimulans, Psychotonikum.

**DC.:** STAHL II.

### Semen Colae (Kolasame, Kolanuß), *Cola nitida = vera, C. acuminata,* Sterculiaceae

**Vorkommen:** Afrika, Südamerika, Polynesien, Jamaica.

**Ganzdroge:** Die holzigen Früchte enthalten in einer Reihe zwei bis sechs durch gegenseitigen Druck abgeplattete und unregelmäßig gestaltete Samen (Abb. 119). Die zähe, pergamentartige Schale verbleibt gewöhnlich bei der Entnahme der Kerne in der Frucht. Nährgewebe fehlt. Der Kern besteht aus dem Embryo mit zwei (Cola vera) oder drei bis vier (Cola acuminata) Keimblättern. An der Innenseite in einer kleinen Höhlung das Würzelchen. Im frischen Zustande ist der Embryo weiß bis rosa, fleischig, im trockenen Zustande braun und hart. Die Droge ist geruchlos, Geschmack etwas bitter und zusammenziehend.

**Mikroskopie:** Das Parenchym am Rande des Keimblattes ist kleinzellig, der Mitte des Keimblattes zu großzellig und mit Stärke erfüllt. Die Stärke ist einfach, meist kugelig, selten eiförmig.

**Pulverdroge:** Das Pulver ist im Wasserpräparat durch die kugelige Stärke, in Chloralhydrat oder Lauge durch die eigentümlich gelbbraune Färbung der Zellfragmente des Keimblattes charakterisiert.

**Mikrochemie:** Bei der Mikrosublimation erhält man bei 130–150° C lange, seidige Nadeln von Coffein.

**Prüfung:** Da das Pulver meist kugelige Stärke und nur Fragmente der Keimblätter enthält, so sind Beimengungen anderer Pflanzenteile an deren fremden Elementen leicht erkennbar.

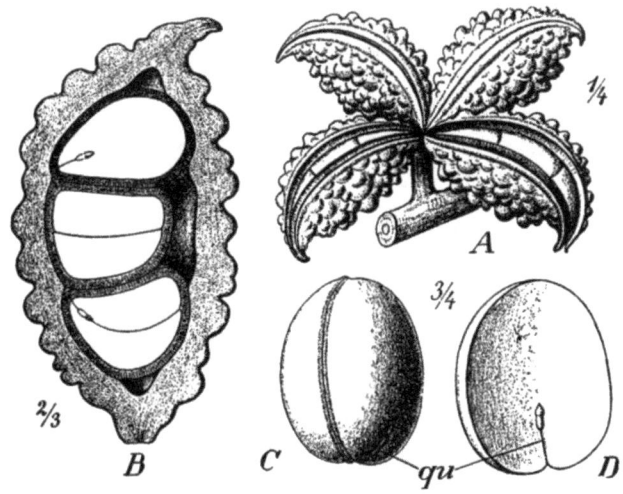

Abb. 119. Cola vera. *A* ganze Frucht (¹/₄), *B* eine Teilfrucht, längs durchschnitten (²/₃), drei Samen enthaltend, *C* Keimling nach Ablösung der Samenschale, die Trennungslinie der Keimblätter zeigend (³/₄), *D* ein Keimblatt von innen gesehen mit der Plumula und dem Würzelchen, *qu* Querriß der Keimblätter (³/₄). (Gilg)

**Inhaltsstoffe:** Coffein, Theobromin, Gerbstoffe.
**Verwendung:** Stimulans, Coronargefäße erweiternd, Diuretikum.
**DC.:** Stahl II.
**Wertbestimmung:** ÖAB 9, Ph. Helv. VI.

**Semen Colchici** (Herbstzeitlosensame), *Colchicum autumnale,*
Liliaceae

**Vorkommen:** Europa, Rußland, nördl. Afrika.
**Ganzdroge:** Der Same ist braun, rundlich, 2–3 mm im Durchmesser und feingrubig punktiert. Er besitzt eine kleine Karunkula, die einen Auswuchs des Funiculus darstellt, der an dieser Stelle mit der Samenschale verwachsen ist. Diese umschließt ein hartes, graues En-

9*

dosperm. In diesem liegt, der Karunkula gegenüber, der kleine Embryo. Der Same ist geruchlos und schmeckt bitter-kratzend.

**Mikroskopie:** Die äußerste Zellschichte der Samenschale besteht aus großen, flachen, in der Aufsicht polygonalen Zellen (Abb. 120). Darunter mehrere Schichten parenchymatischer Zellen, unter diesen

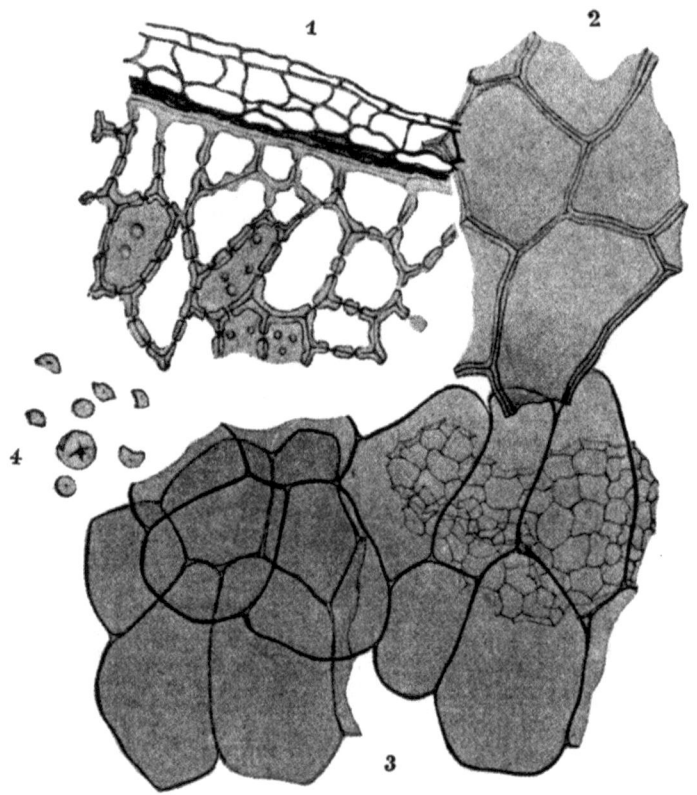

Abb. 120. Semen Colchici. Elemente des Pulvers. *1* Samenschale und Nährgewebe im Querschnitt, *2* Oberhaut der Samenschale in der Flächenansicht, *3* Parenchym der Samenschale in der Flächenansicht, *4* Stärkekörner. (Vergr. etwa 200fach.) (MOELLER)

tafelförmige Zellen mit braunem Inhalt, der sich mit Eisenchlorid schwarz färbt. Perisperm fehlt. Die Wände der Endospermzellen sind stark verdickt und besitzen scharf umrandete, in der Aufsicht kreisförmige Tüpfel, die am Querschnitt deutlich die unverdickte Zellmembran (Schließwand) erkennen lassen. Im Ölplasma der Zellen kleine, 2–12 $\mu$ große Aleuronkörner. Kleine, kugelige Stärke nur im Gewebe der Karunkula.

**Pulverdroge:** Im Pulver sind die Fragmente der verdickten Endospermzellen mit den großen Tüpfeln deutlich sichtbar. Daneben finden sich Fragmente der Samenschale, vor allem die großen, tafelförmigen Zellen der Epidermis. Stärke spärlich, von der Karunkula stammend.

**Inhaltsstoffe:** Alkaloide (Colchizin und Derivate).

**Verwendung:** Bei akuter Gicht (geringe therapeutische Breite); Mitosegift, Polyploidie erzeugend (Colchizinderivate als Carzinostatika).

**DC.:** DAC, STAHL I.

**Wertbestimmung:** DAC.

**Semen Cucurbitae** (Kürbiskern), *Cucurbita pepo,* Cucurbitaceae

**Vorkommen:** Europa, Rußland, Asien, Mexiko, USA.

**Ganzdroge:** Die weißen Samen sind 10–15 mm lang, breit, flachgedrückt und bis 3 mm dick, an dem einen Ende abgerundet, am anderen zugespitzt, von einem glänzenden Wulst eingesäumt. Am spitzen Ende liegt die Mikropyle, darunter der Nabel deutlich erkenntlich.

**Mikroskopie:** Die papierartige Samenschale, unter der Lupe unregelmäßig gerauht, besitzt eine Oberhaut aus palisadenförmigen, dünnwandigen, kantigen, deformierten oder schiefliegenden Zellen über 200 $\mu$ hoch, teilweise kleine Stärkekörner beinhaltend. In den Zellen finden sich fadenförmige Verdickungsleisten, die sich nach außen pinselförmig verzweigen. Unter der Epidermis einige Lagen kleiner, rundlicher Zellen, darunter eine einreihige, am Rande zweireihige Schichte starkwandiger, in der Aufsicht wellig-buchtiger, wulstig verdickter Steinzellen. Anschließend mehrere Lagen eines Sternparenchyms mit netzigen Verdickungen, große Interzellularen einschließend. Die übrigen Schichten der Samenschale und das Nährgewebe zusammengefallen.

**Inhaltsstoffe:** Fettes Öl.

**Verwendung:** Vermifugum (in hohen Dosen!).

**Semen Cydoniae** (Quittensame), *Cydonia vulgaris,* Rosaceae

**Vorkommen:** Südeuropa, Rußland, Kleinasien, Indien.

**Ganzdroge:** Die durch gegenseitigen Druck abgeplatteten und kantigen, bis 1 cm langen und 1–2 mm breiten Samen sind meist zu mehreren miteinander verklebt, so wie sie im Fruchtfach gelagert sind. Die violettbraune Oberfläche der Samen ist von eingetrocknetem Schleim wie von einem Häutchen bedeckt.

**Mikroskopie:** Die Epidermis der Samenschale besteht aus palisadenartig gestreckten, bis 150 $\mu$ hohen Schleimzellen, in denen die Schleimschichten hufeisenförmig um das kleine Lumen, welches an der Innenwand liegt, angelagert sind. Die folgende Hartschicht aus mehreren Lagen verdickter Zellen z. T. mit braunem Inhalt, anschließend einige kollabierte Zellen. Ein schmales Endosperm und die kleinzelligen Kotyledonen enthalten fettes Öl und rundliche, 10–15 $\mu$ große Aleuronkörner. Die Samen sind geruchlos, der Geschmack schleimig, schwach bitter-mandelartig.

**Inhaltsstoffe:** Schleim, Amygdalin (?).

**Verwendung:** Mucilaginosum, für fettfreie Salbengrundlagen und Augenwässer; in der Technik für Appreturen.

**Semen Erucae** (weißer Senf), *Sinapis alba,* Brassicaceae (Cruciferae)

**Vorkommen:** Mittelmeerländer, Rußland, Indien, USA.

**Ganzdroge:** Der Same ist etwa 2 mm groß (fast doppelt so groß wie der Same des schwarzen Senfs), hell rötlichgelb, mitunter schülferig. Die gelben Keimblätter sind dachartig gefaltet und umschließen in der dadurch gebildeten Rinne das Würzelchen. Der Same ist geruchlos, Geschmack zuerst ölig, dann brennend scharf.

**Mikroskopie:** Die Epidermiszellen, im Querschnitt fast quadratisch (Abb. 121), enthalten bis auf ein schmales Lumen eine geschichtete Schleimmasse, die in Wasser quillt, nach Sprengung der Außenwand austritt und die Schlüpfrigkeit des Samens nach dem Einlegen in Wasser verursacht. Unter der Epidermis gewöhnlich zwei Reihen (selten drei) von Großzellen, an den Ecken kollenchymatisch verdickt. Die lichten Becherzellen

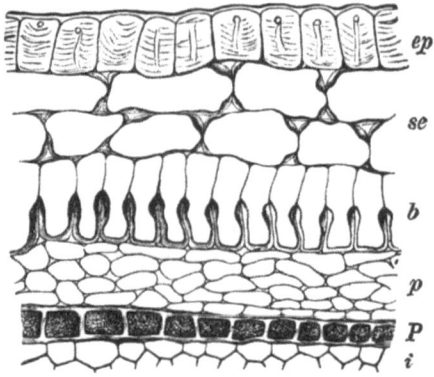

Abb. 121. Samenschale des weißen Senfs im Querschnitt. *ep* Oberhaut, *se* Großzellen, *b* Palisaden oder Becherzellen, *p* Parenchym, *P* Aleuronschicht, *i* hyaline Schicht.
(MOELLER)

besitzen nur geringe Höhenunterschiede, daher auch nur seichte, oft kaum wahrnehmbare Mulden bildend. Die darunter liegenden Schichten flacher Zellen ohne Pigment, anschließend die Aleuronschichte und eine Schichte kollabierter Zellen. Das Parenchym des Embryo dünnwandig mit fettem Öl und Aleuron.

**Pulverdroge:** Das Pulver ist durch die farblosen Becherzellen ohne polygonale Maschen (Sinapis nigra), weiters durch die Fragmente der Schleimepidermis und der Großzellen charakterisiert. Daneben zahlreiche Fragmente des dünnwandigen Keimblattparenchyms.

**Prüfung:** Da die Becherzellen des weißen Senfs farblos sind, verraten sich Beimengungen anderer Cruciferensamen im Pulver durch gelblich- bis dunkelbraun gefärbte Becherzellen.

**Inhaltsstoffe:** Fettes Öl, Senfölgylkosid Sinalbin (nicht flüchtig).

**Verwendung:** Speisesenf (Gelbsenf), bakteriostatisch (Lymphocyten-Vermehrung?).

**DC.:** STAHL I.

# Semen Foenugraeci (Bockshornsame), *Trigonella foenum – graecum,* Fabaceae (Papilionaceae)

**Vorkommen:** Mittelmeergebiet, Indien, China.

**Ganzdroge:** Die sichelförmigen Hülsen enthalten gegen 20 kleine, schief prismatische, rötlichbraune bis gelblichgraue Samen. Das Würzelchen ist gegen die Keimblätter scharf umgeknickt (Abb. 122). Unter der Lupe ist der Same feinkörnig punktiert. Ungefähr in der Mitte jener Schmalseite, an welcher das Würzelchen liegt, ist der helle, kleine Nabel in einer kleinen Vertiefung (knapp neben der sich abzeichnenden Wurzelspitze) mit der Lupe erkennbar, von welchem sich eine kurze Raphe längs der Schmalseite bis zum nahen Ende des Samens hinzieht. In einem Schleimendosperm eingebettet liegt der Keimling. Durchschneidet man den Samen parallel zur Breitseite der Länge nach, so sieht man, wie es in Abb. 122. Fig. C dargestellt ist, daß das Würzelchen nach oben gebogen ist und der Kante der Kotyledonen anliegt. Führt man den Schnitt quer durch den unteren Teil des Samens, so erkennt man auf der Schnittfläche die Samenschale, das Schleimendosperm als glasige Schichte, die Kotyledonen und das

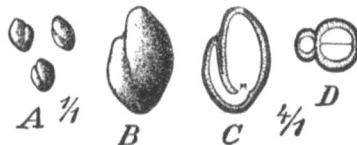

Abb. 122. Semen Foenugraeci. *A* Samen in natürl. Größe. *B* ein einzelner Samen vergrößert. *C* im Längsschnitt, *D* im Querschnitt (4fach). (GILG)

Würzelchen (Abb. 122, Fig. *D*). Wenn man den Samen in Wasser aufquellen läßt, so kann man die Samenschale als gelbe, feste Haut ablösen und das Endosperm als schlüpferige, glasige Haut vom Keimling abheben, dessen Bau nun deutlich erkennbar ist.

**Mikroskopie:** Die Samenschale besitzt die für die Papilionaceen charakteristischen, palisadenförmigen Epidermiszellen mit einer, im oberen Drittel der Zellen gelegenen Lichtlinie (Abb. 123). Die Zellen enden nach oben zapfenartig und ragen mit ihren Spitzen in eine verschleimte Schicht unter der Kutikula hinein. Einige Epidermiszellen, die in Gruppen beisammenstehen, reichen mit ihren Spitzen bis an die Kutikula und verursachen die feinpunktierte Oberfläche der Samenschale. Unter den Epidermiszellen liegt eine Schichte breiter und niedriger Zellen mit streifigen Verdickungen, die nur in ihrem unteren Teil fest aneinanderschließen, nach oben zu schmäler werden und einen kleinen Interzellularraum frei lassen (Trägerzellen s. Abb. 123 u. 124). Darunter folgen mehrere Reihen von Parenchymzellen, deren innere Schichten meist zusammengefallen sind. Die äußerste Zellreihe des Endosperms besteht aus aleuronführenden Zellen, häufig mit knotig verdickten Wänden (Aleuronschichte). (In der Abb. 123 ist die

Aleuronschicht viel zu dunkel abgebildet, der Inhalt der Aleuronzellen stellt eine graue, emulsionsartige Masse dar!). Die übrigen Endospermzellen sind großzellig, mit deutlich sichtbarer Primärmembran und dicken, aus Schleim bestehenden, sekundären Verdickungsschichten. In den Kotyledonen ist bereits eine Differenzierung des dünnwandigen Parenchyms in Epidermis, mehrreihige Palisadenschichte und Schwammparenchym erkennbar. Die Zellen des Keimlings enthalten fettes Öl und Aleuron, gelegentlich bis 10 $\mu$ große, rundliche, einfache Stärkekörner.

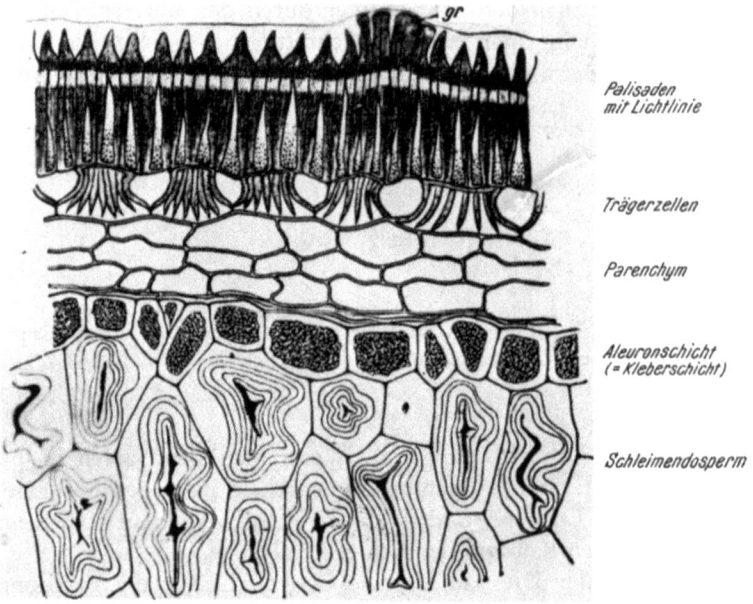

Abb. 123. Schale des Bockshornsamens im Querschnitt (nach TSCHIRCH). *gr* Palisadengruppe, die die Punktierung der Schale verursacht. (Vergr. 200fach.) (MOELLER)

**Pulverdroge:** Das Pulver, das einen eigenartig würzigen Geruch und bitteren Geschmack hat, ist durch die zahlreich vorkommenden Palisaden und Trägerzellen der Samenschale charakterisiert (Abb. 124). Daneben finden sich die Zellen der Kleberschichte und des Schleimendosperms, deren sekundäre Verdickungsschichten beim Erwärmen des Präparates in Lauge oder Chloralhydrat bis zum Verschwinden des Lumens aufquellen, so daß nur die Primärmembranen der Zellen als großzellig polygonales Netz sichtbar sind. Die Zellen des Keimlings sind dünnwandig, entweder palisadenförmig (Palisadenschichte), rundlicheckig (Schwammparenchym) oder polygonal (Würzelchen).

**Prüfung:** Da die Elemente der Samenschale des Bockshornsamens sehr charakteristisch sind, so sind Beimengungen anderer Samen leicht erkenntlich. So deuten größere Stärkekörner, Fasern, Fragmente weitlumiger Gefäße auf Verfälschungen.

**Inhaltsstoffe:** Schleim, Flavonoide, Saponine, Bitterstoffe,

**Verwendung:** Kataplasmen bei Furunkeln, Gewürz, Roborans.

**Wertbestimmung:** ÖAB 9, Ph. Helv. VI.

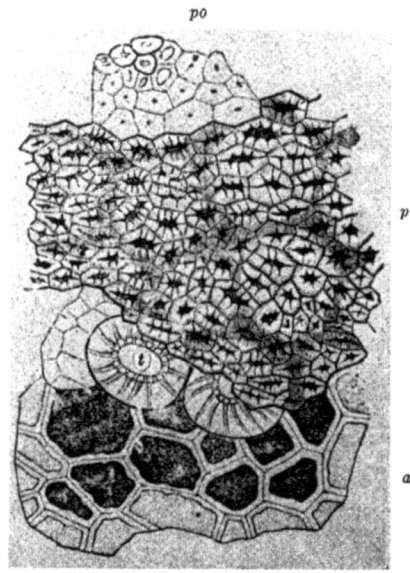

Abb. 124. Schale des Bockshornsamens in der Flächenansicht. *po* Palisaden im oberen Teil, *p* diese in der Mitte getroffen, *t* Trägerzellen, *a* Aleuronschichte. (Nach TSCHIRCH)

**Semen Lini** (Leinsame), *Linum usitatissimum*, Linaceae

**Vorkommen:** In allen Erdteilen kultiviert.

**Ganzdroge:** Die braunen, glänzenden Samen sind länglich, eiförmig, flach, 4 bis 6 mm lang und 2 bis 3 mm breit. Etwas unterhalb der Spitze ist in einer kleinen Einbuchtung der Nabel als heller Punkt sichtbar. Vom Nabel führt an der Kante entlang die Raphe bis zur Chalaza, die an dem abgerundeten Ende des Samens liegt. Die Samenschale, die unter der Lupe fein punktiert ist, umschließt ein schmales Endosperm. Im Endosperm eingebettet der Keimling mit zwei fleischigen Kotyledonen und geradem Würzelchen (Abb. 125), das in dem spitzen Ende des Samens liegt.

**Mikroskopie:** Die Epidermiszellen, von einer starken Kutikula überzogen, sind unregelmäßig prismatisch, in der Aufsicht polygonal (Abb. 126 und 127). Die sekundären Verdickungsschichten der Außen- und Seitenwände bestehen aus Schleim, der in Wasser rasch aufquillt und nach Sprengung der Kutikula austritt. Unter der Epidermis ein bis zwei Lagen gelblich gefärbter, von der Fläche ringförmiger,

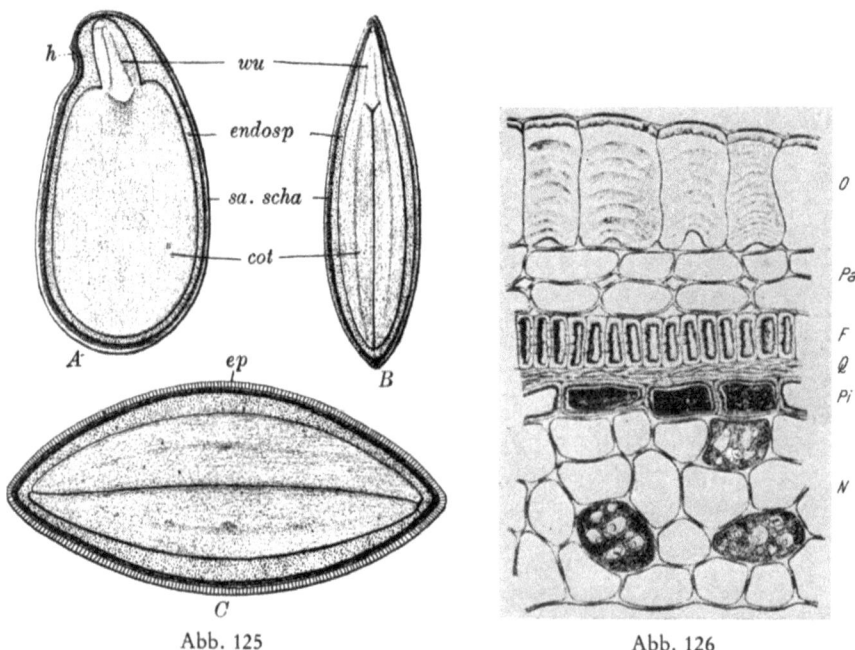

Abb. 125                    Abb. 126

Abb. 125. Semen Lini. *A* Längsschnitt parallel zur Breitseite des Samens. *B* Längsschnitt parallel zur Schmalseite, *C* Querschnitt des Samens; *sa. scha* Samenschale, *ep* Epidermis dieser, *endosp* Endosperm, *cot* Keimblätter und *wu* Würzelchen des Embryos. *A* und *B* Vergr. 10fach, *C* 32fach. (GILG)

Abb. 126. Leinsamenschale im Querschnitt. (Vergr. 400fach). (MOELLER) *O* Oberhaut, *Pa* Palisaden, *F* Faserschicht, *Q* Querzellen, *Pi* Pigmentschicht, *N* Nährgewebe

dünnwandiger Parenchymzellen (Ringzellen). Es folgt die Faserschichte, bestehend aus dickwandigen, reich getüpfelten, in der Längsrichtung des Samens verlaufenden Fasern. Unter den Fasern liegt eine Schichte dünnwandiger Zellen, die senkrecht zu den Fasern verlaufen (Querzellen) und deren oberste Schichte sich am besten erhält (die übrigen Zellen dieser Schichte meist kollabiert). Unter den Querzellen eine einzellige Lage von tafelförmigen (in der Aufsicht meist rechteckigen), derbgetüpfelten Zellen mit rotbraunem Inhalt (Pigmentzellen).

Der Inhalt dieser Zellen reagiert mit FeCl₃ unter Blaufärbung. Unter der Pigmentschichte, mit welcher die Samenschale abschließt, liegt das Endosperm, bestehend aus mehreren Lagen vieleckiger Zellen. Die Zellen des Keimlings sind dünnwandiger als die Endospermzellen und enthalten wie diese fettes Öl und Aleuronkörner. Stärke fehlt.

**Pulverdroge:** Im Pulver sind die Fragmente der Faserschichte besonders auffallend. Leicht findet man Fragmente, an denen man die ringförmigen Parenchymzellen, die darunterliegenden Fasern und evtl. auch die Querzellen deutlich sieht. Weiters sofort auffallend die glasi-

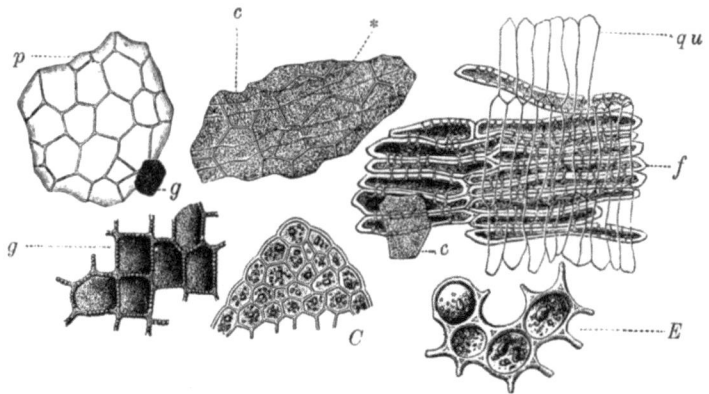

Abb. 127. Gewebe des Leinsamens in der Flächenansicht. *p* Oberhaut, *c* Kutikula mit Rissen*, *E* ringförmige Parenchymzellen, *f* Faserschicht, *qu* Querzellen, *g* Pigmentschicht, *C* Keimblatt. (MOELLER)

gen Fragmente der Schleimepidermis. Aus den Pigmentzellen ist häufig der Inhalt herausgefallen, der dann als braune Täfelchen neben den leeren Pigmentzellen mit ihren lichten, getüpfelten Wänden zu finden ist. Die Parenchymzellen des Keimlings dünnwandiger als die Endospermzellen, erfüllt mit fettem Öl und Aleuron. Epidermis mit Kutikula.

**Prüfung:** Da auch die reinsten Sorten einige Samen von Unkräutern enthalten, so wird man auch im Pulver immer einige Fragmente fremder Samen oder kleinkörnige Stärke finden, die aber nicht häufig vorkommen dürfen. Anorganische Verunreinigungen ergeben sich durch die Aschenbestimmung.

**Inhaltsstoffe:** Fettes Öl, Schleim, Blausäureglykosid (Linamarin).

**Verwendung:** Mucilaginosum, für Kataplasmen, Ölgewinnung, Nährmittel.

**DC.:** DAB 7/2.

**Wertbestimmung:** ÖAB 9, Ph. Helv. VI, DAB 7.

**Placenta Seminis Lini,** Leinkuchen

Der Leinkuchen ist der bei der Gewinnung des Öles zurückgebliebene Preßrückstand. Man findet daher im gepulverten Leinkuchen die Elemente des Samens und der Samenschale, das fette Öl jedoch nur in ganz geringer Menge.

## Semen Myristicae (Muskatnuß), *Myristica fragrans*, Myristicaceae

**Vorkommen:** China, Indien, Ceylon, Westindien, Java, Brasilien.

**Ganzdroge:** Die Frucht enthält einen Samen, der von einem orangeroten, fleischigen, zerschlitzten Arillus umgeben ist (Abb. 128). Die Muskatnüsse des Handels sind die vom Arillus und der Samenschale befreiten Kerne. Nach dem Auslösen aus der Samenschale werden sie

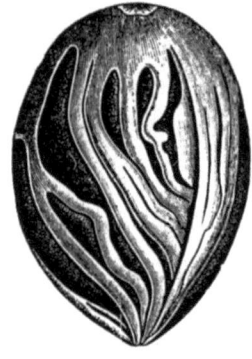
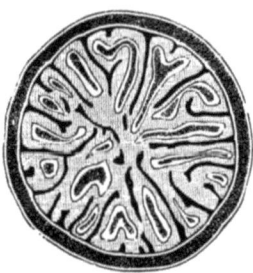

Abb. 128                              Abb. 129

Abb. 128. Samen von Myristica fragrans, die Samenschale vom Arillus noch umschlossen. (MOELLER)
Abb. 129. Querschnitt der Muskatnuß mit der Schale. (Nach BERG)

meist noch mit Kalk abgerieben oder einige Minuten mit Kalkmilch behandelt und dann bei gewöhnlicher Temperatur getrocknet. Die Außenseite zeigt die Abdrücke der Gefäßbündel der Samenschale. Die helle Warze an dem einen Ende des Samens zeigt die Lage des Hilums, die kleine Vertiefung am anderen Ende die Lage der Chalaza in der Samenschale an. Zwischen beiden der Abdruck der Raphe als Furche erkennbar. Das dunkelbraune Hüllperisperm, welches das ätherische Öl enthält, sendet Gewebsplatten (Ruminationsgewebe) in das gelblich-braune Endosperm hinein (ähnlich wie Areca), wodurch der Same im Durchschnitt ein marmoriertes Aussehen erhält (Abb. 129). Der kleine Embryo liegt unter der hellen Warze.

**Mikroskopie:** Die Zellen des äußeren Perisperms sind peridermartig, tangential gestreckt, z. T. mit rotbraunen Phlobaphenklumpen erfüllt. Der innerste Teil des Perisperms und die Gewebsplatten enthalten Ölzellen neben braunem Parenchym. Die Zellen des Endosperms enthalten fettes Öl, kleine rundliche oder zusammengesetzte Stärkekörner und Aleuronkörner (Abb. 130). Im Endosperm vereinzelt Zellen mit braungefärbtem, gerbstoffhaltigem Inhalt.

**Pulverdroge:** Das Pulver mit seinem charakteristischen, würzigen Geruch und Geschmack enthält neben Einzelkörnern zusammenge-

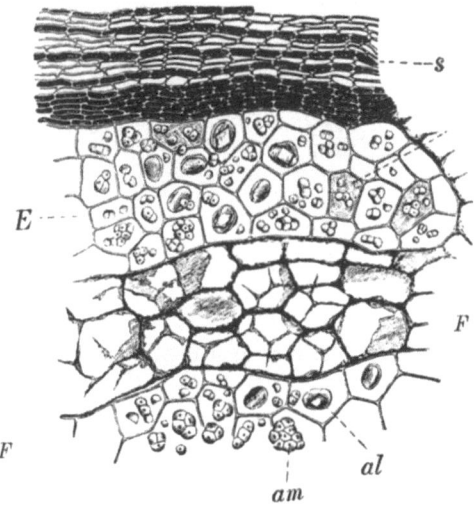

Abb. 130. Semen Myristicae, Querschnitt durch die Droge. *s* Oberflächliches Perisperm (sog. Hüllperisperm), *F* Perisperm, das Endosperm faltig durchdringend (es wurden nur die großen Sekretzellen gezeichnet; die winzigen undeutlichen Zellen dazwischen sind übergangen), *E* Endospermgewebe weißlich, mit Stärkekörnern (*am*), Aleuronkörnern (*al*). (Vergr. 160fach.) (MOELLER)

setzte Stärke, Aleuron, Fett und ätherisches Öl. Jodrohrzucker färbt Stärke blauschwarz und Aleuronkörner gelb. Farbloses Parenchym des Endosperms neben braunen Fragmenten des Hüllperisperms. Im Chloralhydrat-Präparat kristallisiert nach dem Erkalten das Fett in den Tropfen aus.

**Prüfung:** Die im Handel befindlichen Papua-Muskatnüsse von M. argentea und Bombay-Muskatnüsse von M. malabarica, die weniger aromatisch und daher weniger wertvoll sind, besitzen eine langgestreckte Form. Im Pulver sind Verfälschungen mit Samenschalen, Ölkuchenrückständen und Mehlen an den fremden Zellelementen und an den größeren Stärkekörnern erkennbar. Der Nachweis von beigemengten Samen anderer Myristica-Arten ist im Pulver kaum möglich.

**Inhaltsstoffe:** Ätherisches und fettes Öl („Muskatbutter"), Myristicin (Phenylpropanderivat mit halluzinogener, toxischer Wirkung).
**Verwendung:** Hautreizmittel, Stomachikum, Gewürz, Stimulans.
**DC.:** STAHL II.
**Wertbestimmung:** Ph. Helv. VI.

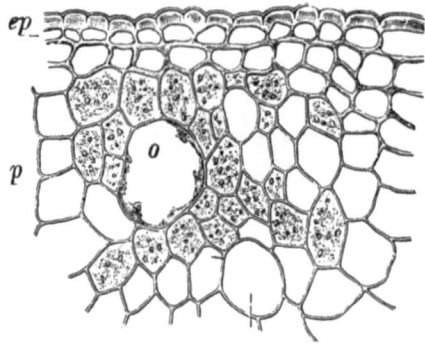

Abb. 131. Querschnitt durch Macis. *ep* Epidermis, *p* Parenchym mit körnigem Inhalt, *o* Ölzellen. (Vergr. 160fach.) (MOELLER)

**Arillus Myristicae** (Macis) (Muskatblüte), *Myristica fragrans*, Myristicaceae

**Ganzdroge:** Arillus Myristicae oder Macis ist der fleischige, orangerote, zerschlitzte Samenmantel der Muskatnuß (Abb. 128). Er wird sorgfältig vom Samen abgelöst und ist nach der Trocknung an der Sonne gelbrot, fettglänzend, brüchig. Geruch und Geschmack ähnlich der Muskatnuß.
**Mikroskopie:** Beiderseits eine Oberhaut aus langgestreckten, schlauchförmigen Zellen, deren Fragmente auch im Pulver sofort auffallen. Im zartzelligen, fetthaltigen Parenchym verstreut große Ölzellen (Abb. 131).
**Inhaltsstoffe:** Ätherisches Öl, wenig fettes Öl.
**Verwendung:** Analog wie Semen Myristicae.

**Semen Papaveris** (Mohnsame), *Papaver somniferum*, Papaveraceae

**Vorkommen:** In allen Erdteilen kultiviert.
**Ganzdroge:** Für medizinische Zwecke werden die weißen Samen verwendet. Diese sind gewöhnlich bis 1,5 mm lang, nierenförmig, in der Einbuchtung das gelbliche, schwach erhöhte Hilum. Unter der Lupe sieht man eine gleichmäßige, sechseckige Felderung (Abb. 132), verursacht durch die weit vorspringenden Seitenwände der großen Oberhautzellen, während die Außenwände eingesenkt sind (Abb. 133). Die mehrschichtige Samenschale umschließt ein dünnwandiges Endosperm darin eingebettet der Keimling. Das Parenchym des Endosperms und des Keimlings enthält reichlich Öl. Der Same ist fast geruchlos, der Geschmack ölig. Eine Verwechslung mit den giftigen, gelbbrau-

nen Samen von Hyoscyamus (s. Abb. 46) ist unter der binokulären Lupe leicht zu erkennen.

**Inhaltsstoffe:** Trocknendes Öl, Spuren von Codein und Thebain.

**Verwendung:** Backwaren, Ölgewinnung.

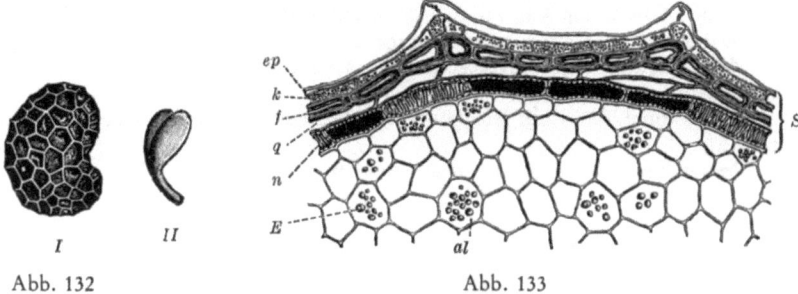

Abb. 132               Abb. 133

Abb. 132. Mohnsamen. *I* Lupenbild, *II* Keimling (WINTON)

Abb. 133. Querschnitt des Mohnsamens. *S* Samenschale mit der Oberhaut *ep*, der Kristallschicht *k*, der Faserschicht *f*, den Querzellen *q* und den Netzzellen *n*, E Nährgewebe mit Aleuron *al*. (WINTON)

**Semen Psyllii** (Flohsame), *Plantago psyllium*, Plantaginaceae

**Vorkommen:** Südeuropa, Mittelmeerländer, Rußland, Nordafrika.

**Ganzdroge:** Ca. 2 mm langer, 1 mm breiter, brauner, glänzender Same, an der
Bauchseite mit einer ca. 0,4 mm breiten Rille, die in der Mitte das weißliche, runde Hilum erkennen läßt. Gekrümmtes Endosperm (am Querschnitt), zarter Keimling.

**Mikroskopie:** Samenschale dünn, mit typischer Schleimepidermis (wie Linum und
Cydonia), darunter eine braune Pigmentschichte. Endospermzellen außen gestreckt, innen isodiametrisch, mit stark getüpfelten Wänden. 1000 Korngewicht ca. 1 g.

**Prüfung:** Ispaghula-Samen (Plantago ovata) sind etwas größer und breiter.

**Inhaltsstoffe:** Schleim, Aucubin (Iridoid).

**Verwendung:** Laxans, Expektorans, für Umschläge, Appretur (Technik).

**Wertbestimmung:** Ph. Helv. VI, DAC.

**Semen Ricini** (Ricinussamen), *Ricinus communis*, Euphorbiaceae

**Vorkommen:** Ubiquitär in warmen Ländern, Europa, Asien, Afrika, Mexiko, USA.

**Ganzdroge:** Die Größe der Samen ist sehr variabel, die Länge beträgt zwischen 9
und 22 mm, die Breite zwischen 6 und 15 mm. Die Samen sind braun gesprenkelt, abgeflacht, an der einen Flachseite die Raphe als vorspringende Leiste sichtbar. Am
Nabelende eine fleischige Karunkula (Abb. 134).

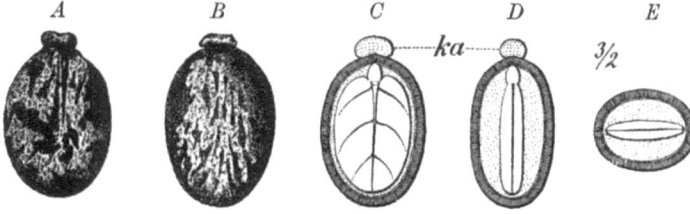

Abb. 134. Semen Ricini. *A* Samen von vorn, *B* von hinten, *C* und *D* die beiden verschiedenen Längsschnitte, *E* Querschnitt (1¹/₂fach), *ka* Karunkula. (GILG)

**Mikroskopie:** Die mehrschichtige Samenschale (eine Schichte derselben besteht aus langgestreckten Palisadensklereiden) ist spröde und läßt sich leicht vom Samenkern entfernen. Am Samen bleibt ein weißliches Häutchen haften, bestehend aus kollabierten Zellen, die im unreifen Samen als Nährgewebe fungieren. Das dünnwandige Endospermgewebe enthält fettes Öl und Aleuronkörner, keine Stärke. Die Aleuronkörner sind rundlich oder elliptisch, bis 20 $\mu$ groß, mit großem, gut ausgebildeten Kristalloid und einem oder mehreren exzentrisch gelagerten Globoiden (Abb. 135).

**Mikrochemie:** Mit Jodrohrzuckerlösung gelbe Färbung des Kristalloids in den Aleuronkörnern.

**Inhaltsstoffe:** Fettes Öl, sehr giftiges Toxalbumin (Ricin) (ca. 20 Samen oral sind tödlich!)

**Verwendung:** Ölgewinnung, Öl als gutes Laxans.

**DC.:** STAHL II.

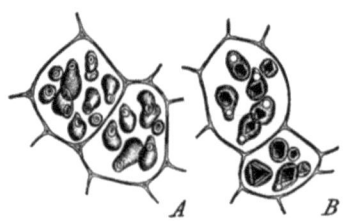

Abb. 135. Aleuronkörner des Rizinus-Samens. *A* in Öl, *B* in Jodlösung. (MOELLER)

### Semen Sabadillae (Sabadillsame), *Schoenocaulon officinale*, Liliaceae

**Vorkommen:** Mittelamerika, Westindien.

**Ganzdroge:** Der Same ist länglich bis lanzettlich, meist schwach gebogen und unregelmäßig kantig, mit braunschwarzer, fein längsrunzeliger Samenschale, bis 9 mm lang und 2 mm dick. Er trägt an dem einen Ende einen längeren, an dem anderen einen kürzeren, schnabelartigen Fortsatz (Abb. 136). Raphe vorhanden, doch selten deutlich erkennbar. Unter der Samenschale ein horniges, grau-weißes Endosperm, in dessen unterem Teil der kleine Keimling eingebettet ist. Der

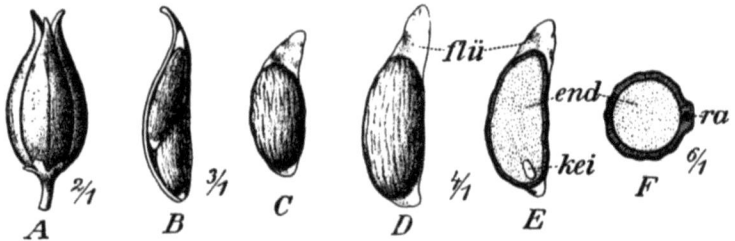

Abb. 136. Semen Sabadillae. *A* ganze dreiteilige Frucht (2fach), *B* ein Fruchtfach mit 2 Samen (3fach), *C* ein kurzer, *D* ein langer Same mit den schnabelartigen Fortsätzen *flü* (4fach), *E* Längs- und *F* Querschnitt durch denselben (4- und 6fach), *end* Endosperm, *kei* Keimling, *ra* Raphe. (GILG)

Same ist geruchlos, Geschmack bitter und scharf. Das Pulver wirkt
nießenerregend.

**Mikroskopie:** Die Epidermis besteht aus hohen, braunwandigen,
an der Außenseite stärker verdickten Zellen (Abb. 137), die in der
Längsrichtung des Samens gestreckt sind (Unterschied von Colchicum). Darunter mehrere Lagen dünnwandiger, meist kollabierter Zellen. Die Samenschale unreifer Samen enthält reichlicher, die reifer Samen selten Oxalatraphiden (im Parenchym der Fortsätze). Das Endo-

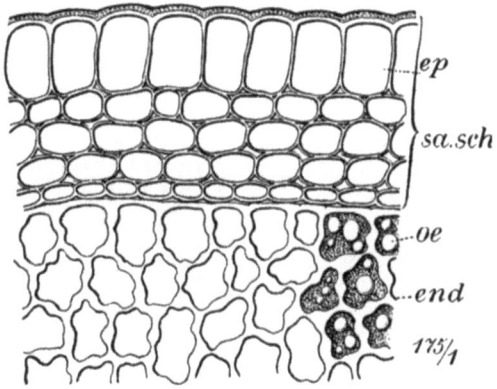

Abb. 137. Semen Sabadillae. Querschnitt durch einen reifen Samen (175fach). *ep* Epidermis, *sa.sch* Samenschale, *oe* Öltropfen in den Zellen des Endosperms *end*. (GILG)

sperm besteht aus derbwandigen Zellen mit knotig oder birnenförmig
verdickten Wänden. Das Ölplasma dieser Zellen enthält bis 6 $\mu$ große
Aleuronkörner, selten auch rundliche Stärkekörner. Im Zentrum des
Endosperms sind die Zellen verhältnismäßig dickwandig. Die Zellen
des Keimlings sind klein und sehr zartwandig.

**Pulverdroge:** Das Pulver ist durch die braungefärbten Fragmente
der Samenschale mit den großen, langgestreckten Epidermiszellen und
durch die Fragmente der Endospermzellen mit den birnenförmigen
Wandverdickungen charakterisiert. Ab und zu Fragmente der Samenschale mit Raphiden, vereinzelt Spiralgefäße der Raphe, selten
Stärke bis 10 $\mu$ Größe.

**Inhaltsstoffe:** Alkaloide (Veratrin u. Derivate), sehr giftig.

**Verwendung:** Früher Läusemittel, heute nur noch in der Veterinärmedizin.

**Semen Sinapis** (schwarzer Senf), *Brassica nigra,* Brassicaceae
(Cruciferae)

**Vorkommen:** Europa, Asien, Indien, Afrika, Amerika.

**Ganzdroge:** Die braunen Samen sind kugelig, 1–1,5 mm groß, der
Nabel ist als helles Pünktchen erkennbar. Unter der Lupe erscheinen
die Samen netzig-grubig, hie und da weiß schuppig, wenn sich die
Epidermis der Samenschale losgelöst hat. Im Innern der gelbe Embryo
ohne Nährgewebe. Die beiden Keimblätter sind dachartig gefaltet, in
der so gebildeten Rinne liegt das Würzelchen (Abb. 138). Der Same

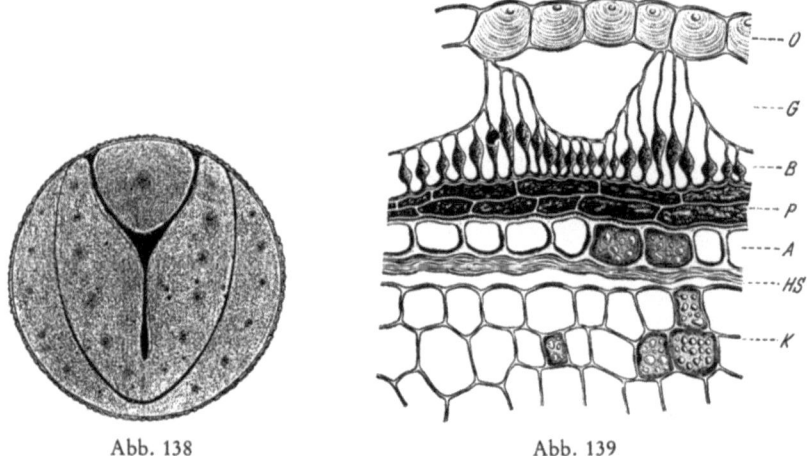

Abb. 138                          Abb. 139

Abb. 138. Semen Sinapis. Man erkennt die beiden gefalteten, das Würzelchen einhül-
lenden Keimblätter. (Ca. 25fach vergrößert.) (GILG)
Abb. 139. Semen Sinapis, Querschnitt der Samenschale. O Oberhaut, G Großzellen, B
Becherzellen, P Pigmentschicht, A Aleuronschicht, HS hyaline Schicht, K Keimling.
(Vergr. 300fach.) (MOELLER)

ist geruchlos, Geschmack anfangs ölig, dann brennend scharf. Nach
Anreiben des gepulverten Samens mit Wasser Geruch nach Senföl.

**Mikroskopie:** Die Epidermis besteht aus polygonalen Zellen, deren
Wandverdickungen aus Schleim bestehen (Abb. 139). Darunter eine
einzellige Schichte dünnwandiger, inhaltsleerer Zellen (Großzellschich-
te), im trockenen Samen meist zusammengefallen, so daß die Epidermis in die dadurch entstandene Einbuchtung eingesunken ist. Die darunter liegende Palisadenschichte besteht aus langgestreckten, ungleich
hohen und nur im unteren Teil becherartig verdickten Zellen (Becherzellen). In der Aufsicht sind es kleine, scharf umrandete Polygone mit
deutlichem Lumen (Abb. 140 *p*). Durch die verschiedene Höhe dieser

Zellen werden Mulden gebildet, in welchen die früher erwähnten Großzellen liegen. Die Begrenzung dieser Mulden (wo die Becherzellen bis zur Epidermis vorstoßen), erscheint in der Aufsicht als braungefärbtes, gerundet polygonales Netz mit unscharfen Konturen (Abb. 141). Die folgende Parenchymschichte (Pigmentschichte) wird von dünnwandigen, schmalen Zellen gebildet, deren Inhalt sich mit Eisensalzen blau färbt (Gerbstoff). Die Aleuronschicht (als Rest des Nährgewebes) besteht aus dickwandigen, farblosen Zellen, fettes Öl und Aleuronkörner beinhaltend. Die darunterliegenden Zellen (hyaline

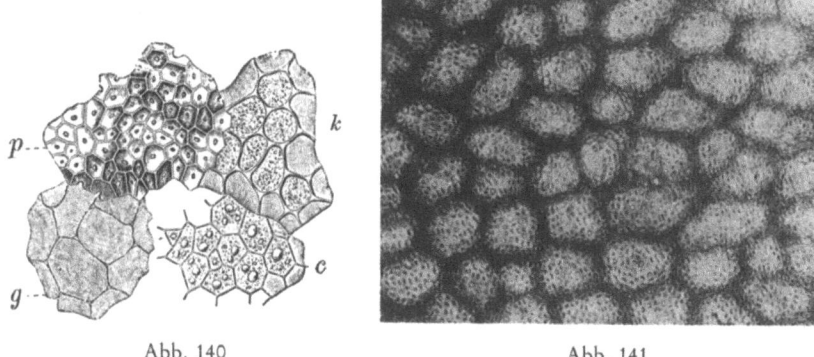

Abb. 140                              Abb. 141

Abb. 140. Gewebe des schwarzen Senfs in der Flächenansicht. *p* Becherzellen in dem
  Schattennetz, *g* Pigmentschicht, *k* Aleuronschicht, *c* Keimblattgewebe. (MOELLER)
Abb. 141. Schale des schwarzen Senfs in der Flächenansicht. (Vergr. 80fach.) (GRIEBEL)

Schichte) sind kollabiert. Die Zellen des Keimlings sind dünnwandig und enthalten neben fettem Öl lappige Aleuronkörner. Im reifen Samen keine Stärke.

**Pulverdroge:** Im gelblichen Pulver sind die Becherzellen, die man in der Aufsicht sieht, charakteristisch. Häufig finden sich größere Stücke, an denen auch die Begrenzung der Mulden als abgerundet polygonales Netz erkennbar ist. Daneben Fragmente der Schleimepidermis und der Aleuronschichte. Die Zellen des Keimlings dünnwandig, mit Öltropfen und Aleuronkörnern.

**Prüfung:** Die Samen anderer Brassica-Arten (Brassica juncea, Br. rapa, Br. napus, Sinapis arvensis) sind größer als der schwarze Senf und besitzen, obwohl sonst ähnlich, Becherzellen von mehr als 12 $\mu$ Breite. Die Becherzellen von Sinapis alba (s. Seite 134) sind gelblichweiß. Verfälschungen des Pulvers mit diesen Samen können daran leicht erkannt werden. Das Pulver darf weder Stärke noch Kleisterballen enthalten.

10*

**Inhaltsstoffe:** Sinigrin; nach Glykosidspaltung flüchtiges Allylsenföl (stark reizend), fettes Öl.

**Verwendung:** Rubefaciens (Senfpflaster, Umschläge), Braunsenf als Gewürz.

**Wertbestimmung:** ÖAB 9, Ph. Helv. VI.

### Semen Strophanthi grati (kahler Strophanthussame), *Strophanthus gratus*, Apocynaceae

**Vorkommen:** Tropisches Westafrika.

**Ganzdroge:** Die Samen, die ebenso wie die Samen von Strophanthus kombé ohne Haarschopf und Granne in den Handel kommen, sind zum Unterschied von den Kombé-Samen durch die Kahlheit (bei Betrachtung mit freiem Auge) und durch die gelbbraune Farbe charakterisiert. Sie sind länglich und flach (in Form und Größe gleichen sie den Kombésamen), an der einen Flachseite mit deutlich sichtbarer Raphe. In einem schmalen Endospermsack liegt der Embryo mit flachen Keimblättern.

**Mikroskopie:** Die Epidermiszellen sind polygonal und besitzen (wie beim Kombé-Samen) an den Radialwänden eine polsterförmige Verdickung (Abb. 142), doch sind, zum Unterschied von den Kombé-Samen, nur einzelne Epidermiszellen zu eckzahnförmigen Papillen ausgewachsen. Im übrigen gleichen die Samen in ihrem anatomischen Bau den Kombé-Samen.

**Pulverdroge:** Im Pulver fallen in erster Linie die polygonalen, langgestreckten, in der Aufsicht dickwandig erscheinenden Epidermiszellen auf; vereinzelte Epidermiszellen mit den eckzahnförmigen Papillen. Daneben Fragmente des Endosperms und des Kotyledonargewebes mit Aleuronkörnern und Öltropfen.

**Prüfung:** Die Samen anderer Strophanthus-Arten sind meist behaart und besitzen eine grünliche oder dunklere Braunfärbung als die gelbbraun gefärbten Samen von Strophanthus gratus. Weiters darf das Pulver keine Fragmente langer, dünnwandiger Haare enthalten.

**Inhaltsstoffe u. Verwendung:** Wie bei Strophanthus kombé.

### Semen Strophanthi kombé (behaarter (kombé) Strophanthussame), *Strophanthus kombé*, Apocynaceae

**Vorkommen:** Tropisches Westafrika.

**Ganzdroge:** Der vollständige Same läuft nach oben in eine Granne aus, die einen Haarschopf trägt (Abb. 143). Die Samen, die ohne Haarschopf und Granne in den Handel kommen, sind länglich, spindelförmig, flach, an dem einen Ende mehr oder weniger abgerundet,

12–18 mm lang, 3–5 mm breit und bis 2 mm dick. Sie sind glänzend behaart und von grau- bis braungrünlicher Färbung. Unter der Ansatzstelle der Granne, die an dem zugespitzten Ende des Samens liegt, befindet sich der Nabel. Vom Nabel abwärts zieht sich, deutlich an der einen, meist vorgewölbten Flachseite als vorspringende Leiste

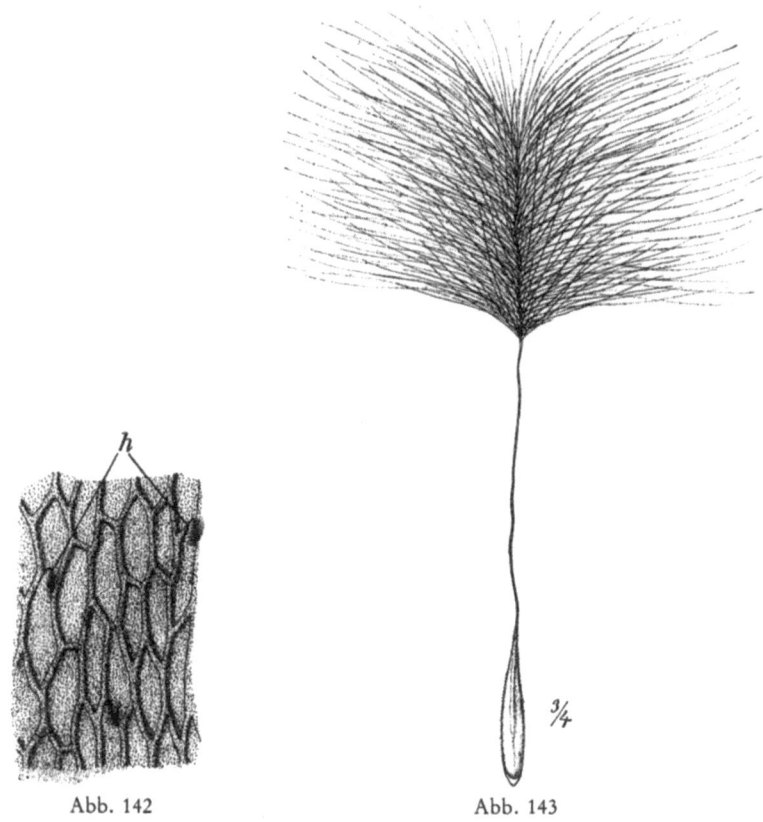

Abb. 142                                    Abb. 143

Abb. 143. Semen Strophanti kombe. (GILG)
Abb. 142. Semen Strophanthi grati. Oberflächenansicht der Samenschale; *h* kurze, papillenartige Haare. (Verg. 100fach)

sichtbar, die Raphe (Abb. 144 c). Die Samenschale läßt sich nach Einweichen in Wasser leicht mit dem darunterliegenden Endosperm entfernen. Der freigelegte Keimling besitzt längliche, flache Keimblätter. Der Same riecht schwach eigenartig und schmeckt bitter.

**Mikroskopie:** Die Oberhautzellen sind zu einzelligen, langen Haaren ausgewachsen, die an der Basis gegen die Spitze des Samens zu

umgebogen sind (Abb. 144). Die Epidermiszellen, die in der Längsrichtung des Samens gestreckt sind, besitzen an ihren Radialwänden
eine am Querschnitt polsterförmig erscheinende Verdickung, wodurch
diese Zellen in der Aufsicht dickwandig erscheinen. Unter der Epi-

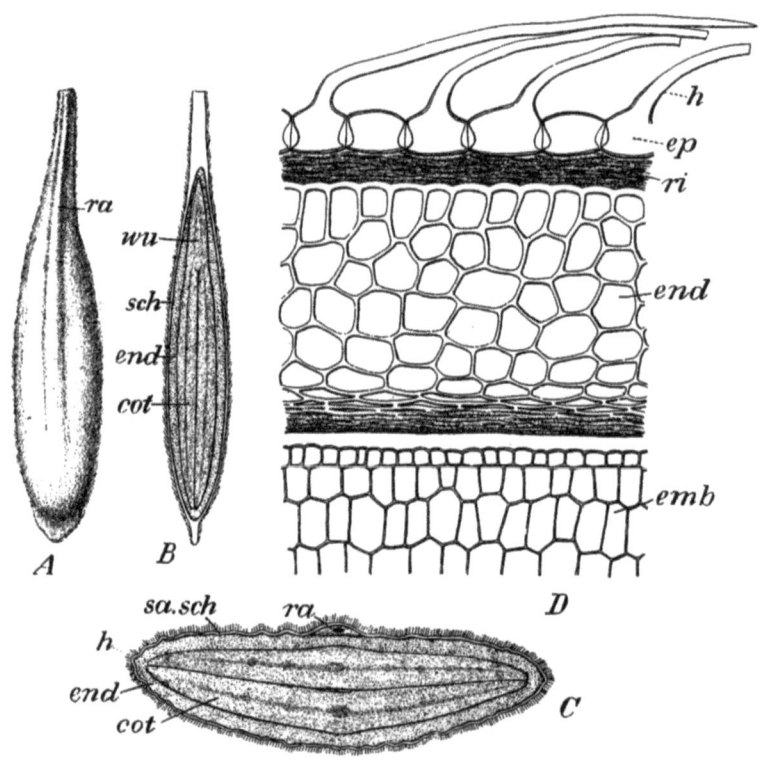

Abb. 144. Semen Strophanthi, Kombé-Samen. *A* Samen von der Bauchseite gesehen; *ra*
Raphe (Vergr. 3fach). *B* Samen im Längsschnitt; *sch* Samenschale, *end* Nährgewebe, *cot*
Keimblätter und *wu* Würzelchen des Embryos (Vergr. 3fach). *C* Querschnitt durch den
Samen; *ra* Raphe, *sa.sch* Samenschale mit Haaren, *end* Nährgewebe, *cot* Keimblätter
des Embryos (Vergr. 15fach). *D* Schnitt durch den Samen bei stärkerer Vergrößerung;
*ep* Epidermiszellen der Samenschale, in Haare (*h*) auslaufend, *ri* Nährschicht der Samenschale, aus obliterierten Zellen bestehend; *end* Nährgewebe, *emb* Gewebe der Kotyledonen des Embryos (Vergr. 175fach). (GILG)

dermis eine Schichte flach gedrückter, dünnwandiger Zellen (Nährschichte). Das darunterliegende schmale Endosperm führt in seinen
derbwandigen Zellen fettes Öl, kleine Aleuronkörner und spärlich,
3–8 μ große Stärkekörner. Das Parenchym des Keimlings ist dünnwandig und enthält Aleuronkörner.

**Pulverdroge:** Das Pulver ist durch die tafelförmigen, langgestreckten, in der Aufsicht dickwandig erscheinenden Epidermiszellen, ferner durch die Fragmente der einzelligen, dünnwandigen Haare charakterisiert. Daneben finden sich Zellen des Endosperms und die dünnwandigeren, kleineren Zellen des Keimlings.

**Prüfung:** Die häufigsten Beimengungen sind die Samen von Strophanthus hispidus. In der Regel sind diese Samen aber kleiner und meist von ausgesprochen brauner Farbe. Die Haare der Hispidus-Samen entspringen in der nach oben gerichteten Hälfte der Oberhautzellen, die Haare der Kombé-Samen meist in der Mitte der Oberhautzellen. Ferner sind die Haare der Kombé-Samen länger und an der Basis weitlumiger, wodurch die Behaarung der Kombé-Samen dichter erscheint als bei den Hispidus-Samen.

**Inhaltsstoffe:** Herzwirksame Glykoside (Strophanthin u. a. Cardenolide).

**Verwendung:** Digitalis ähnlich, rasch und kurzzeitig wirksam (?)

**DC.:** DAC.

**Wertbestimmung:** DAC.

**Semen Strychni** (Brechnuß), *Strychnos nux vomica*, Loganiaceae

**Vorkommen:** Vorderindien, Malya, Afrika, Australien.

**Ganzdroge:** Der kampylotrope Same ist flach-scheibenförmig, häufig verbogen, pfenniggroß, beiderseits radial dicht seidig behaart und von grünlich-grauer Farbe. Der Nabel ist in der Mitte des Samens als zentrales Wärzchen sichtbar und ist durch eine etwas vorstehende Leiste (keine Raphe) mit einem randständigen, kleinen Höcker, der Mikropyle, verbunden (Abb. 146). Die dünne Samenschale umhüllt ein hornighartes, graues Endosperm, das von einer Spalte durchzogen wird, in welcher der Keimling liegt, dessen Würzelchen der Mikropyle zu gerichtet ist. Nach Einlegen des Samens in warmes Wasser können

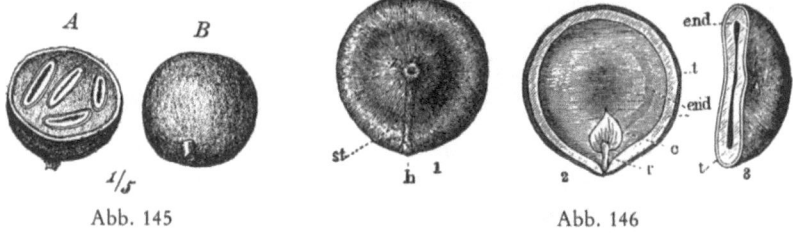

Abb. 145                                           Abb. 146

Abb. 145. Semen Strychni. *A* Frucht im Querschnitt, *B* ganze Frucht. (GILG)
Abb. 146. Semen Strychni. *1* in der Flächenansicht. *2* Längsschnitt, *3* Querschnitt, *z* Nabel, *st* Leiste, *h* Mikropyle, *t* Samenschale, *end* Endosperm, *c* Keimblätter, *r* Würzelchen. (GILG)

die Samen leicht gespalten werden. Der Same ist geruchlos und schmeckt stark bitter.

**Mikroskopie:** Die Epidermiszellen sind dickwandig, grob getüfelt, sackförmig und zu langen, glänzenden Haaren ausgewachsen (Abb. 147), die über der Basis umgebogen und dem Samenrande zugekehrt sind. Der Haarschaft ist an der Spitze abgerundet und besteht aus langgestreckten, oft spiraligen Verdickungsleisten, die sich an der Basis

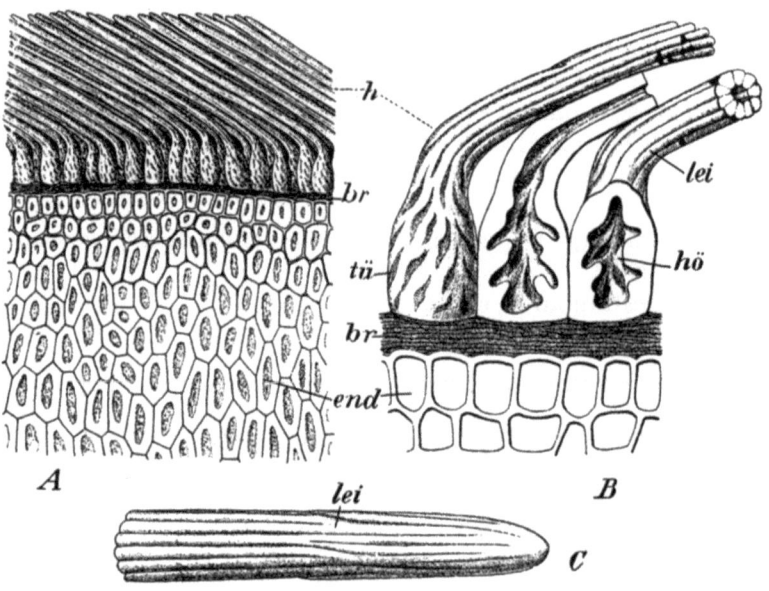

Abb. 147. Semen Strychni. *A* Querschnitt durch den äußeren Teil des Samens, *h* Epidermishaare, *br* obliterierte Schichten der Samenschale (Nährschicht), braun gefärbt, *end* Nährgewebe (Vergr. 75fach). *B* Querschnitt durch die äußersten Teile des Samens, stärker vergrößert; *h* Epidermishaare im untersten Teil stark getüpfelt (*tü*), im oberen Teil mit starken Leisten (*lei*) versehen (das Haar links von außen gesehen, die beiden anderen ganz oder halb im Längsschnitt, das basale Lumen (*hö*) der Haarzelle zeigend), *br* Nährschicht der Samenschale, aus braunen obliterierten Zellen bestehend, *end* Nährgewebe (Vergr. 250fach). *C* Das Ende eines Haares; *lei* Verdickungsleisten (Vergr. 300fach). (GILG)

verbreitern. Die übrigen Schichten der Samenschale sind obliteriert und als mehrreihige Schichte brauner, dünnwandiger, zusammengefallener Zellen sichtbar. Das hornartige Endosperm besteht aus dickwandigen Zellen, die am Rande kleiner sind und der Mitte zu größer werden. Auch die sekundären Verdickungsschichten (Hemizellulose) sind in den Randzellen schmäler als in den größeren Zellen des inneren Endosperms. Als Inhalt führen die Endospermzellen etwas fettes Öl und meist rundliche oder ovale, bis 50 $\mu$ große Aleuronkörner, keine Stärke.

**Pulverdroge:** Im grauen, stark bitter schmeckenden Pulver sind die stäbchenförmigen Bruchstücke der Verdickungsleisten der Haare sehr auffallend. Ferner Bruchstücke des Endosperms, in Lauge oder Chloralhydrat verquollene, glasige Fragmente mit deutlich sichtbaren Primärmembranen. Daneben bräunliche Fragmente der Samenschale mit den Haarbasen.

**Prüfung:** Beimengungen anderer Samen (z. B. Oliven oder Dattelkerne) im Pulver werden infolge der charakteristischen Elemente des Samens leicht erkannt. Das Pulver darf keine Stärke enthalten.

**Inhaltsstoffe:** Indolalkaloide (Strychnin, Bruzin), Glykosid Loganin.

**Verwendung:** Amarum, Tonikum, zentral erregend (Atmung!), Krampfgift.

**DC.:** Ph. Helv. VI, STAHL I.

**Wertbestimmung:** ÖAB 9, Ph. Helv. VI.

# 9. Fructus (Fruchtdrogen)

## Allgemeine Vorbemerkungen

Die Frucht entsteht nach der Befruchtung der Samenanlagen aus dem Fruchtknoten, der durch Verwachsung eines oder mehrerer Fruchtblätter (Karpelle) entstanden ist. Ist nur ein Fruchtblatt an der Bildung des Fruchtknotens beteiligt, so verwächst dieses an den Rändern, auf diese Weise ein Gehäuse für die Samenanlagen bildend (Abb. 148, Fig. 1). Dieser Fruchtknoten heißt monomer und ist ursprünglich stets einfächerig, doch können sich später Scheidewände (falsche Scheidewände) bilden, wodurch die Frucht mehrfächerig wird (Cassia fistula). Verwachsen zwei oder mehrere Karpelle untereinander, so entsteht der polymere Fruchtknoten. Auch dieser Fruchtknoten kann einfächerig sein und zwar dann, wenn die Fruchtblätter nur mit ihren Rändern verwachsen (Abb. 148, Fig. 2). Stülpen sich aber die Ränder Karpelle nach innen, so entsteht ein gefächerter Fruchtknoten. Treffen sich die umgestülpten Karpellränder in der Achse der Frucht, so ist die Fächerung vollständig (Abb. 148, Fig. 3). Ragen sie dagegen frei in die Fruchtknotenhöhle hinein, so ist die Frucht unvollständig gefächert (Abb. 148, Fig. 4). Auch kann bei polymeren Fruchtknoten durch Auftreten falscher Scheidewände die Zahl der Fächer vermehrt werden.

Ist an der Bildung der Frucht der Fruchtknoten allein beteiligt, so spricht man von einer echten Frucht. Beteiligen sich aber auch Teile

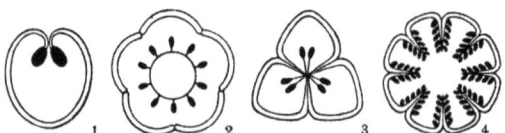

Abb. 148. Bau des Fruchtknotens (schematisch). *1* Der Fruchtknoten besteht aus einem einzigen Fruchtblatte (Erbse), *2* Er wird von 5 Fruchtblättern gebildet; die Samenanlagen sitzen an einem säulenartigen Zapfen, der vom Blütenboden aus in den Hohlraum tritt (Schlüsselblume), *3* Dreiblättriger Fruchtknoten (Tulpe), dessen Innenraum durch Scheidewände in 3 Fächer geteilt ist, *4* Vielblättriger Fruchtknoten (Mohn) mit unvollkommen gefächertem Innenraum. (SCHMEIL-SEYBOLD)

der Blütenachse an der Fruchtbildung, so entsteht eine Scheinfrucht (Apfel, Hagebutte, Feige, Erdbeere). Ebenfalls eine Scheinfrucht ist der Beerenzapfen von Juniperus, bei dem die nackten Samen von drei fleischig gewordenen Hochblättern umwachsen sind. Sind die Fruchtblätter einer Blüte nicht zu einem Fruchtknoten verwachsen, sondern entwickelt sich jedes Fruchtblatt für sich zu einer Frucht, so entsteht eine Sammelfrucht (somit aus *einer* Blüte entstanden; Ranunculaceen-Früchte, Sternanis). Die Erdbeere, Hagebutte und Himbeere sind Sammelfrüchte, die beiden ersten sind aber gleichzeitig auch Scheinfrüchte, da an ihrer Bildung die Blütenachse mitbeteiligt ist. Die Fruchtstände hingegen gehen immer aus einem ganzen Blütenstande hervor: Feige, Maulbeere und Zapfen der Erle aus Blütenkätzchen.

Da der Fruchtknoten aus Blattgebilden hervorgegangen ist, so unterscheidet man an der Fruchtwand die äußere Schichte, das Exokarp, entsprechend der unteren Blattepidermis, die durch die Verwachsung der Fruchtblätter nach außen zu liegen kommt. So wie die Blattepidermis trägt daher das Exokarp Spaltöffnungen und mitunter Haare. Die innere Schichte, das Endokarp, entsprechend der oberen Blattepidermis, bildet die innere Begrenzung der Fruchtwand und besitzt daher in seiner Anlage Oberhautcharakter. Sehr häufig sind die Endokarpzellen sklerosiert und bilden dann eine geschlossene Steinschale (Piper). Jener Teil der Frucht, der zwischen Exokarp und Endokarp liegt, wird, dem Mesophyll entsprechend, Mesokarp genannt. Das Mesokarp kann im ganzen fleischig ausgebildet sein und besitzt dann meist großzelliges Parenchym. Die inneren Schichten sind häufig sklerosiert und bilden dann mit dem meist ebenfalls sklerosierten Endokarp eine dickwandige, geschlossene Steinschale (Prunus, Amygdalus). Auch können einzelne Parenchymzellen des Mesokarps sklerosieren oder die sklerosierten Zellen stehen in Gruppen beisammen (Piment, Myrtillus). Bei manchen Früchten sind die Zellen unter dem Exokarp kollenchymatisch verdickt, ein Hypoderm bildend (Capsicum). So wie das Mesophyll führt das Mesokarp Gefäßbündel, in manchen Fällen auch Ölzellen (Laurus) oder Ölräume (Juniperus), Gerbstoffidioblasten (Ceratonia siliqua) oder Farbstoffzellen. Exokarp, Meso- und Endokarp zusammen bilden das Perikarp.

Die verschiedenen Fruchtformen der Angiospermen lassen sich einteilen in:

## I. Spring- und Streufrüchte

1. Balg (1 Fruchtbl., Öffnung an der Bauchnaht; Strophanthus)
2. Hülse (1 Fruchtbl., Öffnung an der Bauch- und Rückennaht; Leguminosen)
3. Schote (2 Fruchtblätter; Sinapis)

4. Kapsel
   a) Spaltkapsel (Colchicum)
   b) Deckelkapsel (Hyoscyamus)
   c) Poren- oder Löcherkapsel (Papaver)

## II. Schließfrüchte

1. Trockenfrüchte
   a) Nuß (holziges Perikarp; Haselnuß, Erdbeere)
   b) Achäne (unterst. Fruchtkn.; Umbelliferen)⎱Perikarp und Samen-
   c) Caryopse (oberst. Fruchtkn.; Gramineae) ⎰schale verwachsen.

2. Steinfrüchte (Endokarp sklerosiert, geschlossene Steinschale; Prunus, Juglans, Amygdalus)
3. Beeren (keine Steinschale; Myrtillus, Citrus, Coloquinten)

**Spaltfrüchte** zerfallen bei der Reife in Einzelfrüchte (Doppelachänen der Umbelliferen, Spaltfrüchte der Malvaceen).
**Sammelfrüchte:** Es entwickelt sich jedes Fruchtblatt zur Frucht (Sternanis, Helleborus).
**Scheinfrüchte:** Blütenachse mitbeteiligt (Äpfel, Hagebutte, Erdbeere).

Als Drogen werden entweder die ganzen Früchte (Juniperus, Piper, Cubeba), oder nur Teile der Früchte verwendet. So werden bei den Coloquinthen das Exokarp und die äußersten Teile des Mesokarps durch Schälen entfernt und nur das weiche innere Mesokarp verwendet, bei Citrus und Aurantium nur die äußeren Teile des Perikarps, welche die Ölräume enthalten. Bei einigen Früchten werden vor ihrer Verwendung die Samen entfernt (Coloquinthen, Papaver, Phaseolus). Die meisten Früchte kommen im ausgereiften Zustande zur Anwendung, einige jedoch werden bereits vor der vollständigen Reife geerntet (Piper, Cubeba, Papaver).

**Fructus Ammi visnagae** (Ammi-Frucht), *Ammi visnaga*, Apiaceae (Umbelliferae)
**Vorkommen:** Mittelmeerländer, bes. Ägypten, Süd- und Nordamerika.
**Ganzdroge:** Graubraune, ca. 2 mm lange Teilfrüchte, glatt (unbehaart), elliptisch, 5 erhabene Rippen; aromatisch-bitterer Geschmack.
**Mikroskopie:** Querschnitt: In den Rippen Leitbündel mit Hohlräumen, in den Tälchen ein brauner Sekretgang. Endokarp: Flache Zellen, oft typisch parkettiert. Anschließend an das Endokarp nach außen zahnradförmig verdickte, braune, getüpfelte Zellen. (Ammi majus besitzt diese verdickten Zellen **nicht**.) Endosperm mit Öl und Aleuron; Oxalatdrusen an der Fugenseite verdickt. Samenschale farblos, mit braunen Streifen aus obliterierten Zellen.

**Prüfung:** Ammi majus gibt folgende Probe nicht: Abdampfrückstand des Äthanol-extraktes mit fester KOH und Äthanol verrühren: Zinnoberrote Färbung!

**Inhaltsstoffe:** Pyranocumarine und Chromonderivate (Khellin, Visnagin u. a.).

**Verwendung:** Spasmolytikum: Coronargefäße, Galle und Niere; Asthmamittel; Diuretikum.

**DC.:** DAC.

**Wertbestimmung:** DAC.

**Fructus Anethi** (Dill-Frucht), *Anethum graveolens,* Apiaceae (Umbelliferae)

**Vorkommen:** Europa, Asien, USA.

**Ganzdroge:** Die typische, vom Rücken her zusammengedrückte, leicht in die beiden Teilfrüchte zerfallende Umbelliferenfrucht hat infolge der flügelartigen Randrippen eine mehr flache Form. An der Spitze erkennt man den bräunlichen Griffelrest, am Grunde das dünne Stielchen. Die Rippen sind wenig ausgeprägt, Fugenseite nicht eingefallen, mit zwei Ölstriemen.

**Mikroskopie:** In der Frucht Sklerenchymzellen in den flügelartigen Randrippen, an der Innenseite bei den Gefäßen netzförmig verdickte Parenchymzellen und als Endokarp gestreckte Zellen mit gekräuselten Längswänden. Samenschale mit braunen, polygonalen Zellen, Umbelliferenendosperm und Oxalatdrusen. (Das als Gewürz verwendete Kraut hat 3- bis 4-fach fiederschnittige Blätter mit fadenförmigen Zipfeln und einem Sekretkanal unter dem Gefäßbündel.)

**Inhaltsstoffe:** Ätherisches Öl, Cumarine.

**Verwendung:** Stomachikum, Carminativum, Diuretikum.

## Fructus Anisi stellati (Sternanis, Badian), *Illicium verum,* Illiciaceae

**Vorkommen:** Südchina, Japan, Malaya.

**Ganzdroge:** Die Frucht ist eine Sammelfrucht, die aus meist acht dunkelbraunen, verholzten, 10–18 mm langen und 6–11 mm hohen Bälgen besteht, die sternförmig um eine Mittelachse (Columella) angeordnet sind (Abb. 149). Die Bälge öffnen sich an der Bauchnaht und zeigen einen glänzend braunen Samen. Geruch anisartig, Geschmack süßlich, anisartig und scharf.

**Mikroskopie:** Die Zellen der äußeren Oberhaut sind an der Außenseite stark verdickt, in der Aufsicht wellig-buchtig mit gestreifter Kutikula, verstreut Spaltöffnungen führend. Unter der Oberhaut das braune Parenchym des Mesokarps mit Gefäßbündeln, großen Ölzellen und mit einzelnen großen, barock gestalteten Idioblasten (die reichlicher in der Columella und im Stiel vorkommen). Das Endokarp besteht dort, wo der Same in der Höhlung liegt, aus schwach verdickten Palisaden (bis 600 $\mu$ hoch und 60 $\mu$ breit) (Abb. 150). Nach oben, der Bauchnaht zu, an der sich die Frucht öffnet, werden die Palisaden kürzer, in der Bauchnaht sind sie quadratisch und einseitig verdickt. Unter diesen Endokarpzellen der Bauchnaht liegen große, faserartige Sklereiden, die in der Richtung der Längsachse der Frucht gestreckt sind und daher am Querschnitt durch die Frucht isodiametrisch erscheinen, jedoch an Längsschnitten, die parallel der Bauchnaht geführt

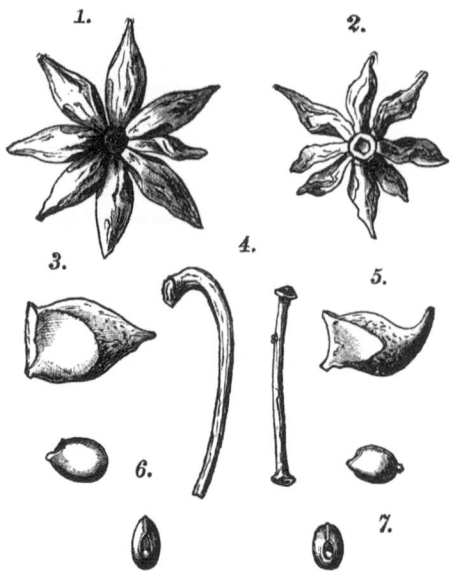

Abb. 149. Sternanis. *1, 3, 4* (links) und *6* die Sammelfrucht, Einzelfrucht, Samen und Stiel des echten, *2, 4* (rechts), *5* und *7* dieselben Teile des giftigen Sternanis. (Nach VOGL)

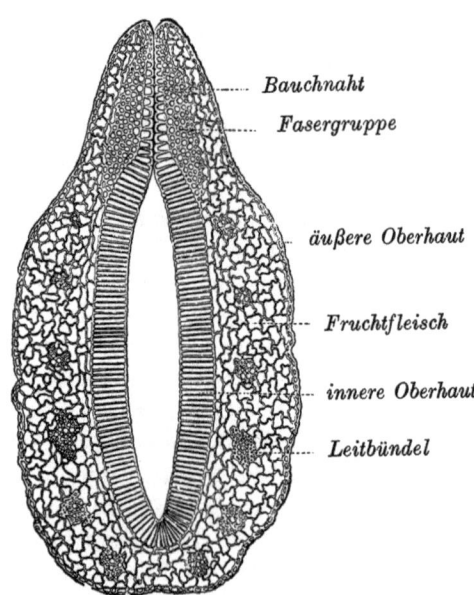

Abb. 150. Einzelfrucht des Sternanis im Durchschnitt. (Nach VOGL)

werden, ihre faserartige Form zeigen (Abb. 152). In der Columella neben Gefäßbündeln Ölzellen und Idioblasten.

Der Same besitzt eine Oberhaut aus palisadenförmigen, bis 200 μ hohen Zellen mit stark verdickten und verholzten Wänden (Abb. 151) Darauf folgen eine oder zwei Lagen lose gefügter, ungleichmäßig verdickter Zellen mit dunklem Inhalt. Das folgende dünnwandige Parenchym ist großzellig, darunter obliteriertes Parenchym mit kleinen Oxalatkristallen. Die dünnwandigen Zellen des Endosperms führen Fett und bis 22 μ große Aleuronkörner.

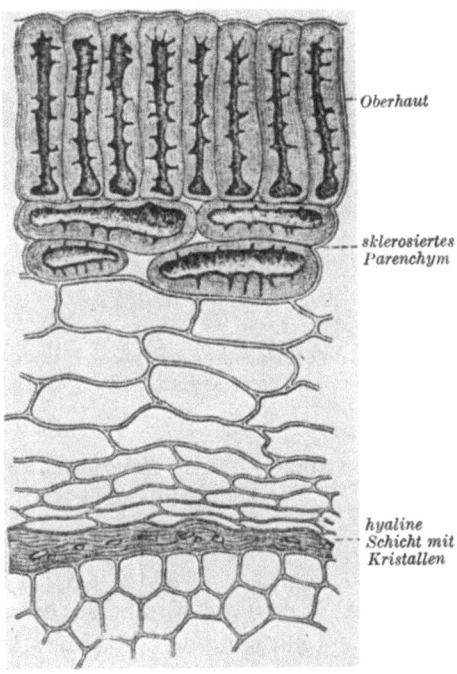

Abb. 151. Querschnitt des Badiansamens. (Vergr. 130fach.) (MOELLER)

**Pulverdroge:** Das braune Pulver ist durch die Fragmente der Samenepidermis, der großen Sklerenchymfasern, der palisadenförmigen Endokarpzellen und durch die Fragmente der Oberhaut mit der gestreiften Kutikula gekennzeichnet. Daneben braunes Parenchym des Mesokarps, Gefäßfragmente und dünnwandiges Parenchym des Samenendosperms. Keine Stärke.

**Prüfung:** Die giftigen Shikimifrüchte von Illicium religiosum (Sieb.) riechen und schmecken nicht nach Anis, ihr Geschmack ist sofort scharf, etwas bitter und kampferartig. Die Früchte sind kleiner, schärfer hakig geschnäbelt und oberseits an der Bauchnaht stärker gekrümmt (Abb. 149). Die Stielnarbe besitzt eine korkige Abrißfläche. Die Palisaden des Endokarps sind kürzer (bis 400 $\mu$) und die Idioblasten aus Columella und Fruchtstiel besitzen eine mehr rundliche Form, während die Idioblasten des echten Sternanis durch ihre spitz zulaufenden Formen gekennzeichnet sind.

**Inhaltsstoffe:** Ätherisches Öl (Anethol), ca. 6.5%.

**Verwendung:** Carminativum, Stomachikum, Geschmackskorrigens.

**Wertbestimmung:** ÖAB 9.

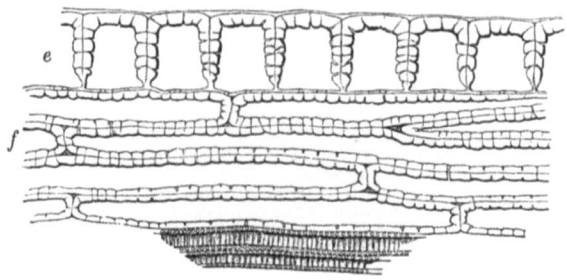

Abb. 152. Längsschnitt an der Bauchnaht der Frucht. e Endokarp, f faserartige Sklereiden. (Vergr. etwa 100fach.) (VOGL)

### Fructus Anisi vulgaris (Anis), *Pimpinella anisum*, Apiaceae (Umbelliferae)

**Vorkommen:** Mittelmeergebiet, Rußland, Afrika, Indien, China, USA, Mittel- u. Südamerika.

**Ganzdroge:** Die Spaltfrucht besteht aus zwei Achänen, die nur selten in die beiden Teilfrüchte zerfällt (Abb. 153). Sie ist verkehrt birnenförmig, grünlich- oder bräunlichgrau, von warzigen Härchen besetzt (b. L.). Die Teilfrüchte, die noch den Griffelpolster und Reste der Narbe tragen, besitzen fünf wenig vortretende Rippen. Zwischen den beiden Teilfrüchten der Fruchtträger (Karpophor) sichtbar. Geruch und Geschmack aromatisch, typisch.

**Mikroskopie:** Zahlreiche Epidermiszellen sind zu ein-, selten zweizelligen, oft bogenförmig gekrümmten, warzigen Härchen ausgewachsen (Abb. 154). Im Mesokarp verlaufen viele (um 20) sehr schmale, oft miteinander verbundene (anastomosierende) schizogene Ölstriemen, an der Fugenseite je zwei breite Ölstriemen. An der Fugenseite in der Nähe des Fruchtträgers am Scheitel der Frucht kleine, sklerosierte Zellen, im Karpophor neben Leitbündeln stark verdickte

Fasern. Das Endokarp besteht aus dünnwandigen, senkrecht zur Längsachse der Frucht gestreckten, parallel laufenden Zellen (Querzellen), die relativ breit sind. Die Samenschale ist einzellreihig (nur an der Fugenseite mehrreihig) und mit dem Endokarp verwachsen. Das

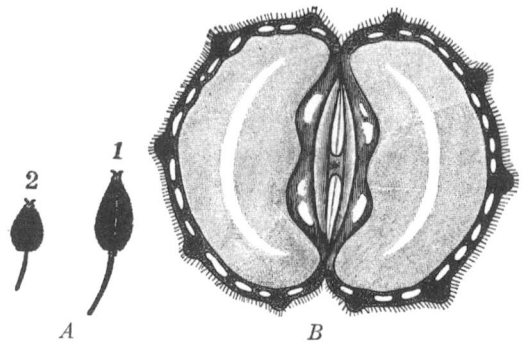

Abb. 153. Fructus Anisi. *A 1* Spanischer bzw. Italienischer, *2* Deutscher bzw. Russischer Anis. *B* Querschnitt, vergrößert. (Abb. *B* nach MOELLER)

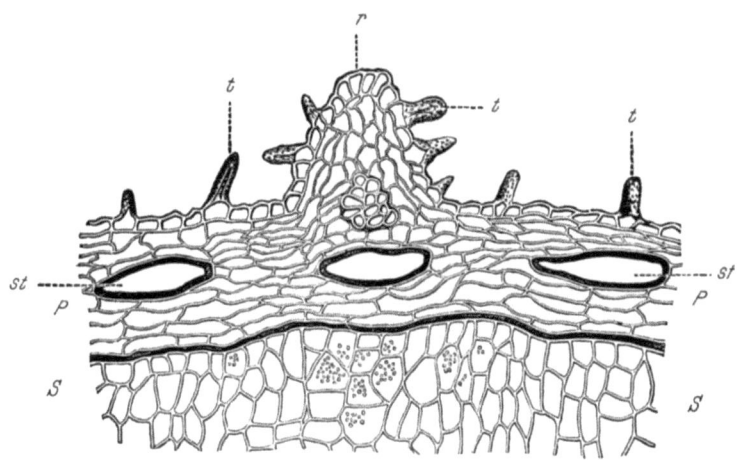

Abb. 154. Rand der Anisfrucht im Querschnitt. *r* Rippe, *t* Härchen, *P* Mesokarp mit den Ölstriemen *st, S* Nährgewebe. (VOGL)

Endosperm besteht aus vieleckigen, weißen, verdickten Zellen mit fettem Öl und 8–12 $\mu$ großen Aleuronkörnern, die je ein Globoid und ein oder zwei sehr kleine Oxalatrosetten enthalten.

**Pulverdroge:** Die zahlreichen Fragmente der in Chloralhydrat bereits gequollenen Endospermzellen mit den kleinen Oxalatrosetten lassen bereits auf eine gepulverte Umbelliferenfrucht schließen, das Vorkommen der warzigen Härchen, der Fragmente des Mesokarps mit zwei bis drei zum Teil anastomosierenden, schmalen Ölstriemen (Abb. 155) und den querverlaufenden Endokarpzellen ist für Anis charakteristisch. Die langgestreckten Fragmente stammen aus den von zahlreichen Fasern umgebenen Gefäßbündeln der Rippen und des Karpophors.

**Prüfung:** Beimengungen anderer Samen und Früchte (Solanaceensamen, Gramineenfrüchte) sind durch die abweichenden Formen der Fragmente im Pulver (wellig-buchtige, 80–180 $\mu$ große Epidermiszellen der Hyoscyamussamen, die charakteristische Oberhaut der Gramineenspelze und Stärke) mikroskopisch erkennbar. Die Früchte von Aethusa cynapium (Hundspetersilie) besitzen stark vortretende,

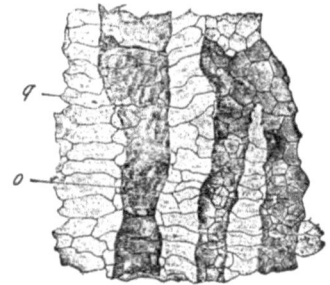

Abb. 155. Ölstriemen (*o*) des Anis. *q* Querzellen (Endokarp). (Vergr. 100fach.)
(Moeller)

scharfe Rippen. Die Früchte von Conium maculatum sind rundlich, unbehaart, die Rippen stärker hervortretend, wellig und gekerbt (siehe b. L. S. 391). Am Querschnitt ist das Fehlen der Ölstriemen sofort auffallend, das Endosperm zeigt an der Fugenseite eine tiefe Einbuchtung. Werden einige Früchte mit ein paar Tropfen Lauge verrieben, so entwickelt sich der widerliche Geruch nach Mäuseharn. Der Coniinnachweis mittels Mikrobecher im Hängetropfen als Coniinpikrolonat möglich..

**Inhaltsstoffe:** Ätherisches Öl (Anethol), ca. 1,5%.

**Verwendung:** Wie Anisum stellatum.

**DC.:** Stahl II.

**Wertbestimmung:** ÖAB 9, DAB 7.

**Fructus Aurantii immaturus** (unreife Pomeranzenfrucht), *Citrus aurantium*, Rutaceae

**Vorkommen:** Italien, Frankreich, Spanien.

**Ganzdroge:** Die unreife, kugelige, sehr harte Frucht ist erbsen- bis kirschgroß, von dunkelgrüner bis braungrauer, matter Farbe, durch punktförmige Vertiefungen, unter denen die eingetrockneten Ölbehälter liegen, grobkörnig oder runzelig warzig.

**Mikroskopie:** Der Querschnitt (Abb. 156) zeigt knapp unter der Epidermis die ovalen bis kugeligen Ölräume; das Parenchym des Mesokarps, das von Gefäßbündeln durchzogen wird, ist derbwandig und führt das Glykosid Hesperidin in Schollen oder Klumpen. In den äußeren Schichten häufig kleine Oxalatkristalle. In der Mitte 8–12 Samenfächer mit je zwei Reihen Samenknospen, die von keulenförmigen Zotten (Abb. 156 ZO) umgeben sind, die bei der Entwicklung der Frucht fleischig werden und die eßbaren Bestandteile der Frucht bilden. Der Geruch ist würzig, der Geschmack bitter.

**Pulverdroge:** Das Pulver enthält hauptsächlich Parenchym des Mesokarps mit Hesperidin, daneben Fragmente der Epidermis, vereinzelt Gefäßfragmente. Das in Wasser und organischen Lösungsmitteln unlösliche Hesperidin löst sich in Kalilauge mit gelber Farbe, in konzentrierter Schwefelsäure ebenfalls mit gelber Farbe, die bei schwachem Erwärmen in rotbraun übergeht.

**Prüfung:** Die unreifen Zitronen, die mitunter der Droge beigement wurden, sind länglich und besitzen, ebenso wie die reifen Früchte, einen zitzenförmigen Fortsatz.

**Inhaltsstoffe:** Ätherisches Öl, Hesperidin, Bitterstoffe.

**Verwendung:** Amarum, in Nerventees.

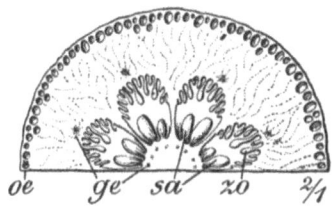

Abb. 156. Fructus Aurantii immaturi. Ein halber Fruchtknoten, der sich bereits zur Frucht entwickelt, im Querschnitt. Lupenbild (2fach). *oe* Öldrüsen, *ge* Gefäßbündel, *sa* Samen, *zo* Zottenhaare. (GILG)

## Fructus Capsici (Spanischer Pfeffer, Paprikafrucht), *Capsicum annuum,* Solanaceae

**Vorkommen:** Ungarn, Mittelmeerländer, Asien, China, Japan, USA.

**Ganzdroge:** Die Früchte, die auf dem meist fünfzähnigen Kelch aufsitzen und in Größe und Farbe sehr variieren, sind kegelförmige, „trockene Beeren", die im oberen Teil einfächerig und hohl, an der Basis unvollständig zwei- bis dreifächerig sind. Sie enthalten zahlreiche, scheibenförmige, gelbe Samen, bis zu 5 mm im Durchmesser.

**Mikroskopie:** Die Exokarpzellen, deren Außenwand stark verdickt ist, sind im Querschnitt schmal (Abb. 157), in der Aufsicht polygonal, ihre Seitenwände deutlich getüpfelt. Die Kutikula zeigt deutlich sichtbare Risse als Folge des Austrocknens (Abb. 158). Das darunter liegende Hypoderm besteht aus mehreren Lagen kollenchymatisch verdickter und verkorkter Zellen, die allmählich in das dünnwandige Parenchym des Mesokarps übergehen, welches die Gefäßbündel führt. Darin zahlreiche rote, rundliche oder spindelförmige Chromatophoren und gelbe bis rötliche Öltropfen. Stärke ist in der reifen Frucht nur spärlich vorhanden. Dann folgt eine Schicht großer Zellen (Riesenzellen), die innen aneinander grenzen, dem Endokarp zu am Querschnitt durch keilförmige Zellkomplexe voneinander getrennt sind. Die Zellen des Endokarps sind unter den Riesenzellen sklerosiert, gestreckt, mit deutlichen Tüpfeln, in der Fläche wellig mit perlschnurartiger Verdikkung (Abb. 159), während sie unter den die Riesenzellen trennenden Zellkomplexen unverdickt bleiben. Die Scheidewände (Plazenten), die in das Fruchtinnere hineinragen, besitzen rundliche Flecken (Drüsen-

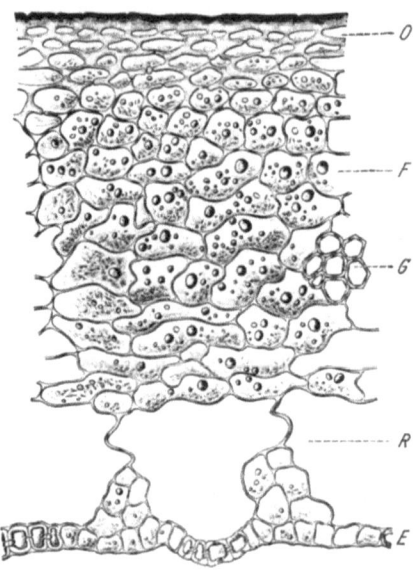

Abb. 157. Querschnitt der Paprikafrucht. (Vergr. 130fach.) *O* Oberhaut, *F* Fruchtfleisch, *G* Gefäße, *R* Riesenzellen, *E* Endokarp. (MOELLER)

flecke), in denen die Capsaicinbildung erfolgt. Die Epidermiszellen sind hier dünnwandig und palisadenförmig gestreckt, die Kutikula ist abgehoben und das capsaicinhältige Sekret wird in den subkutikularen Raum abgeschieden.

Die Epidermiszellen der Samenschale (Abb. 160 und 161) sind in der Aufsicht wellig-buchtig. Die Außenwand bleibt unverdickt, die Seiten- und Innenwände sind dagegen unregelmäßig wulstig verdickt, mit vorspringenden Zapfen (Gekrösezellen) (zeichnerisch schwer darstellbar!). Die Verdickungen sind geschichtet, verholzt, mit deutlich sichtbaren Tüpfeln und von grünlichgelber Farbe. Darunter mehrreihiges Parenchym und der Rest der zusammengefallenen Nährschichte. Die Zellen des Endosperms sind weiß und derbwandig, führen Öl und bis 5 μ große Aleuronkörner, die Zellen des gekrümmten Keimlings dagegen sind dünnwandiger und beinhalten kleinere Aleuronkörner.

**Pulverdroge:** Das rote, brennend scharf schmeckende Pulver ist durch die grünlichen Gekrösezellen, weiters durch die Zellen des Exokarps mit den Kutikularsprüngen und durch die sklerosierten, perlschnurartig verdickten Endokarpzellen (nicht allzu häufig) gekennzeichnet. Daneben Parenchym des Mesokarps mit Chromatophoren und Öltropfen, Fragmente des Endosperms, dessen Ölinhalt im Chlo-

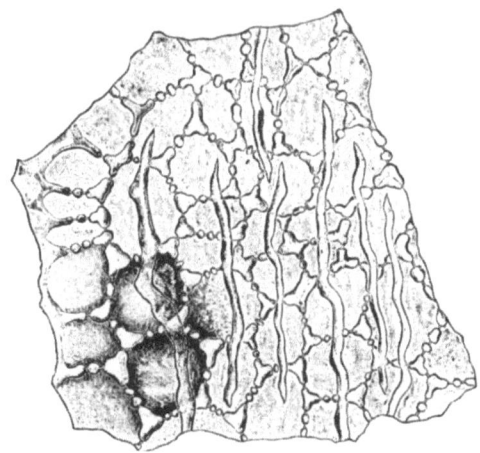

Abb. 158. Paprika-Oberhaut in der Flächenansicht. (MOELLER)

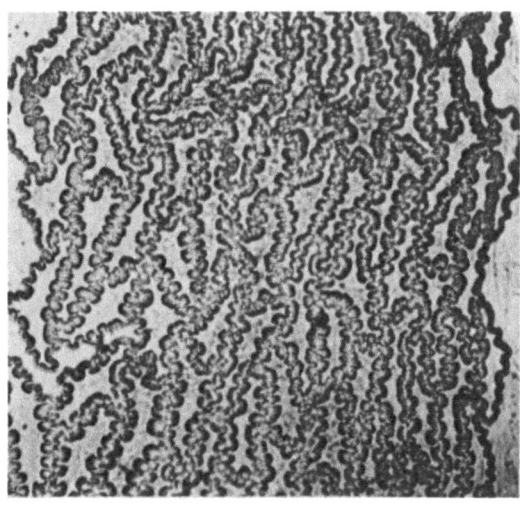

Abb. 159. Endokarp der Paprikafrucht. (Vergr. 300fach.) (GRIEBEL)

ralhydratpräparat durch den aufgenommenen Farbstoff der Chromatophoren häufig rot gefärbt ist. Sehr kleine rundliche Stärkekörner nur in ganz geringer Menge.

**Prüfung:** Beimengungen anderer Früchte, Stärkesorten, Mehle, Preßrückstände von Früchten und Samen sind an den fremdartigen Zellelementen zu erkennen. Kristallsand und Chlorophyll deuten auf Beimengung von Kelchteilen. Mineralische Beimengungen ergeben sich durch den Aschengehalt.

**Inhaltsstoffe:** Capsaicin (Scharfstoff), Carotinoide, Vitamin C.

**Verwendung:** Hautreizmittel, Rheumapflaster, Gewürz.

**DC.:** Stahl I.

**Wertbestimmung:** ÖAB 9, Ph. Helv. VI, DAB 7.

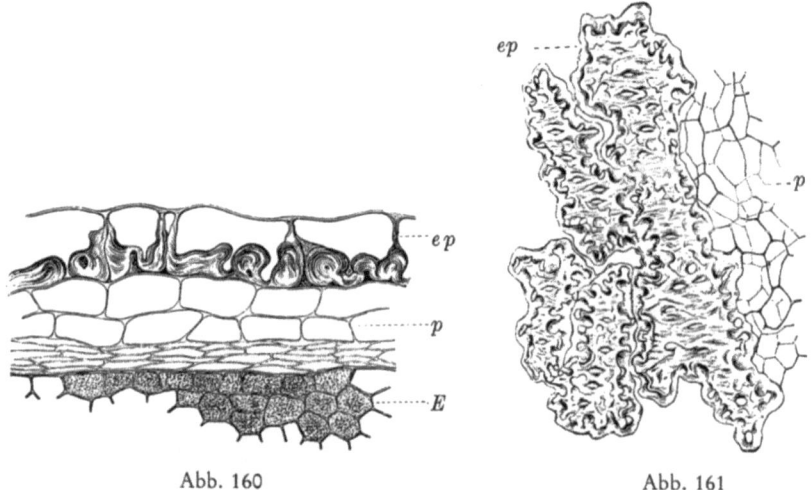

Abb. 160                       Abb. 161

Abb. 160. Paprikasamen im Querschnitt. *ep* Oberhaut, *p* Parenchym der Samenschale, *E* Endosperm. (Vergr. 100fach.) (Moeller)

Abb. 161. Schale des Paprikasamens in der Flächenansicht. *ep* Gekrösezellen, *p* Parenchym. (Moeller)

## Fructus Cardamomi (Malabar-Kardamomen), *Elettaria cardamomum,* Zingiberaceae

**Vorkommen:** Vorderindien, Ceylon, Java.

**Ganzdroge:** Die hellgelblichen Kapselfrüchte sind länglich, stumpf dreikantig, 1–2 cm lang und 1 cm dick, mit erhabenen, parallelen Längsstreifen, in denen die Gefäßbündel liegen. Die Frucht wird durch häutige Scheidewände in drei Fächer geteilt. Die Samen (fünf bis acht in jedem Fache) stehen in zwei Vertikalreihen, das Fach dicht ausfüllend. Sie sind durch gegenseitigen Druck kantig, braun, mit runzeliger Oberfläche und von einem farblosen Häutchen (Arillus) überzogen (Abb. 162), das sich nach Einlegen der Samen in Wasser leicht abziehen läßt. Der Same besitzt eine Raphe und ein verhältnismäßig großes Perisperm, welches das Endosperm und den Embryo umschließt (Abb. 163). Der Geruch ist aromatisch, der Geschmack würzig und scharf.

**Mikroskopie:** Die Epidermis der Kapselwand besteht aus kleinen, tafelförmigen Zellen; das darunterliegende Parenchym ist großzellig, dünnwandig, meist Oxalatkristalle führend. Im Parenchym verstreut liegen kleine, kugelförmige Sekretbehälter mit verharztem Inhalt, die Gefäßbündel werden von weitlumigen Bastfasern begleitet. Der Arillus

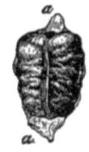 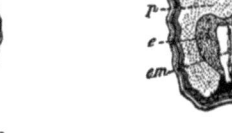 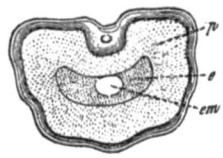

Abb. 162                                    Abb. 163

Abb. 162. Same der kleinen Kardamomen mit dem Arillus *a*. (Vergr. 6fach.)
(LUERSSEN)
Abb. 163. Samen der kleinen Kardamomen (nach LUERSSEN). A Längsschnitt (8fach vergr.), B Querschnitt (Vergr. 12fach); *p* Perisperm, *e* Endosperm, *em* Embryo

besteht aus mehreren Lagen zusammengefallener, dünnwandiger, sehr langgestreckter Zellen. Die Samenschale zeigt fünf Schichten. Die Epidermis wird aus faserartigen, in der Längsrichtung des Samens gestreckten Zellen gebildet (Abb. 164), die mit ihren zugespitzten Enden ineinandergreifen, am Querschnitt dagegen isodiametrisch erscheinen (Abb. 165). Darunter eine Reihe dünnwandiger, zusammengefallener Zellen, deren Längsachse senkrecht zu den Epidermiszellen verläuft (Querzellen). Die folgende Schichte besteht aus großen Zellen mit verkorkten Wänden, welche das ätherische Öl beinhalten (Ölzellenschichte). Anschließend kleinzelliges Parenchym, darunter eine einschichtige Lage lückenlos aneinanderschließender, palisadenartiger, in der Aufsicht polygonaler Steinzellen von dunkelbrauner, auf der Raphenseite meist von gelblich-brauner Farbe. Die Innen- und Seitenwände dieser Zellen sind stark verdickt, so daß nur ein in der äußeren Hälfte der Zelle liegendes kleines Lumen freibleibt, welches durch einen winzigen Kieselkörper fast ganz ausgefüllt wird. Das Perisperm besteht aus vieleckigen, dünnwandigen Zellen mit kleinkörniger Stärke, welche innerhalb einer Zelle zu einem Ballen zusammengepreßt ist und beim Zerreißen der Zellen als solcher herausfällt. In diesen Stärkeballen (Stärkeschollen) finden sich häufig kleine Oxalatkristalle. Das Parenchym des kleinen Endosperms und des Keimlings enthält fettes Öl und Aleuron.

**Pulverdroge:** Das Pulver wird nur von den Samen hergestellt. Das Wasserpräparat zeigt die aus den Perispermzellen herausgefallenen Stärkeballen, daneben zahlreiche kleine, bis 4 $\mu$ große Stärkekörner (z. T. typische Zingiberaceenstärke). In Chloralhydrat oder Lauge fal-

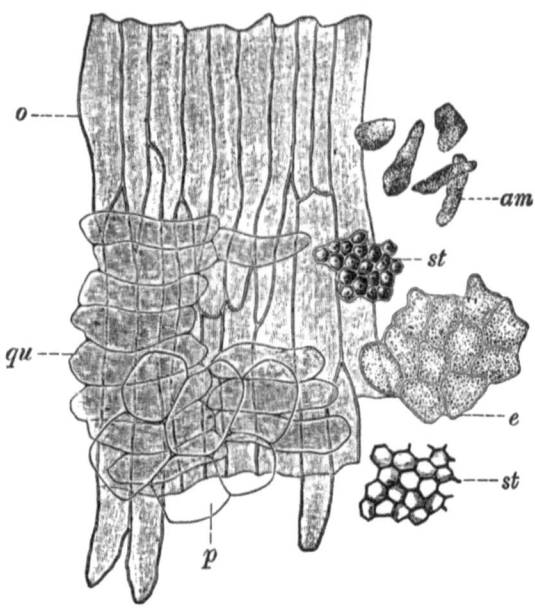

Abb. 164. Samengewebe der kleinen Kardamomen. *o* Oberhaut, *qu* Querzellen, *p* Parenchym, *st* Palisaden, *e* Perisperm, *am* Stärkeschollen. (Vergr. 180fach.) (MOELLER)

len in erster Linie die Fragmente der palisadenförmigen Steinzellen der Samenschale auf, dunkelbraun oder auch gelblich, dann gut durchsichtig und mit deutlichem Lumen, in dem dann häufig der Kieselkörper erkennbar ist. Daneben Fragmente der faserartigen Oberhautzellen und dünnwandiges Parenchym der Nährgewebe.

**Prüfung:** Da die Samen anderer Kardamomen-Arten im Aussehen den Samen der Malabar-Kardamomen sehr ähnlich sind, schreiben die Arzneibücher die ganzen Früchte vor, obwohl die Fruchtschalen wertlos sind und vor der Vermahlung entfernt werden müssen. Die Früchte anderer Kardamomen-Arten unterscheiden sich wesentlich von den Früchten der Malabar-Kardamomen; so sind die Früchte von Elettaria major (die langen oder Ceylon-Kardamomen) bis 4 cm lang und von schmutzig graubrauner Farbe. Beimengungen der Fruchtschalen im Pulver werden an der kleinzelligen Oberhaut, an den weitlumigen Parenchymzellen, braunen Sekretzellen, Gefäßen und Fasern erkannt, Verfälschungen mit Mehlen neben den fremdartigen Elementen an den größeren Stärkekörnern. Beimengungen von Ceylon-Kardamomen sind durch die derbwandigen Zellen der Samenoberhaut erkennbar. Der Nachweis von Verfälschungen mit anderen Kardamomensamen ist infolge der Ähnlichkeit im anatomischen Bau schwierig.

**Inhaltsstoffe:** Ätherisches Öl, ca. 5%.

**Verwendung:** Aromatikum, Carminativum.

**DC.:** STAHL II.

**Wertbestimmung:** ÖAB 9, DAB 7.

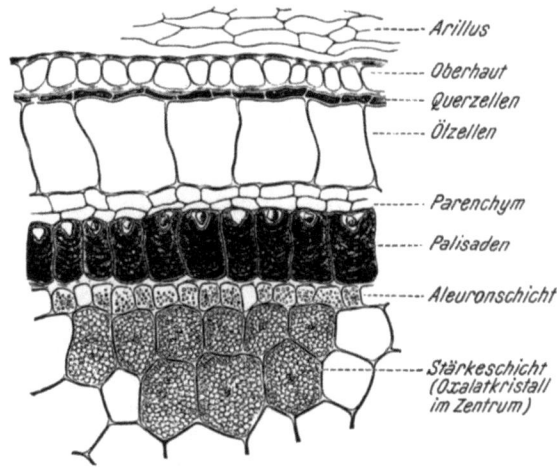

Abb. 165. Querschnitt der Kleinen Kardamomen. (Vergr. 200fach.) (MOELLER)

**Fructus Cardui Mariae** (Mariendistelfrucht), *Silybum marianum,* Asteraceae (Compositae)

**Vorkommen:** Mittelmeerländer, Kleinasien, Südrußland, Nordafrika, USA, Australien.

**Ganzdroge:** 6 bis 7 mm lange, braunschwarze, glatte oder matte, weißgrau gestrichelte Achaenen mit Pappus, der meist fehlt. Geschmack bitter Am Querschnitt heller Embryo (kein Endosperm).

**Mikroskopie:** Im Perikarp folgen auf die palisadenartig gestreckten Steinzellen des Exokarps dunkle Pigmentzellen und kollenchymatisches Gewebe. Samenschale aus gelben, stark verdickten Zellen, die sich mit Chloralhydratlösung oder verdünnter Salzsäure rot färben.

**Inhaltsstoffe:** Flavolignane (Silybin u. a.), Bitterstoffe, Ätherisches Öl.

**Verwendung:** Gallen- und Lebermittel, antihepatotoxisch.

**DC.:** DAB 7/2.

**Wertbestimmung:** DAB 7/2.

**Fructus Carvi** (Kümmel), *Carum carvi,* Apiaceae (Umbelliferae)

**Vorkommen:** Europa, Asien, Amerika, Afrika.

**Ganzdroge:** Die Spaltfrucht (Doppelachäne) zerfällt sehr leicht in die beiden Teilfrüchtchen, die lose an zwei Schenkeln des Fruchtträgers hängen. Die graubraunen Teilfrüchtchen sind sichelförmig gekrümmt, bis 5 mm lang und in der Mitte bis 1 mm dick, nach dem Grunde und Scheitel zu verschmälert, mit fünf scharf hervortretenden, hellen Rippen. Das schmale Perikarp enthält zwischen den Rippen, im sog. Tälchen, je eine Ölstrieme (Abb. 166), an der Fugenseite je zwei.

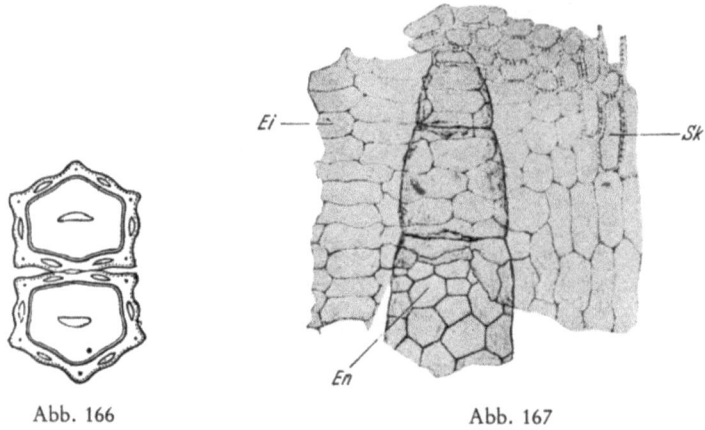

Abb. 166                                              Abb. 167

Abb. 166. Fructus Carvi, Querschnitt, schwach vergrößert. (GILG)
Abb. 167. Fructus Carvi. Flächenpräparat vom Scheitel mit Ölstrieme. *Sk* sklerosiertes Parenchym, *En* Endothelzellen, *Ei* Endokarp. (Vergr. 200fach.) (MOELLER)

Der Same besteht zum größten Teil aus Endosperm, in dessen oberer Hälfte der kleine Keimling liegt. Geruch und Geschmack charakteristisch würzig.

**Mikroskopie:** Das Exokarp besteht aus rechteckigen bis vieleckigen Zellen mit paralleler Kutikularstreifung. Im Mesokarp dünnwandige Parenchymzellen; die gegen den Scheitel der Frucht zu gelegenen Zellen sind schwach und gleichmäßig verdickt (sklerosierte Zellen), von zahlreichen Tüpfelkanälchen durchzogen (Sk. in Abb. 167). Die Rippen führen die Gefäßbündel mit einem starken Belag von Sklerenchymfasern (Abb. 168), diesen vorgelagert ein kleiner Sekretgang. Die Siebröhren sind den Fasern in zwei kleinen Inseln angelagert. In den Tälchen verlaufen die elliptischen, bis 350 $\mu$ breiten und gefächerten Ölstriemen, die von den braunen, dünnwandigen und polygonalen Endothelzellen ausgekleidet sind. Die dünnwandigen Endokarpzellen, die senkrecht zur Längsachse der Frucht gestreckt sind (Querzellen), verlaufen in einer Richtung (zum Unterschied von Foeniculum und Coriander nicht parkettiert) und sind gegenüber den von anderen Umbelliferenfrüchten sehr breit (12 μ). Von der Samenschale hat sich die äußerste Zellreihe erhalten, die übrigen Schichten sind obliteriert. Das Endosperm enthält in seinen vieleckigen, weißen Zellen fettes Öl und Aleuronkörner mit kleinen Oxalatrosetten.

**Pulverdroge:** In Chloralhydrat fallen sofort die gequollenen Fragmente des Endosperms mit den vielen kleinen Oxalatrosetten aus den

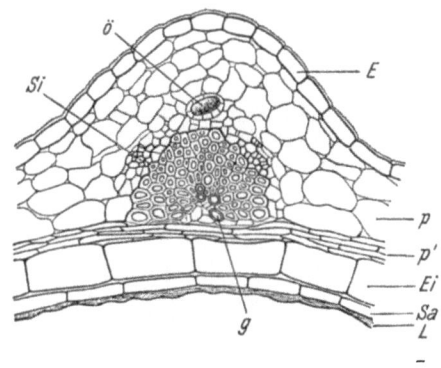

Abb. 168. Fructus Carvi. *E* Exokarp, *ö* kleiner Sekretgang der Rippe, *Si* Siebröhrenstrang, *g* Gefäße, *p* und *p'* Parenchym, *Ei* Endokarp, *Sa* Epidermis der Samenschale, *L* Reste der Samenschale. (Vergr. 300fach.) (MEYER)

Aleuronkörnern auf, daneben langgestreckte Fragmente der Rippen, ferner Fragmente der Ölstriemen mit den polygonalen Endothelzellen. Charakteristisch für Carvum sind in erster Linie die breiten, dünnwandigen, parallel verlaufenden Zellen des Endokarps, ferner die Exokarpzellen mit der gestreiften Kutikula und die sklerosierten Zellen vom Scheitel der Frucht, letztere, die auch bei Fr. Anisi vorkommen, sind jedoch nicht häufig.

**Prüfung:** Die Früchte von Aegopodium podagraria besitzen in den Tälchen mehrere kleinere Ölstriemen; Beimengungen im Pulver an den großen, gewellten Oberhautzellen erkennbar. Mitvermahlene Stengelteile verraten sich durch dickwandige Fasern und über 20 μ große Gefäßfragmente.

**Inhaltsstoffe:** Ätherisches Öl (Carvon), ca. 4%.

**Verwendung:** Stomachikum, Carminativum, Spasmolytikum.

**DC.:** STAHL II.

**Wertbestimmung:** ÖAB 9, Ph. Helv. VI, DAB 7.

**Fructus Cassiae fistulae** (Röhrenkassie), *Cassia fistula*, Caesalpiniaceae

**Vorkommen:** Indien, Afrika, Südamerika, Java.

**Ganzdroge:** Die Hülsen sind stielrund, braunschwarz, meist bis 40 cm lang und bis 2 cm dick, durch pergamentartige Querwände gefächert (falsche Scheidewände). In der Fruchtwand bilden viele Lagen axial und radial gestreckter Steinzellen jene gelblichweiße, harte Schichte, die an der Bruchfläche der Fruchtwand sichtbar ist. Die Fächer enthalten in einem schwärzlichen Mus eingebettet je einen glänzend braunen, hartschaligen Samen. Das Mus besitzt infolge seines Zuckergehaltes (bis 70%) einen süßen Geschmack. Hülsen mit eingetrocknetem Mus (klappernde Hülsen) sind unbrauchbar. Das Mus anderer Cassia-Arten (Cassia bacillaris, Cassia moschata) schmeckt mehr herbe oder bitter-herbe (Cassia brasiliana).

**Inhaltsstoffe:** Anthraglykoside (wenig).

**Verwendung:** Mildes Laxans.

**Fructus Ceratoniae** (Johannisbrot), *Ceratonia siliqua*, Caesalpiniaceae

**Vorkommen:** Mittelmeerländer, Indien, Südamerika.

**Ganzdroge:** Die Frucht ist eine kurzgestielte, quergefächerte, sich nicht öffnende Hülse mit wulstigen Rändern und dunkelbrauner, glatter Oberfläche. Die flachen, braunen, hartschaligen Samen (bis zu 14) liegen einzeln in jedem Fache in braunem, süßlichen Mus.

**Mikroskopie:** Unter den polygonalen Zellen des Exokarps und den darunterliegenden, gerbstoffhaltigen Parenchymzellen liegt eine äußere, mit Kristallkammern belegte Faserschicht, an die sich ein kleinzelliges Parenchym mit Gefäßbündeln und Gerbstoffzellen anschließt. Das folgende großzellige Parenchym enthält Gruppen von Gerbstoffzellen, deren Inhalt kompakte, mit Streifen versehene Körper (Inklusen) darstellt und sich mit 25%iger Kalilauge blau, mit Vanillin-Salzsäure leuchtend rot und mit Eisenchlorid schwärzlich färbt. Die zwischen den Inklusenzellen liegenden Parenchymzellen meist kollabiert. Die Zellen der folgenden inneren Faserschicht sind quergestreckt und ebenso wie die äußere Faserschicht mit Kristallzellreihen belegt. Die Samenschale besitzt palisadenförmige Epidermiszellen mit stark verdickter, farbloser Außenwand. Die darunterliegenden Trägerzellen sind besonders in der Mitte stark verdickt. Die Zellen des mächtig entwickelten Schleimendosperms haben ein schlauchförmig gestrecktes oder sternförmiges Lumen mit eiweißreichem Zellinhalt und quellen im kalten Wasser stark auf.

**Inhaltsstoffe:** Frucht: Zucker, Gerbstoffe, org. Säuren.
Same: Schleim (ca. 40%).

**Verwendung:** Hustentee, Diätmittel, Süßwarenindustrie (Geliermittel), Appretur.

**Fructus Coriandri** (Coriander), *Coriandrum sativum*, Apiaceae (Umbelliferae)

**Vorkommen:** Mittelmeerländer, Nordafrika, Rußland, Indien, China, Amerika.

**Ganzdroge:** Die Frucht (Doppelachäne) zerfällt nicht in die beiden Teilfrüchte, läßt sich aber durch Druck zerlegen. Sie ist gelblich, kugelig, bis 5 mm im Durchmesser, vom fünfzähnigen Kelch, dem Griffelpolster und Griffel gekrönt. Zwischen zehn geschlägelten Hauptrippen, welche die Gefäßbündel führen, treten zwölf geradläufige Nebenrippen, die nur aus Fasern bestehen, stärker hervor (Abb. 169 A). Nur an der Fugenseite je zwei Ölstriemen. Geruch in getrocknetem Zustand aromatisch, Geschmack gewürzhaft. Der Gehalt an ätherischem Öl beträgt auch bei den besten Sorten meist unter 1%.

**Mikroskopie:** Unter der Oberhaut, deren polygonale Zellen mitunter Oxalatkristalle oder Drusen enthalten, kollenchymatisch verdicktes Parenchym, dem eine mehrreihige Zone von schichtenweise sich kreuzenden, wellig gebogenen Fasern folgt. Die Skleren-

chymschichte bildet in jedem Teilfrüchtchen je eine halbe Hohlkugel, deren Ränder
durch Parenchym zusammenhängen (Abb. 169 *B* und 170). Durch Druck kann an dieser Stelle die Frucht in die beiden Teilfrüchte zerlegt werden. An der Fugenseite, an
welcher das Mesokarp keine Fasern führt, liegen je zwei Ölstriemen, 200–300 $\mu$ im
Durchmesser. Die Zellen des Endokarps sind lang, dünnwandig und schmal, einzelne
Zellkomplexe senkrecht zueinander laufend, jedoch nicht so regelmäßig parkettiert wie

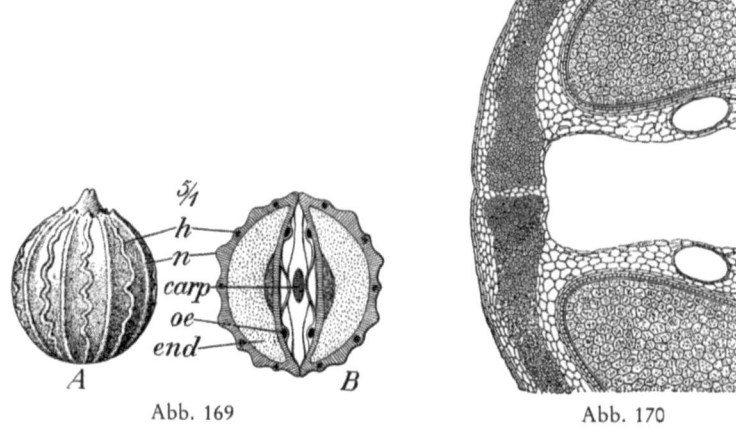

Abb. 169                                  Abb. 170

Abb. 169. Fructus Coriandri. *A* Ganz u. *B* im Querschnitt, *h* Hauptrippen, *n* Nebenrippen, *carp* Fruchtträger, *oe* Ölgänge, *end* Endosperm. (GILG)
Abb. 170. Querschnitt des Korianders an der Stelle, wo die beiden Teilfrüchte miteinander verwachsen sind. (Vergr. 40fach.) (VOGL)

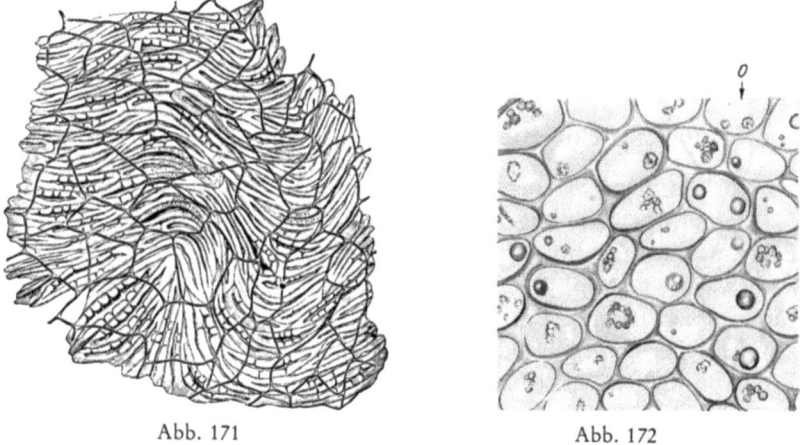

Abb. 171                                  Abb. 172

Abb. 171. Sklerenchym des Korianders in der Flächenansicht. (Vergr. 150fach.)
(MOELLER)
Abb. 172. Fructus Coriandri. Charakteristisches Umbelliferen-Endosperm mit Oxalat-
drusen *O* und Fetttropfen. (Vergr. 500fach)

bei Foeniculum. Die einzellreihige, bräunliche Samenschale umschließt das Endosperm, welches in seinen vieleckigen, derbwandigen Zellen Fett und Aleuronkörner mit relativ großen Oxalatrosetten führt (s. Abb. 172).

**Pulverdroge:** Das Pulver ist in erster Linie durch die Fragmente der welliggebogenen Faserschichten charakterisiert (Abb. 171). Weiters finden sich Fragmente des Exokarps und des dünnwandigen, parkettierten Endokarps, damit verwachsen die braune Samenschale. Verquollene Zellen des Umbelliferenendosperms mit großen Oxalatdrusen aus den Aleuronkörnern.

**Inhaltsstoffe:** Ätherisches Öl, ca. 0.5%.

**Verwendung:** Stomachikum, Carminativum, Spasmolytikum.

**DC.:** STAHL I.

**Wertbestimmung:** ÖAB 9.

**Fructus Crataegi** (Weißdornfrucht), *Crataegus oxyacantha* u. a. *Crataegus-Arten,* Rosaceae

**Vorkommen:** Europa, Rußland.

**Ganzdroge:** Die rotbraunen Steinfrüchte sind bis 1 cm lang und 0,8 cm dick, durch das Trocknen runzelig. Am oberen Ende tragen sie, in einem Kreis angeordnet, die zurückgeschlagenen, dreieckigen Kelchblätter; innerhalb derselben befindet sich eine scheibenförmige Vertiefung.

**Mikroskopie:** Die aus polygonalen Zellen bestehende Epidermis umschließt das Mesokarp, das die Gefäßbündel und – in den tieferen Schichten – Steinzellen enthält, die in kleinen Gruppen beisammen liegen. Calciumoxalat vereinzelt in Drusen, in den unteren Schichten in Einzelkristallen. Die Frucht enthält zwei Kerne, deren Schale aus dickwandigen, verzweigte Tüpfel führenden Steinzellen besteht. Die Kerne enthalten je einen braunen, länglichen Samen. Die polygonalen Epidermiszellen der Samenschale besitzen dünne Zellulosewände, ihr Lumen ist durch schichtenweise angelegten Membranschleim ausgefüllt. Unter der Epidermis liegt eine Schichte rundlicher Zellen mit primatischen Oxalatkristallen, die übrigen Schichten der Samenschale sind kollabiert. Im aleuronhaltigen Endosperm liegt der Keimling, dessen zartes Gewebe fettes Öl und Aleuron enthält. Die Droge ist geruchlos, ihr Geschmack säuerlich.

**Inhaltsstoffe u. Verwendung:** Wie Flos Crataegi.

**DC.:** DAC.

## Fructus Cubebae (Kubebe), *Piper cubeba,* Piperaceae

**Vorkommen:** Malaya, Ceylon, Indien, Kongo, Westindien.

**Ganzdroge:** Die kugelige Frucht (4–5 mm Durchmesser) ist an der Basis in einen 10 mm langen und 1 mm dicken, stielartigen Fortsatz ausgewachsen (Abb. 174). Sie ist braunschwarz und besitzt eine gerunzelte Oberfläche. Ein Längsschnitt durch die Frucht zeigt ein sehr schmales Perikarp (bis 0,5 mm) und einen nur an der Basis mit der Fruchtwand verwachsenen Samen, der infolge der vorzeitigen Ernte meist zusammengeschrumpft ist. Der Same besitzt ein stark entwickeltes Perisperm mit einer kleinen, zentralen Höhle, am Scheitel ein kleines Endosperm, darin der kleine Embryo (Abb. 174 B).

**Mikroskopie:** Das Exokarp besteht aus kleinen, flachen Zellen mit braunem Inhalt, darunter eine schüttere, einschichtige, selten zweischichtige Lage von kleinen, sklerosierten, reich getüpfelten Zellen (sog. Exokarpsteinzellen), stellenweise von Parenchym unterbrochen (Abb. 175). Im Mesokarp verstreut Ölzellen, weiter innen zwischen kleinzelligem, in der Droge meist kollabiertem Parenchym, verlaufen die Gefäßbündel. Unter der Gefäßbündelzone eine mehrreihige, auch ölzellenführende Schichte rundlicher Parenchymzellen. Es folgt eine einreihige, ab und zu zweireihige Schichte großer, radial gestreckter, gelbgrüner, stark verdickter und reich getüpfelter Steinzellen (sog. Endokarpsteinzellen). Das Endokarp selbst stellt eine Schichte kleiner obliterierter Zellen dar. Im stielartigen Fortsatz, der in der äußeren

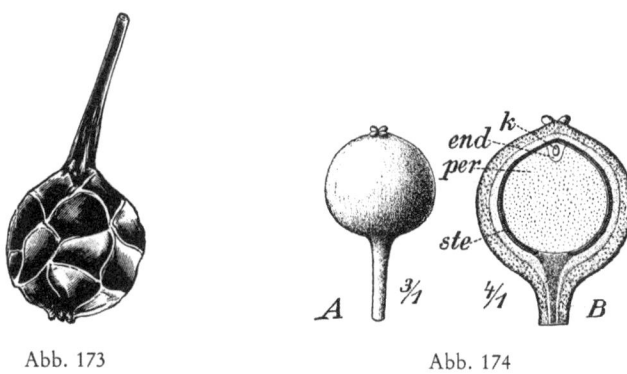

Abb. 173                                Abb. 174

Abb. 173. Eine Kubebe. (4fach vergrößert.) (GILG)
Abb. 174. Fructus Cubebae. *A* ganze frische Frucht (3fach), *B* dieselbe (reif) im Längsschnitt (4fach), *ste* Steinschale, *per* Perisperm, *end* Endosperm, *k* Keimling (GILG)

Schichte auch Ölzellen enthält, sind die Sklereiden langgestreckt, nach innen zu einen Ring bildend, in dessen Mitte das zentrale Leitbündel verläuft. Die Samenschale enthält zwei Schichten dünnwandiger, einen dunkelbraunen Inhalt führender Zellen. Der Same besteht zum größten Teil aus Perisperm, dessen Randzellen Aleuron führen. Die übrigen Zellen sind schwach radial gestreckt und dicht mit kleinkörniger, rundlicher Stärke (4–8 $\mu$) erfüllt, die meist zu Ballen (Stärkeschollen) zusammengepackt ist. Verstreut im Perisperm Ölzellen. In der Spitze des Samens ein kleines, Fett und Aleuron führendes Endosperm, in dem der kleine Keimling eingebettet ist.

**Pulverdroge:** Das braune Pulver zeigt im Wasserpräparat kleinkörnige Stärke aus dem Perisperm, häufig noch in Ballen zusammengepackt. In Lauge oder Chloralhydrat fallen in erster Linie die großen, stark verdickten, länglichen, reich getüpfelten und gelbgrünen Endokarpsteinzellen auf, daneben die kleineren, isodiametrischen Exokarpsteinzellen, eingebettet in dunkle Fragmente des Perikarps. Dunkelbraune, fast strukturlose Flecke als Teile der Samenschale, ferner faserartig gestreckte, gelbe Sklerenchymzellen aus dem stielartigen Fortsatz der Frucht.

**Prüfung:** Die Früchte anderer Piperaceen unterscheiden sich meist schon anatomisch von Piper cubeba, sei es, daß eine oder beide Sklereidenschichten fehlen oder die Zellen der inneren Schichte nicht radial gestreckt, gelbgrün gefärbt oder andersartig (hufeisenförmig) verdickt

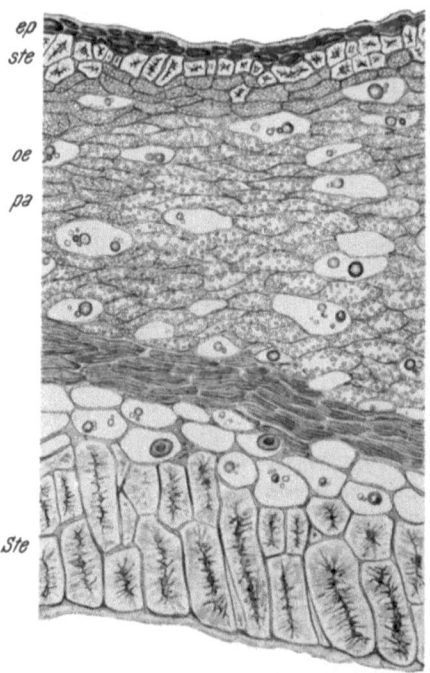

Abb. 175. Fructus Cubebae, Querschnitt. *ep* Epidermis, *ste* Steinzellschicht (subepidermal), *oe* Ölzellen, *pa* Parenchym, *Ste* Steinzellenschicht nahe dem Endokarp. (Vergr. 20fach.) (GILG)

sind. Piper clusii (Kongo-Pfeffer) ist wenig kleiner, schwächer gerunzelt, Stiel oft gebogen und länger. Keine Steinzellen! Viele gelbe Sekretzellen in der Frucht. Früchte, welche im anatomischen Bau ähnlich sind, besitzen dagegen kein Cubebin, färben sich daher mit 80%iger Schwefelsäure nicht rot, sondern bräunlich (zur Prüfung muß 80%ige Schwefelsäure verwendet werden, da konzentriertere Säuren auch bei anderen Piperaceenfrüchten Rotfärbung verursachen). Verfälschungen mit Fruchtspindeln werden an dem zahlreichen Vorkommen von Bastfasern, Beimengungen anderer Früchte an deren fremden Elementen erkannt.

**Inhaltsstoffe:** Ätherisches Öl, Cubebin (Lignanderivat).

**Verwendung:** Stomachikum, Carminativum, Diuretikum.

**DC.:** STAHL II.

### Fructus Cynosbati (Hagebutte), *Rosa canina* und verschiedene *Unterarten*, Rosaceae

**Vorkommen:** Europa ubiquitär.

**Ganzdroge:** Die Scheinfrucht besteht aus dem fleischig gewordenen, glänzend roten, krugförmig vertieften und von Haaren ausgekleideten Blütenboden, der die harten, einsamigen Nüßchen umschließt (Sammelfrucht). Die Oberhautzellen sind dickwandig und lassen zahlreiche Tochterzellen erkennen. Das rote, schmale Fruchtfleisch, welches Carotin in amorphen Körnchen enthält, wird innen von einer derbwandigen Oberhaut begrenzt, welche die starren, einzelligen, dickwandigen Haare trägt. Die Nüßchen sind gelblich, an den seitlichen Berührungsflächen abgeplattet und besitzen eine 0,3–0,4 mm dicke Steinschale. Der Embryo des Samens wird von einer hyalinen Membran, dem Perispermrest, und von einer Aleuronschichte umgeben. Der Geschmack des roten Fruchtfleisches ist säuerlich.

**Inhaltsstoffe:** Vitamin C (ca. 0,5%).

**Verwendung:** Vitamin C – Quelle, Haustee (Hagebuttentee des Handels häufig mit Hibiscusblüten (s. Flos Hibisci) geschönt).

### Fructus Foeniculi (Fenchel), *Foeniculum vulgare*, Apiaceae (Umbelliferae)

**Vorkommen:** Europa, Indien, China, Japan, USA.

**Ganzdroge:** Die Frucht (Doppelachäne) zerfällt sehr leicht in die beiden Teilfrüchte. Diese sind 4–8 mm lang, bis 3 mm dick, grünlichbraun, mit fünf stark vortretenden Rippen (Abb. 176), dazwischen je 1 Ölstrieme, an der Fugenseite zwei. Der Same besteht zum größten Teil aus weißlichgrauem Endosperm, in dessen unterem Teil der kleine Keimling liegt. Der Geruch ist gewürzhaft, der Geschmack süßlich aromatisch.

**Mikroskopie:** Das Exokarp besteht aus polygonalen Zellen, vereinzelt Spaltöffnungen führend. Das Parenchym des Mesokarps ist

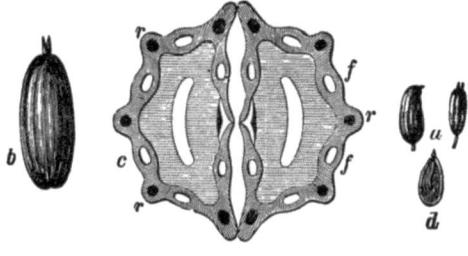

Abb. 176. Fructus Foeniculi. *a* in natürlicher Größe, *b* vergrößert, *c* Querschnitt, stark vergrößert, *d* Teilfrucht, *r* Rippen, *f* Tälchen

dünnwandig, um die Ölstriemen von infiltriertem Gerbstoff braun gefärbt. In den Rippen verlaufen die Gefäßbündel mit Spiral- und Ring-
gefäßen, von zahlreichen Fasern umgeben. Die Siebteile sind den Fasern in zwei kleinen Inseln angelagert (Abb. 177). In der Umgebung
der Rippen finden sich Parenchymzellen mit eigenartig leisten- oder
netzförmigen Verdickungen bzw. breiten Tüpfeln (Netzleistenzellen,
*tü. pa* in Abb. 177, 178/2). Die Ölstriemen werden von dem in der

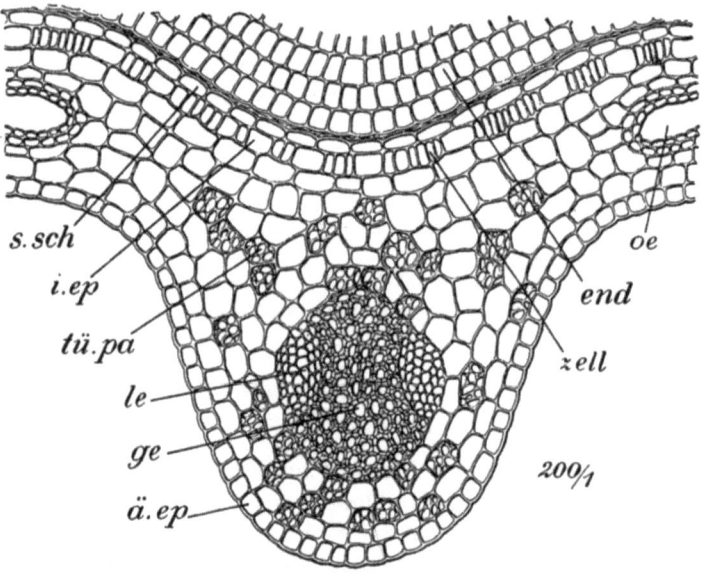

Abb. 177. Fructus Foeniculi. Stückchen eines Querschnittes durch eine Fruchthälfte mit
einer Rippe. *s.sch* Samenschale, *i.ep* innere Epidermis der Fruchtwand (Endokarp),
*tü.pa* Tüpfelparenchym (Netzleistenzellen), *le* Siebgewebe, *ge* Holzteil der Gefäßbündel, *ä.ep* äußere Epidermis, *oe* Sekretgänge, *end* Endosperm, *zell* parkettierte Zellen des
Endokarps. (200fach.) (GILG)

Aufsicht polygonalen, braunen Endothel ausgekleidet. Die Zellen des
Endokarps sind dünnwandig und schmal, sehr häufig laufen Zellkomplexe senkrecht zueinander, wodurch die Zellen in der Aufsicht ein
parkettähnliches Aussehen besitzen (Abb. 178/5). Die Samenschale,
von der sich – außer an der Fugenseite – nur eine Zellreihe erhält (die
übrigen Zellen sind kollabiert), umschließt das Endosperm, bestehend
aus weißen, vieleckigen Zellen, die Fett- und Aleuronkörner mit kleinen Oxalatrosetten beinhalten. Der Karpophor besteht hauptsächlich
aus Fasern.

**Pulverdroge:** Das Pulver wird in Chloralhydrat durch die gequollenen Endospermzellen mit den kleinen Oxalatrosetten als Pulver einer

Umbelliferenfrucht erkannt. Fragmente der parkettierten Endokarpzellen für Foeniculum charakteristisch; sehr häufig Fragmente des durch Gerbstoff braungefärbten Parenchyms aus der Umgebung der breiten Ölstriemen (Unterschied von Carvum). Weiters polygonale Endothelzellen und zahlreiche langgestreckte Fragmente aus den Rippen und

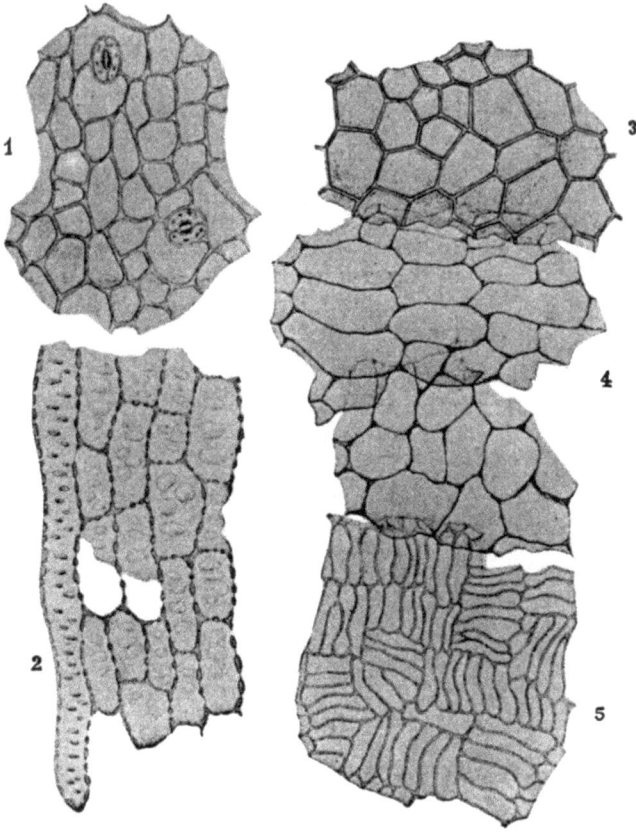

Abb. 178. Fructus Foeniculi. Elemente des Pulvers. *1* Äußere Epidermis der Fruchtschale, *2* Netzleistenzellen (aus dem Mesokarp), *3* Endothelzellen eines Sekretganges, *4* zwei unter einem Sekretgang liegende Parenchymschichten, *5* Endokarp. (Vergr. etwa 200fach.) (MOELLER)

dem Karpophor. Die netzförmig verdickten Zellen aus der Umgebung der Rippen nur im gröberen Pulver deutlich erkennbar.

**Prüfung:** Die Früchte anderer Umbelliferen, die als Verfälschung in Frage kommen, führen in den Tälchen zwei bis drei Ölstriemen oder besitzen keinen fenchelartigen Geschmack. Beigemischte, extrahierte Früchte ergeben bei der Ölbestimmung zu niedere Werte. Beimengungen von Doldenstrahlen im Pulver verraten sich durch weitlumigere Gefäße (über 20 $\mu$), Unkrautsamen durch Stärke und fremde Zellelemente, erdige Bestandteile durch die Aschenbestimmung.

**Inhaltsstoffe:** Ätherisches Öl (Anethol, Fenchon), ca. 4,5%.

**Verwendung:** Aromatikum, Carminativum, Expektorans.

**DC.:** STAHL II.

**Wertbestimmung:** ÖAB 9, Ph. Helv. VI, DAB 7.

**Fructus Hordei** (Gerste), *Hordeum vulgare*, Poaceae (Gramineae)

**Vorkommen:** Ubiquitär als Getreide.

**Ganzdroge:** Die aus einem oberständigen Fruchtknoten hervorgegangene Frucht (Caryopse) ist mit Ausnahme von einigen Varietäten mit den beiden Hochblättern, den sog. Spelzen (Deck- und Vorspelze), verwachsen (Abb. 179). Das bespelzte Korn ist spindelförmig, etwas runzelig, auf der gewölbten Vorderseite, die von der Vorspelze

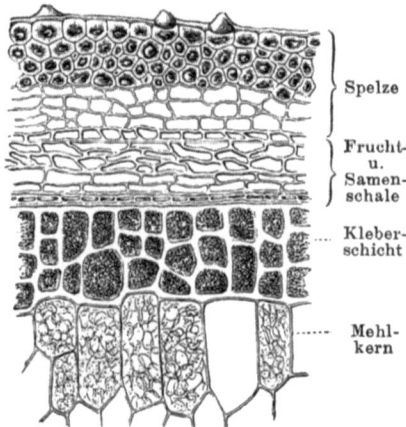

Abb. 179. Querschnitt durch die bespelzte Gerste. (Vergr. etwa 150fach.) (MOELLER)

bedeckt ist, gefurcht. Unter den Spelzen liegt die schmale Fruchtwand, die mit dem Samen verwachsen ist. Der Same besteht zum größten Teil aus hornigem, grauweißem Endosperm (Mehlendosperm), am unteren Ende liegt der kleine Keimling. Verwendung findet die von den Spelzen befreite Gerste (geschälte Gerste, Fructus Hordei decorticatus).

**Mikroskopie:** Die Epidermis der Spelzen besteht aus den für die Gramineenblätter charakteristischen, zickzackförmig gewellten Langzellen, ferner aus rundlichen Kurzzellen, häufig in kurze kegelförmige Haare ausgewachsen und aus schmalen, etwas gebogenen Zwillingskurzzellen (Abb. 180 *s*). Das darunter liegende Hypoderm besteht aus einer mehrschichtigen Lage dickwandiger grobgetüpfelter Fasern. Es folgt ein Parenchym, die innere Oberhaut, Exokarp mit Haaren, Mittelschicht, Quer- und Schlauchzellen. Unter der Samenschale und der hyalinen Schichte (Rest des Perisperms) liegt das Endosperm. Die Randzellen sind dickwandig, am Querschnitt quadratisch oder gestreckt, in der Flächenansicht rundlich-polygonal und enthalten neben Eiweißstoffen Fett, aber keine Stärke (Kleber- oder Aleuronschichte). Diese Schichte ist zum Unterschied von den anderen Zerealien, bei denen die Kleberschichte einreihig ist, zwei- bis dreireihig. Die übrigen Zellen des Endosperms sind dünnwandig und mit Stärke erfüllt, welche der Weizen- und Roggenstärke ähnlich, jedoch kleiner ist (20–30 μ). Im Pulver typisch: Spelzenepidermis samt Hypoderm und mehrreihige Kleberschichte.

**Inhaltsstoffe:** 60% Stärke (Fett, Zucker).

**Verwendung:** Nährmittel.

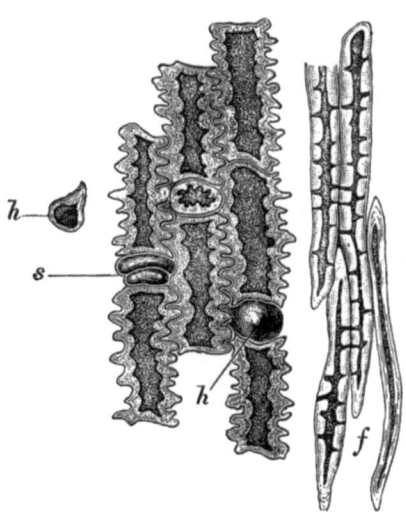

Abb. 180. Oberhaut und Hypodermfasern der Gerstenspelze. *h* kegelförmiges Haar, *s* Zwillingskurzzellen, *f* Hypodermfasern. (Vergr. etwa 200fach.) (MOELLER)

### Fructus Juniperi (Bacca Juniperi) (Wacholderbeere), *Juniperus communis*, Cupressaceae

**Vorkommen:** Europa, Mittelmeerländer, Nordasien, Nordamerika.

**Ganzdroge:** Die Früchte sind durch Verwachsung von drei Zapfenschuppen (Hochblätter) entstanden (Scheinbeeren); die 3 Nähte sind am Scheitel deutlich erkennbar (s. Abb. 181 *A*). Die Früchte, die erst im zweiten Jahre reifen, sind kugelig, 7–9 mm im Durchmesser, braunrot und blau bereift. In dem braungrünen Fruchtfleisch meist drei scharf gekielte, harte Samen (Abb. 181 *B*), an deren Schale sich mehrere blasenartig hervortretende Ölräume befinden, die sich infolge der Verharzung des Inhaltes leicht herausheben lassen. An der Samenschale ist dann die entsprechende Vertiefung erkennbar (Abb. 182). Der Geschmack ist süßlich und gewürzhaft.

**Mikroskopie:** Die Exokarpzellen (Abb. 183/*ep*) sind tafelförmig, polygonal, mit braunem Inhalt, am Scheitel der Frucht papillenartig ausgewachsen, an den Nähten verzahnt (s. Abb. 184). Unter dem Exokarp ein kollenchymatisch verdicktes Hypoderm, darunter, im dünnwandigen Parenchym mit vielen Interzellularen verstreut, große,

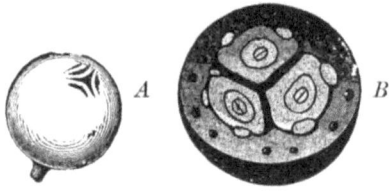

Abb. 181. *A* Fructus Juniperi, vergrößert, *B* Querschnitt. (GILG)

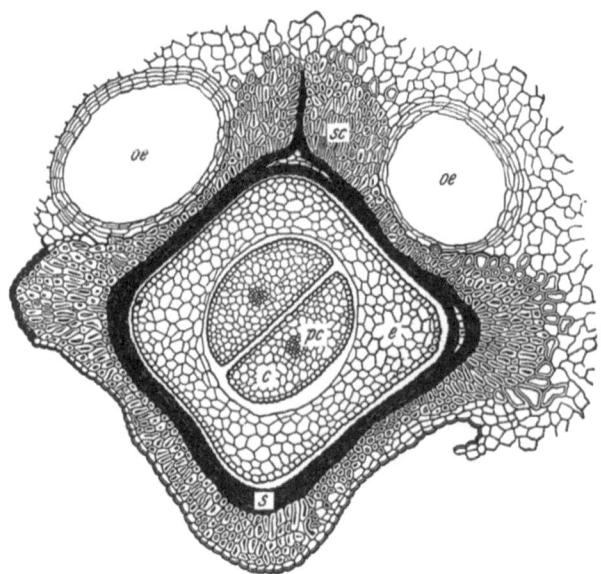

Abb. 182. Querschnitt durch einen Samen von Juniperus communis mit umgebendem Gewebe der Beere. *sc* innerste sklerenchymatische Schicht der Fruchtschuppe (Samenschale), *s* Samenhaut, *e* Nährgewebe, *c* Kotyledonen mit jugendlichen Leitbündelanlagen *(pc)*, *oe* schizogene Ölbehälter. (Vergr. 35fach.) (TSCHIRCH)

eiförmig-längliche Zellen, deren Wände verholzt sind (sog. Tonnenzellen). Im Mesokarp kleine Gefäßbündel und zahlreiche schizogene Sekretbehälter, mehrere davon in Einbuchtungen der Samenschale liegend. Die harte Samenschale besteht aus Steinzellen, die in ihrem Lu-

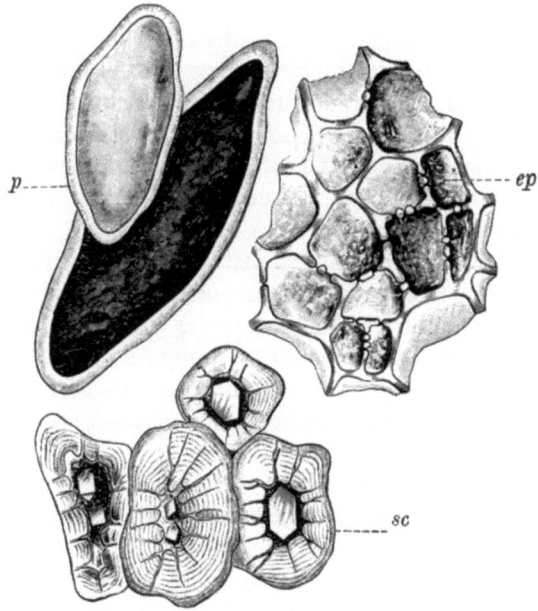

Abb. 183. Gewebe der Wacholderbeere. *ep* Oberhaut, *p* Tonnenzellen aus dem Frucht-fleische, *sc* Steinzellen der Samenschalen mit Oxalatkristallen. (MOELLER)

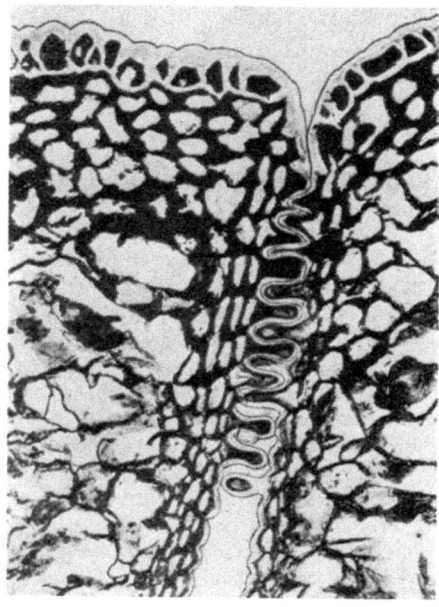

Abb. 184. Fructus Juniperi. Verzahnte Epidermis an der 3strahligen Naht am Scheitel der Frucht (Verwachsungsstelle der 3 Zapfenschuppen.) (Vergr. 140fach.) (FLÜCK)

men einen Oxalatkristall führen; die inneren Schichten der Samenschale aus zusammengefallenen Zellen. Im dünnwandigen Parenchym
des Endosperms und des Embryos Fett und Aleuronkörner.

**Pulverdroge:** Das braunrote Pulver ist durch die Fragmente des
Exokarps und durch helle Klumpen kristallführender Steinzellen aus
der Samenschale charakterisiert. Vereinzelt Fragmente der papillen-
förmigen Oberhautzellen, Tonnenzellen oder Fragmente derselben,
reichlich Parenchymfragmente des Mesokarps.

**Mikrochemie:** Werden Schnitte durch das Fruchtfleisch in das
Phenylhydrazin-Reagens gelegt, so entstehen nach dem Erhitzen (3 bis
5 Min.) und Abkühlen gelbe Nadeln des Glucosazons.

**Prüfung:** Die Früchte anderer Juniperus-Arten sind größer und
von glänzend rotbrauner Farbe (Juniperus oxycedrus, Juniperus phoe-
nicea) oder aus vier Fruchtschuppen zusammengesetzt (Juniperus sabina).

**Inhaltstoffe:** Ätherisches Öl, viel Glucose.

**Verwendung:** Diuretikum, Stomachikum, Carminativum.

**DC.:** STAHL II.

**Wertbestimmung:** ÖAB 9, Ph. Helv. VI, DAB 7.

### Fructus Lauri (Lorbeerfrucht), *Laurus nobilis*, Lauraceae

**Vorkommen:** Mittelmeerländer, Rußland, Südamerika.

**Ganzdroge:** Die Steinfrucht ist eiförmig, oben etwas zugespitzt, braunschwarz und
runzelig, bis 1,5 cm lang und 1 cm dick. Wird das schmale, dunkle Fruchtfleisch vorsichtig abgeschabt, so stößt man auf die dünnwandige, leicht zerbrechliche Steinschale
(Endokarp), die mit der braunen, an der Innenseite glänzenden Samenschale verwachsen
ist. Der durch das Trocknen geschrumpfte Embryo liegt lose in der Frucht und zerfällt
leicht in die beiden großen Keimblätter, an dem einen Ende das kleine Würzelchen zeigend. Der Geruch ist aromatisch, der Geschmack würzig und etwas bitter. Der Gehalt
an ätherischem Öl beträgt 0,8 bis 1%.

**Mikroskopie:** Das Exokarp besteht aus polygonalen Zellen mit sehr dicker Außenwand, die ebenso wie die darunter liegende zwei- bis dreireihige Zellschichte einen
dunklen Inhalt führen, der sich in Chloralhydrat mit roter Farbe löst. Im großzelligen,
dünnwandigen Parenchym des Mesokarps verstreut liegen große Ölzellen (Abb. 185);
die meist zarten Gefäßbündel verlaufen nahe der Innengrenze des Mesokarps. Das Endokarp besteht aus dickwandigen, stark verholzten, in der Aufsicht wellig-buchtigen
Zellen (Abb. 186), die am Querschnitt durch die Frucht ein palisadenförmiges Aussehen
besitzen und eine leicht zerbrechliche Steinschale bilden. Die braune Samenschale ist mit
dem Endokarp verwachsen. Das Parenchym der Keimblätter, das verstreut Ölzellen
enthält, besteht aus großen, dünnwandigen Zellen mit Fettplasma und meist einfachen,
rundlichen, 10–15 $\mu$ großen Stärkekörnern.

**Pulverdroge:** Das braune Pulver zeigt im Wasserpräparat reichlich Stärke, einzeln
oder in Ballen; in Chloralhydrat fallen die Fragmente der gelbgefärbten, wellig-buchtigen Endokarpzellen neben den vielen braungefärbten Fragmenten der Fruchtwand besonders auf.

**Prüfung:** Eine Verwechslung der Ganzdroge ist möglich mit den giftigen Fructus
Cocculi (Anamirta cocculus, Menispermaceae). Diese sind rundlich-nierenförmig. Der

stark halbmondförmig gewölbte Same enthält ein mächtiges Endosperm und einen dünnen Embryo. Der Same zerfällt daher nicht wie bei Laurus in die beiden Kotyledonen. Fructus Cocculi besitzt ein mehrzelliges, stark sklerosiertes Endokarp, während Laurus nur **eine** Steinzellenschichte aufweist. Fructus Cocculi, die in den Herkunftsländern (Ceylon, Malabarküste) als Fischfangmittel benützt werden, enthalten das stark giftige Pikrotoxin (Sesquiterpenlakton).

**Inhaltsstoffe:** Fettes und ätherisches Öl (Oleum Lauri expressum).

**Verwendung:** Stomachikum, Hautreizmittel; in der Veterinärmedizin.

**Wertbestimmung:** Ph. Helv. VI.

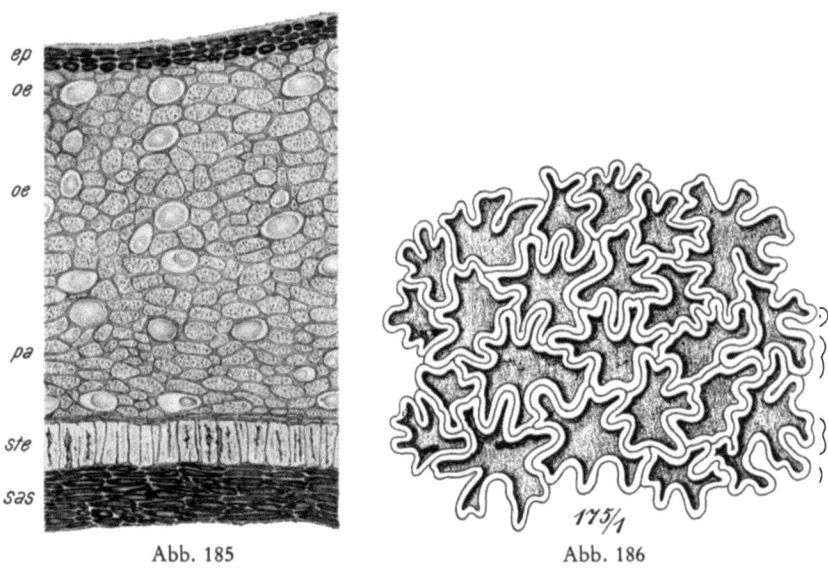

Abb. 185        Abb. 186

Abb. 185. Fructus Lauri. Querschnitt des Perikarps. *ep* Epidermis, *oe* Ölzellen, *pa* Parenchym des Perikarps, *ste* Steinzellenschicht des Endokarps (Steinfrucht!) *sas* Samenschale. (Vergr. 120fach.) (MOELLER)

Abb. 186. Fructus Lauri. Die Steinzellenschicht der Frucht in der Flächenansicht. (Vergr. 175fach.) (GILG)

**Fructus Myrtilli** (Heidelbeere), *Vaccinium myrtillus*, Ericaceae

**Vorkommen:** Europa, Rußland.

**Ganzdroge:** Die erbsengroße Frucht ist durch das Eintrocknen eingeschrumpft und faltigrunzelig, blauschwarz, am Scheitel mit einem glatten Diskuspolster, der von dem übergreifenden Kelchrand eingeschlossen wird. In der Vertiefung in der Mitte ist der Griffel sichtbar.

**Mikroskopie:** Unter einer kleinzelligen Epidermis liegt ein lockeres, großzelliges Parenchym, mit violettem Farbstoff erfüllt; verstreut im Mesokarp Gruppen mäßig verdickter Steinzellen. Das Endokarp ist großzellig und stellenweise sklerosiert. Die Frucht enthält in vier bis fünf Fächern viele glänzende, braunrote, bis 1 mm große Samen, deren Epidermis aus starkwandigen, bis 240 $\mu$ langen, 40–80 $\mu$ breiten und 40–60 $\mu$ hohen Zellen besteht. Die übrigen Schichten der Samenschale bestehen aus Parenchym, das innen kollabiert ist. Der fett- und aleuronhaltige Keimling liegt in kleinzelligem Endosperm eingebettet. Die Droge ist geruchlos und schmeckt säuerlich süß.

**Inhaltsstoffe:** Gerbstoffe.

**Verwendung:** Stopfmittel.

**Wertbestimmung:** Ph. Helv. VI.

**Fructus Papaveris immaturus** (unreife Mohnkapsel), *Papaver somniferum*,
Papaveraceae

**Vorkommen:** Siehe Opium.

**Ganzdroge:** Als Droge dienen die unreifen Früchte, die der Länge nach halbiert werden. Der oberständige Fruchtknoten wird durch Verwachsung von 7–15 Fruchtblättern gebildet, der kurze Griffel verbreitert sich in eine strahlige Narbenscheibe. Die Frucht ist ursprünglich einfächerig, wird aber durch Scheidewände, welche von den Karpellrändern her nach innen anwachsen, unvollständig gefächert. Die Kapsel öffnet sich bei der Reife durch Löcher, welche unter der Narbenscheibe entstehen (Kulturformen mit weißen Samen bleiben geschlossen). Der Geschmack ist schwach bitter.

**Mikroskopie:** Die Oberhaut der Kapsel besteht aus polygonalen, besonders außen stark verdickten, getüpfelten Zellen mit zahlreichen Spaltöffnungen (siehe Opium!). Das Mesokarp, das in seinen äußeren Teilen aus dickwandigem, tangential gestrecktem Parenchym besteht, wird im Innern sternparenchymartig und von den Gefäßbündeln mit einzelnen Fasern in verschiedenen Richtungen durchzogen. Dem Siebteil vorgelagert sind gegliederte Milchröhren, eingetrockneten Milchsaft mit Alkaloiden enthaltend.

**Inhaltsstoffe:** Wenig Opiumalkaloide. (Früher als „Syrupus diacodii" per nefas zur Beruhigung von Kindern verwendet!)

**Fructus Phaseoli sine semine** (Bohnenschale), *Phaseolus vulgaris*, Fabaceae
(Papilionaceae)

**Vorkommen:** Ubiquitär kultiviert.

**Ganzdroge:** Anwendung für pharmazeutische Zwecke finden nur die gelblichweißen, von den Samen befreiten und getrockneten Hülsen. Diese sind an beiden Enden zugespitzt, 10–20 cm lang und 1–2 cm breit, schwach gedreht und an den Stellen, an denen sich die Samen befanden, ausgebaucht.

**Mikroskopie:** Das Exokarp zeigt Haarnarben und Spaltöffnungen, Kutikula stark gerunzelt. Im Mesokarp 1–2 Lagen in der Richtung der Längsachse gestreckter, spindelförmiger Faserzellen. Das Endokarp, aus polygonalen Zellen bestehend, läßt sich in Form eines dünnen Häutchens leicht ablösen.

**Inhaltsstoffe:** Glukokinine (?)

**Verwendung:** Blutzuckersenkung (unsicher), Diuretikum.

**Fructus Pimentae** (Fructus Amomi) (Nelkenpfeffer, Piment), *Pimenta officinalis*,
Myrtaceae

**Vorkommen:** Mittel- u. Südamerika, Indien, Antillen.

**Ganzdroge:** Die braune Beerenfrucht, die unreif, aber ausgewachsen geerntet wird, ist erbsengroß, ungestielt, körnig rauh und vom vierzähnigen Kelch gekrönt. Die Frucht ist zweifächerig, in jedem Fache befindet sich ein schwarzbrauner Same ohne Nährgewebe. Geruch und Geschmack erinnert an Flos Caryophylli (daher Nelkenpfeffer).

**Mikroskopie:** Nahe unter der kleinzelligen Oberhaut mit spärlichen, einzelligen Härchen befindet sich eine Reihe großer Ölräume. Vereinzelt Kristalldrusen in den Parenchymzellen, Steinzellen einzeln oder in Nestern, doch keine geschlossene Steinschale bildend (Abb. 187). Vom erweichten Samen läßt sich die Samenschale leicht abziehen, deren Oberhaut aus langgestreckten Zellen besteht. Das darunter liegende Parenchym der Samenschale ist mit leuchtend rotbraunen, in Chloralhydrat unlöslichen Schollen (Inklusen) erfüllt (Abb. 188). Der Querschnitt durch die Keimblätter zeigt nahe der Oberfläche große, schizogene Ölräume und rundliches Parenchym, erfüllt mit kleinen, kugeligen Stärkekörnern, sowie Bruchkörnern von Zwillings- und Drillingskörnern. Vereinzelt im Parenchym Pigmentzellen, deren violetter Farbstoff sich nach Einlegen der trockenen Schnitte in Chloralhydrat mit rosa Farbe löst.

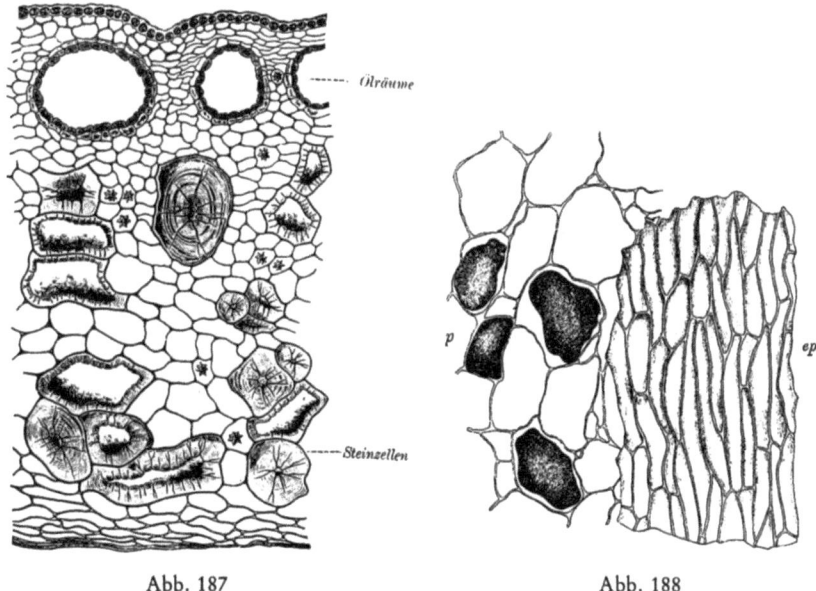

Abb. 187                    Abb. 188

Abb. 187. Querschnitt der Pimentschale. (Vergr. 70fach.) (MOELLER)
Abb. 188. Samenhaut des Piment. *ep* Oberhaut, *p* Parenchym mit rotbraunen, unlöslichen Inklusen. (Vergr. 100fach.) (MOELLER)

**Pulverdroge:** Das braune, nach Gewürznelken riechende Pulver zeigt viele Steinzellen und Parenchymfragmente mit Ölräumen oder Teile derselben aus dem Mesokarp und die auffällig rotbraune Samenschale, weiters (in Chloralhydrat) das Parenchym der Keimblätter, darin die mit rosa Farbe relativ schnell in Lösung gehenden Zellinhalte der Pigmentzellen.

**Prüfung:** Beimengungen der Pimentstiele im Pulver sind an dem reichlichen Vorkommen größerer Gefäßfragmente, Bastfasern und Kristallreihen erkenntlich, die Verfälschungen mit Cerealien, Hülsenfrüchten, Sandelholz, Nuß- und Kakaoschalen an den fremdartigen Elementen.

**Inhaltsstoff:** Ätherisches Öl (ca. 2,5%).

**Verwendung:** Aromatikum, Stomachikum, Gewürz.

**DC.:** STAHL II.

**Fructus Piperis nigri** (schwarzer Pfeffer), *Piper nigrum*, Piperaceae

**Vorkommen:** Indien, Indonesien, Ostafrika, Westindien, Brasilien und andere tropische Länder.

**Ganzdroge:** Die Frucht (Abb. 189) ist kugelig, 4–5 mm im Durchmesser, schwarzbraun, mit runzeliger Oberfläche (da unreif geerntet), ohne stielartigen Fortsatz (Unterschied von Fructus Cubebae). Die Ansatzstelle der Fruchtspindel ist meist als kleiner, heller Fleck sichtbar. Die 0,5 mm dicke Fruchtwand ist allseitig mit der Samenschale verwachsen. Der Same besteht zum größten Teil aus Perisperm

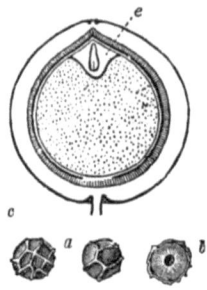

Abb. 189. Schwarzer Pfeffer. *a* von außen, *b* Querschnitt, *c* Längsschnitt durch die reife Pfefferfrucht, 5fach vergrößert, *e* Keimling, im kleinen Endosperm liegend, einseitig umhüllt von dem mächtigen (in der Figur punktierten) Perisperm. (GILG)

mit einer zentral gelegenen Höhlung; das kleine Endosperm mit dem Keimling liegt am oberen Ende des Samens. Der Geruch würzig, Geschmack brennend scharf.

**Mikroskopie:** Unter den kleinzelligen, in der Aufsicht polygonalen Exokarpzellen mit braunem Inhalt liegt, wie bei Cubeba, eine ein- oder zweireihige, ziemlich dichte Schichte stark verdickter, meist radial gestreckter Steinzellen mit dunklem Inhalt (sog. Exokarpsteinzellen, Abb. 190), nur stellenweise von Parenchym unterbrochen. Das Mesokarp besteht aus dünnwandigem, öfters kleine Stärkekörner enthaltendem Parenchym, verstreut Ölzellen führend. Die Gefäßbündel verlaufen in der inneren Schichte des Mesokarps. Unter der Gefäßbündelzone, im kleinzelligeren Parenchym, eine Schichte größerer, rundlicher oder fast kubischer Ölzellen. Auf das Parenchym folgt als Endokarp eine einschichtige Lage polygonaler, lückenlos aneinander schließender, einseitig verdickter und reich getüpfelter, hellgelber Zellen (Becherzellen). Die Samenschale, die mit dem Endokarp verwachsen ist, führt ein dunkelbraunes Pigment. Die äußerste Zellreihe des Perisperms ist ziemlich kleinzellig, hier Aleuron und keine Stärke führend. Die übrigen Zellen des Perisperms sind vieleckig, meist radial gestreckt und mit kleinkörnigen, nicht über 6 $\mu$ großen Stärkekörnern erfüllt, die dicht zu Ballen (Stärkeschollen) zusammengepackt sind. Verstreut im Perisperm Ölzellen mit verharztem Inhalt. Die kleinen, isodiametrischen Zellen des Endosperms sind stärkefrei und führen Fett und Aleuron.

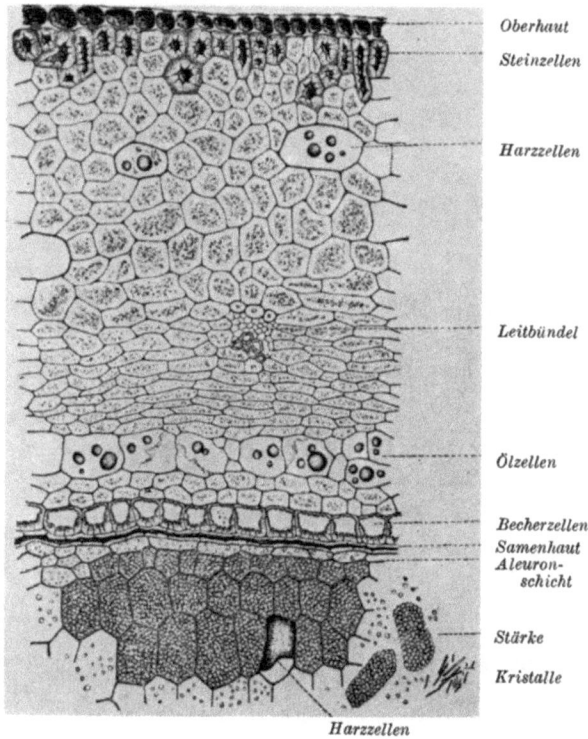

Abb. 190. Querschnitt des schwarzen Pfeffers. (Vergr. 100fach.) (MOELLER)

**Pulverdroge:** Das graue, scharfschmeckende Pulver zeigt im Wasserpräparat die Stärkeballen, die infolge der Kleinheit der sie zusammensetzenden Stärkekörner wie punktiert erscheinen (Abb. 190 und 191 *am*). In Chloralhydrat oder Lauge fallen in erster Linie die sog. Exokarpsteinzellen mit ihrem braunen Inhalt auf, weiters die durch die anhaftende Samenschale braun erscheinenden Becherzellen, deren Lumen sich nach außen erweitert. Ist die Samenschale von der Becherzellenschichte abgerissen, erkennt man, daß letztere aus hellgelben Zellen besteht. Braune Fragmente des Parenchyms aus dem Mesokarp und der Samenschale.

**Prüfung:** Verfälschungen der Droge mit anderen Früchten und Samen verraten sich meist schon bei genauer Betrachtung, Körner aus Teigwaren gepreßt (Matta) zerfallen in Wasser. Beimengungen im Pulver (Preßrückstände von Ölsamen und Ölfrüchten wie Lein und Oliven, Steinschalen und Mandeln und Walnüsse, Dattelkerne, sowie die

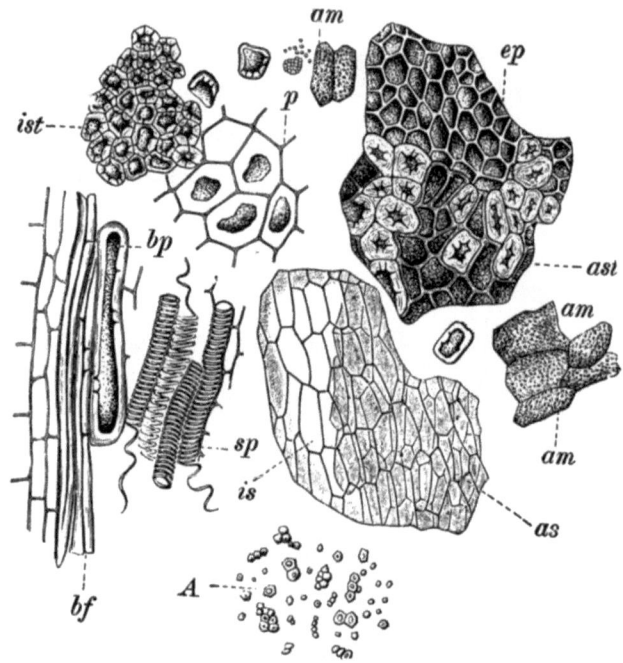

Abb. 191. Pfefferpulver (100fach). *ep* Oberhaut, *ast* Steinzellenhypoderm, *ist* Becherzellen, *p* Ölzellen, *bp, bf, sp* Leitbündelelemente, *is* und *as* Samenhaut, *am* Stärke. A Stärkekörner bei 600facher Vergr. (MOELLER)

verschiedensten Früchte) sind im Mikroskop z. T. an den größeren Stärkekörnern, z. T. an den größeren Steinzellen und anderen fremdartigen Elementen erkennbar. Mineralische Beimengungen zeigt der Aschengehalt an, der 5% nicht überschreiten darf. Der Gehalt an ätherischem Öl beträgt 1–2%.

**Inhaltsstoffe:** Piperin (Scharfstoff), ätherisches Öl.

**Verwendung:** Stomachikum, Gewürz.

**DC.:** STAHL II.

### Fructus Piperis albi (weißer Pfeffer) *Piper nigrum*, Piperaceae

**Vorkommen:** Wie Piper nigrum.

**Ganzdroge:** Zur Bereitung des weißen Pfeffers werden die ausgereiften Früchte verwendet (zur Gewinnung des schwarzen Pfeffers dagegen werden die unreifen Früchte geerntet). Die Früchte werden durch Abreiben von den äußeren Teilen der Frucht befreit, nachdem man die Früchte zuerst einige Tage in Haufen fermentieren ließ oder im fließenden Wasser (oder Kalk- oder Meerwasser) aufgeweicht hatte, wodurch die äußeren Schichten gelockert wurden. Die auf diese Weise präparierten Früchte sind kugelig, 3–5 mm dick und von weißlicher Farbe. Gewöhnlich sind alle außerhalb der Gefäßbündelzone gelegenen Teile der Frucht entfernt. Geruch und Geschmack wie beim schwarzen Pfeffer, doch etwas feiner (milder).

**Prüfung:** Das Pulver des weißen Pfeffers ist denselben Verfälschungen ausgesetzt wie das Pulver des schwarzen; fremde anatomische Elemente zeigt, wie beim schwarzen Pfeffer, das Mikroskop, mineralische Beimengungen die Aschenbestimmung.

**Inhaltsstoffe und Verwendung:** Wie Piper nigrum.

**Fructus Rhamni catharticae** (Kreuzdornbeere), *Rhamnus cathartica,* Rhamnaceae

**Vorkommen:** Europa, Rußland, Asien, Nordafrika.

**Ganzdroge:** Die im reifen Zustande schwarze, kugelige, erbsengroße, durch das Trocknen stark geschrumpfte Frucht trägt meist noch die Reste des Stieles, der oben in den scheibenförmigen Kelch übergeht. Zwei sich kreuzende Furchen teilen die Frucht in vier Quadranten und kennzeichnen die vier Fruchtfächer (nur an den unreifen Früchten deutlich erkennbar), in denen vier Kerne liegen, deren Hartschichten dem Perikarp angehören (Steinfrüchte). Innerhalb dieser pergamentartigen Hartschale liegt der gefurchte Same, dessen Keimling in ein Endosperm eingebettet ist. Der Geschmack ist anfangs süßlich, hinterher stark bitter; beim Kauen färbt sich der Speichel grünlichgelb.

**Inhaltsstoffe:** Anthachinonglykoside (wenig).

**Verwendung:** Mildes Laxans.

**Fructus Sennae** (Folliculum Sennae) (Sennesfrucht [Mutterblatt]), *Cassia angustifolia,*
*C. acutifolia,* Caesalpiniaceae

**Vorkommen:** Siehe Fol. Sennae.

**Ganzdroge:** Die flache Hülse von Cassia acutifolia ist bis 5 cm lang und bis 2,5 cm breit, etwas sichelförmig gebogen, am Grunde und am zugespitzten Scheitel asymmetrisch.

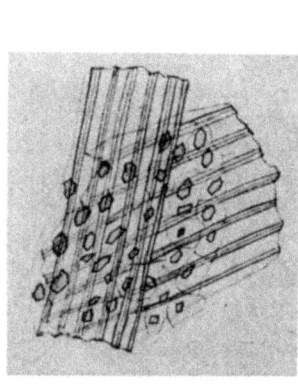
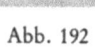
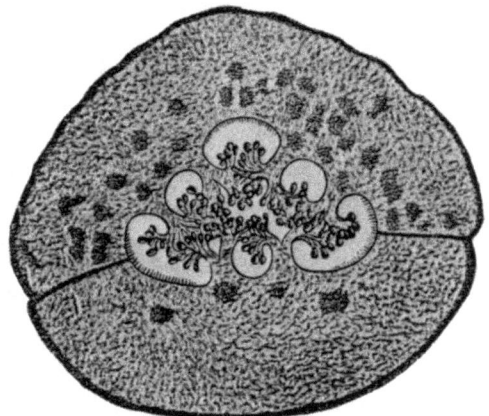

Abb. 192                                      Abb. 193

Abb. 192. Fructus Sennae. Sich kreuzende Faserschichten und kristallführende Parenchymzellen. (Vergr. 150fach.) (FLÜCK)
Abb. 193. Querschnitt der Vanille. (Vergr. 8fach.) (BERG)

**Mikroskopie:** Die derbe Fruchtwand enthält unter der polygonalen Epidermis mit verdickter Außenwand im Mesokarp die mit Fasern und Kristallzellreihen belegten Gefäßbündel (an der Oberfläche als verzweigte Nerven sichtbar), darunter eine Schichte kristallführender Parenchymzellen und anschließend 2–4 Lagen schmaler Fasern, die sich schichtenweise unter spitzem Winkel kreuzen und die pergamentartige Beschaffenheit der Frucht bedingen (s. Abb. 192). Die Frucht enthält fünf bis sieben flache, graugrüne, grubig-netzfaltige, sehr harte Samen, die in Wasser stark aufquellen und unter

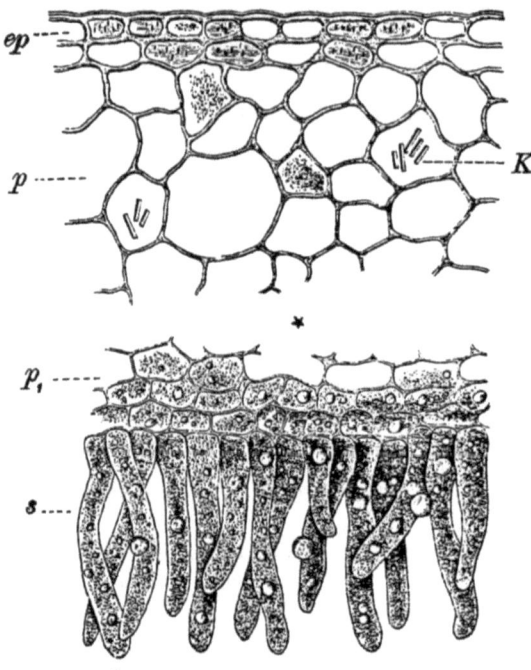

Abb. 194. Querschnitt der Vanille. *ep* Oberhaut, *p* Fruchtfleisch mit Kristallen *K*, *s* zu Balsampapillen ausgewachsene innere Oberhaut. (MOELLER)

geringer Druckanwendung den Keimling und das farblose, schleimige Nährgewebe austreten lassen. Die Samenschale besitzt die für die Papilionaceensamen charakteristische palisadenförmige Epidermis. Die Frucht von Cassia angustifolia ist schmäler (bis 1,8 cm breit) und enthält meist sieben bis zehn Samen. In Teegemischen an Konsistenz und Farbe leicht zu erkennen. Abbildung der Droge siehe Abb. Fol. Sennae.

**Inhaltsstoffe:** Anthraglykoside.

**Verwendung:** Laxans, oft besser verträglich als die Sennesblätter!

**DC.:** Ph. Eur., STAHL II.

**Wertbestimmung:** Ph. Eur., ÖAB 9/2.

### Fructus Vanillae (Vanilleschote), *Vanilla planifolia*, Orchidaceae

**Vorkommen:** In den Tropen häufig; Kultur: Südamerika, Afrika, Java, Ceylon, Tahiti.

**Ganzdroge:** Die Frucht ist eine Kapsel! Sie springt 2-klappig auf, ist 15 bis 20 cm lang, biegsam, längsfaltig, schwarzbraun, fettglänzend, mit feinsten Kristallen bedeckt (Vanillin!). Im Innern winzige (0,25 mm), schwarze Samen in Balsam eingebettet.

**Mikroskopie:** Exokarpzellen mit braunen Massen und Oxalatnadeln. Fruchtfleisch von Gefäßbündeln durchzogen. 3 gegabelte Plazenten ragen in die Fruchthöhle. Zwischen diesen ist das Endokarp zu Papillen ausgewachsen, die Balsam sezernieren. Die Epidermiszellen des Samens hufeisenförmig verdickt.

**Inhaltsstoffe:** Vanillin und Derivate (Ester), die den feinen Geruch bedingen.

**Verwendung:** Aromatikum, Gewürz.

**DC.:** STAHL II.

**Pericarpium Aurantii** (Cortex Aurantii Fructus) (Pomeranzenschale),
*Citrus aurantium*, subspecies *amara*, Rutaceae

**Vorkommen:** Südeuropa, Türkei, Asien, Afrika, Westindien, USA.

**Ganzdroge:** Die von den reifen Früchten meist in spitz-elliptischer Form abgelösten Schalenstücke werden von dem weißen, weichen, inneren Teil (Albedo) befreit. Die Stücke sind 5–8 cm lang, 3–4 cm breit und etwa 1,5 mm dick, unregelmäßig gebogen, mit grob höckeriger, gelblich bis rötlichbrauner Außenseite. Die Innenseite ist weißlich bis hellgelb und läßt stellenweise die ovalen Ölräume erkennen. Geschnitten kommt die Droge in kleinen, quadratischen Stückchen von 4–6 mm Länge in den Handel. Der Geruch ist aromatisch, der Geschmack würzig und bitter.

**Mikroskopie:** Die Oberhaut besteht aus kleinen, polygonalen, Chromoplasten führenden Zellen. In dem darunterliegenden, kollenchymatisch ausgebildeten Fruchtwandparenchym liegen die großen, ovalen, lysigenen Ölbehälter, die in grubige Vertiefungen der Oberhaut einmünden. Das Parenchym, das von Gefäßbündeln mit Spiralgefäßen durchzogen wird, enthält Einzelkristalle von Calciumoxalat und kristallinische Klumpen von Hesperidin, die sich in Alkalien mit gelber, in konz. Schwefelsäure mit orangegelber Farbe lösen. Von den sternförmigen Zellen des weißen Schwammparenchyms sind nur Reste vorhanden.

**Pulverdroge:** Das bitter schmeckende, gelblichgraue Pulver zeigt gelbliche Fragmente der kleinzelligen Epidermis, ferner zahlreiche farblose Fragmente des Fruchtwandparenchyms, z. T. mit Gefäßbündelfragmenten und Oxalatkristallen. Das Pulver nimmt mit Alkali eine intensiv gelbe Farbe an.

**Prüfung:** Das Pulver darf grün oder graugrün gefärbte Anteile, die von grünschaligen Früchten auch anderer Unterarten stammen können, nicht enthalten. Da die Fruchtschale der süßen Arten der Apfelsine (Citrus aurantium, subspecies sinensis) und der Mandarine (Citrus nobilis) wegen der Ähnlichkeit im anatomischen Bau im gepulverten Zustande schwer erkennbar sind, so wird zur Unterscheidung die Geschmackprüfung herangezogen. Während die Apfelsinenschalen einen Bitterwert von 1 : 50, Mandarinenschalen einen solchen von 1 : 200 besitzen, soll der Bitterwert der Pomeranzenschalen mindestens 1 : 1200 betragen.

**Inhaltsstoffe:** Bitterstoffe, ätherisches Öl, Flavonoide, Hesperidin.

**Verwendung:** Aromatikum amarum.

**DC.:** STAHL II.

**Wertbestimmung:** Ph. Helv. VI, DAB 7.

**Pericarpium Citri** (Cortex Citri Fructus) (Zitronenschale), *Citrus medica*,
subspecies *limonum*, Rutaceae

**Vorkommen:** Südeuropa, Ägypten, USA, Argentinien, Peru.

**Mikroskopie:** Der äußere Teil der Fruchtschale wird in Spiralbändern abgeschält. Die Schale ist 2–3 mm dick mit grubig-höckeriger, bräunlichgelber Außenseite und weißlicher Innenseite. Im anatomischen Bau ist die Zitronenschale der Pomeranzenschale im allgemeinen gleich. Der Geruch ist würzig, der Geschmack nach Zitronen, danach schwach bitter.

**Inhaltsstoffe und Verwendung:** Wie Perikarpium Aurantii.

**DC.:** STAHL II.

**Wertbestimmung:** Ph. Helv. VI.

# 10. Ligna (Holzdrogen)

## Morphologie und Anatomie der Hölzer

Die in unseren Drogen vorkommenden Hölzer stammen von älteren (ausgewachsenen) Dikotylen- oder Coniferen-Stämmen. Eine ausführliche Beschreibung der Entwicklung dikotyler Stammgebilde s. S. 235. Es handelt sich in allen Fällen um einen kompakten Holzkörper, der durch die überall gleichmäßige Tätigkeit des Kambiums nach innen entstanden ist und aus einem zylindrischen Gebilde besteht. Die Rinde ist das Produkt des Kambiums nach außen hin und wird S. 205 abgehandelt. Am Querschnitt durch die ganzen Holzstücke läßt sich das Mark im Innern erkennen, das sich vom Holz durch seine weiche Konsistenz und oft verschiedene Färbung unterscheidet. Vom Zentrum ziehen die Markstrahlen strahlenförmig bis an den Rand nach außen. Es sind das schmale Streifen von parenchymatischem Gewebe, die mit der Lupe leicht erkennbar sind. Das Gewebe zwischen den Markstrahlen besteht aus den sog. Holzsträngen, die hervorgegangen sind aus den weiter entwickelten und sich verbreiternden Holzteilen der Gefäßbündel. Diese Holzstränge bestehen bei den Laubhölzern aus drei verschiedenen Elementen: Aus Gefäßen (Tracheen) und Tracheiden, Holzfasern (Libriform) und Holzparenchymzellen.

Die Gefäße stellen lange Röhren dar (sie sind entstanden durch die Auflösung der Querwände vieler, in der Längsachse stehender Zellen), die mit der Achse des Stammes verlaufen und an Querschnitten als Löcher erscheinen und zuweilen mit freiem Auge oder mit der Lupe erkennbar sind. Die Gefäßwände weisen verschiedenartige Verdickungen auf; man unterscheidet Spiral-, Ring-, Treppen-, Netz-, Tüpfelgefäße. Die Wandverdickungen werden am besten im Längsschnitt des Holzes beobachtet.

Die Holzfasern sind lange, an beiden Enden zugespitzte, meist mehr oder weniger stark verdickte Zellen mit spaltenförmigen Tüpfeln. Am Querschnitt polygonal oder rundlich, kommen sie einzeln oder in Bündeln vor und zeigen dann am Querschnitt verschiedene Größe und Lumen, da die einen an der breitesten Stelle, die anderen am zugespitzten Ende durchschnitten sind. Ersatzfasern besitzen ähnliche Form wie die Fasern, sind auf beiden Seiten zugespitzt, jedoch ohne stärkere Wandverdickungen und enthalten häufig Stärke. Markstrahlzellen können manchmal in Ersatzfasern umgewandelt sein.

Die Holzparenchymzellen sind in der Richtung der Stammachse gestreckt, meist dünnwandig und allseits getüpfelt. An dickeren Quer-

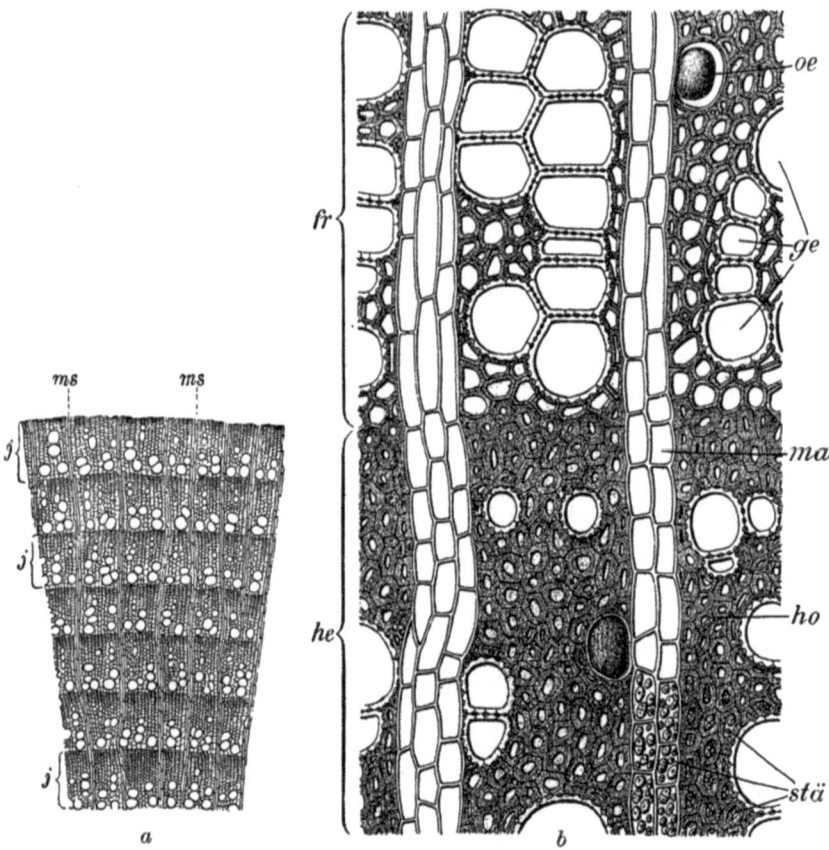

Abb. 195. Querschnitte durch ein Holz mit Jahresringen. (Lignum Sassafras.) *a* 20fach; *j* Jahresring (jährlicher Zuwachs), *ms* Markstrahl. *b* 125fach: Bild an der Grenze zwischen Herbstholz *(he)* und Frühjahrsholz *(fr)*. *oe* Sekretzelle, *ge* Gefäße, *ma* Markstrahl, *ho* Holzfasern, *stä* Stärkekörner (nur in einzelnen Zellen gezeichnet.) (GILG)

schnitten sieht man häufig, an dünneren weniger häufig, im Innern der Holzparenchymzelle die getüpfelte Querwand; dadurch unterscheidet sie sich von der Faser, die eine solche nicht besitzt. Falls nämlich die Fasern weniger verdickt sind, können sie am Querschnitt den Holzparenchymzellen ähnlich sehen (Quassia).

Die Markstrahlen stellen Parenchymbänder dar, die vom Mark radial nach außen durch das Holz und dann noch weiter in die Rinde verlaufen. Diese Parenchymbänder bestehen aus Zellen ähnlich den Holzparenchymzellen, sie sind jedoch in der Richtung vom Mark zur Peripherie gestreckt. Ihre Erstreckungsrichtung bildet also mit der der Holzparenchymzellen einen Winkel von 90°. Die Markstrahlen besitzen im Holz eine Länge, die dem Radius des Stammes ungefähr ent-

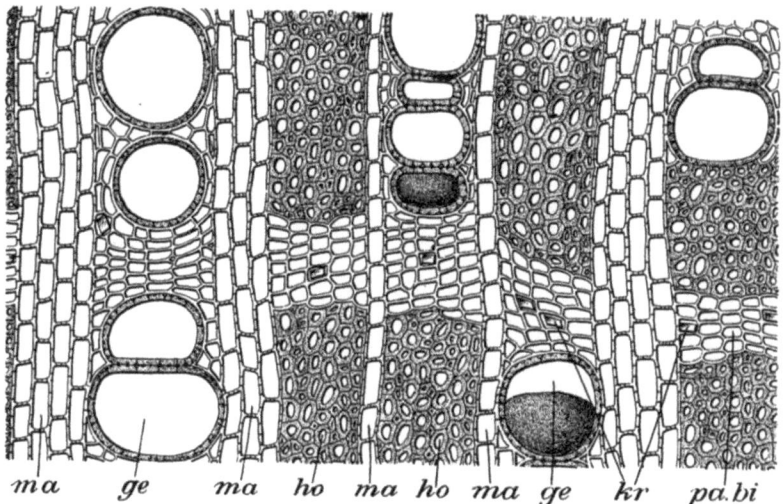

Abb. 196. Querschnitt durch ein Holz ohne Jahresringe (Jamaica-Bitterholz). *ma* primäre und sekundäre Markstrahlen, *ge* Gefäße, *ho* Libriformfasern, *kr* Kristalle, *pa.bi* Parenchymbinden. Holzparenchymzellen. (Vergr. 125fach.) (GILG)

spricht, da sie an der Grenze zwischen Holz und Mark beginnen. Die Breite variiert zwischen einer und mehreren Zellen, die Höhe etwa zwischen sechs und mehreren Zellen. An Querschnitten (s. Abb. 195 u. 196) sind sie als radial verlaufende, gerade oder schwach geschlängelte Streifen sichtbar. Wenn die betreffende Droge mehrere Zellen breite Markstrahlen besitzt, so weisen die einzelnen Markstrahlen am Querschnitt verschiedene Breiten auf, während in tangential geführten Schnitten ihre wirkliche Form (Breite und Höhe) erkennbar ist (s. Abb. 197, *I*): Man sieht hier bei mehrere Zellen breiten Markstrahlen spindelförmige Gebilde, in denen die Zellen des Markstrahls quer getroffen erscheinen (also wie sonst die Holzparenchymzellen im Stammquerschnitt). Handelt es sich um einreihige, d. h. eine Zelle breite Markstrahlen, dann liegen die quer getroffenen Zellen im tangentialen Längsschnitt in einer Reihe übereinander (s. Abb. 198, *b*).

Am radialen Längsschnitt (wobei der Schnitt axial durch das Zentrum des Stammes geht) erscheinen die Markstrahlen als breite Bänder, die quer über den Schnitt laufen (s. Abb. 197, *II*). Die Markstrahlen sind hierbei der Länge nach getroffen und manchmal unterbrochen, da sie öfter geschlängelt verlaufen und auf diese Weise die Schnittebene zuweilen verlassen. Die Markstrahlen sind bereits makroskopisch an in

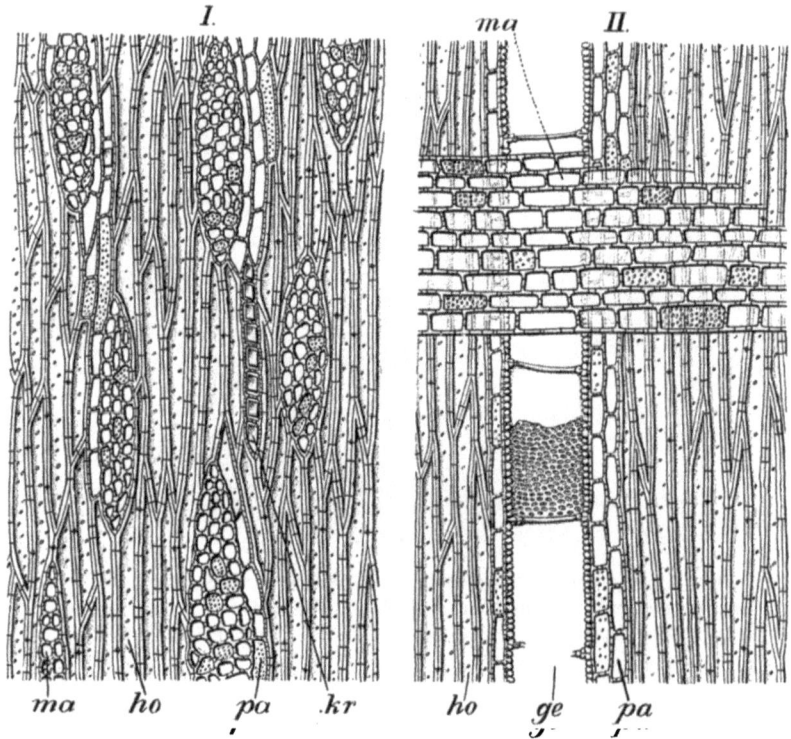

Abb. 197. Längsschnitte durch ein tropisches Holz (Jamaica-Bitterholz). *I* Tangentialer Längsschnitt. *II* Radialer Längsschnitt, *ma* Markstrahlen, *ho* Libriformfasern, *pa* Holzparenchym, *kr* Kristallzellreihen, *ge* Gefäß. (Vergr. 125fach.) (GILG)

Würfeln geschnittenen Hölzern auf der radialen Schnittfläche als glänzende, quer verlaufende Bänder zu sehen (z. B. auch an Zündhölzern).

An Längsschnitten, sowohl an tangentialen als auch radialen, bieten Gefäße, Fasern und Parenchymzellen dasselbe Bild.

Die Coniferenhölzer sind einfacher gebaut (s. Abb. 198). An Stelle der drei Bestandteile besitzen sie nur Tracheiden, das sind langgestreckte, verdickte, an den Enden kurz zugespitzte, mit Hoftüpfeln versehene Zellen, die im Querschnitt vierseitig sind. Die Hoftüpfel, die hier besonders deutlich sichtbar sind, finden sich nur an den radialen Wänden (s. Abb. 198, *b*). Die Markstrahlen sind einreihig, aus schmalen Zellen bestehend (Hoftüpfel im Detail siehe Abb. 199).

Bei manchen Hölzern unterscheidet man Kernholz und Splintholz. Das Kernholz ist der innere, oft dunkel gefärbte, härtere und dichtere Teil des Holzes, in dem Harze, Phlobaphene und Gummi eingelagert sind. Die Gefäße sind dort häufig von Thyllen (Vorstülpungen der Gefäßwand) verstopft und dienen nicht mehr der Wasserleitung. Das

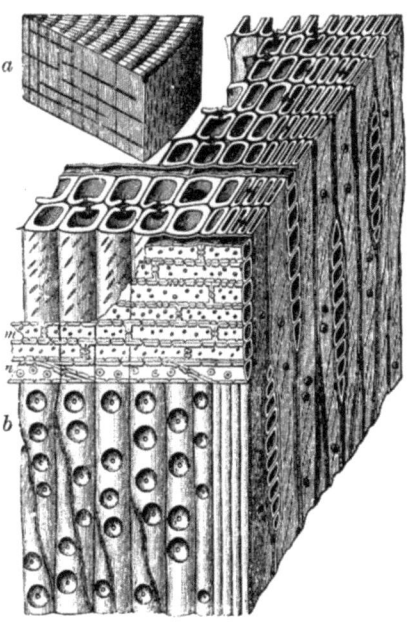

Abb. 198. Querschnitt, Radialschnitt und Tangentialschnitt durch ein Coniferenholz. *a* in natürlicher Größe mit Jahresringen, *b* ein Teil davon in 100facher Vergrößerung. (HARTIG)

Splintholz ist der äußere, meist weichere Teil, dessen Gefäße intakt sind und der Wasserleitung dienen. Kern- und Splintholz enthalten zuweilen verschiedene Inhaltsstoffe (Guajakholz), anatomisch sind sie jedoch identisch.

Jahresringe sind die am Querschnitt von Hölzern bereits makroskopisch sichtbaren, konzentrischen Ringe, die dadurch entstehen, daß das englumige Herbstholz – im Winter wird das Wachstum ganz eingestellt – an das weitlumige Frühjahrsholz anschließt. Diese echten Jahresringe treffen wir nur bei Hölzern an, die aus gemäßigten Zonen mit Ruhe- und Wachstumsperioden stammen (s. Abb. 195, 233). Tro-

pische Hölzer haben keine Jahresringe, da keine Wachstumspause eintritt; trotzdem sieht man zuweilen konzentrische Ringe, die durch Pa-
renchymstreifen oder Ablagerungen irgendwelcher Substanzen hervorgerufen werden. Von den hier behandelten Hölzern haben nur Juniperus und Sassafras Jahresringe. Im Pulver der Hölzer findet man meist
radiale Längsbruchstücke des Gewebes (jedoch auch tangentiale).
Die Markstrahlen bieten dann ein charakteristisches Bild, da sie die
langgestreckten Fragmente kreuzen, d. h. quer darüber liegen (Abb. 171,
II).

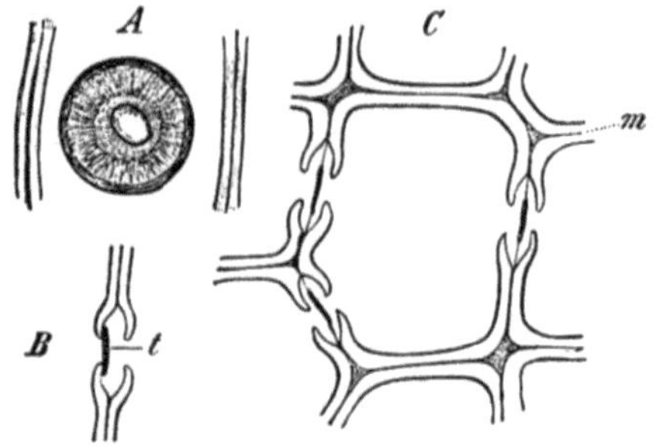

Abb. 199. Tracheiden mit Hoftüpfeln bei starker Vergrößerung. *A* Hoftüpfel, in der
Aufsicht (radialer Längsschnitt). *B* verschlossener Hoftüpfel im Querschnitt; *t* Torus.
*C* Querschnitt durch eine Tracheide und 3 quergetroffenen Hoftüpfeln; *m* Mittel-
lamelle. (Vergr. 540fach.) (STRASSBURGER)

### Lignum Juniperi (Wacholderholz), *Juniperus communis,* Cupressaceae

**Vorkommen:** Europa, Mittelmeerländer, Nordasien, Nordamerika.

**Ganzdroge:** Das Ast-, Stamm- und Wurzelholz mit leicht ablösbarer Rinde und
deutlichen Jahresringen, gelblichweiß, manchmal mit dunkleren Zonen.

**Schnittdroge:** In Würfelchen (an den radialen Schnittflächen die Markstrahlen als
Bänder zu sehen) geschnitten oder geraspelt, weißlich bis gelblich, leicht spaltbar, geschmacklos im Gegensatz zum sehr ähnlichen Quassia-Holz.

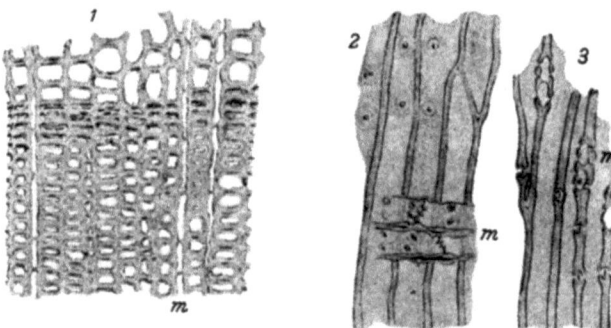

Abb. 200. Lignum Juniperi. *1* Querschnitt des Holzes an der Grenze zweier Jahresringe. *2* Holz im radialen Längsschnitt. *3* Holz im tangentialen Längsschnitt. *m* Markstrahl. (Vergr. 100fach.) (MOELLER)

**Mikroskopie:** Das Holz besteht aus im Querschnitt vierseitigen Tracheiden mit Hoftüpfeln, die nur an den Radialwänden in einer einzigen Reihe angeordnet sind. Jahresringe mit englumigen Herbst- und weitlumigen Frühjahrstracheiden, Markstrahlen einreihig schmal. Ölräume nur in der Rinde. Radiale Längsschnitte zeigen die Hoftüpfel in der Aufsicht, tangential im Querschnitt (s. Abb. 200).

**Pulverdroge:** Tracheidenfragmente, zuweilen mit quer darüberliegenden Markstrahlzellen. Gefäße und Fasern deuten auf Verfälschung mit Laubhölzern.

**Inhaltsstoffe:** Diterpene (Rinde ätherisches Öl).

**Verwendung:** Als Diuretikum, in Blutreinigungstees.

**Lignum Quassiae** (Bitterholz), *Quassia amara*, Surinambitterholz, *Picrasma excelsa*, Jamaicabitterholz, Simarubaceae

**Vorkommen:**  a) Tropisches Amerika, Surinam
b) Jamaica, Antillen.

**Ganzdroge: Surinambitterholz:** Meist gegen 3 cm dicke Stücke mit leicht ablösbarer Rinde, gelblichweiß, leicht spaltbar, mit konzentrischen Kreislinien, die keine Jahresringe sind. Markstrahlen an Parenchymbinden schmal, meist einreihig zum Unter-

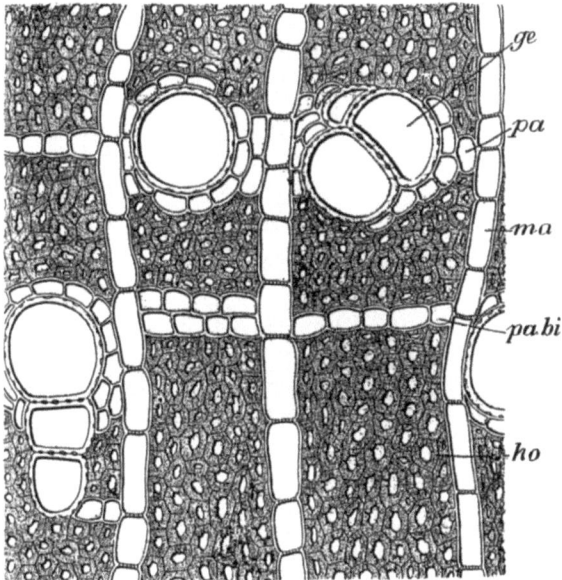

Abb. 201. Lignum Quassiae surinamense, Querschnitt. *ge* Gefäße, *pa* Holzparenchym um die Gefäße, *ma* Markstrahlen, *pa.bi* Parenchymbinden, *ho* Libriformfasern. (Vergr. 150fach.) (GILG)

schied vom **Jamaicabitterholz,** das wesentlich dicker ist (etwa 15 cm im Durchmesser), undeutliche konzentrische Schichten, deutlich sichtbare mehrzelligen Markstrahlen, mehrreihige Parenchymbinden und eine festhaftende Rinde besitzt (s. Abb. 196 u. 197).

**Schnittdroge:** Gelbweiße, stark bitter schmeckende (s. Juniperus) Würfel oder Späne, leicht spaltbar, an Tangentialbruchstücken Streifen (Markstrahlen).

**Mikroskopie:** Abgesehen von den Markstrahlen, gleich gebaut: Holzfasern, mäßig verdickt, relativ kleine Gefäße und stark getüpfelte, verdickte Parenchymzellen in tangentialen Bändern. Zuweilen sind die Parenchymzellen am Querschnitt nicht gut von den Fasern zu unterscheiden, da die Wanddicke nicht sehr verschieden ist. Einwandfrei läßt sich eine Parenchymzelle erkennen, wenn eine getüpfelte Querwand derselben im Lumen sichtbar ist, eine Faser zeigt ein solches Bild niemals. Außerdem sind violett gefärbte Pilzfäden in den Gefäßen besonders beim Surinamholz zu sehen. Oxalatkristalle im Markstrahl und Parenchym beim Jamaicaholz.

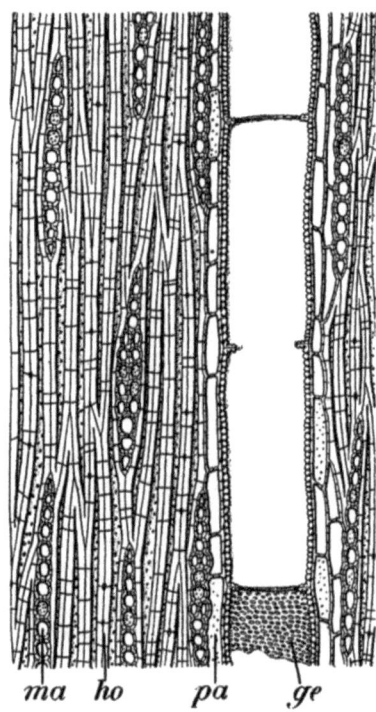

Abb. 202. Lignum Quassiae surinamense. Tangentialer Längsschnitt. *ma* Markstrahlen, *ho* Libriformfasern. *pa* Holzparenchym, *ge* Gefäß. (Vergr. 150fach.) (GILG)

**Pulverdroge:** Fasern mit Spaltentüpfeln und Holzparenchym, über die Markstrahlzellen quer darüberlaufen. Gefäßfragmente, violette Pilzhyphen und Kristalle. Gerbstoffhaltige Verfälschung wird durch die Eisenchloridreaktion erkannt. Beimengung von Rinde ist am Vorkommen von Steinzellennestern erkennbar. Die Bestimmung der Bitterkeit gibt einen Bitterwert von etwa 1000. (Abbildungen zu Quassia siehe Abb. 196 und 197 und Abb. 201 und 202).

**Inhaltsstoffe:** Bitterstoffe.

**Verwendung:** Amarum.

**DC.:** STAHL I.

**Lignum Santali rubri** (rotes Sandelholz), *Pterocarpus santalinus,* Fabaceae (Papilionaceae)

**Vorkommen:** Indien, Ceylon, Philippinen.

**Ganzdroge:** Das harte, dunkelrote, in der Längsrichtung leicht schneidbare Kernholz zeigt am Querschnitt (Lupe) radiale Striche (Markstrahlen) und wellenförmige tangentiale Linien (Parenchymbänder), in denen große Löcher wahrnehmbar sind (Gefäße). In der Droge das Holz in geraspelter Form vorliegend. Es ist an seiner roten Farbe leicht von anderen Hölzern unterscheidbar und färbt sich mit Kalilauge oder Ammoniak schwärzlich (im Gegensatz zum Blauholz und Pernambukholz, das blauviolett oder blutrot gefärbt wird). Geschmack zusammenziehend.

**Mikroskopie:** Die Hauptmasse des Holzes aus dunkelroten Holzfasern bestehend. Markstrahlen einreihig. Die tangential verlaufenden, breiten Parenchymbänder aus stark getüpfelten Zellen schließen die großen Gefäße (Durchmesser bis 300 $\mu$) ein. Diese enthalten zuweilen rotgefärbte Thyllen. Kristallzellreihen mit Oxalateinzelkristallen.

**Pulverdroge:** Faser- und Parenchymfragmente, z. T. mit darüber laufenden Markstrahlzellen. Gefäßwandbruchstücke, hofgetüpfelt, relativ selten. Oxalatkristalle sehr selten.

**Inhaltsstoffe:** Santalin (roter Farbstoff), Pterocarpin (Isoflavonoid).

**Verwendung:** Zur Tee-Schönung, Färben von Mundwässern, in Blutreinigungstees.


**Lignum (Radix) Sassafras** (Fenchelholz), *Sassafras officinale,* Lauraceae

**Vorkommen:** Nordamerika.

**Ganzdroge:** Das Wurzelholz stellt bräunliche Blöcke oder Scheiben mit rotbrauner Rinde dar. Echte Jahresringe und rötliche Markstrahlen (Lupe) sichtbar. Die geschnittene Droge zeigt grau-rötlichbraune Schnitzel mit faserigem Bruch. Geruch würzig, an Fenchel erinnernd, Geschmack aromatisch. Rindenstücke sind rotbraun-graubraun, korkartig weich, blättrig.

**Mikroskopie:** Meist Gruppen von Gefäßen (bis 200 $\mu$ Durchmesser), deren Trennungswände deutlich hofgetüpfelt sind. Umgeben sind die Gefäße, die zuweilen von Thyllen erfüllt sind, von einfach getüpfelten, dünnwandigen Parenchymzellen. Markstrahlen meist zweireihig, stark getüpfelt, mit rötlichbraunem Zellinhalt. Holzfasern im Herbstholz stärker, im Frühjahrsholz wenig verdickt (Jahresringe!). Am Querschnitt unterscheiden sich die Fasern kaum von Parenchymzellen, falls nicht die getüpfelte Querwand die betreffende als Parenchymzelle erkennen läßt (s. Quassia-Holz). Kleinkörnige Stärke findet sich zuweilen im Parenchym. Sogar die Holzfasern können zuweilen Stärkekörner führen und werden dann als Ersatzfasern (s. Einleitung) bezeichnet. Diese finden sich nur in Fragmenten aus dem Splint und es scheint auch ihr Vorkommen vom Zeitpunkt der Ernte abhängig zu sein. Außerdem finden sich Ölzellen über den ganzen Querschnitt verteilt; diese lassen sich von kleineren, einzeln liegenden Gefäßen durch das Fehlen der getüpfelten Wände und dadurch unterscheiden, daß die Ölzellen nicht von Parenchymzellen, sondern von Holz- oder Ersatzfasern umgeben sind. Die jeweils obersten Zellen der Markstrahlen (die bis 40 Zellen hoch werden) sind häufig in Ölzellen umgewandelt. Am Längsschnitt sind die Ölzellen durch ihre ovale Form von den Gefäßen leicht unterscheidbar. Rinde mit Borke, Bastfasern, Steinzellen und vielen Ölzellen. Die Rinde besteht, wenn vorhanden, infolge Borkenbildung nur mehr aus sekundärer mit zwei- bis dreireihigen Markstrahlen. Im Baststrahl: Gruppen von spindelförmigen Bastfasern, Öl- und Schleimzellen, Steinzellen. In Parenchymzellen Oxalatnädelchen, Stärke und braune Gerbstoffklumpen. (Abbildungen von Sassafras siehe Abb. 195).

**Pulverdroge:** Im bräunlichen Pulver Holzfasern mehr oder weniger stark verdickt und Ersatzfasern (evtl. mit Stärkekörnern). Hofgetüpfelte Gefäßbruchstücke und Parenchymzellen mit kräftiger Tüpfelung.

**Prüfung:** Vorkommen von Tracheiden mit Hoftüpfeln deutet auf Verfälschung mit Coniferenholz. Stammholz, das weniger ätherisches Öl enthält, könnte an den deutlichen Jahresringen erkannt werden. Bestimmung des ätherischen Öls möglich.

**Inhaltsstoffe:** Ätherisches Öl (ca. 1%), Gerbstoffe.

**Verwendung:** Diuretikum, in Blutreinigungstees.

# 11. Cortices (Rindendrogen)

## Morphologie und Anatomie der Rinden

Als Rindendrogen kommen jene Partien der dikotylen Stämme oder (seltener) Wurzeln in Frage, die außerhalb des Kambiums liegen. Die äußere Form ist recht verschiedenartig. Was die Dicke betrifft, so sind Rinden von jungen Stämmen oder Schößlingen dünn, nur etwa 1–2 mm dick (Zimt, Frangula), solche von großen Stämmen mehrere Zentimeter dick (Quebracho). Rinden sind regelmäßig nach innen eingerollt, da die wasserreichen Gewebe im Innern beim Trocknen sich relativ stärker zusammenziehen als die äußeren, von vornherein trockeneren Gewebe. Junge Rinden ohne Borke besitzen eine glatte Außenseite (Spiegelrinde von Quercus). Man beobachtet auf ihr längliche Flecken, die sog. Lentizellen. Ältere Rinden sind oft zerrissen, grubig und weisen Abschülferungen auf. Es handelt sich hier um Borkebildung. Außerdem können Rinden (nur Stammrinden) von Flechten bewachsen sein, was bei Granatum zur Unterscheidung von der Wurzelrinde dient. Die Innenseite ist meist glatt, da sich die Rinde am Kambium während der Vegetationsperiode leicht ablöst. Das Anhaften von Holzsplittern an der Innenseite kommt selten vor und ist dann charakteristisch (Viburnum).

Zum Verständnis des mikroskopischen Baues (Querschnitt s. Abb. 203) der Rinde muß man sich klarmachen, daß diese in der Hauptsache das Produkt des Kambiums ist, das dieses nach außen aufgebaut hat. Es handelt sich hier um die Siebteile (Phloemteile) der Gefäßbündel, aus dem der innere Teil der Rinde besteht. Im äußeren Teil der Rinde befinden sich die durch das sekundäre Dickenwachstum hinausgeschobenen, schon vor dem Beginn der Kambialtätigkeit vorhanden gewesenen Teile der primären Rinde und der Kork, der als Schutz dient. Die Phloemteile der Gefäßbündel, die auch als Baststrahlen bezeichnet werden, enthalten drei Zellformen: 1. *Siebröhren;* diese sind als solche, d. h. wenn sie einzeln vorkommen, in unseren Rindendrogen kaum erkennbar (am besten noch bei Cortex Quillajae), da sie dünnwandig und mechanisch weniger widerstandsfähig sind als die umgebenden Zellen des Parenchyms und daher beim Trocknen kolla-

bieren. Kommen jedoch Gruppen von Siebröhern vor, dann erscheinen sie als Bündel obliterierter Zellen und werden Keratenchym genannt (Hornprosenchym). Dieses Keratenchym ist in vielen Rinden
aufzufinden, auffällig ist es jedoch nur in einigen. Deutlich sieht man

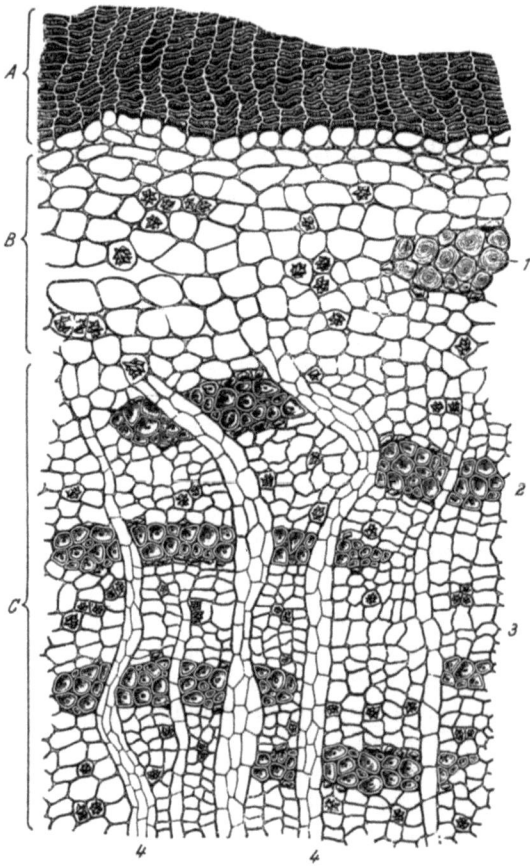

Abb. 203. Querschnitt durch eine Rinde (Frangula). *A* Periderm (Kork). *B* Primäre
Rinde mit primärem Faserbündel *1*. *C* Sekundäre Rinde mit sekundären Faserbündeln *2*.
Siebröhren, meist obliteriert *3*, und Markstrahlen *4*, die bis zur primären Rinde reichen,
Calciumoxalatdrusen in einigen Parenchymzellen. Stärkekörner sind nicht eingezeichnet.
(Vergr. etwa 70fach.) (MOELLER)

es bei Cort. Quebracho, Condurango und in der Rinde von Rad. Liquiritiae. 2. *Bastfasern* kommen einzeln oder in Bündeln vor, häufig
umgeben von Kristallzellreihen, auch als Kristallkammerfasern bezeichnet, das sind lange, dünne Zellen mit Querwänden, wobei in den
resultierenden, quadratischen bis rechteckigen Kammern, die auch als

Zellen selbständig sein können, Einzelkristalle oder Drusen aus Calciumoxalat liegen. Bastfasern sind in ihrem Äußern von Holzfasern nicht zu unterscheiden. Es gibt primäre und sekundäre Bastfasern. Erstere befinden sich an der Grenze der primären und sekundären Rinde, waren also vorhanden, bevor das Kambium seine Tätigkeit aufnahm und weisen häufig eine besonders helle Färbung und ein enges Lumen auf (Condurango). Sie sind dadurch leicht von den sekundären Fasern, die ihrerseits durch die Tätigkeit des Kambiums (im Phloem) entstanden sind, zu unterscheiden. 3. *Bastparenchymzellen*. Es handelt sich hier, so wie beim Holzparenchym, um dünnwandige, in der Achse des Stammes gestreckte Zellen mit diversen Inhaltsstoffen (Stärke, Calciumoxalat in Form von Einzelkristallen, Drusen oder Kristallsand, Schleim, ätherisches Öl, Harz). Bastparenchymzellen können sklerosieren und sich in Stein- oder Stabzellen umwandeln.

Unterbrochen werden die einzelnen Bastteile (Baststrahlen) von den Markstrahlen, die, aus dem Holze kommend, sich in der Rinde fortsetzen, d. h. vom Kambium sowohl nach innen (Holzmarkstrahl), als auch nach außen (Rindenmarkstrahl) gebildet werden und sich genau so verhalten und dieselbe Form haben, wie sie auf S. 197 bei den Hölzern beschrieben wurden. Die Markstrahlen, die ein bis mehrere Zellen breit sein können, erweitern sich im Querschnittsbild in den äußeren Teilen der Rinde zuweilen trichterförmig (Granatum), da die Bastteile der Gefäßbündel ihrerseits kegelstumpfförmig zulaufen. (Über primäre und sekundäre Markstrahlen s. S. 235 und Abb. 232.) Am Querschnitt bezeichnet man daher den Teil der Rinde, in dem noch Markstrahlen – erkennbar an ihren Zellen, die eine andere Erstreckungsrichtung als die Bastparenchymzellen besitzen und häufig auch andere Inhaltsstoffe aufweisen – vorhanden sind, als sekundäre Rinde. Denn soweit wie die Markstrahlen reichen auch die sekundär gebildeten Baststrahlen, nur sind eben erstere deutlich erkennbar. Auf gleicher Höhe, am Ende der Markstrahlen sind auch die primären Faserbündel der Baststrahlen zu finden. Zuweilen sklerosiert das Gewebe in tangentialer Richtung zwischen den einzelnen primären Faserbündeln und es bildet sich ein ununterbrochener, sklerosierter Ring, ein sog. gemischter Sklerenchymring, den wir beim Zimt und bei der Eichenrinde finden. Dieser Ring stellt dann eine deutlich sichtbare Grenze zwischen primärer und sekundärer Rinde dar. Das Gewebe der primären Rinde besteht aus oft tangential gestreckten Parenchymzellen mit diversen Inhaltsstoffen, auch Milchsaftschläuche kommen vor. Viele Rinden sind stärkehaltig; es ist daher nötig, Schnitte und Pulver auch im Wasserpräparat anzusehen.

Der zu äußerst befindliche Kork dient – wie die Epidermis bei jungen Stengeln – zum Schutz des darunterliegenden Gewebes. Der

Kork wird durch das Korkkambium (Phellogen) gebildet und besteht aus niedrigen, flachen Zellen. In Querschnitten durch eine Rinde lassen sich die Radialwände der Korkzellen durch eine Gerade verbinden, die Zellen sind also in radialen Reihen angeordnet (s. Abb. 204). In Flächenpräparaten (s. Abb. 205) sind es mehrere Schichten von lückenlos aneinanderschließenden, verkorkten Zellen, die genau einander aufdecken; zum Unterschied von einer Epidermis besitzt eben der Kork mehrere oder viele wie Epidermen aussehende Zellagen und selbst in kleinsten Fragmenten ist er daran zu erkennen. Steinkork besteht aus sklerosierten, getüpfelten, oft hufeisenförmig verdickten Zel-

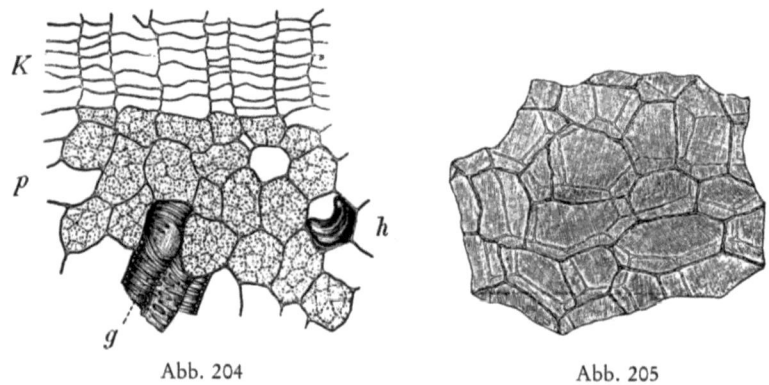

Abb. 204                    Abb. 205

Abb. 204. Kork $K$ im Querschnitt, die einzelnen Zellen in radialen Reihen angeordnet. Curcuma-Phizom mit kleisterhaltigem Parenchym $p$, Gefäßen g und Ölzelle $h$.
(MOELLER)
Abb. 205. Kork (Curcuma) in der Flächenansicht. (MOELLER)

len. Das Korkkambium produziert auch nach innen einige Zellreihen, die als Phelloderm bezeichnet werden und sich normalerweise kaum von der primären Rinde unterscheiden lassen; dies ist nur dann möglich, wenn die Phellodermzellen besondere Kristallformen enthalten (Einzelkristalle im Phelloderm von Condurango). Kork samt Korkkambium und Phelloderm wird als Periderm bezeichnet.

Da der Kork luft- und wasserdicht abschließt, stehen zur Durchlüftung der tieferliegenden Gewebe die Lentizellen zur Verfügung. Sie stellen Lücken im Kork dar, die mit lockerem Parenchym ausgefüllt sind (s. Abb. 206) und schon makroskopisch an vielen Rinden als helle Warzen und Striche zu erkennen sind. (Die an allen Flaschenkorksorten, besonders an schlechten, zu beobachtenden Kanäle, die mit braunem Pulver erfüllt sind, sind Lentizellen.)

Längsschnitte durch die Rinde sind, abgesehen von den hier vorkommenden anderen Zellelementen, prinzipiell von denen des Holzes

kaum verschieden. Auch hier sind die Markstrahlen am Tangentialschnitt als spindelförmige Gebilde, im Radialschnitt als Bänder zu sehen; die zusammen mit den Bastfaserbündeln häufig vorhandenen Kristallzellreihen geben hier ein charakteristisches Bild. Für die Pulveranalyse ist gerade der Längsschnitt von besonderer Bedeutung, da die
Fasern, Parenchymzellen, Milchsaftschläuche und die anderen Bestandteile in *der* Form erscheinen, wie sie dann im Pulver auftreten.

Borkebildung: Infolge des Wachstums des ganzen Stammes in die
Dicke, treten in den äußeren Teilen der Rinde Spannungen auf, die

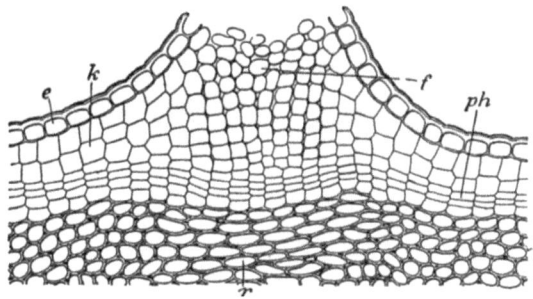

Abb. 206. Lentizelle an einem jungen Zweig. *e* Epidermis, *k* Korkgewebe,
*ph* Phellogen, *f* Füllgewebe, *r* Rinde. (GILG)

trotz tangentialer Dehnung und Einschiebung von Zellen zu einer Zer-
reißung des Gewebes führen könnten. Aus diesem Grunde werden die
äußeren Partien der Rinde durch Bildung von sekundären Peridermr-
streifen im lebenden Rindengewebe vom Saftstrom abgeschnürt, vertrocknen und können abgestoßen werden; dadurch werden die Spannungen im äußeren Teil der Rinde behoben. Solche Peridermstreifen
entstehen zuerst im äußeren Teil der Rinde, später aber auch im Inneren in größerer Menge. Als Borke wird also *der* Teil der Rinde bezeichnet, der außerhalb des innersten sekundären Peridermstreifens
liegt. Da bereits der erste gebildete Peridermstreifen die primäre Rinde
erfaßt und die nächsten schon in der sekundären Rinde liegen, besteht
die Borke, die wir in charakteristischer Weise an Waldbäumen, z. B.
Föhren oder an Drogen, z. B. Cortex Quebracho finden und deren
äußerste Teile schon längst abgestoßen sind, nur aus sekundärer Rinde. Beginnende Borkenbildung (z. B. bei Cinchona) (s. Abb. 208 u.
220) braucht äußerlich noch nicht sichtbar zu sein. Bei einigen Rinden
grenzt die sekundäre Rinde direkt an den Kork, die primäre Rinde
fehlt also. Dies beobachtet man bei der Wurzelrinde von Granatum
und bei der verborkten Rinde von Quillaja. Es ist eben die Borke abgefallen und nur der innerste Peridermstreifen übrig geblieben. Eine
typische Borke s. Abb. 219 (Cortex Quebracho).

## Cortex Chinae (Chinarinde), *Cinchona succirubra* und andere *Cinchona-Arten*, Rubiaceae

**Vorkommen:** Indien, Java, Afrika, Südamerika (Kordilleren).

**Ganzdroge:** Die rote Chinarinde (Stamm und Astrinde aus Kulturen) besteht aus Röhren oder Halbröhren, die bis ½ cm dick sind und einen hellen, runzeligen, rissigen Kork und auf diesem zuweilen Flechten tragen. Innenseite glatt, rotbraun. Bruch kurzfaserig. Am Längsbruch bei Lupenbetrachtung hellglitzernde Punkte (Kristallsandzellen) im rotbraunen Gewebe sichtbar.

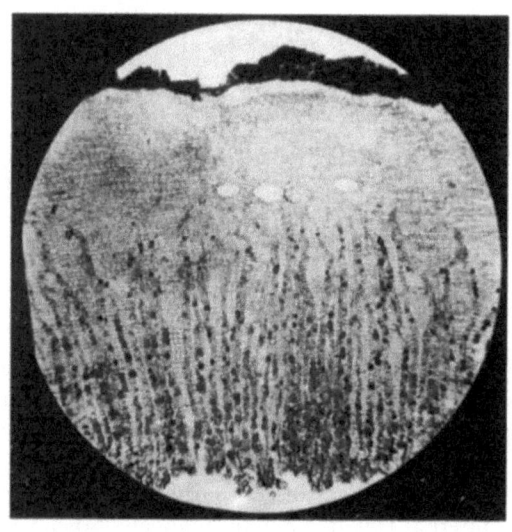

Abb. 207. Cortex Chinae, Querschnitt. Außen dunkler Kork. Drei Sekreträume an der Grenze der primären und sekundären Rinde. Die dunklen, zum Teil ovalen Scheiben in der sekundären Rinde sind die in den kleinzelligen, schmalen Baststrahlen liegenden, quergetroffenen stark verdickten Fasern. Die Markstrahlen eher breiter und großzelliger. Die schwarzen Punkte sind Kristallsandzellen. Aus einem Teil derselben ist der Kristallsand infolge der geringen Dicke des Schnittes herausgefallen. (Vergr. 20fach.)
(MOELLER)

**Schnittdroge:** Die geschnittene oder geraspelte Droge an der Farbe, der brüchig-faserigen Struktur, am Kork mit Querrissen und am stark bitteren Geschmack leicht erkennbar. Ein kleines Stückchen Rinde bewirkt, im Proberöhrchen mit verdünnter Schwefelsäure geschüttelt, stark hellblaue Fluorescenz im Sonnenlicht oder UV-Licht (Chininsulfat).

**Mikroskopie:** Periderm aus dünnwandigen, mit roten Klumpen erfüllten Korkzellen, selten Borke. In der primären Rinde mit rot-braunen, schwach getüpfelten Parenchymzellen Milchsaftschläuche. Sekundäre Rinde mit nach außen sich verbreiternden Markstrahlen. Die primären sind zwei- bis dreireihig, die sekundären nur einreihig. Sehr auffallend sind die Bastfasern: Stark verdickt, geschichtet und getüp-

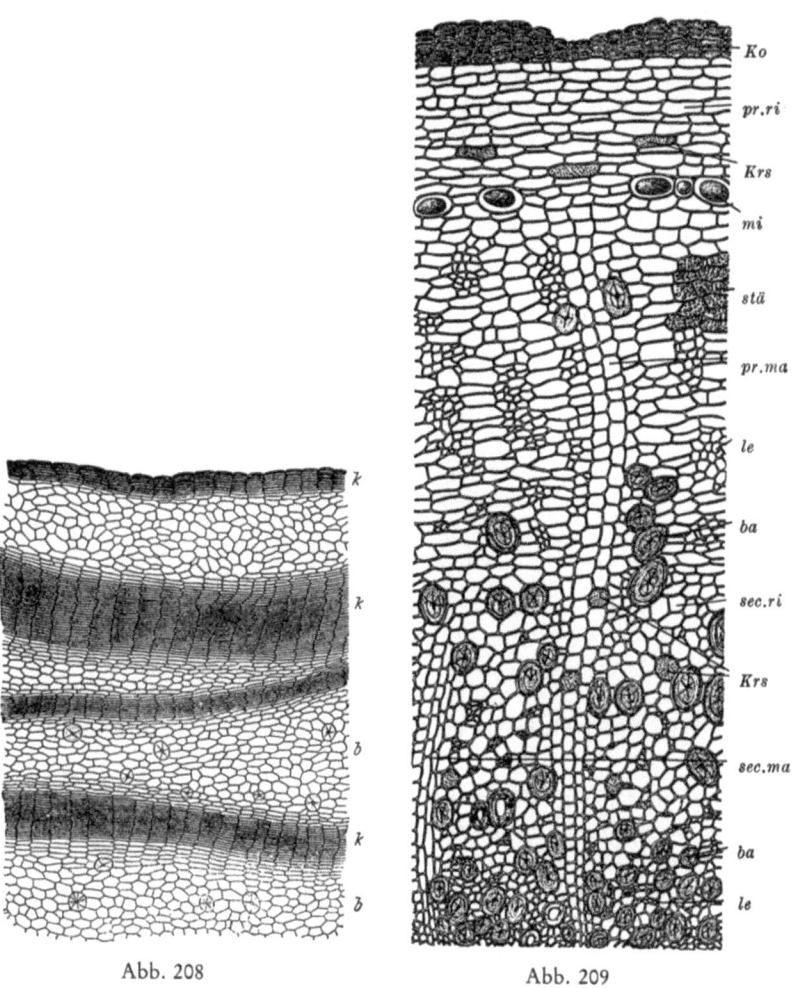

Abb. 208                                    Abb. 209

Abb. 208. Borkenbildung bei Cinchona calisaya. Querschnitt durch die Rinde. *k* Korkbänder (entstanden aus Korkkambien), durch die Binnenkorkbänder wird Borke gebildet. *b* Rindengewebe. (BERG)

Abb. 209. Cortex Chinae, Querschnitt. *Ko* Kork, *pri.ri* primäre Rinde, *Krs* Kristallsandzellen, *mi* Sekretschläuche, *stä* Stärkeinhalt einiger Parenchymzellen gezeichnet, sonst weggelassen, *pr.ma* primärer Markstrahl, *le* Siebgruppen, *ba* Bastfasern, *sec.ri* sekundäre Rinde, *sec.ma* sekundäre Markstrahlen. (Vergr. 95fach.) (GILG)

14*

felt, meist einzelstehend. Länge gegen 1 mm, Breite um 60 μ. Ferner
Siebröhrengruppen. Kristallsandzellen von charakteristischem Aussehen (grau) im rotbraunen Parenchym, in dem sich kleine, rundliche,
manchmal zusammengesetzte Stärkekörner finden. Phlobaphene (Chi-
narot) färben alle Parenchymzellen rotbraun.

**Pulverdroge:** Im rötlichbraunen Pulver fallen die (bereits makroskopisch sichtbaren) großen, hellglänzenden Fasern auf, die geschichtet sind und ein deutliches Lumen mit trichterförmig sich erweiternden Tüpfelkanälchen zeigen. Korkfragmente ziemlich dunkel und rot-
braunes Parenchym, in dem die grauen Kristallsandzellen nicht immer

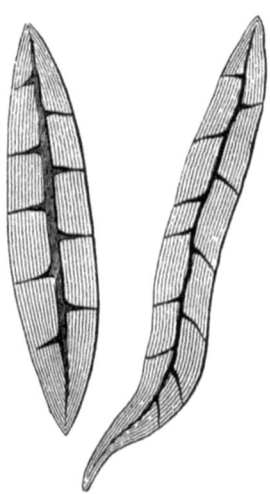

Abb. 210. Bastfasern aus der Chinarinde, (FLÜCKIGER und TSCHIRCH)

leicht zu finden sind. Kleine Stärkekörner einzeln, selten zusammengesetzt, verstreuter Kristallsand.

**Prüfung:** Da praktisch für Apotheken nur Kulturrinde in Frage
kommt, sind Fälschungen unwahrscheinlich. Nach Vorschrift des
Arzneibuches dürfen Steinzellen und Stabzellen nicht vorhanden sein.
Die an beiden Rändern eingerollte chininhaltige Rinde von Cinchona
calisaya (von Zweigen stammend) besitzt Steinzellen in der primären
Rinde. Die Stammrinde derselben Pflanze besteht aus flachen, gelb-
braunen, dicken Platten, von denen die Borke entfernt ist. Die als
China cuprea bezeichnete (von Ladenbergia pedunculata stammende)
Rinde besitzt Stabzellen (das sind stark verdickte und getüpfelte, lang-
gestreckte Zellen) an Stelle der Fasern.

**Inhaltsstoffe:** Alkaloide (Chinin und Nebenalkaloide), Gerbstoffe.

**Verwendung:** Amarum, Roborans, Antipyretikum (früher Malariamittel).

**DC.:** Ph. Helv. VI, DAB 7 (DDR), STAHL II.

**Wertbestimmung:** ÖAB 9, Ph. Helv. VI, DAB 7, DAB 7 (DDR).

## Cortex Cinnamomi ceylanici (Ceylon-Zimt), *Cinnamomum ceylanicum*, Lauraceae

**Vorkommen:** Ceylon, Ostindien, Ghana, Westindien, Brasilien.

**Ganzdroge:** Die von Wurzelschößlingen stammende, geschälte Kulturrinde besteht aus ineinandergesteckten, beiderseits eingerollten Röhrchen (Doppelröhren) mit nur ½ mm dicker Wand und ist außen hellbraun mit hellen Streifen (Bastfaserbündel), innen von dunklerer Farbe. Bruch kurzfaserig, Geruch und Geschmack charakteristisch.

**Schnittdroge:** Die zerkleinerte Droge ist an der Farbe, an der geringen Dicke und am Geruch der Fragmente leicht zu erkennen.

**Mikroskopie:** Meist nur sekundäre Rinde vorhanden, die außen begrenzt ist von einem gemischten Sklerenchymring, aus Steinzellen und primären Faserbündeln bestehend. Auffällig sind die im Sklerenchymring vorkommenden verdickten, geschichteten Steinzellen, die tangential gestreckt sind und als Inhalt auch Stärkekörner besitzen. Zuweilen sind diese Steinzellen einseitig verdickt. Außen am Steinzellenring finden sich noch Reste der primären Rinde, aus braunen Zellen bestehend. Die Fasern im Steinzellenring am Querschnitt hellglänzend, stark verdickt. Markstrahlen in der sekundären Rinde meist zweireihig, nach außen trichterförmig erweitert, kleinkörnige Stärke und Oxalatnädelchen und -Kriställchen führend. Im Baststrahl Ölzellen, etwas größere Schleimzellen und Fasern, lang, schlank, stark verdickt, in kleinen Gruppen (zu drei bis vier). Parenchym braun gefärbt von Phlobaphen. Falls bei älteren Schößlingen schon die Borkenbildung begonnen hat und die sekundären Korkstreifen bereits die sekundäre Rinde ergriffen haben, bildet sich in dieser ein neuer Steinzellenring, der allerdings nur aus Steinzellen besteht und keine primären Faserbündel enthält; solche Rinden zeigen auch makroskopisch an der Außenseite keine hellen Streifen (primäre Faserbündel).

**Pulverdroge:** Im braunen Pulver stärkehaltige Steinzellen, die zuweilen einseitige Verdickungen zeigen und die langen, schlanken Fasern, die kaum ein Lumen besitzen. Parenchym mit Stärke; diese nicht über 6 $\mu$ groß, außerdem Schleimzellen und spärlich Kristallnadeln.

**Prüfung:** Als Fälschungsmittel kommen in Frage: Mehle, die an der Stärke erkannt werden, Kleien (Matta), wellig verbogene Zellen zeigend, Ölkuchen mit Samenschalenfragmenten, Fragmente des

Zimtholzes, das beim Schälen abfällt (Chips) und verschiedene andere Hölzer, z. B. Sandelholz, die an Gefäßen erkennbar sind. Mineralische Substanzen (Ocker) erhöhen den Aschengehalt. Beimengungen von chinesischem Zimt werden an Korkschüppchen erkannt. Die Wertbestimmung soll 1% ätherisches Öl ergeben.

**Inhaltsstoffe:** Ätherisches Öl (ca. 60% Zimtaldehyd).

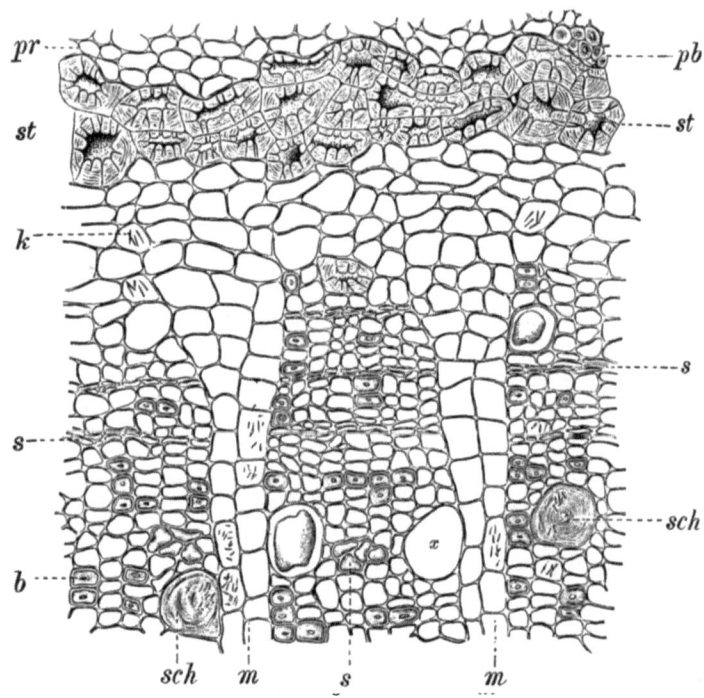

Abb. 211. Querschnitt durch Ceylon-Zimt. *st* der geschlossene Sklerenchymring, von den Resten der primären Rinde *pr* bedeckt, *pb* ein primäres Bastfaserbündel, *b* Bastfasern der sekundären Rinde, *s* Siebröhrenbündel (Keratenchym), *sch* Schleimzellen, *m* Markstrahlen, *k* Kristallnadeln (Oxalat), *x* Ölzelle. (Vergr. 130fach.) (MOELLER)

**Verwendung:** Stomachikum, Geruchs- und Geschmackskorrigens, Gewürz.

**DC.:** STAHL II.

**Wertbestimmung:** ÖAB 9, Ph. Helv. VI.

### Cortex Cinnamomi chinensis (Chinesischer Zimt),
#### *Cinnamomum cassia*, Lauraceae

**Vorkommen:** Indien, China, Japan, Java.

**Ganzdroge:** Die oberflächlich geschälten Röhren oder Halbröhrchen sind 1–3 mm dick, spröde, außen hellbraun bis dunkelbraun, innen von gleicher Farbe. Falls noch Kork vorhanden, ist dieser grau-braun und trägt rundliche Lentizellen. Bruch glatt, nur im inneren Teil faserig.

**Schnittdroge:** Zerkleinerte Droge am Geruch und – zum Unterschied vom Ceylon-Zimt – an der stärkeren Dicke der Fragmente und ihrer dunkel-rotbraunen Farbe erkennbar.

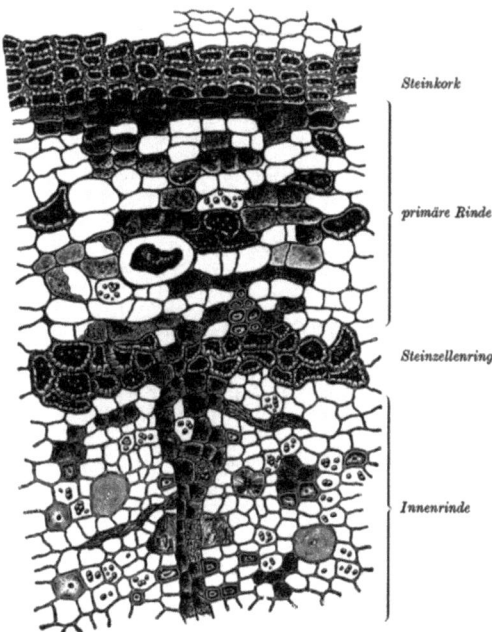

Abb. 212. Querschnitt durch chinesischen Zimt. (Vergr. etwa 130fach.) (MOELLER)

**Mikroskopie:** Ähnlich gebaut wie Ceylon-Zimt, jedoch mit primärer Rinde. Kork mehrschichtig, außen dünnwandig, im Innern als Steinkork; dieser bestehend aus U-förmig verdickten, getüpfelten Zellen. Primäre Rinde mit Öl- und Schleimzellen. Sklerenchymring aus stark einseitig verdickten Steinzellen mit Stärke als Inhalt; er weist im Gegensatz zu dem des Ceylon-Zimts Lücken aus parenchymatischen Zellen auf. In der sekundären Rinde größere Zellen und einige Steinzellennester und wenig dickere Bastfasern als Ceylon-Zimt (s. Abb. 212 u. 213).

**Pulverdroge:** Vom Ceylon-Zimt unterschieden durch Korkschüppchen und Steinkork und viele einseitig verdickte Steinzellen. Bastfasern dicker. Viel Stärke, meist über 10 $\mu$ große Körner.

**Prüfung:** Wie beim Ceylon-Zimt. Verunreinigung häufiger. Ölgehalt ca. 1%.

**Inhaltsstoffe:** Ätherisches Öl (75–90% Zimtaldehyd).

**Verwendung:** Wie Ceylon-Zimt, Qualität jedoch schlechter.

**DC.** und **Wertbestimmung:** Siehe bei Ceylon-Zimt.

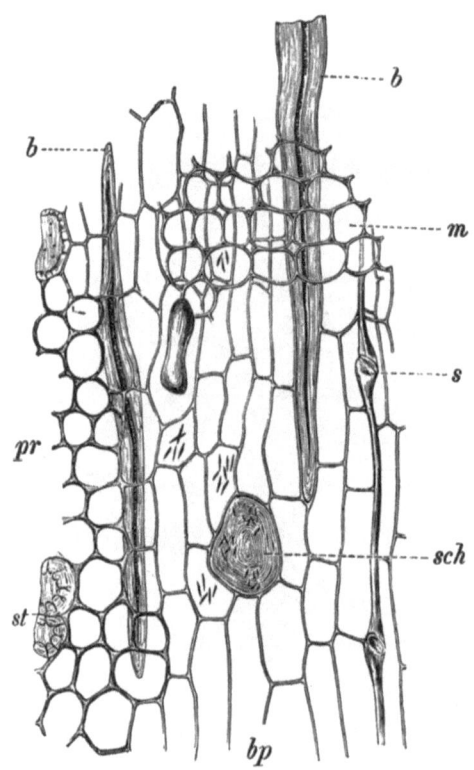

Abb. 213. Radialer Längsschnitt durch den chinesischen Zimt. *pr* Parenchym der primären Rinde, *bp* Parenchym des Bastes, *b* Bastfasern, *st* Steinzellen, *sch* Schleimzellen, *s* Siebröhren, *m* Markstrahl. (Vergr. 120fach.) (MOELLER)

## Cortex Condurango (Kondurangorinde), *Marsdenia condurango*, Asclepiadaceae

**Vorkommen:** Brasilien, Peru, Ecuador.

**Ganzdroge:** Röhren- bis rinnenförmige, teilweise verbogene (Stammpflanze ist ein Kletterstrauch), etwa ½ cm dicke Stücke mit graubraunem Kork und Lentizellen oder Borke. Innenseite grobstreifig. Am Querbruch unter dem Kork feinfaserig (primäre Fasern), im

Innern grobkörnig (Steinzellennester). Geschmack bitter, kratzend (Querschnitt s. Abb. 214).

**Schnittdroge:** Unregelmäßige Stückchen mit grauem Kork. Am Querbruch sind helle, harte Körner (Steinzellennester) sichtbar. Unter dem Kork kleine Faserbündel.

**Mikroskopie:** Periderm mit Kork und Phelloderm, letzteres ist von der primären Rinde leicht unterscheidbar durch den Gehalt vieler Zel-

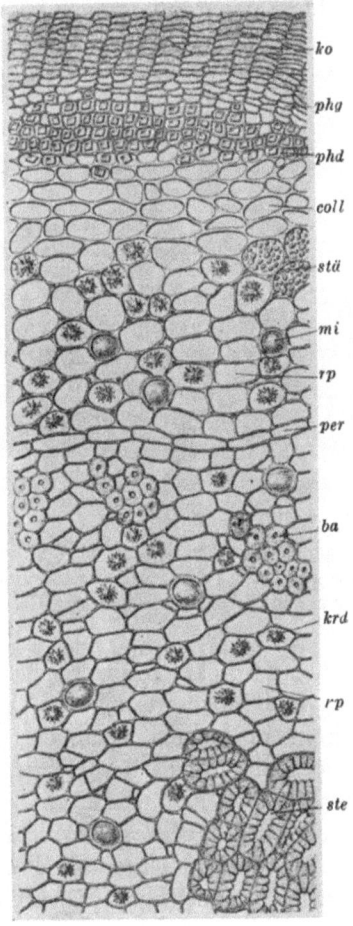

Abb. 214. Cortex Condurango. Querschnitt durch die primäre Rinde und die äußerste Partie der sekundären Rinde. *ko* Kork, *phg* Phellogen, *phd* Phelloderm mit Einzelkristallen, *coll* Kollenchym, *stä* Stärkeinhalt einiger Parenchymzellen gezeichnet, sonst weggelassen, *mi* Milchsaftschläuche, *rp* Rindenparenchym, *per* Stärkescheide, *ba* Bastfaserbündel (primäre), *krd* Kristalldrusen, *ste* Steinzellennester. (Vergr. 150fach.) (GILG)

len an Calciumoxalat-Einzelkristallen, die das Zell-Lumen fast ausfüllen. In der relativ breiten primären Rinde außen kollenchymatisches Gewebe, Oxalatdrusen und einzelne Milchsaftschläuche; diese kreisrund mit dickerer Wand als die Parenchymzellen und dunkelgraubraune Tropfen (Milchsaft) beinhaltend. Weiter innen eine einzellige Schicht tangential gestreckter Zellen, die ehemalige Stärkescheide, und auf diese folgend die primären Faserbündel, bestehend aus hellglänzenden, schlanken, stark verdickten Bastfasern. Sekundäre Rinde mit einreihigen Markstrahlen, deren Zellen nicht radial gestreckt sind, ferner Steinzellennester, bestehend aus grobgetüpfelten, geschichteten

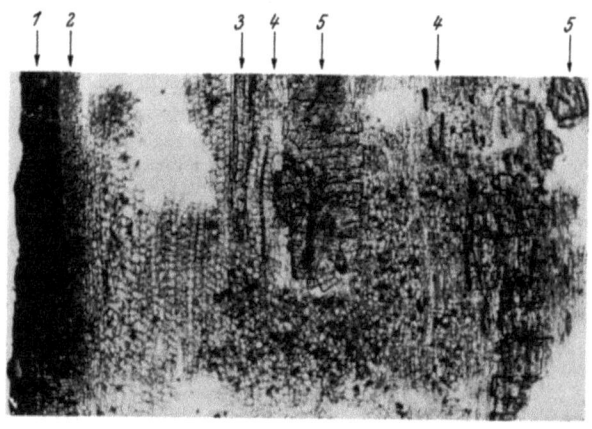

Abb. 215. Cortex Condurango. Radialer Längsschnitt. *1* Periderm, *2* Phelloderm mit Kristallen (Einzelkristalle von Ca-oxalat), *3* primäre Faserbündel, *4* dunkle Milchsaftschläuche mit Inhalt, *5* Steinzellennester. (Vergr. 25fach)

Steinzellen, oft bis in die primäre Rinde reichend. Keine sekundären Fasern. Oxalatdrusen und Milchsaftschläuche. Stärke in allen Parenchymzellen. Siebröhren in kleinen Gruppen weniger deutlich. In Längsschnitten besonders die Milchsaftschläuche samt Inhalt (im Wasserpräparat) charakteristisch (s. Abb. 215).

**Pulverdroge:** Steinzellen gelb, stark verdickt und getüpfelt, schlanke Bastfasern, Gewebefragmente mit Einzelkristallen (Phelloderm). Milchröhrenfragmente mit Inhalt. Korkschüppchen. Stärke und Oxalatdrusen.

**Prüfung:** Stengelteile der Pflanze, mikroskopisch erkennbar an Gefäßen, dürfen nicht vorhanden sein. Das in der Droge enthaltene Glykosid Condurangin ist in kaltem Wasser leichter löslich als in warmem. Auf diese Eigenschaft bezieht sich die Vorschrift der Arzneibücher, daß ein Dekokt oder Infus der Droge erst nach Erkalten filtriert werden soll. Die Wertbestimmung kann erfolgen durch die Feststellung des Bitterwertes der Droge.

**Inhaltsstoffe:** Glykosidische Bitterstoffe (Condurangin).

**Verwendung:** Stomachikum, Amarum.

**Wertbestimmung:** Ph. Helv. VI.

## Cortex Frangulae (Faulbaumrinde), *Rhamnus frangula,* Rhamnaceae

**Vorkommen:** Europa, Kleinasien, Nordafrika, Amerika.

**Ganzdroge:** Nur etwa 1 mm dicke Röhren oder Doppelröhren mit dunkelgrauem Kork und quergestellten, hellen Lentizellen. Innenseite rotbraun glatt, feinstreifig, Bruch faserig. Geschmack schleimig, süßlich, schwach bitter.

**Schnittdroge:** Dünne, eingerollte Rindenfragmente mit dunkelgrauem Kork und rotbrauner, glänzender Innenseite, die sich beim Betupfen mit Alkalien leuchtend rot färbt (Identitätsreaktion).

**Mikroskopie:** Dünnwandiger Kork mit rotbraunem Inhalt. Am Querschnitt oft Lentizellen sichtbar. Phelloderm etwas kollenchymatisch und tangential gestreckt. Einzelne Bastfaserbündel (wenig verholzt) in der primären Rinde. In der sekundären Rinde Bastfaserbündel in tangentialen Reihen mit Kristallzellreihen aus Einzelkristallen. Markstrahlen dreireihig, Oxalatdrusen in vielen Zellen, wenige Stärkekörner (s. S. 206, Abb. 203).

**Pulverdroge:** Bastfaserbündel mit Kristallzellreihen, Kork mit rotbraunem Inhalt. Parenchymfragmente mit Oxalatdrusen, keine Steinzellen. Mit Alkalien rote Färbung.

**Mikrochemie:** Die mit Alkalien entstehende Rotfärbung im Schnitt ist auf die Emodine zurückzuführen. Schöne Bilder erhält man bei Verwendung alkoholischer Lauge, da hierbei die Emodine nicht sofort in Lösung gehen, sondern als rote Klumpen in den Zellen sichtbar werden. Die Emodine finden sich in allen Parenchymzellen, besonders im Markstrahl. Bei der Mikrosublimation entstehen bei etwa 150–160° C gelbe Mikrosublimate, die teils amorph, teils kristallinisch sind und sich mit Kalilauge rot färben. Durch mehrmaliges Umsublimieren erhält man Kristalle.

**Prüfung:** Verfälschungen mit anthrachinonfreien Rinden sind leicht erkennbar am negativen Ausfall der Reaktion mit Lauge (Prunus padus [Traubenkirsche], Alnusarten [Erlen]). Identifizierung der Wirkstoffe s. DC. Rhamnus purshiana ist wesentlich dicker und besitzt Steinzellen. Rhamnus cathartica verholzte Fasern (Phloroglucin-Salzsäure-Reaktion rot) und sklerosierte Markstrahlzellen in der Nähe der Faserbündel.

**Inhaltsstoffe:** Anthraglykoside, Gerbstoffe.

**Verwendung:** Laxans (nur gealterte Droge verwenden, da Anthranole reizen! Diese werden durch Oxydation [Alterung] in gut verträgliche, wirksame Formen übergeführt!).
**DC.:** Ph. Eur., STAHL II.
**Wertbestimmung:** Ph. Eur., ÖAB 9/2, Ph. Helv. VI, DAB 7.

**Cortex Granati** (Granatrinde), *Punica granatum*, Punicaceae

**Vorkommen:** Griechenland, Türkei, Cypern, Indien, China; subtropische Gebiete aller Erdteile.
**Ganzdroge:** Die Stamm-, Ast- und Wurzelrinde besteht aus flachen bis rinnenförmigen, außen graugelben Stücken. Rinde der Achsen besitzt Lentizellen und Flechten, die der Wurzeln Borke, die z. T. abgefallen ist. Der Bruch gelblich, glatt, da keine Fasern vorhanden. Mit der Lupe tangentiale Streifen erkennbar (kristallführende Zellschichten).

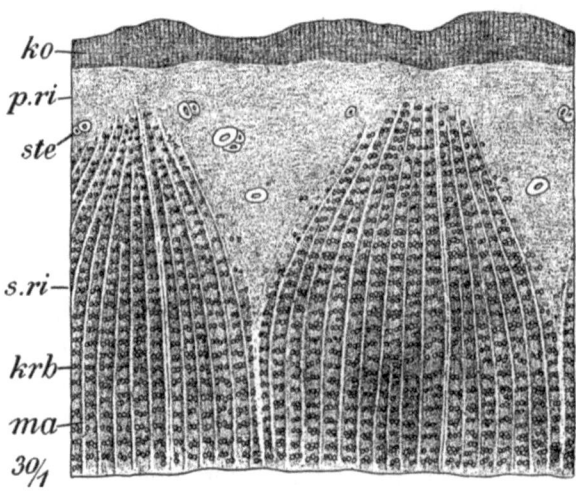

Abb. 216. Cortex Granati, Lupenbild ($^{30}/_1$). *ko* Kork, *p.ri* primäre Rinde, *ste* Steinzellen, *s.ri* sekundäre Rinde, *krb* tangentiale Binden von Drusen führendem Parenchym, *ma* Markstrahlen. (GILG)

**Schnittdroge:** Die Erkennung der Schnittdroge ist durch diese Kennzeichen leicht gemacht. Geschmack zusammenziehend, kaum bitter.
**Mikroskopie:** Kork mit an den Innenwänden stark verdickten Zellen. Phelloderm relativ breit, bestehend aus tangential gestreckten Zellen, in denen sich zuweilen Oxalateinzelkristalle finden. In der primä-

ren Rinde große, meist einzeln liegende, stark verdickte, geschichtete Steinzellen. Die sekundäre Rinde zeigt häufig, besonders bei Achsenrinden, charakteristische, trichterförmig erweiterte primäre und dazwischen zahlreiche einreihige, sekundäre Markstrahlen. In den Baststrahlen finden sich in tangentialen Reihen ein bis zwei Lagen oxalatdru-

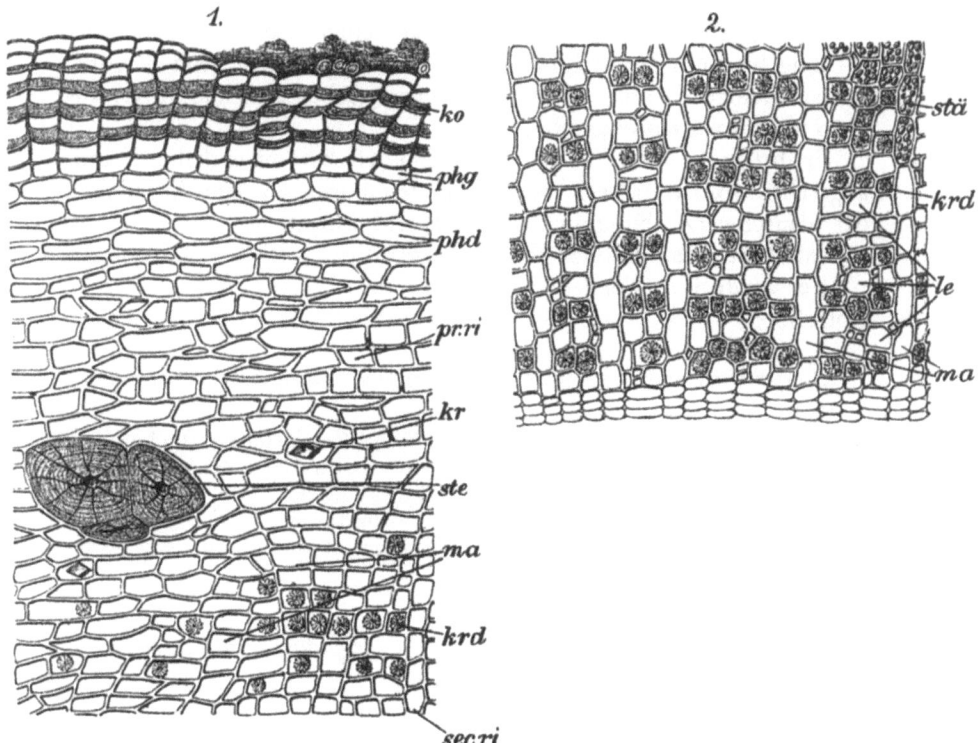

Abb. 217. Cortex Granati, Querschnitt. *1.* Schnitt durch die primäre und den äußersten Teil der sekundären Rinde. *2.* Schnitt durch die innerste Partie der sekundären Rinde. *ko* Kork, *phg* Phellogen, *phd* Phelloderm, *pr.ri* primäre Rinde, *kr* Einzelkristall, *ste* Steinzellennest, *ma* Markstrahlen, *krd* Oxalatdrusen, *sec.ri* sekundäre Rinde, *stä* Stärkeinhalt einiger Zellen gezeichnet, sonst weggelassen, *le* Siebstränge. (Vergr. 225fach.)
(GILG)

senführender Zellen, dazwischen zwei bis drei Lagen drusenfreie Zellen; Oxalateinzelkristalle seltener. Auf diese Weise entsteht eine Art Felderung. Bastfasern fehlen. Stärkekörner (ziemlich klein) in allen kristallfreien Zellen. Von der Wurzelrinde ist die Borke abgefallen, es fehlen daher die primäre Rinde mit den Steinzellen und auch die trichterförmigen, primären Markstrahlen. Den Abschluß nach außen bildet der innerste Korkstreifen der Borke. Der Längsschnitt zeigt, daß die kristallführenden Zellen, im Gegensatz zu den stärkeführenden, langgestreckten Parenchymzellen, isodiametrisch sind, so daß die drusenführenden Zellen wie Kristallzellreihen aussehen.

**Pulverdroge:** Viele kleine Stärkekörner und Gewebsfragmente mit langgestreckten, zuweilen schwach getüpfelten, stärkehaltigen Zellen, abwechselnd mit drusenführenden Zellreihen, seltener Einzelkristalle. Korkschüppchen mit scharf polygonalen Zellen in der Aufsicht, Verdickung hierbei nicht sichtbar, höchstens an einzeln liegenden Korkzellen. Steinzellen selten. Mit Eisenchlorid färben sich alle Pulverteilchen blauschwarz (Gerbstoff).

**Prüfung:** Fremde Drogen, die keine Gerbstoffe enthalten, sind, abgesehen von der abweichenden äußeren Form, an dem Ausbleiben der Blauschwarzfärbung durch Eisenchlorid erkennbar.

**Inhaltsstoffe:** Pyridinalkaloide, Gerbstoffe.

**Verwendung:** Obsoletes Bandwurmmittel, Gurgelwasser (Gerbstoffe!).

Cortex Piscidiae (Piscidia-Rinde), *Piscidia erythrina*, Fabaceae (Papilionaceae)

**Vorkommen:** Mexiko, Florida, Westindien.

**Ganzdroge:** Ca. 8 cm breite, ca. 0,5 cm dicke, flach-rinnenförmige Rindenstücke. Kork rotbraun, zerrissen, darunter die Rinde dunkel, schwarzbraun. Bruch außen blättrig, innen faserig-splittrig.

**Inhaltsstoffe:** Isoflavonoidderivate (Rotenon), wenig Saponin.

**Verwendung:** Spasmolytisch, leicht analgetisch und sedativ; in den Herkunftsländern als Fischgift und Pfeilgift verwendet.

## Cortex Quebracho (Quebrachorinde), *Aspidosperma quebracho*, Apocynaceae

**Vorkommen:** Südamerika.

**Ganzdroge:** Gegen 3 cm dicke, mit zerklüfteter Borke bedeckte, meist flache Rindenstücke mit gelblicher, längsstreifiger Innenseite. Am Querschnitt deutlich zwei Teile erkennbar: Der gelbliche innere Teil, die Rinde und der rotbraune äußere Teil, die Borke; am ganzen Querschnitt helle Körner (Steinzellennester) sichtbar, in der Borke außerdem noch tangentiale, helle Streifen unter der Lupe erkennbar (Korkbänder).

**Schnittdroge:** Gelbliche bis rotbraune, grobfaserige bis bröckelige Fragmente mit eingesprengten, hellen Punkten (Steinzellennester), an diesen leicht zu erkennen. (Rhabarberfragmente besitzen diese nicht und würden mit Alkalien eine Rotfärbung ergeben.)

**Mikroskopie:** Die Droge besteht nur aus sekundärer Rinde. In der Borke Peridermstreifen, wellig verlaufend, eingelagert. Im übrigen gleich gebaut wie der innere Teil der Rinde: Steinzellennester mit ge-

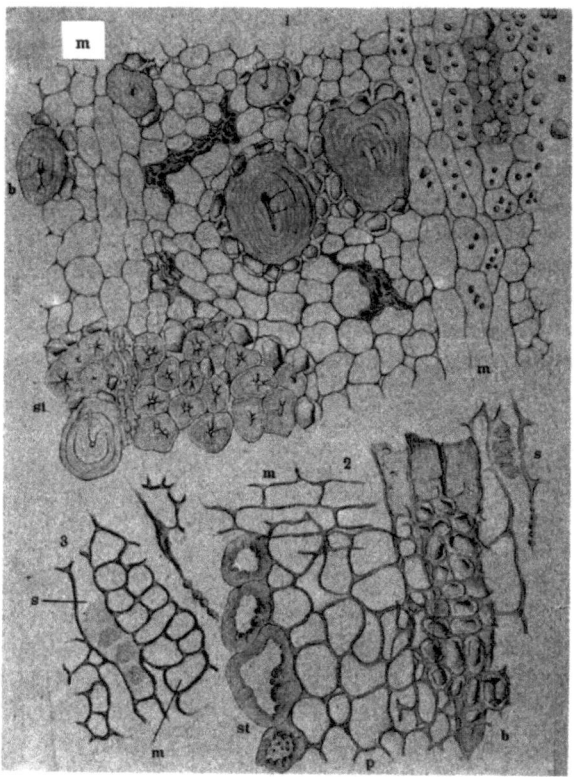

Abb. 218. Cortex Quebracho. *1* Sekundäre Rinde im Querschnitt; *b* isolierte Bastfaser, *st* Steinzellengruppe mit sklerosiertem Markstrahl, *m* Markstrahl, *a* Stärkekörnchen. *2* Radialschnitt; *m* Markstrahl, *st* Steinzellen, *p* Bastparenchym, *s* Siebröhren, *b* Bastfaser von Kristallen bedeckt, *3* Tangentialschnitt, *s* Siebröhren, *m* Markstrahl. (Vergr. 80fach)

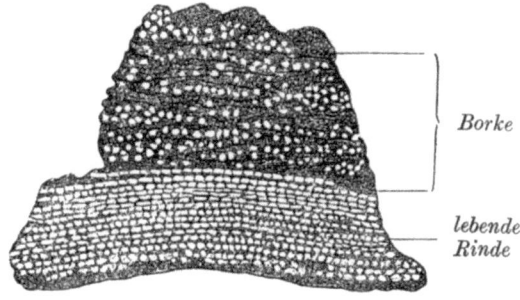

*Borke*

*lebende Rinde*

Abb. 219. Querschnitt der Quebracho-Rinde. (Natürl. Größe)

schichteten, stark verdickten Steinzellen, von Einzelkristallen umgeben; die daran vorbeilaufenden, meist dreireihigen Markstrahlen sind in deren Nähe sklerosiert, d. h. in verdickte, getüpfelte Zellen umgewandelt. Bastfasern einzelstehend, dick, geschichtet, mit punktförmigem Lumen, umgeben von Zellen mit Oxalateinzelkristallen. Im Längsschnitt sind die Fasern völlig bedeckt von solchen Einzelkristallen. Keratenchym gelblich, deutlich sichtbar, in der Borke rötlich gefärbt; Stärke in Parenchymzellen.

**Pulverdroge:** Auffällig sind die spindelförmigen, mit Kristallen bedeckten Fasern, ferner Steinzellen, Kork und Einzelkristalle, Stärke.

**Inhaltsstoffe:** Indolalkaloide.

**Verwendung:** Hustenmittel, Antiasthmatikum, Febrifugum (?).

**DC.:** DAC.

**Wertbestimmung:** DAC.

## Cortex Quercus (Eichenrinde), *Quercus robur, Q. petraea*, Fagaceae

**Vorkommen:** Europa ubiquitär.

**Ganzdroge:** Die von dünneren Stämmen und Stockausschlägen (Schälwaldbetrieb) stammende Spiegelrinde ist außen glatt, glänzend, hellgrau (Lentizellen sind selten), innen braun, längsstreifig mit vorspringenden Leisten. Unter dem Kork eine feine Linie sichtbar (Sklerenchymring) und zarte tangentiale Bänder. Eisenchloridlösung färbt blauschwarz. Geschmack bitter, stark zusammenziehend.

**Schnittdroge:** Bruchstücke mit glattem, hellgrauem Kork, stark faserigem Bruch. Mit FeCl₃ dunkle Färbung (Gerbstoff).

**Mikroskopie:** Kork aus dünnwandigen Zellen mit braunem Inhalt, Phelloderm etwas verdickt. In der primären Rinde Steinzellennester in drusenführendem, stärkefreiem Parenchym. Praktisch an der Grenze der primären und sekundären Rinde liegt der gemischte Sklerenchymring. Die nach der Sprengung des primären Faserrings eingeschobenen Parenchymzellen sind sklerosiert, so daß – wie beim Zimt (s. Abb. 212) – ein Ring von Steinzellen und Faserbündeln mit Einzelkristallen entstanden ist. Sekundäre Rinde (besonders innen) mit einreihigen Markstrahlen und in tangentialen Reihen stehenden, länglichen Bastfaserbündeln mit Kristallzellreihen (Einzelkristalle). Zwischen diesen Bastparenchym mit wenig deutlichen Siebröhrengruppen. Im äußeren Teil der sekundären Rinde sind die Faserbündel schütterer, dafür jedoch die Steinzellennester, die regellos verteilt und mit Einzelkristallen umgeben sind, häufiger. Steinzellen mit zahlreichen, oft verzweigten Tüpfeln und bei alten Rinden mit braunem Inhalt (Phlobaphene). Im Parenchym Zellen mit gelbbraunem Inhalt (Gerbstoff), Oxalatdrusen. Stärke wenig. Zuweilen erkennt man am Querschnitt nach innen vorspringende Höcker, die aus markstrahlartig verlaufendem Parenchym mit großen Steinzellennestern bestehen. Diese bedingen die makroskopisch auf der Innenseite sichtbare Leiste (s. Abb. 220 *sk*).

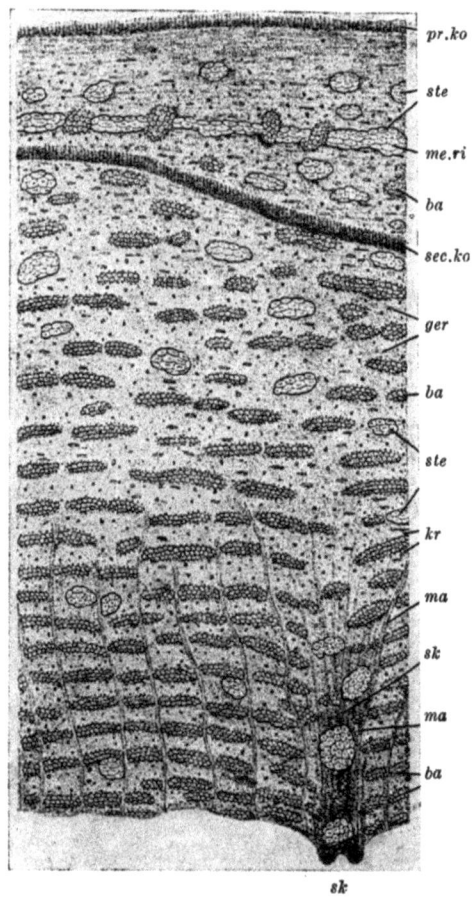

Abb. 220. Cortex Quercus. Querschnitt durch eine junge Spiegelrinde, bei der die Borkenbildung erst beginnt, *pr.ko* primärer Kork, *ste* Steinzellnester, *me.ri* gemischer (d. h. aus Bastfaserbündeln und Steinzellen bestehender) mechanischer Ring (Sklerenchymring), *ba* Bastfaserbündel, *sec.ko* sekundäre Korkschicht, *ger* Gerbstoff führende Zellen, *ba* Bastfaserbündel, *ste* Steinzellnester, *kr* Kristalle, *ma* Markstrahlen, *sk* Sklerenchymleiste. (Vergr. 30fach.) (GILG)

**Pulverdroge:** Sehr auffällig die Fragmente der Faserbündel mit Kristallen, wobei die Kristalle genau über den einzelnen Fasern liegen. Korkschüppchen, Parenchym mit Drusen, stark getüpfelte Steinzellen, z. T. ebenso wie das Parenchym mit braunem Inhalt.

**Inhaltsstoffe:** Gerbstoffe.
**Verwendung:** Adstringens; für Umschläge u. Bäder.
**Wertbestimmung:** ÖAB 9, Ph. Helv. VI, DAB 7 (DDR).

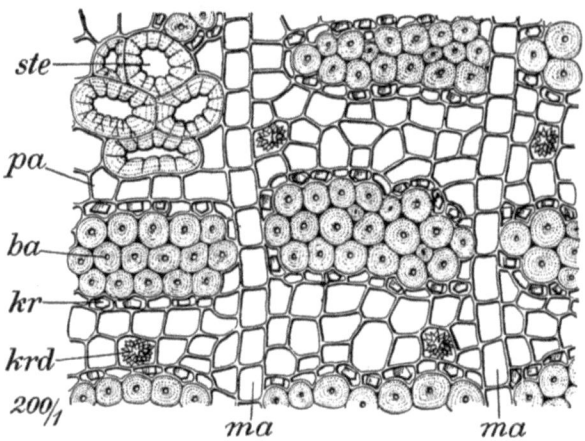

Abb. 221. Cortex Quercus. Stück aus dem Querschnitt durch die sekundäre Rinde mit Steinzellen *ste*, Bastparenchym *pa*, Bastfasern *ba*, Markstrahlen *ma*. *kr* Einzelkristalle der Kristallzellreihen, *krd* Oxalatdrusen. (Vergr. 200fach.) (GILG)

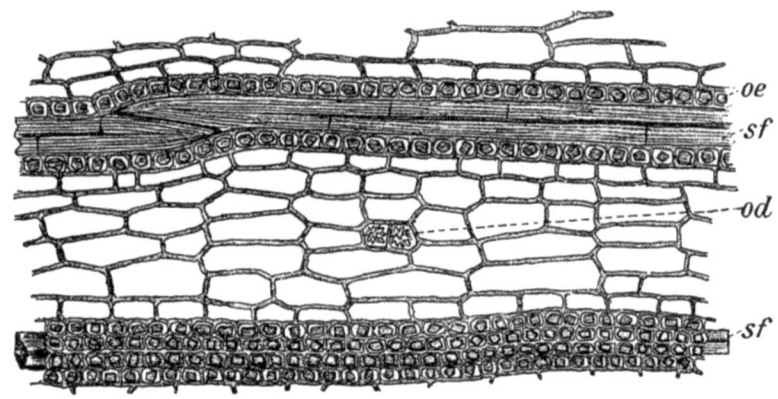

Abb. 222. Cortex Quercus, Längsschnitt. *sf* Bastfasern, begleitet von den mit Einzelkristallen erfüllten Kristallzellreihen (*oe*), *od* Calciumoxalatdrusen. (Vergr. 165fach.) (MEZ)

## Cortex Quillajae (Seifenrinde), *Quillaja saponaria*, Rosaceae

**Vorkommen:** Chile, Peru, Bolivien, Brasilien.

**Ganzdroge:** Flache, plattenartige, weißliche Rindenstücke, außen grob längsstreifig und stellenweise Reste des braunroten, äußeren Teils der Rinde sichtbar; Querbruch stark faserig-splitterig, im inneren Teil glatt. Die zähe Rinde leicht in dünne Platten spaltbar. Mit der Lupe an allen Teilen glitzernde Oxalatkristalle zu sehen. Innenseite glatt, stark stäubender Bruch; das Pulver erregt Niesen. Geschmack kratzend, bitter und schleimig.

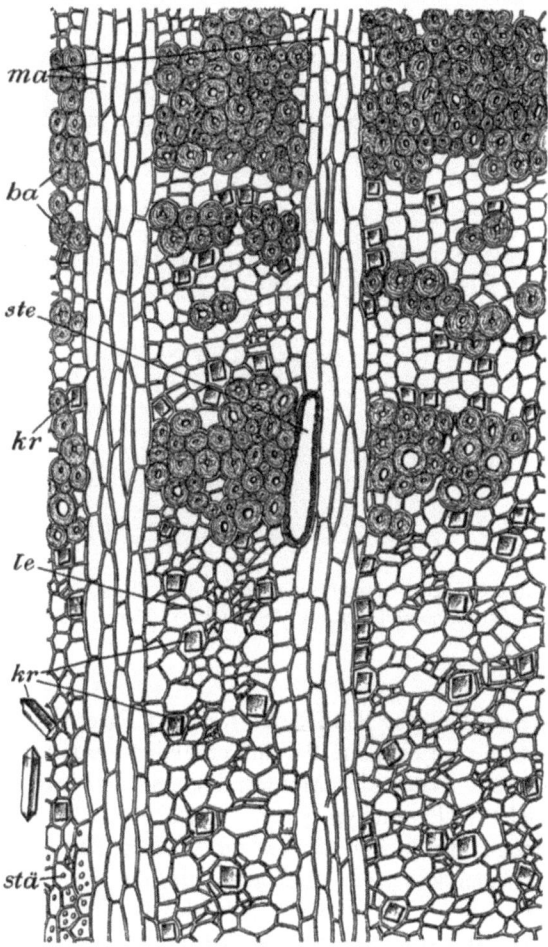

Abb. 223. Cortex Quillajae, Querschnitt. *ma* Markstrahlen, *ba* Bastfaserbündel, *ste* Steinzelle (sklerosierte Markstrahlzelle), *kr* Kristalle, *le* Siebgruppen, *stä* Stärkeinhalt einiger Parenchymzellen angedeutet. Der Schnitt verläuft an der Grenze zwischen äußerer und innerer sekundärer Rinde. (Vergr. 175fach.) (GILG)

**Schnittdroge:** Kleine, rechteckige bis quadratische Stückchen, hell bis bräunlich, glatt oder aufgerauht faserig, in der Fläche spaltbar, mit faserigem, stäubendem Bruch (Niesen erregend infolge Saponingehalts).

15*

**Mikroskopie:** Praktisch findet sich infolge Borkenbildung nur sekundäre Rinde, auch der Kork fehlt meist. Der Querschnitt zeigt mehrere (drei bis sechs) Zellen breite Markstrahlen, in den Baststrahlen tangential gestreckte Bastfaserbündel mit großen, prismatischen, 200 $\mu$ langen Einzelkristallen, die auch sonst im Bastparenchym verteilt sind. Fasern stark verdickt, unregelmäßig knorrig, daneben auch getüpfelte Stabzellen (im Längsschnitt deutlich). Zwischen den Faserbündeln Bastparenchym und Siebröhrengruppen, wobei hier ausnahmsweise die einzelnen Siebröhren als solche sichtbar sind, beson-

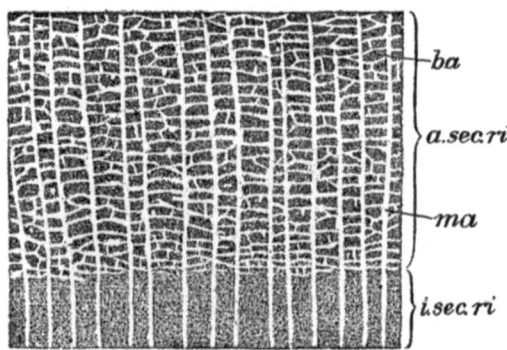

Abb. 224. Cortex Quillajae. *a.sec.ri* äußere sekundäre Rinde. *i.sec.ri* innere sekundäre Rinde, *ba* Bastfaserbündel, *ma* Markstrahlen. (Vergr. 15fach.) (GILG)

ders im inneren Teil der Rinde, der frei von Fasern ist. In der Nähe der Faserbündel sind einzelne Parenchymzellen verdickt und getüpfelt, die benachbarten Zellen der Markstrahlen sind in Steinzellen umgewandelt. Stärke im Parenchym (Abb. 223, 224 u. 225).

**Pulverdroge:** Im hellen Pulver sind zahlreiche Faserbündelfragmente mit kurzen knorrigen Bastfasern, ferner die großen, prismatischen Einzelkristalle und deren Bruchstücke charakteristisch. Parenchym mit Stärkekörnern, selten Stabzellen und getüpfelte Markstrahlen. Markstrahlengewebe in radialer und tangentialer Ansicht zusammen mit Fasern und Parenchymzellen.

**Mikrochemie:** Infolge des hohen Gehaltes an wirksamen Saponinen erhält man beim Einlegen in Blutgelatine rasch einen breiten hämolytischen Hof.

**Prüfung:** Im Pulver dürfen englumige Steinzellen (Simarubarinde) und Gefäßbruchstücke (Holz einer Sterculiaart oder der Stammpflanze selbst) nicht vorhanden sein. Die Simarubarinde würde sich auch sofort durch den äußerst bitteren Geschmack verraten. Die Bestimmung des hämolytischen Index ergibt Werte von etwa 3000 (auch mehr).

**Inhaltsstoffe:** Saponine (bis zu 15%).

**Verwendung:** Expektorans, Detergens.

**DC.:** STAHL II.

**Wertbestimmung:** ÖAB 9, Ph. Helv. VI.

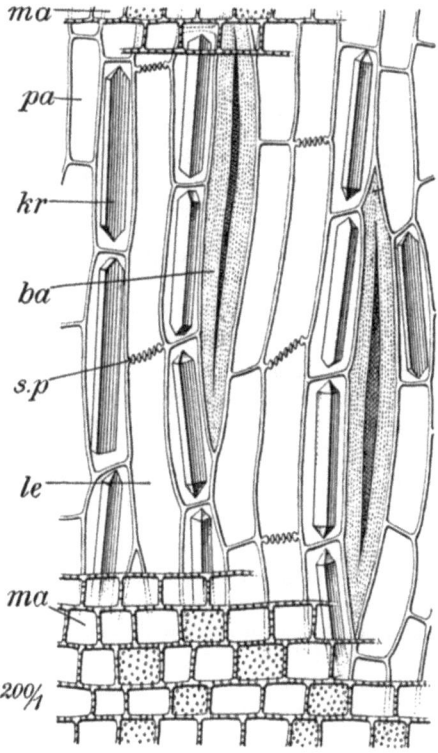

Abb. 225. Cortex Quillajae. Radialer Längsschnitt. *ma* Markstrahl, *pa* Siebparenchym, *kr* Kristalle, *ba* Bastfasern, *s.p* Siebplatte einer Siebröhre (*le*). (Vergr. 200fach.) (GILG)

**Cortex Rhamni purshianae, Cascara sagrada** (Amerikanische Faulbaumrinde),
*Rhamnus purshiana*, Rhamnaceae

**Vorkommen:** USA.

**Ganzdroge:** Gegen 2–3 mm dicke, rinnenförmige Rinde mit graubraunem Kork und spärlichen Lentizellen (zuweilen von Flechten bewachsen) und brauner Innenseite, Bruch weichfaserig. Die Rinde ist etwa doppelt so dick und beiderseits heller als die von Frangula, gibt jedoch ebenso wie diese die Rotfärbung nach Zusatz von Lauge (Oxymethylanthrachinone).

**Mikroskopie:** Unter dem Mikroskop unterscheidet sie sich von der Frangularinde lediglich durch große Steinzellennester, die von Einzelkristallen umgeben sind. Auch sind hier die Markstrahlen breiter, drei- bis fünfreihig. Im Pulver finden sich zusätzlich Steinzellen. In Teegemischen am meist grauen Kork, der braunen, feinlängsstreifigen Innenseite und der Reaktion mit Lauge zu erkennen.

**Inhaltsstoffe und Verwendung:** Wie Cort. Frangulae.

**DC.:** Ph. Eur., STAHL II.

**Wertbestimmung:** Ph. Eur.

### Cortex Salicis (Weidenrinde), *Salix-Arten,* Salicaceae

**Vorkommen:** Ubiquitär in Europa, Nordasien, Nordamerika.

**Ganzdroge:** Sehr dünne (um 1 mm), röhrenförmige, zähe, biegsame Rinde, außen graubraun glatt, innen gelbbraun, von faserigem Bruch. Geschmack, bitter, zusammenziehend.

**Schnittdroge:** Dünne, ringförmig eingerollte, zähe Rindenstückchen mit glatter, glänzender Außenseite und brauner, längsgestreifter Innenseite.

**Mikroskopie:** Unter der Epidermis wenige Korklagen, primäre Rinde, dünnwandiges Parenchym mit Stärke und Chlorophyll, sekundäre Rinde mit einreihigen Markstrahlen, Bastfaserbündeln und Kristallkammerfasern. Keratenchym.

**Inhaltsstoffe:** Salizyl-Glykoside.

**Verwendung:** Früher als Fiebermittel (Vorläufer des Aspirin).

### Cortex Viburni prunifolii (Amerikanische Schneeballrinde), *Viburnum prunifolium,* Caprifoliaceae

**Vorkommen:** Nordamerika, Kanada.

**Ganzdroge:** Röhrenförmige bis flache Rinnen von 1–2 mm Dicke, außen bräunlich, glänzend, z. T. mit runden Lentizellen oder netzig, zerrissenem, borkigen Kork, innen rotbraun mit anhaftenden Holzsplittern (charakteristisch für Viburnum). Querbruch eben, körnig mit gelben Punkten (Steinzellen). Geschmack zusammenziehend. In der Schnittdroge Stückchen mit anhaftendem Holz mit Flechten und Korkwarzen an der Außenseite.

**Mikroskopie:** Dünnwandiger Kork, einzelne Steinzellen in der primären Rinde, an deren Grenze primäre Faserbündel aus stark verdickten Fasern liegen. Bei Borkenbildung nur sekundäre Rinde, in der ein- bis zweireihige Markstrahlen und große Steinzellennester zu finden sind, ferner Drusen und Einzelkristalle. Im Parenchym wenig Stärke und braune Massen, die sich mit Eisensalzen grün färben.

**Inhaltsstoffe:** Glykoside, Cumarine.

**Verwendung:** Schwaches Spasmolytikum (Uterus), bei Dysmenorrhoe, Asthma.

**DC.:** STAHL I.

# 12. Radices (Wurzeldrogen)

## Einleitung

Da in den meisten Arzneibüchern alle unterirdischen Organe als Radices bezeichnet werden, wurde diese Bezeichnung für die Drogen dieses Abschnittes verwendet, unabhängig davon, ob es sich morphologisch um ein Rhizom, Radix, Tuber oder Bulbus handelt.

Morphologisch unterscheidet man bei den unterirdischen Organen:

1. *Rhizome* sind unterirdische Stammgebilde und tragen Blattorgane, Knospen und Stengel oder deren Narben und weisen z. T. eine Gliederung in Internodien auf. Wir unterscheiden Rhizome von Pteridophyten, Monokotylen und Dikotylen. In den Drogen finden sich Rhizome allein oder mit anhängenden Wurzeln.

2. *Wurzeln*, diese besitzen keine Blattorgane, jedoch Wurzelhaare, die allerdings nicht häufig in den Drogen sichtbar sind. Wir unterscheiden monokotyle und dikotyle Wurzeln.

3. *Knollen* (Tubera) sind lokale Verdickungen von Rhizomen oder Wurzeln. Es handelt sich um Speicherorgane, in denen das parenchymatische Gewebe weitaus überwiegt.

4. *Zwiebel* (Bulbus) bestehen aus einem Zwiebelkuchen (Rhizom) und den Zwiebelschuppen (Niederblätter des Rhizoms), die der Nahrungsspeicherung dienen und metamorphosierte Blätter sind. Aus dem Zwiebelkuchen entwickelt sich der Sproß.

Im folgenden ist der Bau der Rhizome und Wurzeln eingehender beschrieben.

## Rhizome und Stammgebilde

A. Die *Pteridophytenrhizome* besitzen im Grundgewebe, das von Metaderm (verdickte, axial gestreckte, das Periderm ersetzende Zellen) umgeben ist, hadrozentrisch gebaute Gefäßbündel (s. unten) eingebettet, von denen jedes einzelne von einer Endodermis umschlossen ist (Filix mas, Polypodium).

B. *Die monokotylen Rhizome* besitzen am Querschnitt ein von Periderm oder Epidermis umgebenes Grundgewebe. Darin liegt der Zen-

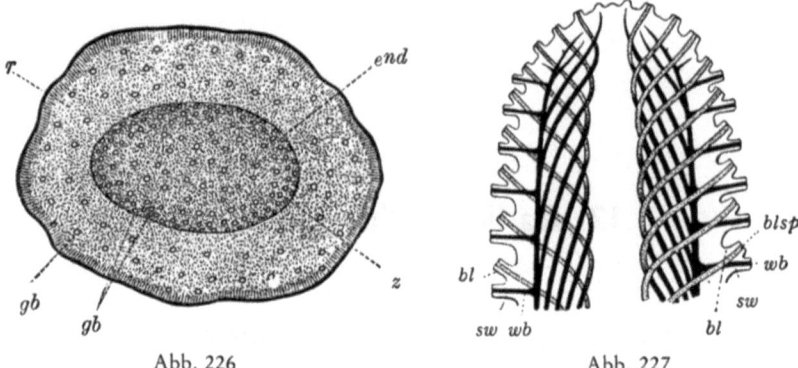

Abb. 226 Abb. 227

Abb. 226. Querschnitt durch ein monokotyles Rhizom (Calamus). *r* Rinde (Grund-gewebe), *end* Endodermis, *gb* Gefäßbündel, *z* Zentralzylinder. (Schwache Vergr.) (GILG)

Abb. 227. Schematischer Längsschnitt durch ein monokotyles Rhizom (Veratrum). *bl* Blätter, *blsp* Blattspuren, *sw* Adventivwurzeln, *wb* Wurzelbündel. (KARSTEN-WEBER)

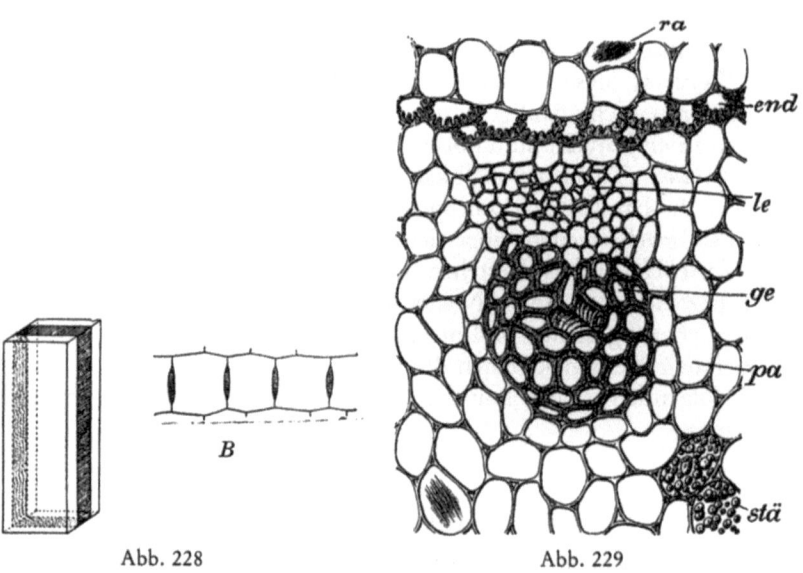

Abb. 228 Abb. 229

Abb. 228. *A* Schematische räumliche Darstellung einer Endodermiszelle mit dem Caspa-ryschen Streifen in den radialen Zellwänden. *B* Endodermis im Querschnitt. (STRASSBURGER)

Abb. 229. Kollaterales geschlossenes Gefäßbündel eines monokotylen Rhizoms (Ver-atrum) nahe der Endodermis. *ra* Raphidenbündel, *end* Endodermis, *le* Siebteil, *ge* Ge-fäßteil, *pa* Parenchym, *stä* einige Parenchymzellen mit ihrem Stärkeinhalt. (Vergr. 175fach.) (GILG)

tralzylinder (Leitbündelzylinder), umschlossen von der Endodermis, der Gefäßbündelscheide (s. Abb. 226). Diese stellt einen Zylindermantel aus lückenlos aneinanderschließenden, prismatischen, gestreckten Zellen dar, dessen Wand nur eine Zelle stark ist. Am Querschnitt sieht man daher einen Ring aus häufig tangential gestreckten Zellen, deren Radialwände infolge Korkeinlagerung als stark lichtbrechende Streifen (sog. Caspary'sche Streifen) erscheinen. In Wirklichkeit läuft das verkorkte Band rund um die Endodermiszelle (s. Abb. 228). Bei

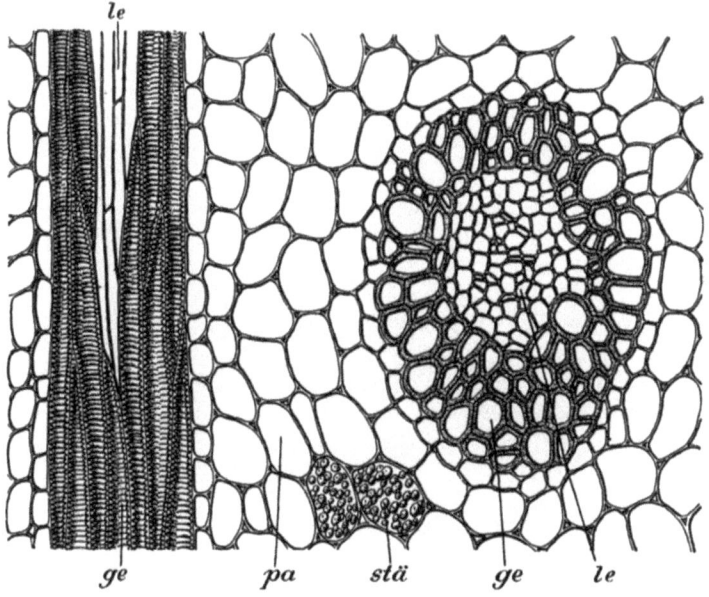

Abb. 230. Konzentrisches (leptozentrisches) Gefäßbündel eines monokotylen Rhizoms (Veratrum). Rechts in Querschnitt, links im Längsschnitt. (Bezeichnung wie oben). (Vergr. 175fach.) (GILG)

einigen Rhizomen wird die Endodermis später oft U-förmig verdickt und verholzt. Im Innern der Endodermis befinden sich regellos verteilt die Gefäßbündel, die an der Innenseite der Endodermis angereichert sind. Die wenigen am Querschnitt sichtbaren, außerhalb der Endodermis befindlichen Gefäßbündel sind am Querschnitt häufig oval d. h. schief getroffen, da diese im Begriffe sind, aus dem Zentralzylinder in die Wurzeln oder Blätter auszumünden (s. Abb. 226). Die Gefäßbündel der monokotylen Rhizome sind geschlossen, besitzen also kein Kambium und zeigen folgende Typen:

    1. Kollaterale (geschlossene) Gefäßbündel: Im runden oder ellipti-

schen Gefäßbündel, das oft von einem Fasermantel umgeben ist, liegen sich der halbkreisförmige Holz- und der Siebteil gegenüber; ersterer ist immer gut erkennbar an den Gefäßröhrchen, der Siebteil hingegen hat recht zartwandige Zellen. Kambium ist zwischen den beiden *nicht* vorhanden, daher ist das Gefäßbündel geschlossen (s. Abb. 229).

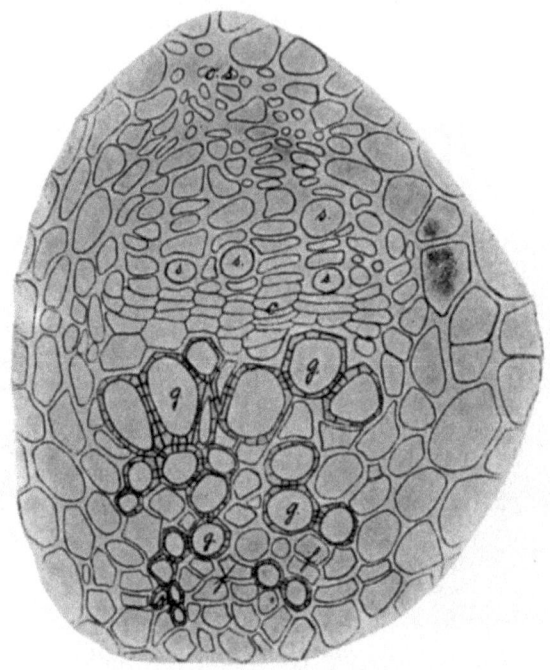

Abb. 231. Kollaterales offenes Gefäßbündel einer Dikotylen im Querschnitt. *g* Gefäße, *f* Fasern, *s* Siebröhren, *os* obliterierter Siebteil, *c* Kambium (Rhizoma Podophylli). Vergr. 212fach.) (KARSTEN)

2. Bikollaterale Gefäßbündel besitzen in der Mitte den Holzteil (Xylem) und an zwei gegenüberliegenden Seiten je einen Siebteil (Phloem). Auch diese Bündel besitzen bei den Monokotylen kein Kambium, sind daher geschlossen.

3. Von den konzentrischen Gefäßbündeln unterscheidet man zwei Arten:

a) hadrozentrische mit dem Holzteil (Hadrom, Xylem) im Innern und dem ihn umschließenden Siebteil außen (s. Abb. 259 auf S. 261);

b) leptozentrische mit dem Siebteil (Leptom, Phloem) im Innern und dem ihn umschließenden Holzteil außen (s. Abb. 230).

Den Verlauf der Gefäßbündel im monokotylen Rhizom zeigt der
schematische Längsschnitt in Abb. 227. Von monokotylen Rhizomen
werden behandelt: Iris, Calamus, Zingiber, Zedoaria, Curcuma, Galanga, Veratrum.

C. *Die dikotylen Rhizome* (Stämme) zeigen im Jugendstadium am
Querschnitt, in das Grundgewebe eingebettet, einen Kreis offener,
meist kollateraler Gefäßbündel. Umschlossen wird der Stamm außen
von der Epidermis.

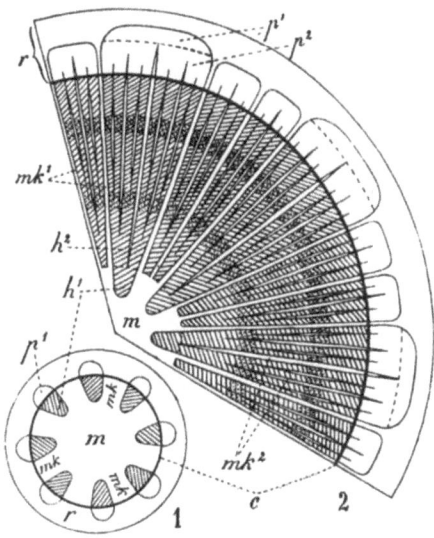

Abb. 232. *1* Schematischer Querschnitt durch einen einjährigen Stengel mit 8 Leitbündeln. *2* Teil des schematischen Querschnittes durch denselben Stengel nach dreijährigem
Wachstum, *c* Kambiumring, *m* Mark, *mk* Markverbindungen, *mk*$^1$ primäre und *mk*$^2$ sekundäre Markstrahlen, *h*$^1$ primäres und *h*$^2$ sekundäres Holz (Xylem), *p*$^1$ primäre und *p*$^2$
sekundäre Rinde (Phloëm). (POTONIE)

In einem *kollateralen, offenen* Gefäßbündel liegen der halbkreisförmige Holz- und der Siebteil einander gegenüber, zwischen beiden
ist ein Kambium angelegt. Außerdem finden sich an den Polen, d. h.
außen am Siebteil und am Holzteil häufig Faserbündel als mechanische
Gewebe (Abb. 231). Ähnlich gebaut sind die *bikollateralen, offenen
Gefäßbündel,* bei denen jedoch vom Holzteil nach innen zu (also im
Mark) noch ein Phloemteil aufscheint, so daß von außen beginnend
man Phloem, dann Kambium, Xylem und wieder Phloem antrifft (bikollaterale Gefäßbündel finden wir bei Solanaceen, z. B. Dulcamara).
Die jungen dikotylen Stämme (Rhizome) entwickeln sich nun weiter –

sekundäres Dickenwachstum – indem das Kambium in den Gefäßbündeln seine Tätigkeit aufnimmt und sich außerdem ein Interfaszikularkambium bildet, das seinerseits wie das Kambium nach außen Sieb- und nach innen Holzteil bildet. Es entsteht auf diese Weise innerhalb des ununterbrochenen Kambiumringes der geschlossene Holzkörper,

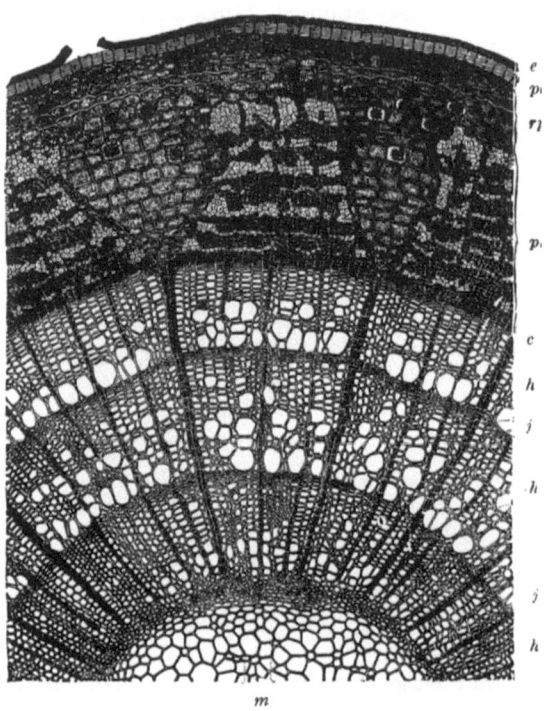

Abb. 233. Teil des Querschnittes durch einen dreijährigen Lindenzweig. *e* Epidermis, *pd* Periderm, *rp* primäre Rinde, *ph* sekundäre Rinde (Phloëm), *c* Kambium, *h* Holz, *j* Grenze der Jahresringe, *m* Mark. (Schwach vergr.) (Nach KNY)

außen die Rinde; beide sind von radialen Streifen, den Markstrahlen durchzogen, die primär das zwischen den wachsenden Gefäßbündeln eingeengte – vom Mark im Innern bis an die periphere primäre Rinde reichende – Grundgewebe darstellen. Dieses wird durch Bildung von Parenchymzellen seitens des Interfaszikularkambiums nach innen und außen fortgesetzt (primäre Markstrahlen s. Abb. 232). Im Verlauf des weiteren Dickenwachstums produziert das Kambium auch innerhalb der Gefäßbündel plötzlich Markstrahlzellen nach beiden Seiten. Diese Markstrahlen reichen dann nicht ganz ins Mark bzw. in die primäre

Rinde und werden als sekundäre bezeichnet. Einen Stammquerschnitt zeigt Abb. 233.

In unseren Drogen kommt nur ein einziger oberirdischer, dikotyler Stamm vor: Dulcamara (s. Abb. 237). Dieser hat bikollaterale Gefäßbündel, es finden sich daher auch innerhalb des Holzkörpers – im Mark – noch Siebteile. Alle anderen dikotylen Stammgebilde in unseren Drogen sind Rhizome = unterirdische Stämme. Sie besitzen daher im Innern des durch sekundäres Dickenwachstum entstandenen, mehr oder weniger kompakten Holzkörpers ein *Mark*, bestehend aus locke-

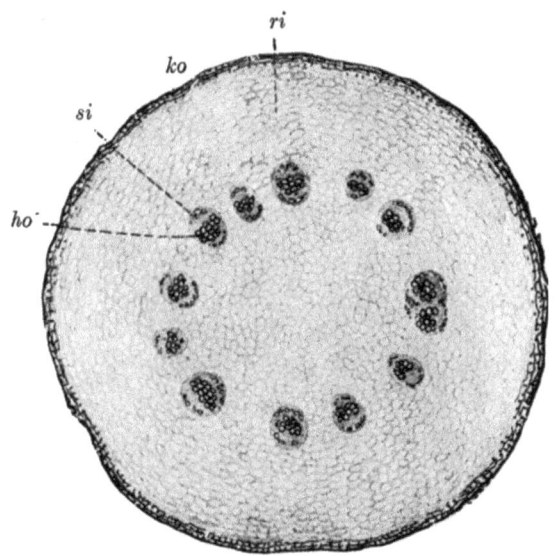

Abb. 234. Querschnitt durch ein dikotyles Rhizom mit geringer Tätigkeit des Interfaszicularkambiums. Die einzelnen kollateralen Bündel wie im Jugendstadium des Rhizoms (Stengels) erhalten. *ko* Korkschicht, *ri* Rinde, *ho* Holzteil, *si* Siebteil (Podophyllum).
(OLTMANNS)

ren, parenchymatischen Zellen, an welchen dieses schon makroskopisch zu erkennen ist. Es gibt auch dikotyle Rhizome, bei denen das Kambium nur beschränkte Tätigkeit aufweist und das Interfaszikularkambium überhaupt nicht in Aktion tritt. In einem solchen Rhizom sind die einzelnen kollateralen Gefäßbündel noch in der Form ihres Jugendstadiums erhalten, z. B. bei Rhizoma Podophylli (s. Abb. 234).

# Wurzeln, Radices

Im allgemeinen Bauplan stimmen junge monokotyle und junge dikotyle Wurzeln überein. Am Querschnitt sieht man eine Epidermis, evtl. mit Wurzelhaaren (die Epidermiszellen sind hierbei zu Haaren ausgewachsen) und im Grundgewebe aus Parenchymzellen den Zentralzylinder, ein von einer Endodermis umgebenes, radiäres Gefäßbündel. Bei einem solchen wechseln Holz- und Siebteil ab, so daß eine Anzahl von Strahlen entstehen. Die Zellreihe knapp unterhalb der

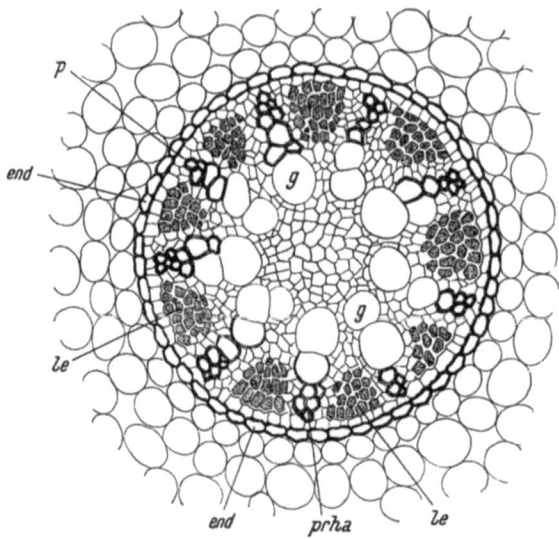

Abb. 235. Querschnitt durch ein radiäres (polyarches) Gefäßbündel (den Zentralzylinder) einer monokotylen Wurzel (Calamus). Beschriftung wie Abb. 249. (MOELLER)

Endodermis heißt Perizykel oder Perikambium. Von ihm nehmen die Gefäße bei Verzweigungen der Wurzel ihren Ausgang. Auch spielt das Perizykel beim Dickenwachstum der dikotylen Wurzel eine Rolle, da aus ihm das Korkkambium entsteht. Monokotyle und dikotyle junge Wurzeln unterscheiden sich nur durch die Anzahl der Strahlen. Dikotyle sind zwei- bis siebenstrahlig (di- bis heptarch) gebaut, monokotyle sind polyarch, besitzen jedenfalls mehr als sieben Strahlen.

Die *monokotylen Wurzeln* bleiben so, wie sie in der Jugend angelegt wurden und ändern auch ihre Dicke makroskopisch kaum (Sarsaparilla); sie besitzen kein sekundäres Dickenwachstum (s. Abb. 235). Im Zentrum, innerhalb der im Kreise abwechselnd angeordneten Holz- und Siebteile, befindet sich Mark, bestehend aus den gleichen

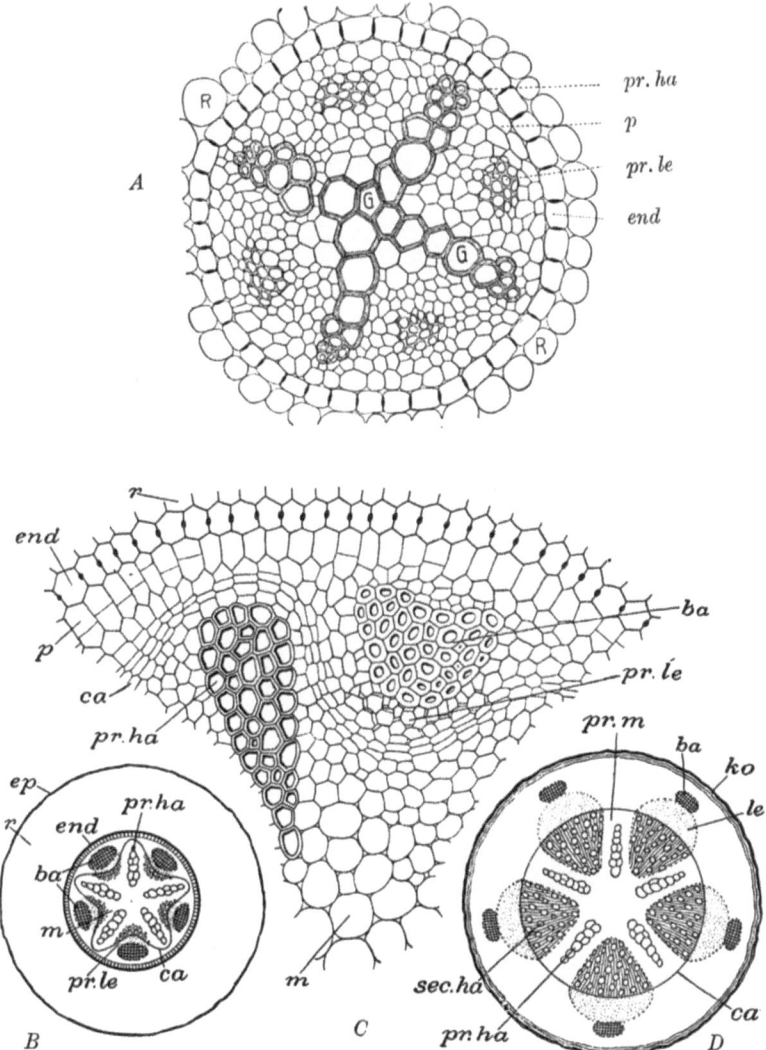

Abb. 236. Dikotyle Wurzel. Dickenwachstum der Wurzel. *A* Querschnitt durch das radiäre, tetrarche Gefäßbündel einer jungen dikotylen Wurzel ohne Kambialtätigkeit.
(STRASSBURGER) *B* Querschnitt durch eine junge Wurzel mit pentarchem Gefäßbündel
und beginnender Kambialtätigkeit (sternförmiges Kambium). *C* Ein Sektor aus dem Gefäßbündel von Abb. *B*. stärker vergrößert. *D* Eine weiterentwickelte, etwas ältere Wurzel; das sternförmige Kambium ist kreisförmig geworden, sekundäres Hadrom und Leptom gebildet. (Vergr. 160fach.) (GILG)
Zeichenerklärung: *ep* Epidermis, *R, r* Rinde, *end* Endodermis, *p* Perikambium = Per-
zykel, *ca* Kambium, *pr.ha* primäres Hadrom, *sec.ha* sekundäres Hadrom, *pr.le* primäres
Leptom, *le* sekundäres Leptom, *ba* Bastfasern, *pr.m* primärer Markstrahl, *g* Gefäße

Zellen wie das Grundgewebe außerhalb der Endodermis. Unter den behandelten Drogen finden sich nur zwei monokotyle Wurzeln: Sarsaparilla und Veratrum (s. Abb. 296 und 297).

Die *dikotylen Wurzeln* (s. Abb. 236 A) bleiben zumeist nicht im Jugendstadium stehen, sondern entwickeln sich weiter. Als typisches Beispiel für dikotyle Wurzeln im Jugendzustand seien genannt: Wur-

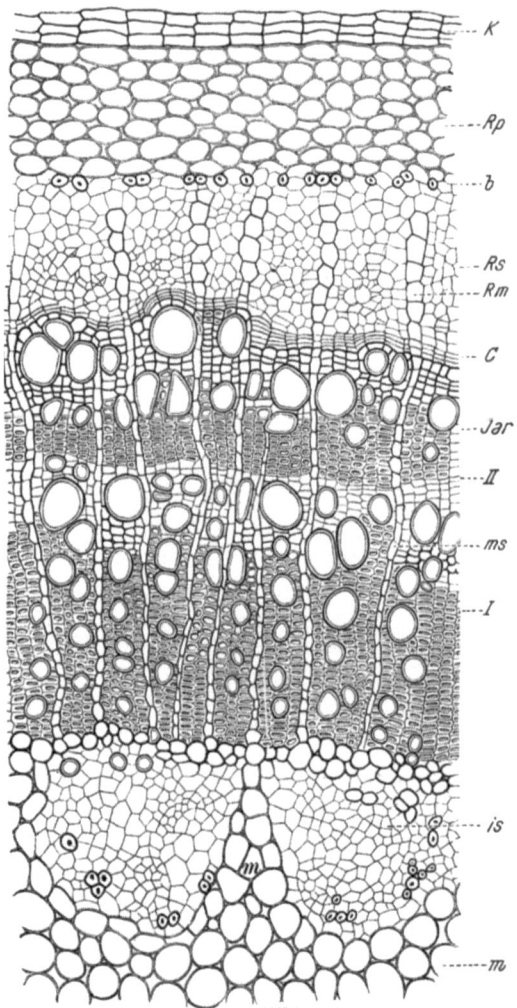

Abb. 237. Stipes Dulcamarae; Querschnitt durch 2jährigen Zweig. Bikollaterale Gefäßbündel, *K* Kork, *Rp* prim. Rinde, *b* prim. Bastfasern, *Rs* sek. Rinde, *Rm* Rindenmarkstrahl, *C* Kambium, *Jar* Jahresring (*I* erstes, *II* zweites Jahr), *ms* Holzmarkstrahl, *is* innere Siebteile, *m* Mark. (TSCHIRCH)

zeln des Primula-, Helleborus-, Hydrastis- und Valeriana-Rhizoms. Es entsteht dabei zwischen den Sieb- und Holzteilen eines beispielsweise pentarchen radiären Bündels ein Kambium, das anfangs naturnotwendig sternförmig sein muß, wie auf Fig. B und C der Abb. 236 zu sehen ist. Das Kambium bildet nach innen Holz, nach außen Bast, seine anfangs sternförmige Form wird schließlich zu einem Ring, der nach außen Bast, nach innen Holz und auch Markstrahlen bildet, und sich genau so verhält wie das Kambium eines dikotylen Stammes. Durch das fortschreitende Dickenwachstum werden die primären Gefäße im Zentrum zusammengedrängt. Infolge dieses Dickenwachstums wird das außerhalb der Endodermis gelegene Grundgewebe stark gedehnt und schließlich abgeworfen, nachdem sich aus dem Perizykel, der unter der Endodermis befindlichen Zellreihe, ein Korkkambium gebildet hat, das nun Kork produziert und den Schutz der in die Dicke wachsenden Wurzel übernimmt. Eine alte dikotyle Wurzel gleicht auf diese Weise einem alten dikotylen Stamm fast völlig. Unterscheiden lassen sich beide dadurch, daß der Stamm (Rhizom) ein makroskopisch sichtbares Mark besitzt (s. Abb. 232, 233), die Wurzel jedoch in der Regel – nicht immer – kein solches. Die Gefäße reichen, wie dies aus der gezeigten Entwicklung hervorgeht, bei der typischen Wurzel bis ins Zentrum und diese zeigt daher strahligen Bau (Ononis) (s. Seite 285 bei Rad. Ononidis). Es gibt jedoch alte dikotyle Wurzeln mit sekundärem Dickenwachstum (die das äußere Grundgewebe samt Endodermis abgestoßen haben und bereits Kork tragen), die keinen kompakten Holzkörper, sondern besonders im Innern viel parenchymatisches Gewebe besitzen, das bei flüchtiger Betrachtung als Mark angesehen werden kann (Althaea, Belladonna). Bei näherem Zusehen erkennt man jedoch unter dem Mikroskop einzelne primäre Gefäße im Zentrum, wodurch es einwandfrei bewiesen ist, daß es sich um eine Wurzel handelt. Bei einzelnen älteren Wurzeln kann jedoch auch der zentrale Gefäßstrang geschwunden sein, z. B. bei Belladonna. In solchen Fällen ist die Unterscheidung nicht möglich.

**Stipes Dulcamarae** (Bittersüßstengel), *Solanum dulcamara,* Solanaceae

**Vorkommen:** Europa, Asien, USA.

**Ganzdroge:** Hohle, gegen 0,5 cm dicke, zylindrische, etwas kantige, glatte Stengel mit Lentizellen, Blatt- und Zweignarben.

**Schnittdroge:** Meist, hohle, zylindrische, längsgefurchte Stengelstücke. Kork leicht abblätternd, mit warzigen Lentizellen. Rinde dünn und dunkel, Holzkörper gelblich. Geschmack bittersüß.

**Mikroskopie:** Am Querschnitt Epidermis und darunter beginnende Korkbildung, primäre Bastfasern meist einzeln an der Grenze zwischen primärer und sekundärer Rinde; letztere mit einreihigen Markstrahlen, Kristallsandzellen und Siebröhren. Holzkörper: Wenige Jahresringe mit Fasern und Gefäßen. Infolge des bikollateralen Baues der

Gefäßbündel findet sich auch innerhalb des Holzrings, im Mark, noch Phloem. Man sieht einzelne Fasern und Siebröhren (s. Abb. 237).

**Inhaltsstoffe:** Steroidalkaloide (Solanin).

**Verwendung:** Blutreinigungs-, Rheuma- und Hustentees.

**DC.:** STAHL I.

**Radix (Tuber) Aconiti** (Eisenhutknolle), *Aconitum napellus*, Ranunculaceae

**Vorkommen:** Europa ubiquitär, Rußland, USA.

**Ganzdroge:** Die Droge besteht aus der rübenförmigen, nach unten verjüngten Tochterknolle, die eine Wurzel mit starkem Überwiegen des Parenchyms (Speicherwurzel) und teilweisem Dickenwachstum darstellt. Sie ist etwa 6–8 cm lang, schwarzbraun, mit Knospenrest und weißen Wurzelnarben. Am Querschnitt im unteren Teil ein kreisförmiges Kambium, das nach oben zu (im dickeren Teil des Knollens) die charakteristische Form eines fünf- bis achtstrahligen Sterns annimmt. Mit der Lupe an den Spitzen

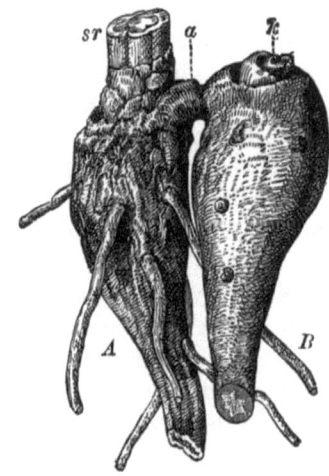

Abb. 238. Radix Aconiti frisch. *A* Mutterknolle, *B* Tochterknolle, *a* Verbindungsstrang zwischen beiden, *sr* Stengelrest, *k* Knospe. (GILG)

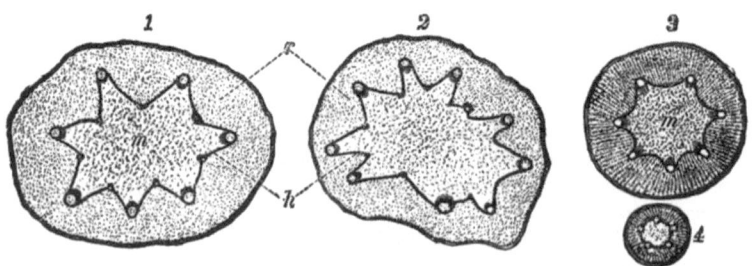

Abb. 239. Radix Aconiti, Querschnitt durch frische Knollen verschiedenen Alters. *r* sekundäre Rinde, *h* Kambium, *m* Mark. (GILG)

des Sternes (s. Abb. 239, 240) je ein V-förmiges Gefäßbündel sichtbar. Geschmack kratzend, brennend, dann betäubend.

**Schnittdroge:** Hellgraue, nicht faserige, stärkehaltige Fragmente mit brauner bis dunkler Außenseite, selten weiße Wurzelnarben. An einzelnen Querschnitten das sternförmige Kambium sichtbar. Hohle Stengelteile, längsgestreift.

**Mikroskopie:** Außen ein mehrzelliges Metaderm oder Periderm, nach innen folgend parenchymatisches, stärkehaltiges Grundgewebe, die primäre Rinde (die bei alten Rhizomen auch in Metaderm umgewandelt sein kann). Auch stark getüpfelte Steinzellen vorhanden. Innerhalb der nun folgenden Endodermis die breite sekundäre Rinde, beste-

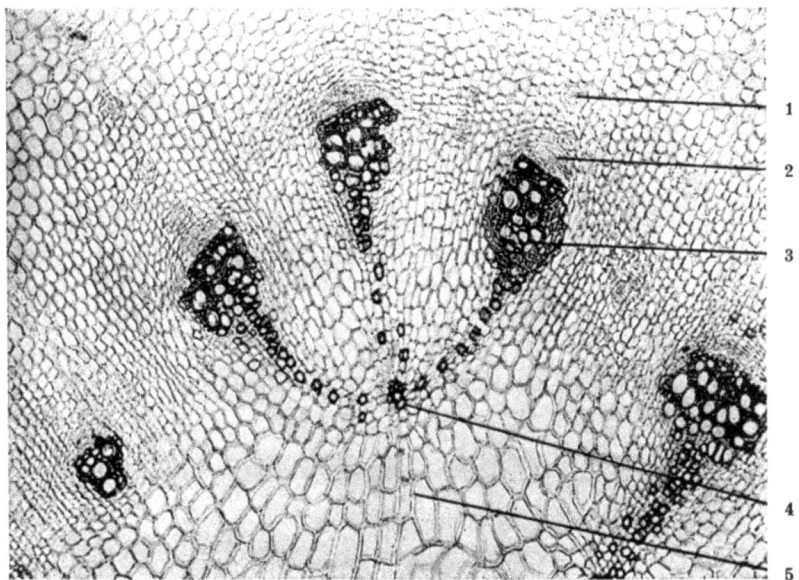

Abb. 240. Radix Aconiti. Querschnitt in der Kambialpartie an der Spitze des Sterns. *1* Phloemgruppe, *2* Kambium, *3* sekundäres Xylem, *4* primäres Xylem, *5* Mark. (Vergr. 50fach.) (FLÜCK)

hend aus Siebröhrengruppen ohne Fasern und stärkehaltigem Bastparenchym. Weiter im Inneren trifft man das sternförmige Kambium. An den Spitzen des Sternes finden sich die V-förmigen Holzteile mit primären Gefäßen, wobei diese am Grunde, die sekundären an den Schenkeln des V liegen (s. Abb. 240); zwischen den Spitzen des Sterns viel sekundäres Phloem. Das sternförmige Kambium erklärt sich folgendermaßen: In einem bestimmten Stadium des Dickenwachstums besitzt jede Wurzel ein sternförmiges Kambium (s. Abb. 239), das sich dann später bei normalem Wachstum durch entsprechend stärkeres Wachstum des Holzes abrundet. Bei Aconitum findet sich im schwanzförmigen Fortsatz des Knollens ein diarches Bündel, weiter nach oben wird es triarch-pentarch, im verdickten oberen Knollenteil bis octarch. In diesem Teil bildet das Kambium zwischen den einzelnen, flügelförmig nach außen gerichteten Holzteilen des Bündels (den Spitzen des Sterns) nach innen wenig Parenchym und Holz, nach außen jedoch viel sekundäres Phloem, daher bleibt die ursprüngliche sternförmige Figur des Kambiums erhalten bzw. tritt immer stärker hervor. Dazu kommt noch, daß das Speicherparen-

16*

chym des Markes stark anwächst. Im Zentrum vermehren sich die Parenchymzellen des stärkehaltigen Markes ausgiebig. Nebenwurzeln mit radiärem, 4–6strahligem Bündel.

**Pulverdroge:** Viele mit Stärke erfüllte Zellen und Stärkekörner. Diese sind einfach oder besitzen zwei, selten drei Teilkörner. Ferner langgestreckte oder isodiametrische, gelbe bis bräunliche, reichlich getüpfelte Teile des dunklen Metaderms und spärlich Gefäße. Fasern selten. Steinzellen.

**Prüfung:** Kleinere oder schlankere Knollen (von Aconitum stoerkianum oder variegatum) oder größere, schwere, abgebrühte, körnige Knollen von Aconitum ferox dürfen nicht vorhanden sein, ebensowenig die Mutterknollen, die oberirdische Stengelreste mit Fasern tragen.

**Inhaltsstoffe:** Alkaloide (Aconitine).

**Verwendung:** Extern: Einreibungen bei Neuralgien, Gicht und Rheuma. Intern: Stark giftig!

**DC.:** Ph. Helv. VI, STAHL I.

**Wertbestimmung:** Ph. Helv. VI.

### Radix (Bulbus) Allii (Knoblauch), *Allium sativum*, Liliaceae

**Vorkommen:** Ubiquitär kultiviert.

**Ganzdroge:** Die Droge besteht aus einer zusammengesetzten Zwiebel mit dicht aneinanderschließenden, daher kantigen Nebenzwiebel (Zehen); diese stellen jeweils ein fleischiges Niederblatt dar und sind von einer zähen Haut umgeben. Diese besitzt eine Epidermis mit gekreuzt dazu verlaufendem, getüpfelten Hypoderm, das große Oxalatprismen enthält. Mesophyll parenchymatisch mit Spiralgefäßen. Geruch charakteristisch, Geschmack scharf, brennend.

**Inhaltsstoffe:** Alliin.

**Verwendung:** Gewürz; schwach antibiotisch (Darmflora!).

**Wertbestimmung:** Ph. Helv. VI.

## Radix Althaeae (Eibischwurzel), *Althaea officinalis*, Malvaceae

**Vorkommen:** Europa ubiquitär, USA.

**Ganzdroge:** Die geschälten, gelblichweißen Wurzeln sind 10–30 cm lang, zylindrisch oder der Länge nach zerschnitten, gerade oder gekrümmt. Die Narben der Nebenwurzeln als bräunliche Flecke sichtbar. Die an der geschälten Oberfläche abstehenden Fäserchen sind freigelegte Bastfasergruppen der Rinde, Bruch stäubt (Stärke) und ist

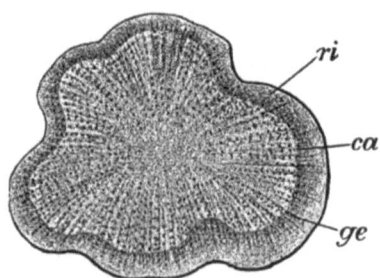

Abb. 241. Radix Althaeae, Querschnitt. *ri* Rinde, *ca* Kambiumring, *ge* Holzkörper mit den deutlich hervortretenden Gefäßen. (Vergr. 4fach.) (GILG)

nur in der Rinde faserig. Am Querschnitt Kambiallinie sichtbar, Geschmack schleimig.

**Schnittdroge:** Regelmäßige, rein weiße Würfelchen oder kleine Stückchen, leicht schneidbar und mit dem Fingernagel eindrückbar, von weicher Konsistenz, an einzelnen die Kambiumlinie und Gefäßgruppen im Holzteil sichtbar. Bruch stäubt und ist faserig. Jod färbt

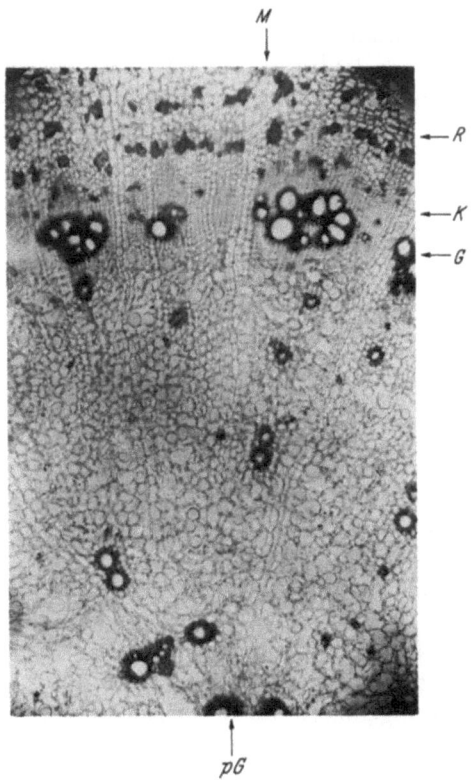

Abb. 242. Radix Althaeae, Querschnitt durch eine geschälte Wurzel. *R* Rinde mit dunklen, quergeschnittenen Bastfaserbündeln, *K* Kambium, *G* Gefäßgruppe im Zentrum, *pG* Primäre Gefäße im Zentrum, *M* Markstrahl, von der Rinde bis ins Holz reichend. (Vergr. 25fach.)

blau. In Wasser gelegt werden die Stückchen bald schlüpfrig vom Schleim.

**Mikroskopie:** Periderm und primäre Rinde fehlen. In der sekundären Rinde ein- bis zweireihige Markstrahlen. Bastfaserbündel in tangentialen Reihen angeordnet, ferner auch einzelne Siebröhrenbündel, mäßig verdickte, knorrige Bastfasern mit ungleich weitem Lumen und schiefen Tüpfeln. Im Holzkörper, in dem das Speicherparenchym überwiegt, wenige Tüpfel- und Netzgefäße, selten Holzfasern. Das Parenchym enthält 5–15 μ große, nierenförmige und verbogene Stärkekörner mit Längsspalt. Ferner Schleimzellen, die durch ihre Größe auffallen und mit geschichtetem Membranschleim erfüllt sind. Zellen mit je einer großen Calciumoxalatdruse vorhanden.

**Pulverdroge:** Stärkekörner mit Längsspalt in großer Menge, ferner die farblosen, weitlumigen, knorrigen, mäßig verdickten Fasern, dann seltener Calciumoxalatdrusen, farblose Schleimzellen und Schleimklumpen und spärliche weißgelbe Bruchstücke von Gefäßen. Das Pul-

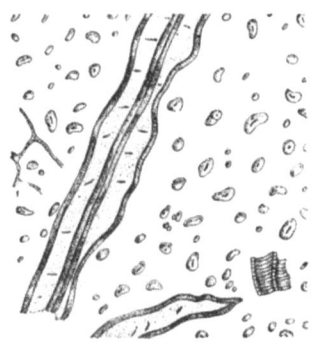

Abb. 243. Fasern im Pulver der Eibischwurzel. (Vergr. etwa 200fach.) MOELLER)

ver ist weiß und enthält keine gefärbten Elemente. Kein Kork (geschälte Droge!).

**Prüfung:** Nicht rein weiße, mißfarbene oder verholzte Droge ist unzulässig, ferner dürfen Schönungsmittel (Gips, Calciumkarbonat, Bleiweiß, schweflige Säure) nicht vorhanden sein. Mikroskopisch dürfen fremde Stärken (Getreidemehlzusatz) und Holzfasern (verholzte Droge) nicht vorkommen. Holzige, grobfaserige Drogen mit gelben Querschnitt könnten von Althaea rosea stammen.

**Inhaltsstoffe:** Schleim, Stärke.

**Verwendung:** Mucilaginosum bei Husten.

**Wertbestimmung:** ÖAB 9, Ph. Helv. VI, DAB 7.

**Radix Angelicae** (Angelikawurzel), *Angelica archangelica*, Apiaceae (Umbelliferae)

**Vorkommen:** Europa ubiquitär, Rußland, USA.

**Ganzdroge:** Das kurze, kräftige Rhizom trägt oberseits Blatt und Knospenreste. Die bis 30 cm langen Wurzeln sind häufig zu Zöpfen geflochten. Das gesamte Rhizom zuweilen längs durchschnitten; Wurzeln längsfurchig, am Querschnitt strahlig, von radialen Rissen durchzogen, mit der Lupe Kambium und außerhalb radiale Sekretgänge sichtbar. Das leicht zerbrechliche Rhizom zeigt ähnlichen Bau, ist in der Rinde stark zerklüftet und besitzt ein weites Mark. Geruch aromatisch, Geschmack scharf, gewürzhaft, etwas süßlich.

**Schnittdroge:** Fragmente der Wurzel, meist ½ cm dick, längsrunzelig mit braunem Kork, am Querbruch zerklüftet, radial-strahlig bis ins Zentrum mit hellgelbem Holz. Konsistenz spröde, leicht ein-

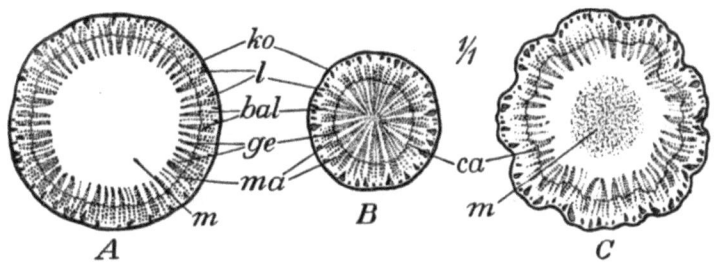

Abb. 244. Radix Angelicae. Lupenbild. *A* Querschnitt durch ein frisches Rhizom. *B* Querschnitt durch eine frische Wurzel, *C* durch ein trockenes Rhizom. *ko* Kork, *l* Luftlücken, *bal* Sekretgänge, *ge* Holzpartien, *ma* Markstrahlen, *m* Mark, *ca* Kambium. (GILG)

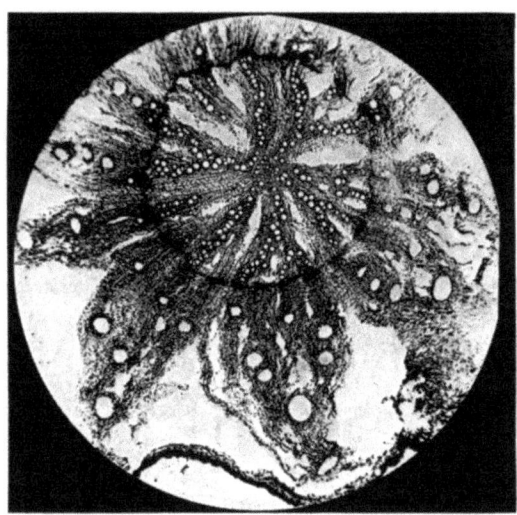

Abb. 245. Radix Angelicae. Wurzelquerschnitt. Die dunkle Kreislinie ist das Kambium, innerhalb Gefäßstrahlen und zerrissene Holzmarkstrahlen, außerhalb große Sekreträume in den Baststrahlen. Rindenmarkstrahl ebenfalls stark zerrissen. (Vergr. 14fach.) (MOELLER)

drückbar. Rhizombruchstücke unregelmäßig, etwas härter, z. T. mit Kork bedeckt. Stücke des Markes weich.

**Mikroskopie:** Die Wurzel zeigt deutliches Periderm. Die sekundäre Rinde mit 200 $\mu$ großen Sekretbehältern im Baststrahl, darin auch spindelförmige, stärkeführende Ersatzfasern und kleine Siebröhrenbündel. Der 2–4 Zellen breite Markstrahl ist im äußeren Teil trichter-

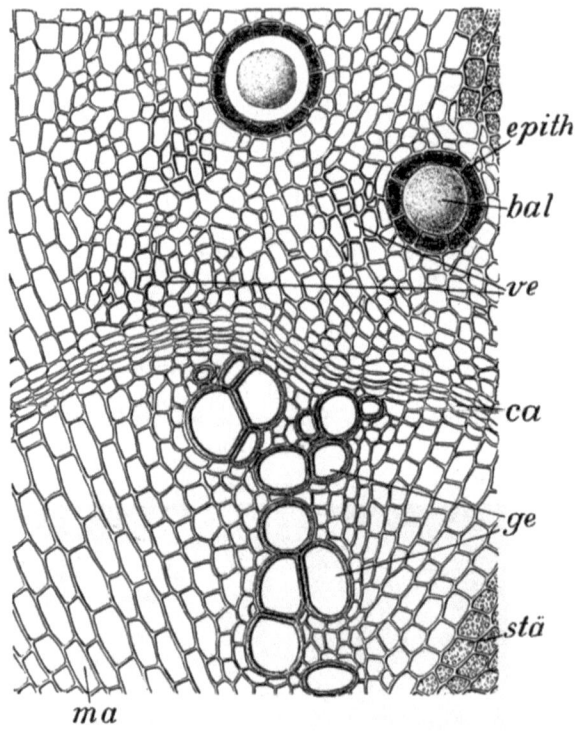

Abb. 246. Radix Angelicae. Querschnitt. *bal* Sekretbehälter, *epith* Epithel dieser, *ve* Gruppen von Ersatzfasern in der sekundären Rinde, *ca* Kambiumring, *ge* Gefäße, *stä* Stärkeinhalt einiger Zellen gezeichnet, sonst weggelassen. (Vergr. 100fach.) (GILG)

förmig verbreitet, jedoch dort häufig zerrissen (s. Abb. 245). Holzkörper mit zahlreichen, radial strahligen Holzstrahlen und verholzten, etwa 70 $\mu$ weiten Gefäßen und Ersatzfasern, keine Sekretbehälter; im Mark des Rhizoms kommen jedoch noch einzelne vor. Die Markstrahlen auch im Holz zerrissen und fast ebenso breit wie die Holzstrahlen. In allen Parenchymzellen sehr kleine (etwa 3 $\mu$), oft zusammengesetzte Stärkekörner, keine Kristalle. Das Rhizom ähnlich gebaut, jedoch mit weitem, oft lückigem Mark.

**Pulverdroge:** Parenchymfragmente aus dünnwandigen, stärkehaltigen Zellen bestehend und reichlich kleinste Stärkekörner; Korkzellen, ferner einzelne oder zu Strängen vereinigte Ersatzfasern und Treppen-Netzgefäße. Kristalle und Steinzellen fehlen.

**Prüfung:** Über 5 $\mu$ große Stärkekörner und verholzte Elemente dürfen nicht vorhanden sein (andere Umbelliferenrhizome, Stengelreste); Angelica silvestris hat rotgelbe Sekretbehälter. Verwechslung ist möglich mit Radix Levistici.

**Inhaltsstoffe:** Ätherisches Öl (ca. 1%), Bitterstoffe.

**Verwendung:** Aromatikum amarum; bei Magen-, Darm- und Gallenleiden; erhöht Phagozytose (?).

**DC.:** STAHL II.

**Wertbestimmung:** ÖAB 9.

**Radix Arnicae** (Arnikawurzel), *Arnica montana,* Asteraceae (Compositae)

**Vorkommen:** Europa, Rußland, Mittelasien, USA.

**Ganzdroge:** Das 3–5 mm dicke, rauhe, höckerige, braune, oberseits Sproßnarben und Stengelreste tragende Rhizom ist gekrümmt, mehrköpfig und unterseits von zahlreichen, etwa $^1$/2–1 mm dicken, braunen, brüchigen Wurzeln bewachsen. Am Querbruch eine dunkle Rinde und im Innern feine, helle Punkte (Libriformstränge) erkennbar. Geruch aromatisch, Geschmack gewürzhaft, scharf und bitter.

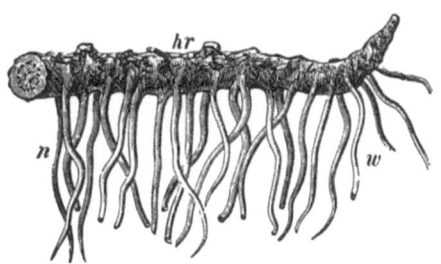

Abb. 247. Radix Arnicae. *hr* Rhizom, *n* und *w* ansitzende Wurzeln. (GILG)

**Schnittdroge:** Harte Bruchstücke des braunen, höckerigen Rhizoms mit feinen hellen Punkten am Querschnitt, auch Sproßnarben sichtbar. Die sehr dünnen Wurzeln stark zertrümmert, nicht mehr an Rhizomstücken haftend. Auch Sproß- und Stengelreste sichtbar. In Teegemischen auch am aromatischen Geschmack erkennbar.

**Mikroskopie:** Das Rhizom zeigt einen dünnen Kork. Große Sekreträume in der primären Rinde, die nach innen zu begrenzt ist von einer Endodermis mit typischen Casparyschen Streifen. Auf diese folgt die schmale sekundäre Rinde, bestehend aus dünnwandigen Zellen (Phloem) ohne Fasern. Der Holzkörper besitzt eine Reihe von keilförmigen, hellen Xylemteilen, bestehend aus dickwandigem Libriform mit eingestreuten Gefäßen. Zwischen den Holzbündeln verschie-

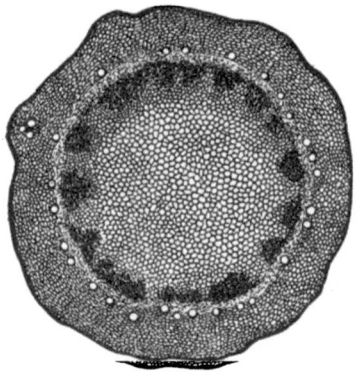

Abb. 248. Arnika-Rhizom, Querschnitt. (Vergr. 10fach.) (MOELLER)

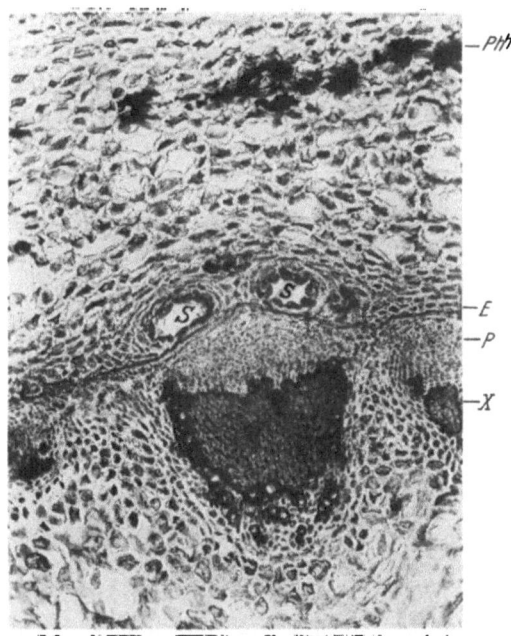

Abb. 249. Arnika, Querschnitt durch das Rhizom in der Nähe des Kambiums. *Ph* Phytomelaneinlagerungen im Parenchym der primären Rinde. *S* Schizogene Sekreträume, *E* Endodermis, *P* Phloem, *X* Xylem, dazwischen das Kambium. (Vergr. 65fach)

den breite Markstrahlen. Im Innern Mark. Phytomelan als schwarze Masse in den Parenchymzellen und Interzellularen häufig anzutreffen. In die Wurzeln ausmündende Gefäßbündel häufig am Querschnitt zu sehen. Die Wurzel besitzt ein tetrarches bis hexarches Bündel und außerhalb der Endodermis einen Kranz von Sekretgängen. Keine Stärke, dafür Inulin in Klumpen in den Parenchymzellen.

**Prüfung:** Dickere, allseits bewurzelte Rhizome ohne charakteristischen Geruch und Geschmack und ohne Sekreträume, ferner solche mit Stärke und Kristallen und strahligem Holzkörper stellen Verfälschungen dar.

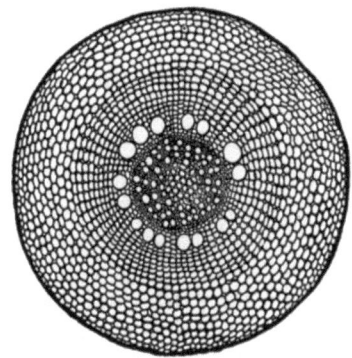

Abb. 250. Arnika-Wurzel. Querschnitt. (Vergr. 30fach.) (MOELLER)

**Inhaltsstoffe:** Ätherisches Öl, Polyine.

**Verwendung:** Extern: Einreibung bei Quetschungen, Blutergüssen, Muskelschmerzen. Intern: Periphär gefäßerweiternd, Coronarmittel, Kreislaufmittel (?), Dosierung vorsichtig.

**DC.:** STAHL I.

**Radix Asari** (Haselwurz), *Asarum europaeum*, Aristolochiaceae

**Vorkommen:** Osteuropa, Balkan, Rußland (Kaukasus, Sibirien).

**Ganzdroge:** Das oberseits Knospe und Grundblätter tragende, unregelmäßige und knotige, rotbraune Rhizom ist gekrümmt und stark verzweigt. An den Knoten Blattnarben und feinste Wurzeln. Querschnitt mit hellen Punkten (Gefäßbündel wie bei einem jungen, dikotylen Stengel im Kreise angeordnet). Ferner noch Blätter und Früchte der Pflanze, Geruch aromatisch, Geschmack stark gewürzhaft mit nachfolgender anaesthesierender Wirkung.

**Schnittdroge:** In der Hauptsache unregelmäßige, vierkantige, 2–3 mm dicke Rhizomstücke mit Knoten (Blattnarben), unterseits dünne, fadenförmige, helle Wurzeln. Ferner graugrüne Blattstückchen, braune Fruchtkapseln und eiförmige, dunkelgraue Samen.

**Mikroskopie:** Auf eine dicke Epidermis (mit einzelnen Ölzellen) folgt ein kollenchymatisches Hypoderm und das Stärkekörner enthaltende, derbwandige Grundgewebe mit eingestreuten Ölzellen und Inklusen, die mit Vanillin-Salzsäure sich rot färben. Offene kollaterale Gefäßbündel ohne Fasern, im Kreise angeordnet, dazwischen hat das Interfaszikularkambium nur Parenchym gebildet. Mark: Parenchym mit Stärke, einzelne Ölzellen, keine Kristalle. Die Wurzel mit tetrarchem Bündel und Ölzellen im Parenchym. Blatt mit Gliederhaaren aus kurzen zylindrischen Zellen. In Chloralhydratpräparaten kann man zuweilen kleine Kristallplättchen auffinden, die aus einer Verbindung von Asaron (einem Phenoläther) mit Chloralhydrat bestehen und auf Zusatz von Wasser sich in Öltropfen auflösen.

**Inhaltsstoffe:** Ätherisches Öl (Asaron).

**Verwendung:** Diuretikum, Emetikum.

**Wertbestimmung:** Ph. Helv. VI.

## Radix Belladonnae (Tollkirschenwurzel), *Atropa belladonna*, Solanaceae

**Vorkommen:** Vide Folium Belladonnae.

**Ganzdroge:** 1–2 cm dicke, zylindrische Wurzel, häufig der Länge nach zerschnitten. Die Außenseite grau, bei geschälter Droge weiß, schwach längsrunzelig, im Innern weißlich. Der Bruch stäubt stark (Stärke) und ist körnig bis glatt, nicht faserig. Am Querschnitt eine dunkle Kambiumlinie. Der Holzkörper nur undeutlich radial gestreift von spärlichen Holzstrahlen.

**Schnittdroge:** Weißliche, stark stärkehaltige (Jodlösung) Stückchen mit grauer, runzeliger Außenseite und weißem, pulverigen Innern. An Querschnittsfragmenten ist die Kambiumlinie und zuweilen eine schwache radiale Streifung im Holzkörper erkennbar. Identifizierung unter dem Mikroskop: Kristallsandzellen im Parenchym. Der Schillerstoff Scopoletin, ein Cumarinderivat, läßt sich leicht nachweisen, indem man einige Stückchen mit alkoholischer Kalilauge erhitzt: Es entsteht eine intensive blaugrüne Fluoreszenz im UV-Licht.

**Mikroskopie:** Auf das Periderm folgen tangential gestreckte Zellen der primären Rinde; sekundäre Rinde mit Siebröhrengruppen ohne Fasern. Holzkörper mit viel Parenchym und schmalen, nur im äußeren Teil radial verlaufenden Gefäßstrahlen, Hoftüpfeln und Netzgefäßen, wenige Fasern. Im Zentrum primäre Gefäße regellos verteilt. In allen Parenchymzellen Stärke: Zwei bis dreifach zusammengesetzte, 20–30 $\mu$ große Körner mit zirkelförmigem Spalt und exzentrischem Kern. Alle Teilkörner gleich groß (im Gegensatz zu Ipecacuanha). Viele Parenchymzellen enthalten Kristallsand aus Calciumoxalat-Tetraëdern. Da die Parenchymzellen in der Achse der Wurzel gestreckt sind, werden die Kristallsandzellen auch als Kristallsandschläuche bezeichnet. Im Holzkörper zuweilen einzelne Siebröhrengruppen.

**Pulverdroge:** Charakteristisch sind im weißen, stärkehaltigen Pulver die Kristallsandschläuche, wenn intakt, von grauem Aussehen, oder z. T. entleert mit einzelnen Kristallsandtetraëdern. Ferner breite

Tüpfelgefäße, Korkschüppchen und die zusammengesetzten Stärke-körner.

**Prüfung:** Unzulässig sind verholzte Wurzeln mit faserigem, zähem Bruch und stärkefreie, im Frühjahr gegrabene, nicht stäubende Droge. Calciumoxalatraphiden deuten auf Verfälschung mit Phytolacca decandra. Scopolia carniolica enthält die gleichen Inhaltsstoffe, besitzt jedoch Sproßnarben und mehr Netzgefäße. Die bulgarische Belladonna ist manchmal etwas dicker, jedoch sonst gleich gebaut und enthält dieselben Alkaloide wie die deutsche und italienische Droge (Normaldroge).

**Inhaltsstoffe, Verwendung u. DC:** Siehe Fol. Belladonnae, S. 50.
**Wertbestimmung:** ÖAB 9.

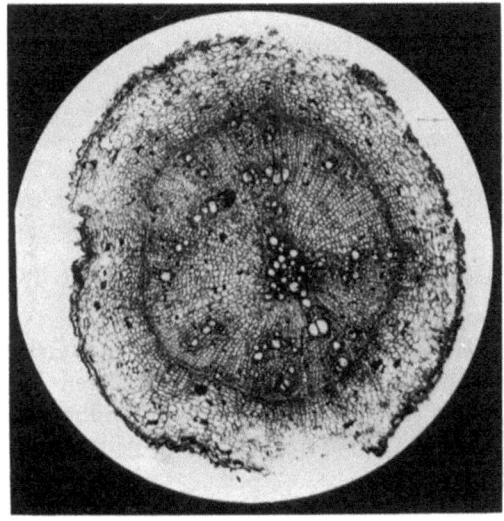

Abb. 251. Radix Belladonnae. Querschnitt durch eine jüngere Wurzel. (Vergr. 10fach)

**Radix Bistortae** (Knöterichwurzel), *Polygonum bistorta,* Polygonaceae

**Vorkommen:** Europa, Asien.

**Ganzdroge:** S-förmig gewundenes, ca. 1 cm dickes, dunkelbraunes Rhizom mit Wurzelnarben. Rinde ca. 1 mm dick.

**Mikroskopie:** Querschnitt: Kork mit dunklem Inhalt. Rinde derbe Zellen, wenig Stärke, viel Phlobaphen, Oxalatdrusen. Das große Mark umgeben von einem Kranz kleiner, heller Gefäßbündel, im Leptom wenig Fasern, ebenso im Holzteil, der hauptsächlich aus Hoftüpfelgefäßen besteht. Parenchymzellen erfüllt mit phlobaphenhältigem Gerbstoff, dazu Oxalatdrusen. Keine Steinzellen. Geschmack adstringierend – herb.

**Inhaltsstoffe:** Catechingerbstoff (ca. 20%) mit viel Phlobaphen.

**Verwendung:** Adstringens, Antidiarrhoikum, Gurgelwasser.

## Radix Calami (Kalmuswurzel), *Acorus calamus,* Araceae

**Vorkommen:** Europa, Rußland, Ostasien, Nordamerika.

**Ganzdroge:** Das ungeschälte Rhizom besteht aus 2 cm breiten, ziemlich langen, leicht eindrückbaren Stücken mit elliptischem Querschnitt, grünlichbrauner Außenseite und weißlichem, körnigem Bruch. Die Narben der stielumfassenden Blätter stellen dreieckige, flache oder derbe, wenig hervorstehende Leisten dar, aus denen Fasern und Gefäßbündelreste herausragen. Auf der Unterseite die Wurzelnarben als runde, dunkelbraune, scharfrandige Ringe in Zickzacklinien angeordnet. Das geschälte Rhizom, meist der Länge nach zerschnitten, ist gelblichweiß und läßt noch deutlich die Wurzelnarben erkennen. Am

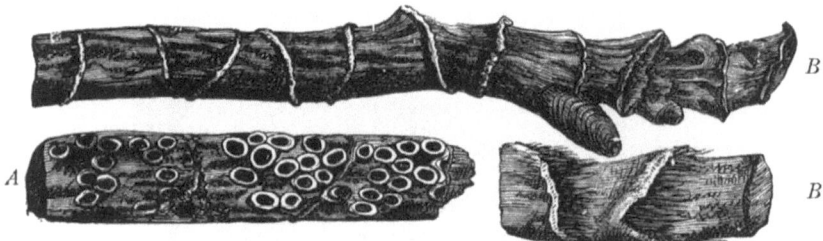

Abb. 252. Radix Calami, Rhizom ungeschält. *A* Unterseite, *B* Oberseite. (GILG)

Querschnitt hebt sich der dunklere, von vielen Gefäßbündeln punktierte Zentralzylinder von der breiteren, helleren Rinde deutlich ab. An der Innenseite der Endodermis die Gefäßbündel angehäuft (Lupe). Geruch aromatisch, Geschmack bitter gewürzhaft. Lupenbild siehe Abb. 226, S. 232.

**Schnittdroge:** Die geschälte Droge besteht aus regelmäßigen, kubischen, weißlichgrauen Fragmenten von schwammiger Konsistenz. An einzelnen Stücken sind Gefäßbündel als Punkte oder selten eine Wurzelnarbe als dunkler Kreis erkennbar. Mikroskopisch leicht durch das Aërenchym zu identifizieren.

**Mikroskopie:** An der ungeschälten Droge eine derbwandige Epidermis, an den Blattnarben großzelliger Kork, dann einige Zellreihen ohne wesentliche Interzellularräume. Dieser Teil bei der geschälten Droge entfernt. Nach innen folgt das typische Aërenchym mit großen Hohlräumen und Zellbalken bzw. Gewebeplatten aus rundlich-ovalen Zellen, die mit kleinen, meist 2–4 μ großen Stärkekörnern erfüllt sind. Besonders der Längsschnitt ergibt ein gutes Bild vom Verlauf der Gewebeplatten und der länglichen Hohlräume und ist zum Verständnis des Pulverpräparates unbedingt zu betrachten (s. Abb. 254). Die rund-

lichen Sekretzellen, die sich vorzugsweise am Kreuzungspunkt der
Gewebeplatten finden, enthalten ätherisches Öl und besitzen eine verkorkte Wand. Ein kleiner Teil dieser Zellen, etwa jede 15., enthält jedoch braune Inhaltsmassen (Inklusen), die sich mit Vanillin-Salzsäure
rot färben. Die außerhalb der Endodermis vorhandenen Gefäßbündel
sind kollateral, besitzen einen Mantel von mäßig verdickten Fasern
und sind zuweilen von Kristallzellreihen begleitet (sichtbar im Längs-

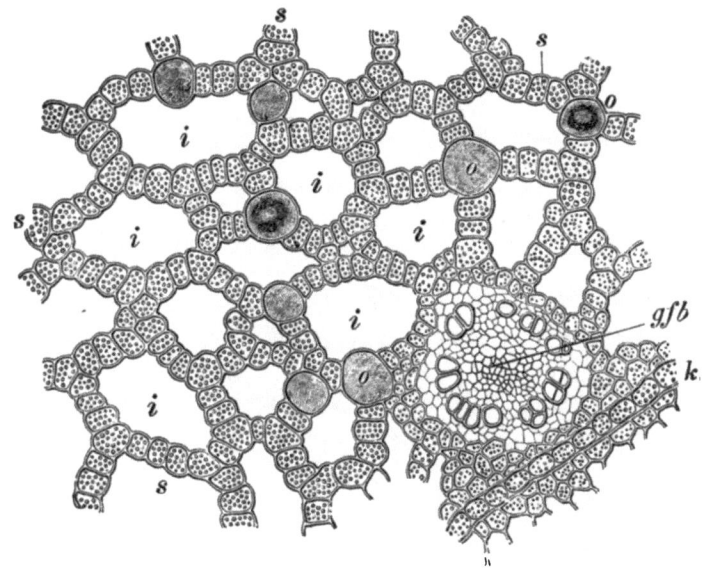

Abb. 253. Querschnitt aus Rhizoma Calami. *s* Parenchymnetz, *i* Lücken, *o* Ölzellen,
*gfb* Gefäßbündel, *k* Kernscheide (Endodermis). (Vergr. etwa 80fach.) (Tschirch)

schnitt). Innerhalb der dünnwandigen Endodermis mit Casparyschen
Streifen eine große Menge leptozentrischer Gefäßbündel mit vorwiegend Spiral- und Treppengefäßen ohne Faserbelag. Das Grundgewebe
hier gleich wie in der Rinde.

**Pulverdroge:** Große Mengen kleinkörniger Stärke. Die aus rundlichen Parenchymzellen bestehenden Gewebsfragmente sind als Aerenchym charakterisiert. Dieses stellt Parenchymbalken dar, zwischen denen sich deutlich längliche Hohlräume finden, die durch Betätigung
der Mikrometerschraube leicht als solche erkannt werden. Auch Ölzellen häufig sichtbar, zuweilen Inklusen. Außerdem Treppengefäße,
wenig Netz- und Spiralgefäße und vereinzelt Kristallzellreihen. Epidermis, Kork und die interzellularfreie Außenschicht fehlen bei der geschälten Droge.

**Prüfung:** In der Schnittdroge besteht die Möglichkeit der Verwechslung mit Filix mas, Belladonna und Althaea, die jedoch ebenso wie ein Zusatz von Mehlen mikroskopisch leicht erkennbar sind, wobei vor allem auf über $10\,\mu$ große Stärkekörner zu achten ist. Iris pseudacorus ist geruch- und geschmacklos und besitzt ein allseits mit Wurzeln umgebenes Rhizom.

**Inhaltsstoffe:** Ätherisches Öl (ca. 2,5%), Bitterstoffe.

**Verwendung:** Stomachikum amarum, Tonikum, Carminativum.

**Wertbestimmung:** ÖAB 9, Ph. Helv. VI.

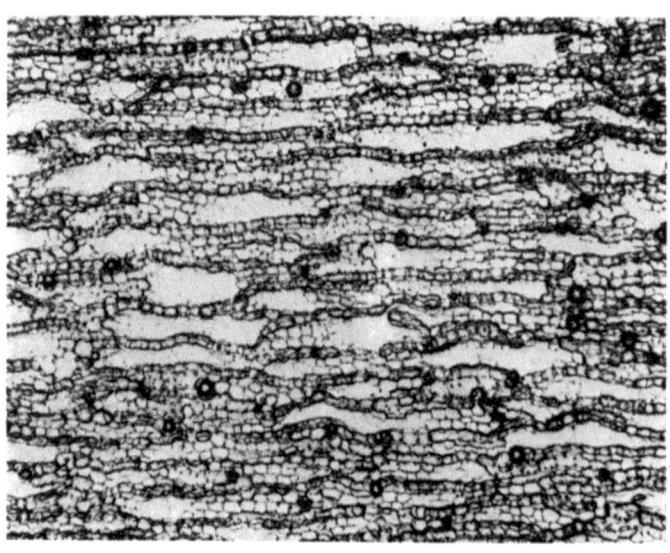

Abb. 254. Längsschnitt durch das Aerenchym von Calamus. Die länglichen Hohlräume und die zum Teil mit dunkel umrandeten Öltropfen erfüllten Ölzellen (daneben auch einzelne Luftblasen). (Vergr. 25fach)

**Radix Cichorii** (Wegwartewurzel), *Cichorium intybus*, Asteraceae (Compositae)

**Vorkommen:** Europa, Rußland, Vorderasien, Nordafrika.

**Ganzdroge:** Spindelförmige, hellbraune, längsrunzelige, hornige Wurzel (ca. 1,5 cm dick) mit mehreren Köpfen.

**Schnittdroge:** Querschnittsbruchstücke unter der binokulären Lupe mit charakteristisch-strahligem Holzkörper (dieser bei Taraxacum nicht strahlig!). Keine konzentrische Schichtung der Milchsaftschläuche in der Rinde wie bei Taraxacum.

**Inhaltsstoffe:** Inulin (bis zu 50%), Bitterstoffe.

**Verwendung:** Magenmittel, geröstet als Kaffeesurrogat.

**Radix Consolidae (Symphyti)** (Beinwellwurzel), *Symphytum officinale*, Boraginaceae

**Vorkommen:** Europa ubiquitär, Sibirien.

**Ganzdroge:** Die im frischen Zustand rübenförmige Pfahlwurzel, in der Droge stark geschrumpft, ist mehrköpfig, lang, oben gegen 2 cm dick, verjüngt sich nach unten und ist schwarzbraun-längsfurchig, am Bruch hornig, nicht faserig. Am Querschnitt eine weißliche Rinde und ein heller Holzkörper, schwach strahlig. In der Rinde fehlen sklerenchymatische Elemente, einzelne wenig verdickte Fasern finden sich knapp unter dem Kambium in der Nähe der Gefäße. Holzstrahlen wenig deutlich, Gefäße zerstreut im Holzparenchym, Markstrahlen breit. Parenchym mit Schleim und Stärke.

**Schnittdroge:** Leicht erkennbar an Fragmenten mit schwärzlicher, längsfurchiger Außenseite und der hellen, hornigharten Bruchfläche.

**Inhaltsstoffe:** Allantoin.

**Verwendung:** Wundbehandlung, Gurgelmittel.

### Radix Curcumae (Curcumawurzel), *Curcuma longa*, Zingiberaceae

**Vorkommen:** Indien, Ceylon, China, Philippinen, Afrika, Südamerika.

**Ganzdroge:** Die Droge besteht aus den mit Wasser abgebrühten, walzenrunden, fingerförmigen Nebenknollen. Diese sind außen schwach geringelt, gelb bestäubt, ziemlich hart, am Bruch körnig. Am Querschnitt hellgelb punktiert mit deutlich sichtbarer heller Linie, der Endodermis, an deren Innenseite die Bündel angehäuft sind. Auch Hauptknollen kommen vor; sie sind kugelig, 2–3 cm dick, mit Wurzel- und Blattnarben versehen. Geruch aromatisch, Geschmack bitter, würzig; der Speichel wird beim Kauen gelb gefärbt.

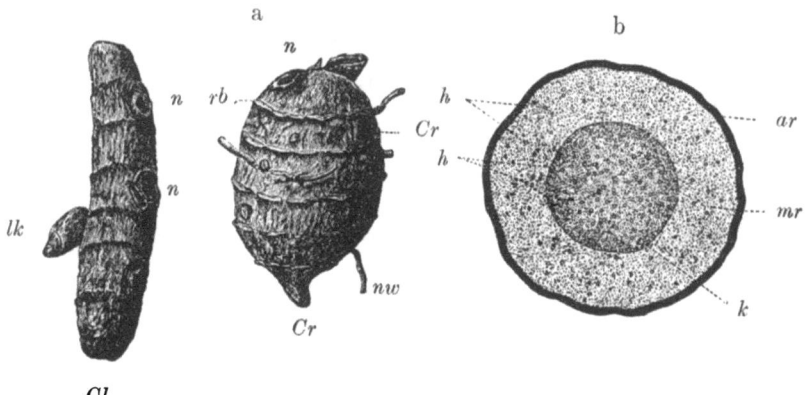

Abb. 255. *a* Radix Curcumae. *Cr* Hauptwurzelstock, *Cl* Seitentrieb, *lk* seitliche Verzweigungen, *n* Narben von solchen, *rb* Narben der Blätter, *nw* Wurzeln. *b* Rhizoma Curcumae, Querschnitt vierfach vergrößert. *ar* Kork, *mr* Rinde, *k* Endodermis, *h* Gefäßbündel. (GILG)

**Schnittdroge:** Es finden sich orangegelbe, bestäubte Stückchen, an denen zuweilen eine gelb-bräunliche Epidermis zu sehen ist. Der gelbe Farbstoff löst sich in Alkohol. Mit Jodlösung betupft, färben sich die Stückchen blauschwarz (Stärke).

**Mikroskopie:** Epidermis polygonal mit einzelligen Haaren, Haarspuren und Calciumoxalattetraedern, darunter Hypoderm; meist findet man an dessen Stelle einige Lagen Kork (s. Abb. 204). Das Parenchym dünnwandig, darin Kleisterklumpen (die Droge wurde gebrüht), die vom gelben Farbstoff, dem Curcumin, das sich in Sekretzellen zusammen mit ätherischem Öl und Harz findet, angefärbt sind. Die Sekretzellen besitzen verkorkte Wände. Gefäßbündel kollateral, ohne Fasern, auch außerhalb, jedoch hauptsächlich innerhalb der Caspary-sche Streifen zeigenden Endodermis. Die Gefäßbündel zuweilen von Sekretzellen mit dunklem Inhalt begleitet.

**Pulverdroge:** Hauptsächlich gelbe Kleisterballen, die aus den Parenchymzellen herausgefallen sind. Vorkommende, unverkleisterte Stärkekörner sind vom Zingiberaceentypus. Ferner Parenchymfragmente, Kork bzw. Epidermisteilchen. Sekretklumpen und Gefäßtrümmer; keine Fasern. Mit Jod färben sich die Kleisterklumpen blauschwarz, mit Kalilauge oder Ammoniak färbt sich das Pulver tief orange, mit Alkoholschwefelsäure 1 : 2 färben sich die Pulverteilchen rot. Curcumin als Reagens auf Borsäure.

**Inhaltsstoffe:** Ätherisches Öl, Farbstoffe, Bitterstoffe.
**Verwendung:** Choleretikum, Gewürz (Curry).
**DC.:** STAHL II.
**Wertbestimmung:** DAC.

### Radix Derridis (Derriswurzel), *Derris elliptica*, Fabaceae (Leguminosae)

**Vorkommen:** Borneo, Java, Sumatra, Afrika, Brasilien.
**Ganzdroge:** Bleistiftstarke, zu einem Kopf vereinigte Hauptwurzel, die in zahlreiche feinste, längsstreifige Faserwurzeln ausläuft. Am Querschnitt Rinde dünn, dunkelbraun, Holzkörper hell, Gefäße darin mit freiem Auge sichtbar. In der Schnittdroge in der Hauptsache 2 bis 6 mm dicke Stückchen mit dunkler Rinde und im Holz sichtbaren Gefäßen.
**Mikroskopie:** Am Querschnitt mehrere Schichten Kork, die Markstrahlen verbreitern sich trichterförmig nach außen. Im Siebteil Bündel von sklerenchymatisch verdickten, kristallführenden Zellen. Im Holz sehr große, gegen $250\,\mu$ breite Gefäße, Libriformfasern und stärkeführendes Holzparenchym. Im Längsschnitt die Libriformfasern, die getüpfelten Gefäße und die kristallführenden Rindenzellen auffällig; dasselbe gilt für das Pulver, in dem noch viel Stärke und Kork zu sehen sind.
**Inhaltsstoffe:** Isoflavonderivate (Rotenon).
**Verwendung:** Wurmmittel, Insektizid (Motten in Wolle).
**DC.:** STAHL I.
**Wertbestimmung:** ÖAB 9.

### Radix Echinaceae (Echinaceawurzel), *Echinacea angustifolia*, *E. pallida*, Asteraceae (Compositae)

**Vorkommen:** Im Westen von Nordamerika.
**Ganzdroge:** Graubraune, längsgestreifte, unregelmäßig verzweigte, verschieden dicke Wurzel mit kurzfaserigem Bruch und aromatischem, süßlich-scharfem Geschmack.
**Schnittdroge:** Phytomelan in Längsbruchstücken als schwarze Streifen im hellen Gewebe deutlich (b. L.)!

**Mikroskopie:** Dünne Rinde, schizogene Sekreträume. Steinzellen länglich, in eine Phytomelanschichte eingebettet, diese im Längsschnitt als schwarze Streifen deutlich sichtbar. Gefäßgruppen im Holzkörper am Querschnitt als radiale Streifen sichtbar. Wurzelparenchym großzellig, keine Stärke, jedoch Inulin-Nachweis mit Molisch-Reagenz positiv.

**Inhaltsstoffe:** Echinacosid, Polyine.

**Verwendung:** Wundmittel; unterstützt Abwehrkräfte des Körpers, hemmt Infektionsausbreitung, bewirkt Umstimmungsreaktionen (unspezifische Reiztherapie) (?).

## Radix Filicis maris (Farnwurzel), *Dryopteris filix mas,* Polypodicaceae

**Vorkommen:** Europa ubiquitär, Nordasien, Kaukasus, Nordafrika, Balkan, USA.

**Ganzdroge:** Die Droge besteht aus dem etwa 5 cm dicken Rhizom mit ringsum angewachsenen, nach aufwärts gebogenen Wedelbasen (die unterirdischen Teile der Farnwedel). Diese sind ca. 3 cm lang,

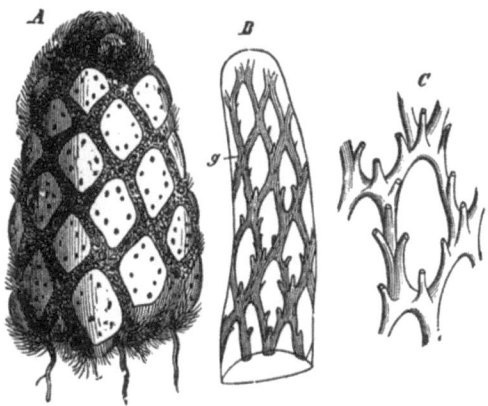

Abb. 256. Radix Filicis. *A* vorderes Ende des Rhizoms, in den hellen rhombischen Feldern die Austrittsstellen der Leitbündelstränge in die (abgeschnittenen) Blattbasen zeigend. *B* gefaultes Rhizomstück, den Verlauf der Leitbündelstränge (g) zeigend. *C* stärker vergrößertes Strangstück. (SACHS)

schwarzbraun, etwas zugespitzt. Am grünen Querschnitt ist ein Halbkreis von hellen Punkten, die Gefäßbündel, sichtbar. Aus dem Rhizom entspringen ferner, die Wedelbasen umgebend, häutige braune Gebilde, die Spreuschuppen, und nach unten feine dunkelbraune Wurzeln. Nach Entfernung aller drei bleibt das Rhizom selbst übrig, das, 1–2 cm dick, am Querschnitt (auch dieser soll grün sein) einen Kreis ovaler, gelblicher Gefäßbündel zeigt. Diese laufen nämlich nicht axial, sondern bilden einen Zylinder mit netzig (maschenförmig) anastomosierenden Gefäßbündeln (s. Abb. 256 B, C); daher rührt auch ihr ovaler Umriß am Querschnitt (s. Abb. 257). Geruch schwach, Geschmack süßlich, dann herbe kratzend.

**Schnittdroge:** Hauptsächlich aus den Wedelbasen bestehend. Außen braune Fragmente mit grünlichen bis bräunlichen Bruchstellen charakteristisch. Sie sind, was den Querschnittsdurchmesser betrifft, meist von annähernd gleicher Größe, Rhizomstückchen sind unregelmäßig, zeigen meist weniger braune Epidermis und mehr Parenchym von schwammiger Konsistenz. Ferner die Fragmente der braunen, blättrigen Spreuschuppen.

**Mikroskopie:** An Stelle des Korkes findet sich die Epidermis und das Metaderm, die beide aus dunklen, verdickten, axial gestreckten, etwas getüpfelten Zellen bestehen. Das am ganzen Querschnitt (beim

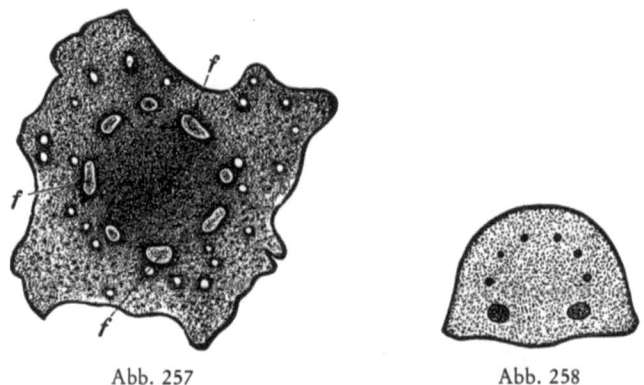

Abb. 257                                    Abb. 258

Abb. 257. Radix Filicis. Querschnitt des Rhizoms, *f* Leitbündel. (GILG)
Abb. 258. Querschnitt einer Wedelbase. (Vergr. 2fach.) (GILG)

Rhizom und den Wedelbasen) gleiche Grundgewebe besteht aus dünnwandigen, rundlichen bis elliptischen, schwach getüpfelten Zellen, die bis 10 $\mu$ große Stärkekörner in eine gelbgrüne Masse eingebettet enthalten. In die reichlich vorhandenen Interzellularen wachsen birnenförmige (innere) Drüsenhaare mit grünlichem Sekret (s. Abb. 259). Der Längsschnitt vermittelt das beste Bild der Drüsen. Phloroglucinhältige Gerbstoffmassen (sie geben mit Vanillin-Salzsäure eine Rotfärbung) finden sich in einzelnen Zellen. Die Hauptmenge der Gefäßbündel trifft man im Rhizom in einem Kreise angeordnet, wenig kleinere auch außerhalb; diese sind, wie eingangs erwähnt, nicht genau quer getroffen. Sie sind hadrozentrisch gebaut und jedes einzelne von einer Endodermis mit Casparyschen Streifen umgeben. Die breiten Treppentracheiden sind grünlich, der Siebteil besteht aus zartzelligem Gewebe. Fasern fehlen. In den Wedelbasen kleinere Gefäßbündel zu etwa sieben bis acht im Halbkreis angeordnet. Die Spreuschuppen bestehen aus einer Lage dünner, brauner, inhaltsloser, langgestreckter

Zellen und zeigen am Rand häufig aus zwei Zellen bestehende, charakteristische Zähne (s. Abb. 260).

**Pulverdroge:** Es fallen, abgesehen von der großen Menge kleinkörniger Stärke, die häufig als Stärkeballen mit einer zähen, gelbgrünlichen Masse umgeben sind, die Epidermis und die gelb-braunen, faserigen, dickwandigen, getüpfelten, langgestreckten Metadermzellen auf. Daneben die dünnwandigen Spreuschuppen mit den zweizelligen Zäh-

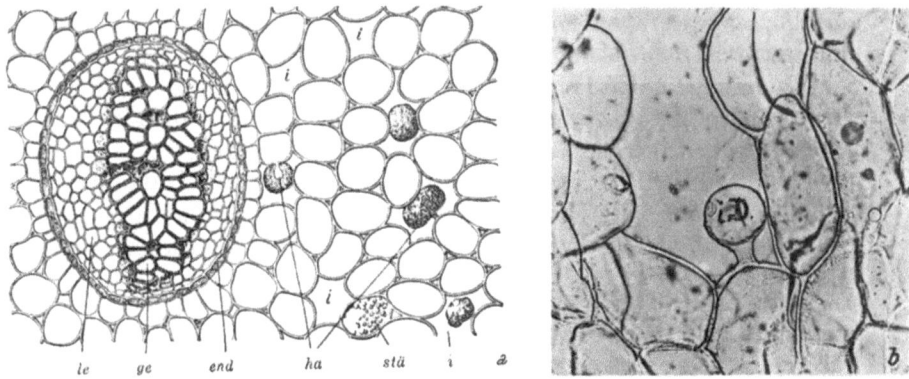

Abb. 259. Radix Filicis. *a* Querschnitt durch das Rhizom mit einem hadrozentrischen Gefäßbündel. *le* Siebteil, *ge* Holzkörper, hauptsächlich aus Tracheiden bestehend, *end* Endodermis (diese 3 Elemente bilden ein Gefäßbündel), *ha* die Sekret abscheidenden Interzellularhaare, *stä* eine Parenchymzelle mit ihrem Stärkeinhalt, *i* Interzellularräume. (Vergr. 150fach.) (GILG) *b* Rad. Filicis maris, Längsschnitt, innere Drüse *(i. D.)* ragt in Interzellularraum

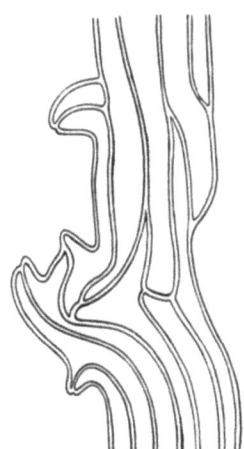

Abb. 260. Radix Filicis. Spreuschuppe mit 2zelligen Zähnen. (Vergr. 200fach.) (BRANDT-WASICKY)

nen, ferner grünliche Treppentracheiden und schließlich noch die Parenchymfragmente (zuweilen mit inneren Drüsen) wie im Längsschnitt.

**Prüfung:** Unzulässig ist am frischen Bruch braune Droge, desgleichen ein braunes, nicht grünes, Pulver. Die vorschriftsmäßige grüne Farbe des Pulvers darf nicht von einer unter dem Mikroskop sofort erkennbaren Beimischung eines Blattpulvers herrühren. Vorhandensein abweichender Form der Spreublätter (ungezähnt oder spitzig gezähnt, oder durch viele Zähne verzerrt) deutet auf Verfälschung mit anderen Farnen hin. Dünne, sehr lange Rhizome deuten auf eine Verfälschung mit Pteridium aquilinum, dem Adlerfarn. Dickwandige Fasern, Steinzellen und großkörnige Stärke dürfen im Pulver nicht vorhanden sein und deuten auf Pteridium aquilinum und andere Pflanzen.

**Inhaltsstoffe:** Phloroglucinderivate, Gerbstoffe.

**Verwendung:** Als Droge absolet; zur Herstellung von Extraktum Filicis maris. Als Bandwurmmittel von synthetischen Verbindungen verdrängt.

**DC.:** Ph. Helv. VI, STAHL II.

**Wertbestimmung:** Ph. Helv. VI.

### Rhizoma Galangae (Galgantwurzel), *Galanga officinalis*, Zingiberaceae

**Vorkommen:** Südindien, China, Thailand.

**Ganzdroge:** Das 1–2 cm dicke, knieförmig gebogene, verzweigte, rotbraune, zylindrische Rhizom mit gekräuselten Querringeln (Niederblätter) und Resten von Sprossen und Stengeln, besonders an den Verzweigungsstellen. Unterseits Wurzelnarben. Querbruch rotbraun, zähfaserig, mit an der Endodermis angehäuften Gefäßbündeln, Geruch aromatisch, Geschmack gewürzhaft brennend.

**Schnittdroge:** Bräunliche, unregelmäßige, außen längsgestreifte, durch weißliche Niederblattreste geringelte Fragmente von rötlich-braunem, stark faserigem, zähem Bruch, aus dem die Spitzen der abgebrochenen Gefäßbündel herausragen. Einzelne Querschnittsfragmente lassen nach dem Glätten innerhalb der Endodermis eine deutliche Punktierung erkennen.

**Mikroskopie:** Epidermis derbwandig, mit dunklen Inhaltsstoffen, darunter etwas zusammengedrückte dunkle Zellen. Grundgewebe, bestehend aus derbwandigen Zellen mit keulenförmigen Stärkekörnern (Zingiberaceenstärke), Schichtungszentrum im dickeren Teil. Ferner verkorkte Zellen mit ätherischem Öl und solche mit gerbstoffhaltigem Sekret. Gefäßbündel annähernd kollateral, von getüpfelten Fasern umgeben. Es überwiegt der Holzteil gegenüber dem kleinen, zartzelligem Siebteil. Treppengefäße und gerbstoffhältige Sekretzellen mit braunem Inhalt. Endodermis aus verkorkten, stärkefreien, dünnwandigen Zellen mit an der Innenseite angehäuften Bündeln. Im Mark das Parenchym deutlich gestreckt und getüpfelt (s. Abb. 261). Das Gefäßbündel der Wurzel polyarch mit U-förmig verdickten Endodermiszellen.

**Pulverdroge:** Im rotbraunen Pulver finden sich die charakteristischen Stärkekörner mit kaum nachweisbarer Schichtung und bräunliche bis gelbliche Parenchymfetzen mit bräunlichem, plasmatischem Inhalt und Stärke. Fragmente von Treppengefäßen und gelblichen, getüpfelten Fasern mit bräunlichem Inhalt. Ferner Stückchen der dunkelbraunen

Epidermis und dunkle Sekretmassen, die sich mit Eisenchlorid schwarz färben (Gerbstoffe). Getüpfelte Zellen aus dem Mark, meist stark gestreckt.

**Prüfung:** Anwesenheit von anders geformter oder verkleisterter Stärke, Kristallen, Korkschüppchen und verholzten Zellelementen im Pulver deutet auf unzulässige Beimengungen anderer Pflanzen, zahlreiche gerade Fasern auf eine Beimischung von Stengelresten. Als Verfälschung können die Rhizome von Alpinia galanga in Betracht kommen. Diese sind größer und dicker, außen violettrot, im Innern hell, mehlig und haben einen abweichenden, kampferartigen Geruch.

**Inhaltsstoffe:** Ätherisches Öl (ca. 0,5%), Harz.

**Verwendung:** Aromatikum, Stomachikum, Tonikum.

**DC.:** STAHL I.

**Wertbestimmung:** Ph. Helv. VI.

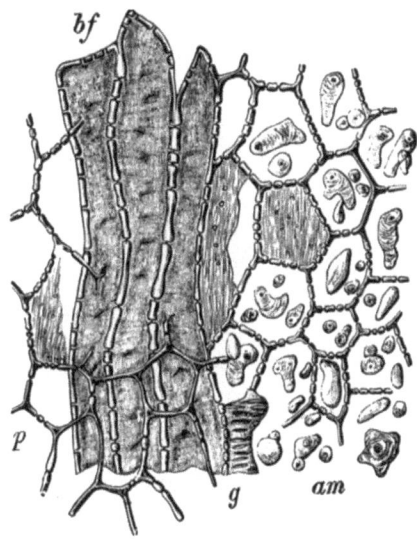

Abb. 261. Längsschnitt durch den Galgant. *p* derbwandiges Parenchym des Markes, *bf* Bastfasern, *g* Teil eines Netzgefäßes, *am* Stärkekörnchen. (Vergr. 300fach.) (MOELLER)

## Radix Gentianae (Enzianwurzel), *Gentiana lutea, G. purpurea, G. punctata, G. pannonica*, Gentianaceae

**Vorkommen:** Süd- und Mitteleuropa in Gebirgen, Kleinasien.

**Ganzdroge:** Rhizom und Wurzel. Das einfache oder mehrköpfige Rhizom ist 2–3 cm dick und trägt oberseits zuweilen Stengel und Blattreste, ist quergeringelt und geht unmittelbar in die längsgefurchte Wurzel über. Die Länge beträgt etwa 20–40 cm. Bruch glatt, nicht faserig oder mehlig, von gelbbräunlicher, bei der fermentierten Wurzel von dunkelrötlicher Farbe. Am Querschnitt, in der Nähe des deutlich hervortretenden Kambiums, schwach strahlige Struktur. Keine Stärkereaktion mit Jod. (Molisch-Reaktion auf Zucker positiv.) Geschmack stark bitter.

**Schnittdroge:** Gelbbraune Fragmente verschiedener Dicke, außen z. T. mit großrunzeligem, längsstreifigem Kork bedeckt, von relativ weicher Konsistenz, charakteristischem Geruch und sehr bitterem Geschmack. Der Bruch ist körnig, zäh, bräunlich, ohne faserige Elemente, in Wasser stark quellend.

**Mikroskopie:** Rhizom und Wurzel ähnlich, letztere ohne Mark. Mehrreihiges Periderm. In der Rinde keine Fasern außer unverholzten

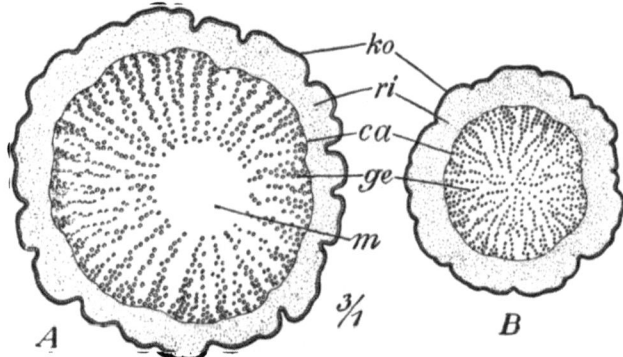

Abb. 262. Radix Gentianae, Lupenbild. *A* Querschnitt durch ein Rhizom, *B* durch eine Wurzel, *ko* Kork, *ri* Rinde, *ca* Kambiumring, *ge* Gefäße des Holzkörpers, *m* Mark. (Vergr. 3fach.) (GILG)

Ersatzfasern. Ferner einige in radialen Streifen angeordnete Siebröhrenbündel. Innerhalb des Kambiums vereinzelte oder zu kleinen Gruppen angeordnete Netz- und Treppengefäße, keine Fasern. Siebröhrenbündel finden sich ausnahmsweise auch im Holzkörper vor (intraxyläres Phloem). Die stärkefreien Parenchymzellen besitzen stark verbogene und verquellende Zellwände, besonders in Lauge (Pektin), und beinhalten kleine ölige Tröpfchen und kleinste, wetzsteinförmige Kristalle aus Calciumoxalat in großer Menge. Besonders in Längsschnitten sind die Oxalatkristalle als graue Massen deutlich in den Ekken der Zellen erkennbar (s. Abb. 264).

**Pulverdroge:** Im braungelben, stärkefreien Pulver Parenchymfragmente, bestehend aus dickwandigen, verquollenen Zellen, die regelmäßig bei starker Vergrößerung in einer Ecke eine Menge von Oxalatnädelchen, ferner kleinste Öltropfen erkennen lassen. Treppengefäßfragmente, deren Verdickungsleisten und wenig Kork. Charakteristisch ist bei schwacher Vergrößerung das braune, von Treppengefäßen durchzogene Parenchym mit verbogenen, undeutlich sichtbaren Wänden und grauen Klumpen (Oxalatkristallen) in den Ecken.

**Prüfung:** Auf Verfälschung mit Rumex-Arten deuten das Vorkommen von Stärke, Gerbstoff und Steinzellen, ferner bei der Mikrosublimation bei 160° auftretende Nadeln, die sich mit Kalilauge rot färben (Oxymethylanthrachinone). Auch dürfen Holzfragmente, Sklereiden und Spaltöffnungen (Sägemehl, Oliventrester und Fichtennadeln) nicht vorhanden sein. Verholzung und strahliger Bau deuten auf Beimengung von Gentiana asclepiadea.

**Inhaltsstoffe:** Bitterstoffe (Gentiopikrin, Amarogentin u. a.).

**Verwendung:** Amarum, Stomachikum.

**DC.:** DAB 7 (DDR), STAHL II.

**Wertbestimmung:** Ph. Eur., ÖAB 9, DAB 7, DAB 7 (DDR).

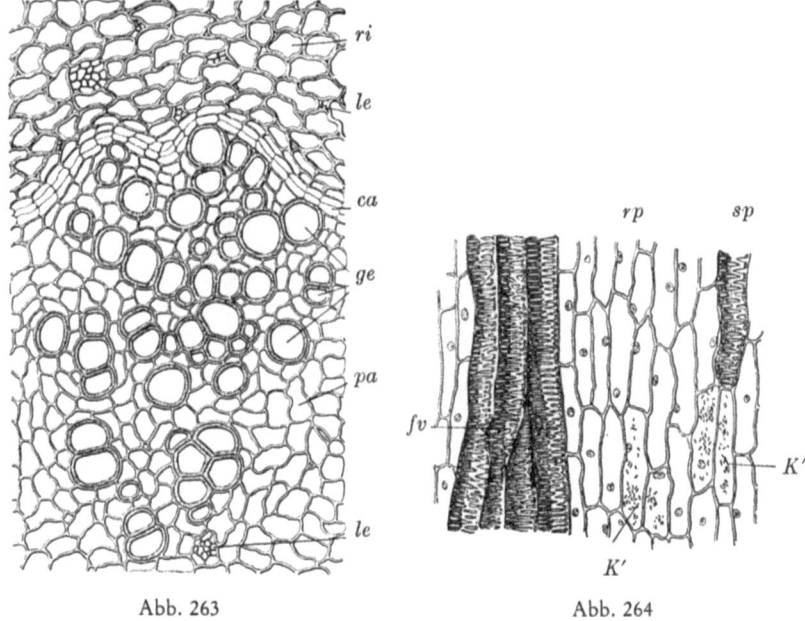

Abb. 263                                              Abb. 264

Abb. 263. Radix Gentianae, Querschnitt. *ri* Rindenparenchym, *le* Siebgruppen, *ca* Kambiumring, *ge* Gefäße, *pa* Holzparenchym, *le* Siebgruppen im Holzkörper. (Vergr. 120fach.) (GILG)

Abb. 264. Radix Gentianae. Längsschnitt aus dem Xylemteil. *fv* Gefäßstrang, *sp* Netzgefäß, *rp* Parenchym mit Öltropfen und *K′* Oxalatkriställchen. (Vergr. etwa 100fach.) (Nach VOGL)

**Radix Ginseng coreensis** (Koreanische Ginsengwurzel), *Panax ginseng*, Araliaceae

**Vorkommen:** Korea, Mandschurei, Japan, China, Rußland, Bulgarien, Kanada.

**Ganzdroge:** Ca. 2 cm dicke, 20 cm lange, geschälte, hellgelbe, rübenförmige Wurzel mit kopfigen Achsenresten (der gebrühte Ginseng ist rötlich-hornig). Geschmack aromatisch, bitter-süßlich.

**Mikroskopie:** Rinde mit großen Sekretgängen (Harz!) und schmalen Rindenstrahlen. Mark breit, Gefäßstrahlen schmal, ohne Fasern. Im Parenchym Stärke und Oxalatdrusen.

**Inhaltsstoffe:** Triterpenglykoside (Ginsenoside = Panaxoside).

**Verwendung:** Roborans (ähnliche Wirkung besitzt die – in jüngster Zeit auch bei uns verwendete – Taiga-Wurzel (Eleutherococcus senticosus (Araliaceae)), die Oleanolsäureglykoside und andere Glykoside enthält).

**DC.:** Siehe bei WAGNER und WURMBÖCK, Dtsche. Ap. Ztg. **117**, 743 (1977).

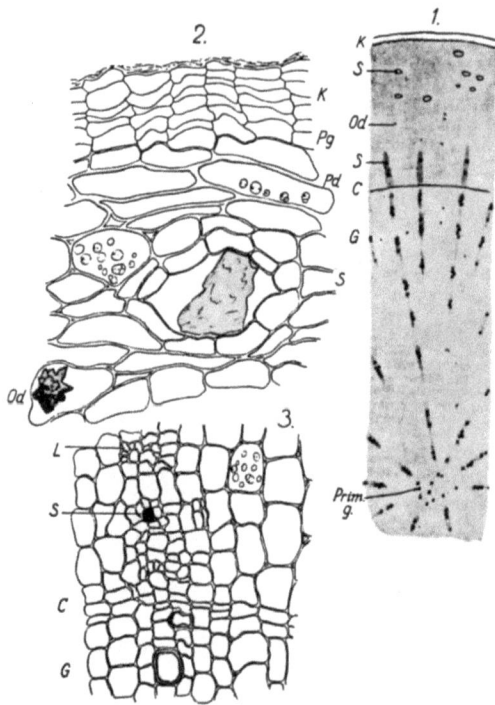

Abb. 265. Radix Ginseng. *1* Lupenbild, *2* Kork und primäre Rinde, *3* Kambialpartie, *K* Kork, *Pg* Phellogen, *Pd* Phelloderm, *S* Sekretgänge, *Od* Oxalatdrusen, *C* Kambium, *G* Gefäße, *L* Siebröhren. (THOMS)

**Radix Graminis** (Queckenwurzel), *Agropyron repens,* Poaceae (Gramineae)

**Vorkommen:** Europa ubiquitär, Rußland, Asien, Nordafrika, USA.

**Ganzdroge:** Das ästige, strohgelbe, glänzende Rhizom besitzt hohle Internodien und zeigt an den Knoten (diese haben 5 cm Abstand) häutige, weißliche Niederblätter. Unterseits entspringen dünne Wurzeln. Geschmack fade, süßlich.

**Schnittdroge:** Kleine charakteristische, hohle, strohgelbe Rhizomstücke, längsrinnig, glänzend. Zuweilen Knoten mit zerschlitzten Blattscheiden und fadenförmige Wurzeln bzw. Wurzelnarben. Die Weite der zentralen Höhlung der Internodien beträgt etwa ein Viertel des Rhizomdurchmessers.

**Mikroskopie:** Epidermis mit axial gestreckten, derbwandigen Zellen, welligen Seitenwänden und kleinen, dickwandigen Kurzzellen, die mit den langen Zellen abwechseln. Es folgt ein zweireihiges Hypoderm aus sehr langen Stabzellen. Rindenparenchym stark axial gestreckt mit einzelnen, von eigener Endodermis umgebenen Gefäßbündeln. Die Endodermiszellen, sehr lang und schwach getüpfelt, haben stark U-förmig verdickte Wände, anschließend ein Fasermantel aus schmalen, mäßig verdickten Fasern, an den 2 Reihen kollateraler, geschlossener Gefäßbündel mit Ring- und Tüpfelgefäßen anschließen (s. Abb. 266). Nach innen bis zur Höhlung dünnwandiges Markparenchym, Kristalle und Stärke fehlen; die sehr dünnen Wurzeln mit neunstrahligem (polyarchem) Gefäßbündel. Keine Stärke. Inulin mit Molisch-Reagens nachweisbar.

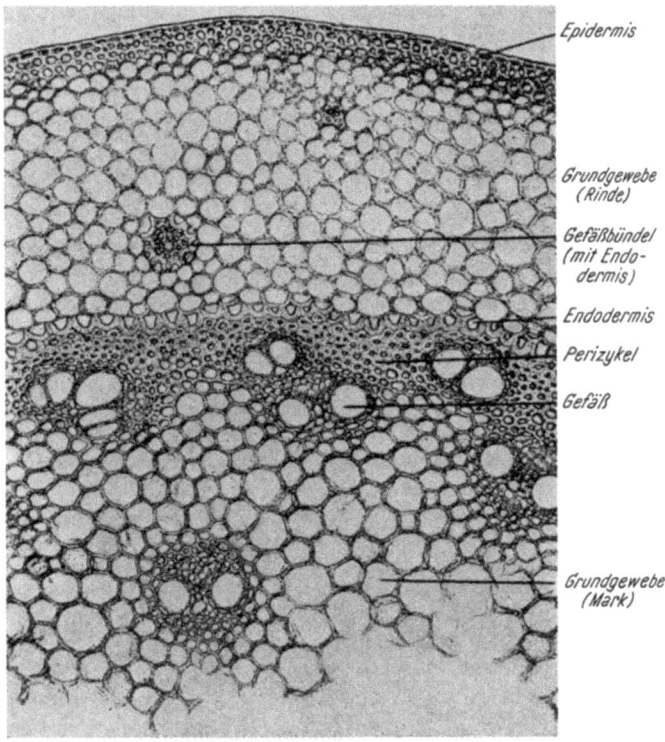

Abb. 266. Radix Graminis. Querschnitt durch das Internodium. (Vergr. 110fach.)
(FLÜCK)

**Prüfung:** Am Stärkegehalt erkennbar sind Rhizoma Graminis italici, Rhizoma Caricis und andere stärkehaltigen Rhizome. Halme der Stammpflanze zeigen grüne dünne Stückchen der Blattscheide und eine wesentlich größere, die Hälfte des Querschnittes betragende Höhlung.

**Inhaltsstoffe:** Inulin und Triticin (Polyfructosane), Polyine.

**Verwendung:** Blutreinigungstee, mildes Laxans.

**Radix Harpagophyti** (Teufelskralle), *Harpagophytum procumbens*, Pedaliaceae

**Vorkommen:** Süd- und Südwestafrika.

**Ganzdroge:** Die Speicherwurzeln der sekundären Seitenwurzeln sind ca. 5 cm dick, hellbraun bis rotbraun, mit längs-rissigem Kork. Geschmack bitter und unangenehm.

**Schnittdroge:** Die frischen, wasserhältigen Wurzeln werden bereits vor dem Trocknen geschnitten (zerkleinert). Die typischen, fächer- bis keilförmigen Stücke (Kork nach innen gebogen) entstehen infolge des langsameren Trocknens des inneren Gewebes gegenüber der harten, kantigen Randschicht. Fragmente ca. 1,5 cm lang, hart, mit glattem, hornigem Bruch, gelbgrau; dazu helle, spanförmige Stücke (Holz des Zentralzylinders). Dunkle Stücke aus dem inneren Holz, Korkmantelfragmente 1–2 mm dick, zudem Granulat aus Gewebstrümmern.

**Mikroskopie und b. L.:** Rinde 4–8 mm dick, mit Korkbelag. Korkzellen regelmäßig mit Parenchymzwischenlagen; diese färben sich mit Phloroglucin-Salzsäure rot. In der Außenrinde getüpfelte, weitlumige Steinzellen. Inklusenzellen. Schmale Siebteile, Keratenchym. Im Holz radiale Gefäßgruppen, oft in Ringen angeordnet (keine Jahresringe!); Gefäße kurzgliedrig und getüpfelt. Oxalatkristalle im Grundgewebe.

**Inhaltsstoffe:** Iridoidglykoside (Harpagosid, Procumbid u. a.).

**Verwendung:** Antirheumatikum, gegen Magenbeschwerden und Migräne. Parenteral als Adjuvans bei Corticoidbehandlung (?).

**DC.:** Siehe bei BECKER und RICHTER, Pharm. Ztg. **120**, 441 (1975).


**Radix Helenii (Inulae)** (Alantwurzel), *Inula helenium*, Asteraceae (Compositae)

**Vorkommen:** Mitteleuropa, Kleinasien, USA.

**Ganzdroge:** Die bräunlich-weiße, ca. 2 cm dicke, harte, oft längsgeschnittene Wurzel mit hornigem Bruch. Infolge Anziehen von Feuchtigkeit zäh. Querschnitt: Braune Kambiallinie und radiäre Streifung. Ovale Sekreträume in der primären Rinde und im Baststrahl, der Ersatzfasern und Keratenchym führt. Holzkörper mit viel Parenchym, darin Inulin in Klumpen, Gefäße in radialen Reihen und Sekreträume (zuweilen nadelförmige Kristalle aus Alantolacton beinhaltend) überall, besonders im Mark. Keine Stärke. Rhizomstücke dicker, oben geringelt, mehrköpfig. Geruch aromatisch, Geschmack gewürzhaft bitter.

**Schnittdroge:** Graubraune, hornig harte Stückchen, zuweilen mit dunkelbrauner Kambiallinie und harzigem Glitzern (vom Sekret der Sekreträume), sonst wenig charakteristische Struktur. Keine Stärke, aber Inulin!

**Prüfung:** Verwechslung mit Belladonna (siehe diese) möglich. Nachweis von Inulin mit Molisch-Reagens.

**Inhaltsstoffe:** Inulin, ätherisches Öl.

**Verwendung:** Stomachikum, Diuretikum, Choleretikum, Expektorans.


**Radix Hellebori nigri** (schwarze Nießwurz), *Helleborus niger*, Ranunculaceae

**Vorkommen:** Europa, Rußland (Kaukasus).

**Ganzdroge:** Das von Blattnarben geringelte, mehrköpfige Rhizom ist schwarzbraun, bis 6 cm lang, am Bruch hornig und zeigt am Querschnitt helle, keilförmige Holzteile innerhalb des Kambiums. Die abzweigenden schwarzbraunen Wurzeln besitzen ein helles, zentrales Gefäßbündel. Geschmack stark bitter brennend.

**Schnittdroge:** Unregelmäßige, außen fast schwarze Fragmente des Rhizoms, daran oft Wurzelnarben mit dünnen, weißlichen Gefäßbündeln. Querschnittsbruchstücke des Rhizoms zeigen strahligen Bau des Holzes bzw. keilförmige, weiße Holzteile der Gefäßbündel. Die Wurzeln dunkel, zylindrisch, 2–3 mm dick, mit hellen, fadenförmig herausragenden Gefäßbündeln.

**Mikroskopie:** Rhizom mit Epidermis und dickwandigem, dunklen Metaderm. Im Grundgewebe Stärke (5 $\mu$) und Fettmassen. Phloemteile nach innen sich verbreiternd, ohne Fasern. Die Xylemteile keilförmig, mit Libriform und Gefäßen. Markstrahlen breit. Wurzel mit tetrarchem Bündel, einer Epidermis aus braunen, außen sichelförmig verdickten Zellen und einer Endodermis mit Casparyschen Streifen. Parenchym mit Inhalt wie oben.

**Pulverdroge:** Gestreckte Epidermiszellen und die mehr rundlichen Metaaermzellen, beide dunkel gefärbt. Außer den Gefäßen findet sich noch fett- und stärkehaltiges Parenchym; Fasern und Kristalle fehlen.

**Prüfung:** Das Rhizom von Helleborus viridis sieht sehr ähnlich aus und läßt sich kaum unterscheiden. Zur Erkennung anderer Verfälschungen ist vor allem die Reaktion auf Helleborin (mit Wasickys-Reagens rot) wichtig. Eine Verwechslung mit Radix Veratri albi (s. S. 313), die auch als Radix Hellebori albi bezeichnet wird, ist leicht zu erkennen.

**Inhaltsstoffe:** Herzwirksame Glykoside (Bufadienolide), Saponin.

**Verwendung:** Diuretikum; Drogenextrakt wegen stark reizender Saponine als Herzmittel nicht brauchbar.

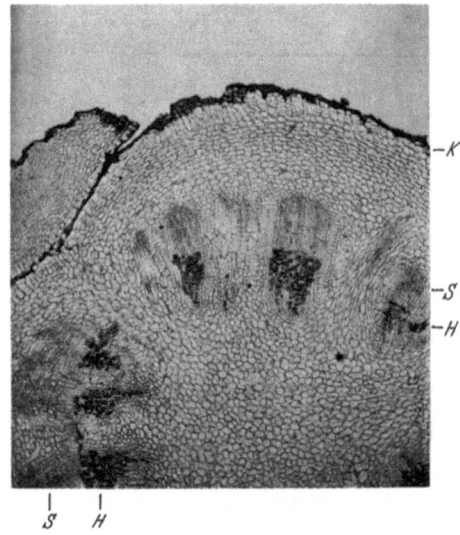

Abb. 267. Querschnitt durch das Rhizom von Helleborus niger. *S* Siebteil, *H* Holzteil, *K* Kork. (Vergr. ca. 75fach)

## Radix Hydrastidis (Hydrastiswurzel), *Hydrastis canadensis*, Berberidaceae

**Vorkommen:** Nordamerika.

**Ganzdroge:** Das dicht quergeringelte, etwas über ½ cm dicke, verbogene, dunkelbraune Rhizom besitzt oberseits Vertiefungen, von abgebrochenen Sprossen und Stengeln herrührend. Bruch hornig und gelb gefärbt. 1 mm dicke, brüchige Wurzeln umgeben das Rhizom. Am Querschnitt ein Mark und keilförmige, hellgelbe Holzteile sichtbar. Ausmündende Wurzeln stören das regelmäßige Bild. Geschmack stark bitter, beim Kauen wird der Speichel gelb gefärbt.

**Schnittdroge:** Charakteristisch sind die quergeringelten Rhizom-fragmente mit braunem Äußerem, zitronengelben Schnittflächen und Sproßnarben, ferner die vielen dünnen, braunen, zerbrechlichen Wurzeln. An geglätteten Querschnittsfragmenten des Rhizoms sieht man deutlich gelbe, strahlige Xylemteile.

**Mikroskopie:** Auf ein dünnwandiges Periderm folgt ein Grundgewebe aus dünnwandigen Zellen, die gelbe Inhaltsmassen (Alkaloide) und Stärkekörner (aus zwei bis vier Teilkörnern zusammengesetzt) enthalten. Die Baststrahlen der Gefäßbündel wenig deutlich, ohne Fasern. Die Holzstrahlen (die im Lupenbild deutlich hervortreten) zei-

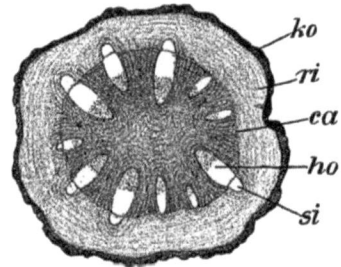

Abb. 268. Radix Hydrastidis, Rhizom-Querschnitt. *ko* Kork, *ri* Rinde *ca* Kambium-ring, *ho* Holzteil, *si* Siebteil der Gefäßbündel. (Vergr. 10fach.) (GILG)

gen knapp unter dem Kambium Holzparenchym mit eingestreuten Tüpfelgefäßen. Dann folgt nach innen zu ein kompakter Libriform-strang, bestehend aus gelben, sehr stark verdickten Holzfasern. Weiter im Innern finden sich schließlich noch einige primäre Spiralgefäße, die an das Mark grenzen. Bei älteren Rhizomen findet man noch einen zweiten, ebenso gebauten Kreis von Gefäßen, Parenchym und Libriform. Markstrahlen sehr breit, aus dünnwandigem Parenchym mit Stärke. Die Wurzeln mit breiter Rinde und einem meist tetrarchen Bündel.

**Pulverdroge:** Im gelben Pulver viele kleine Stärkekörner (10 $\mu$) und stärkehaltiges Parenchym, zuweilen mit gelben Massen als Inhalt, ferner Faserbündel, Holzfasern, bestehend aus kurzen Fasern mit linksschiefen Spaltentüpfeln und einzeln liegende, breite, gelbe Gefäß-trümmer, wenige Korkschüppchen.

**Prüfung:** An der Bruchfläche weißliche oder braungefärbte Rhizome stellen Verfälschungen dar. Im Pulver dürfen größere Stärkekörner, Steinzellen, Kristalle, farblose Gefäße und Fasern, gelbe Kleisterklumpen (Curcuma) nicht vorhanden sein. Letztere würden sich leicht durch die Rotfärbung mit Alkohol-Schwefelsäure nachweisen lassen.

**Mikrochemie:** Nachweis der Alkaloide (Berberin): Mit 3%iger Salpetersäure erhält man in Trockenschnitten nach kurzem, gelinden Erwärmen und Erkaltenlassen kleine, gelbe Nadeln von Berberinnitrat.

**Inhaltsstoffe:** Alkaloide (Hydrastin, Berberin).

**Verwendung:** Styptikum bei Uterusblutungen.

**Wertbestimmung:** WICHTL.

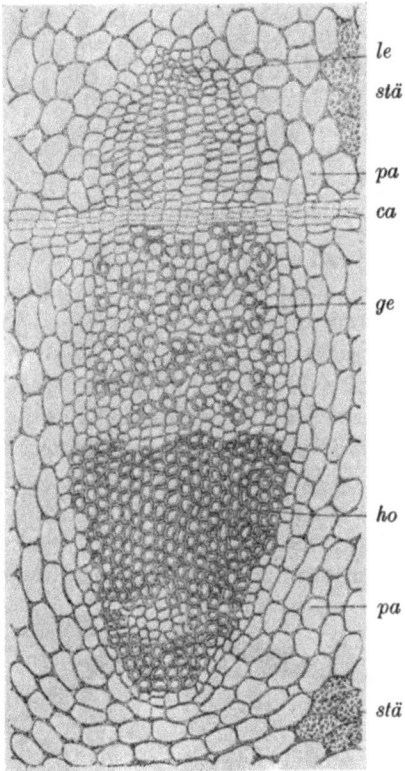

Abb. 269. Radix Hydrastidis, Querschnitt durch ein Gefäßbündel. *le* Siebteil, *stä* einige der Parenchymzellen der Markstrahlen mit ihrem Stärkeinhalt gezeichnet, *pa* Parenchym der Markstrahlen, *ca* Kambiumring, *ge* Gefäße, in Holzparenchym eingelagert, *ho* Libriformfasern. (Vergr. 180fach.) (GILG)

**Radix Imperatoriae** (Meisterwurzel), *Peucedanum ostruthium*, Apiaceae (Umbelliferae)

**Vorkommen:** Gebirge Mitteleuropas, Balkan, Rußland.

**Ganzdroge:** Das graubraune, rübenförmige, abgeflachte, längsrunzelige und geringelte Rhizom ohne Wurzel trägt oberseits Stengelreste, im unteren Teil Wurzelnarben und Ausläufernarben (Ausläufer sind knotig gegliedert). Der rundliche Querschnitt zeigt großes Mark, einen Kreis von Gefäßstrahlen und in der Rinde eine Anzahl dunkler, glänzender Punkte (Balsamgänge). Geruch und Geschmack scharf aromatisch.

**Schnittdroge:** Bruchstücke außen graubraun mit Wurzelnarben, furchig und geringelt, innen heller mit den großen Sekretgängen und dem weiten Mark am Querbruch (charakteristisches Merkmal). Im Innern schwach strahlig von Gefäßstrahlen. Dünnere Ausläufer vereinzelt.

**Mikroskopie:** Schwarzbraunes Periderm und in der primären Rinde zahlreiche, bis ½ mm breite Balsamgänge. Sekundäre Rinde mit kleinen Sekretgängen und Keratenchym, keine Fasern und Steinzellen. Holzstrahlen mit Gefäßen, Parenchym und Libriformfasern. Markstrahlen breit. Mark mit großen Sekretgängen. Kleinkörnige Stärke in allen Parenchymzellen.

**Prüfung:** Vorkommen von Steinzellen und von mit Vanillin-Salzsäure sich rötendem Parenchym deuten auf Verfälschung mit fremden Wurzeln.

**Inhaltsstoffe:** Ätherisches Öl, Cumarine, Bitterstoffe.

**Verwendung:** Diuretikum, Stomachikum, Sedativum.

## Radix  Ipecacuanhae  (Brechwurzel),  *Cephaëlis  ipecacuanha* (= Rio-Ipecacuanha) und *C. acuminata* (= Cartagena-I.), Rubiaceae

**Vorkommen:** Brasilien, Indien, Malaya.

**Ganzdroge:** Die 4–5 mm dicken, hin und her gebogenen, mit ringförmigen Wülsten versehenen Wurzeln der Rio-Ipecacuanha sind außen graubraun, zeigen am Querschnitt eine grauweiße, stäubende Rinde und einen kreisrunden, homogenen, marklosen Holzkörper. Die Wülste sind Reste der in der Rinde stecken gebliebenen, unentwickelten Nebenwurzeln. An den Einschnürungsstellen zwischen den Wülsten ist die Rinde oft bis zum Holz eingerissen (Spannungen beim Trocknen); Rinde vom zylindrischen zähen Holzkörper leicht ablösbar. Geschmack bitter, etwas scharf. Die Wurzeln der Cartagena-Ipecacuanha sind bis zu 9 mm dick und außen rötlich-braun.

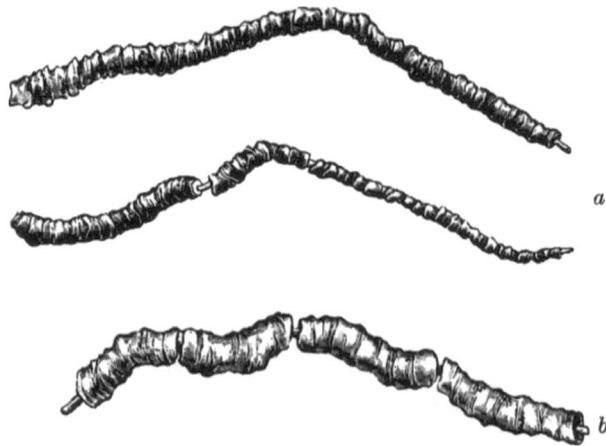

*a*

*b*

Abb. 270. Radix Ipecacuanhae. *a* Rio-Ipecacuanha, *b* Cartagena-Ipecacuanha. (GILG)

**Schnittdroge:** Gelbbraune, mit Querwülsten versehene, etwa 5 mm breite Stückchen mit kreisrundem Holzkörper, dieser zuweilen weiter herausragend (wenn die Rinde stellenweise abspringt) oder isoliert als stielrunde, stengelartige Stückchen.

**Mikroskopie:** Periderm braun, dünnwandig. Rinde mit homogenem Parenchym, 20 $\mu$ große Stärkekörner beinhaltend: Typische Kör-

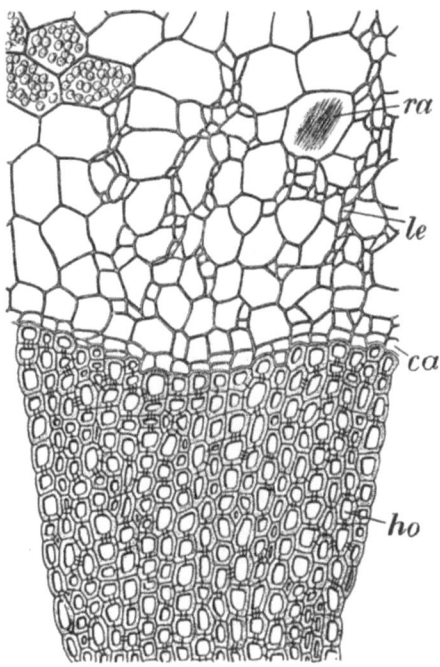

Abb. 271. Radix Ipecacuanhae, Querschnitt durch den inneren Teil der sekundären Rinde und den äußeren Teil des Holzkörpers, *ra* Raphidenzellen, *le* Siebstränge, *ca* Kambiumring, *ho* Holzkörper. (Vergr. 75fach.) (GILG)

ner sind zusammengesetzt, Drillinge mit zwei großen und einem kleinen, Vierlinge mit zwei großen und zwei kleinen Teilkörnern, daneben auch uncharakteristische Körner. Markstrahlen keine sichtbar. Beim Kambium wenig Siebröhrengruppen. In einzelnen Rindenzellen Oxalatraphiden. Holzkörper ebenfalls homogen mit sehr schmalen Hoftüpfelgefäßen und -tracheiden; am Längsschnitt haben meist nur 2–3 Tüpfel nebeneinander auf den 25 $\mu$ breiten Gefäßgliedern Platz. Fasern mit Spaltentüpfeln und wenig inhaltsloses Holzparenchym. Die Markstrahlen sind in Ersatzfasern mit Stärke als Inhalt umgewandelt.

Kein Mark. Die einzelnen Holzelemente sind nur an dünnen Längsschnitten gut zu unterscheiden (s. Abb. 272).

**Pulverdroge:** Gesamtdroge: Typische Stärkekörner und Parenchymfragmente mit Oxalatraphiden und Korkschüppchen. Splitter des Holzkörpers, bestehend hauptsächlich aus hofgetüpfelten, schmalen

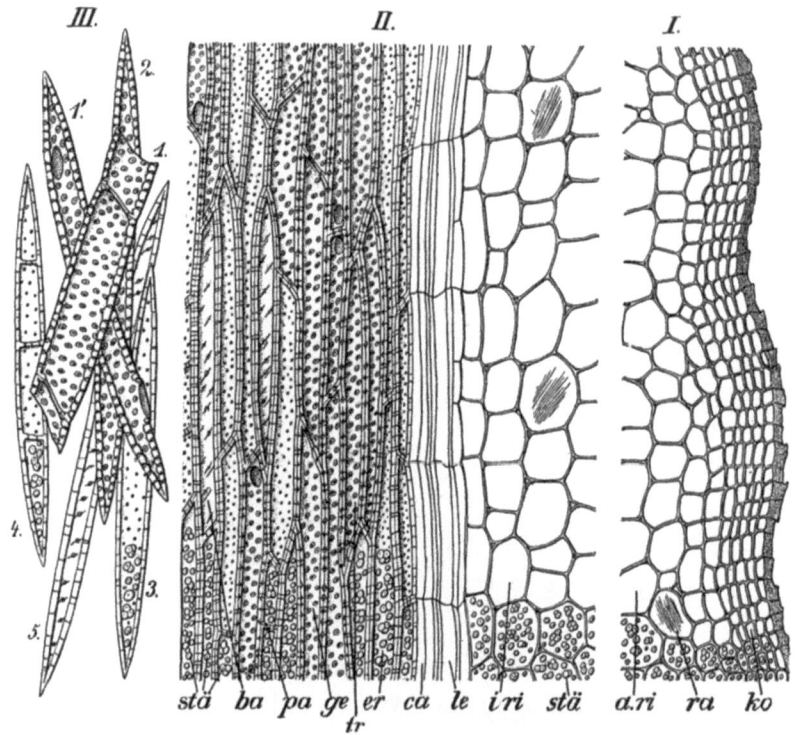

Abb. 272. Radix Ipecacuanhae im Längsschnitt. *I* Schnitt durch die äußersten Partien der Rinde; *ko* Kork, *ra* Raphiden, *a.ri* Rindenparenchym. *II* Schnitt durch die Grenzpartie zwischen sekundärer Rinde und Holzkörper; *stä* Stärkeinhalt einiger Parenchymzellen gezeichnet, sonst weggelassen, *i.ri* Parenchym der sekundären Rinde, *le* Siebgewebe, *ca* Kambium, *er* Ersatzfasern, *tr* Tracheiden, *ge* Gefäße, *pa* Holzparenchym, *ba* Libriformfaser, *stä* Stärkeinhalt einiger Ersatzfasern gezeichnet, sonst weggelassen. *III* Maceriertes Gewebe des Holzkörpers; *1* Gefäße mit nur wenig schief gestellten Querwänden, *1'* Gefäß mit stark schiefgestellten Querwänden und seitlicher lochförmiger Perforation, *2* Tracheide, *3* Ersatzfaser, *4* Holzparenchym, *5* Libriformfaser. (Vergr. 125fach.) (GILG)

Gefäßen und Tracheiden, ferner Fasern mit Spaltentüpfeln und dünnwandigen Ersatzfasern mit runden Tüpfeln und Stärkekörnern als Inhalt.

**Prüfung:** Die Wurzel von Psychotria emetica sind dicker, weniger gewulstet und sind unzulässig, obwohl der Gesamt-Alkaloidgehalt etwas größer ist. Vorkommen von fremder Stärke, Gefäßen, Libriform, Oxalatdrusen im Pulver deuten auf Verfälschungen mit Rubiaceen und Violaceenwurzeln, Steinzellen auf Rhizome von Ipecacuanha, verkleisterte Stärke auf unerlaubtes Dämpfen der Wurzel.

**Inhaltsstoffe:** Alkaloide (Emetin, Cephaelin u. a.), Saponin.

**Verwendung:** Expektorans, Keuchhusten (Emetin gegen Amöbenruhr).

**DC.:** Ph. Eur., STAHL II.

**Wertbestimmung:** Ph. Eur., ÖAB 9, DAB 7.

**Radix Iridis** (Veilchenwurzel), *Iris florentina, I. pallida, I. germanica,* Iridaceae

**Vorkommen:** Südeuropa, Nordafrika, Rußland, Indien.

**Ganzdroge:** Die geschälte Droge stellt gelbweiße bis weiße, plattgedrückte, oft gabelig verzweigte, gegliederte Rhizome dar. Die einzelnen Glieder oberseits durch Blattnarben quergestreift, dort feine Punkte (Gefäßbündel) sichtbar. Unterseits runde Wurzelnarben. Rhizomquerschnitt oval, punktiert von Gefäßbündeln, die an der Innenseite der als dunklere Kreislinie erkennbaren und einen gelblichen Kern einschließenden Endodermis, besonders jedoch auf der Unterseite des Rhizoms, angereichert sind. Geruch veilchenartig, Geschmack schwach bitter und scharf.

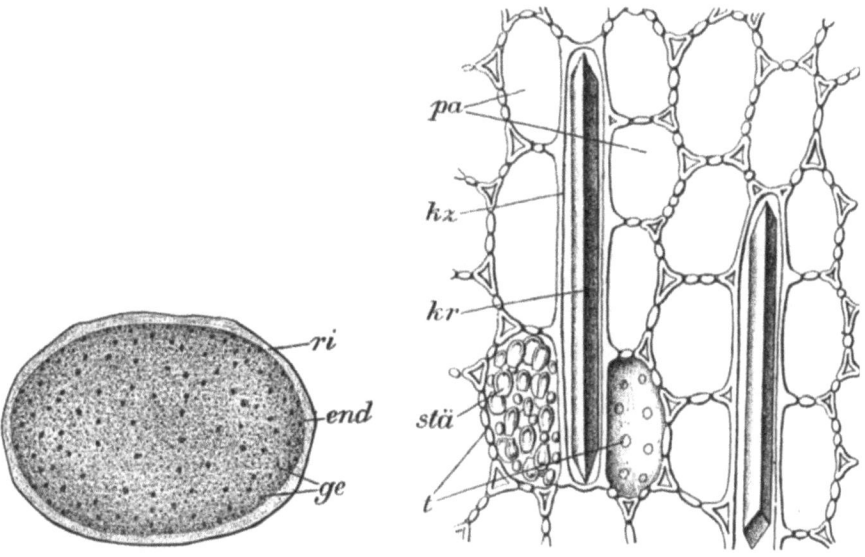

Abb. 273. Radix Iridis, Rhizom-Querschnitt. *ri* Rinde, der äußere Teil abgeschält, *end* Grenze zwischen Rinde und Zentralstrang, durch kleine, dichtgedrängte Gefäßbündel hervorgebracht, *ge* Gefäßbündel des Zentralstranges. (Vergr. 2fach.) (GILG)

Abb. 274. Radix Iridis. Längsschnitt durch das Grundgewebe des Rhizoms. *pa* Parenchymzellen, *kz* kristallführende Zelle mit *kr* Oxalatprisma, *stä* Parenchymzelle mit ihrem Stärkeinhalt, *t* Tüpfel der Parenchymzellen. (Vergr. 175fach.) (GILG)

**Schnittdroge:** Unregelmäßige, kleine, harte, weißliche Stückchen, an denen bestenfalls Wurzelnarben aber sonst keine Struktur zu sehen ist. Identifizierung mit dem Mikroskop.

**Mikroskopie:** Das Grundgewebe des Rhizoms besteht aus grob getüpfelten, farblosen, gerundet-polyedrischen Zellen, die voll von länglichen, etwa 25 $\mu$ großen, an einem Ende abgestutzten, am anderen gerundeten Stärkekörnern sind. Sie weisen einen zirkelförmigen Spalt auf, der von der exzentrischen Kernhöhle gegen das abgestutzte Ende hinzieht. Etwa 300 $\mu$ lange Oxalatprismen in dünnwandigen, axial gestreckten Zellen. Gefäßbündel (außerhalb der Endodermis kollateral) von zarten Parenchymscheiden umgeben. Endodermis nur unterseits entwickelt. Knapp unterhalb derselben die Bündel, die meist konzentrisch gebaut sind, gehäuft, besonders an der Unterseite des Rhizoms, in geringerem Maße auch an der Oberseite, während seitlich weniger Bündel vorhanden sind. Der Holzteil der Gefäßbündel enthält Treppen- und Treppennetzgefäße, keine Fasern.

**Pulverdroge:** Große Mengen mittelgroßer (20–30 $\mu$) Stärkekörner mit abgestutzten Enden und zirkelförmigem Spalt, sowie viele große, isodiametrische, polyedrische Parenchymzellen mit verdickter, getüpfelter, etwas verquollener Wand und deutlichen Interzellularen. Ferner große, lange, häufig zerbrochene Oxalatprismen und auch einige Gefäßfragmente.

**Prüfung:** Schönungsmittel, wie Kreide, Kalk, Gips, Zink- oder Bleiweiß werden auf mikrochemischem Wege erkannt. Unzulässig sind Fasern, Steinzellen, Kork und fremde Zellformen im Pulver.

**Inhaltsstoffe:** Schleim, ätherisches Öl.

**Verwendung:** Mucilaginosum, Expektorans (Kaumittel für Kinder).

## Radix (Tuber) Jalapae (Jalapawurzel), *Exogonium purga*, Convolvulaceae

**Vorkommen:** Nordindien, Jamaika, Mexiko, Südamerika.

**Ganzdroge:** Die über dem Feuer getrockneten, grobrunzeligen, dunkelbraunen, harten und schweren Nebenwurzelknollen. Es gibt kugelige, birnenförmige bis spindelförmige Knollen, Länge ca. 10 cm, Dicke ca. 5 cm. Am oberen Ende der Knolle die Stengelnarbe, unterseits die Abbruchstelle der Wurzel sichtbar. Häufig sind, um das Trocknen zu fördern, mit einem Messer Einschnitte angebracht, in denen das Innere der Knolle schwarz, harzglänzend zum Vorschein kommt; mit diesen Einschnitten dürfen Lenticellen, die als längliche Wärzchen sichtbar sind, nicht verwechselt werden. Der geglättete Querschnitt zeigt eine dunkel gefärbte Rinde. Innerhalb des Kambiums sieht man konzentrische Ringe und wellige, oft unterbrochene Linien und Zonen (sekundäre Kambien). Geruch schwach rauchig, Geschmack kratzend.

**Schnittdroge:** Die Schnittdroge stellt harte, bräunliche bis graue, dunkle, oft harzig glänzende, unregelmäßige, kantige, ziemlich schwere, außen netzig runzelige, höckerige Bruchstücke dar, an denen sich höchstens dunkle Linien und Adern finden (angehäufte Harzzellen). Keine faserige Struktur, keine Spaltbarkeit in bestimmter Richtung.

**Mikroskopie:** Tafelförmiger Kork, von ziemlich vielen Lentizellen unterbrochen. In der schmalen Rinde zahlreiche Milchsaftzellen mit Emulsionskugeln als Inhalt und vereinzelte Steinzellen. Im Parenchym Stärkekörner, die im äußeren Teil infolge Trocknens über dem Feuer völlig verquollen sind und in den Zellen große Kleisterklumpen bilden. Im Innern findet man noch intakte Stärkekörner. Charakteristisch sind ca. 60 $\mu$ große Zwillingskörner und deren Bruchstücke, die sämtliche eine gekrümmte, S-förmige Berührungsfläche aufweisen; außerdem wenig typische, kugelige, geschichtete Körner mit exzentrischem Kern, ferner auch mehrfach zusammengesetzte (s. Abb. 275). Innerhalb des Hauptkambiums viel Parenchym, nur wenige Gefäße,

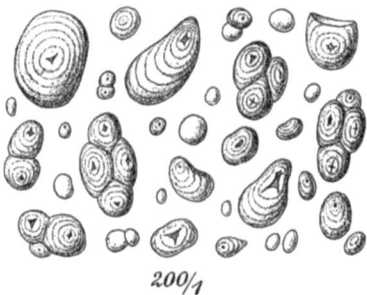

Abb. 275. Radix Jalapae. Stärkekörner. (Vergr. 200fach.) (GILG)

die meist einzeln liegen und häufig in radialen Reihen angeordnet sind. Ganz im Innern stößt man auf sekundäre, kreisförmige oder ovale Kambiumlinien, in deren Zentrum sich Gefäße, außerhalb derselben sich noch obliterierte Siebelemente und Milchsaftzellen finden. Solche sekundäre Kambien sind in ziemlich großer Menge vorhanden. Im äußeren Teil der Knolle sind die Kambien nicht mehr rund, sondern stellen durch das Wachstum der Knolle auseinandergezogene, halb offene Ovale oder Wellenlinien dar, die nach außen Gefäße und nach innen Siebteil produzieren (s. Abb. 276). In einzelnen Parenchymzellen Calciumoxalatdrusen, 15–20 $\mu$ groß.

**Pulverdroge:** Unregelmäßige Stärkeballen und Kleisterklumpen, halb verquollene Stärke und auch intakte Stärkekörner mit der charakteristischen S-förmigen Trennungslinie zwischen zwei Teilkörnern. Im Wasserpräparat sind die Milchsafttropfen (Emulsionskugeln) besonders deutlich sichtbar (charakteristisches Merkmal!). Ferner Fragmente von meist einzeln liegenden, nicht breiten Netzgefäßen (bis 100 $\mu$) mit Hoftüpfeln, dann noch dünnwandige, rundliche Parenchymzellen, Calciumoxalatdrusen, Korkschüppchen und selten Steinzellen; Fasern sind keine vorhanden.

**Mikrochemie:** Nachweis von Saponin: In Blutgelatine (pH = 6,1) erhält man nach drei Viertelstunden einen hämolytischen Hof. Lokalisation: Außerhalb des Hauptkambiums ist die Hämolysewirkung stärker als innerhalb, am stärksten ist sie in der Nähe der Milchsaftzellen.

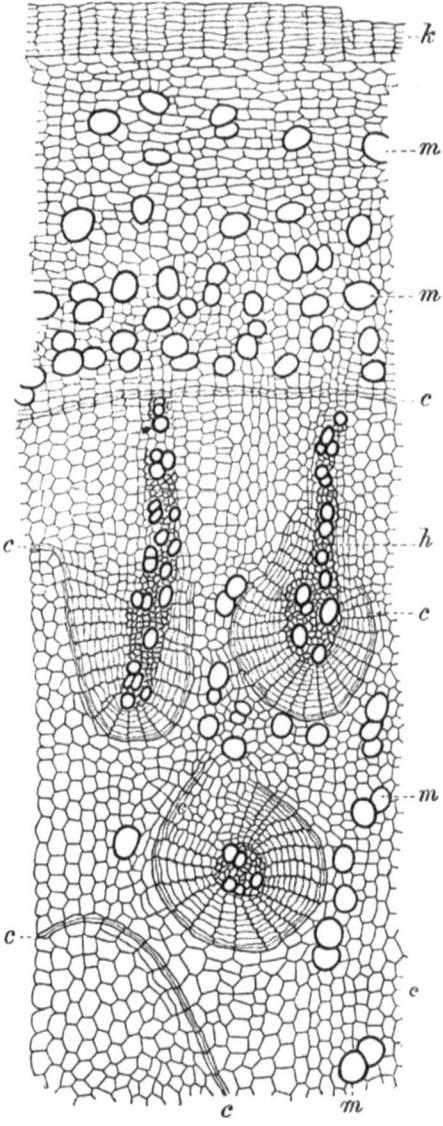

Abb. 276. Querschnitt durch die Randpartie der Jalapen-Knolle. *k* Kork, *m* Milchsaftzellen, *c* Kambiumzonen, außen das primäre Kambium, im Innern zahlreiche Folgekambien, *h* Gefäßgruppen. (Vergr. etwa 150fach.) (Tschirch)

**Prüfung:** Als Verfälschung gelten die spindelförmigen, holzigen Knollen von Ipomoea orizabensis und die korkigen von Ipomoea simulans. Jalapa mirabilis ist durch Calciumoxalatnadeln und das Fehlen von Drusen charakterisiert.

**Inhaltsstoffe:** Glykoretine (Oxyfettsäuren-Zucker-Verbindungen).

**Verwendung:** Drastikum (Veterinärmedizin).

**DC.:** DAC, STAHL I.

**Wertbestimmung:** ÖAB 9, DAC.

**Radix Levistici** (Liebstockwurzel), *Levisticum officinale,* Apiaceae (Umbelliferae)

**Vorkommen:** Mitteleuropa, Rußland, USA.

**Ganzdroge:** Das quergeringelte, 5 cm dicke, bräunliche Rhizom trägt oberseits Stengel- und Knospenreste und geht nach unten in die etwa 2 cm dicke, wenig verzweigte, längsrunzelige Wurzel über. Die Droge ist oft der Länge nach gespalten. Am Querschnitt ein gelber, poröser Holzkörper, beim Rhizom mit, bei der Wurzel ohne Mark. Die außen weißliche, innen gelbliche, breite, lückige Rinde ist radial gestreift; dunkle Punkte (Balsamgänge) sind in Rinde und Mark mit der Lupe sichtbar. Geruch aromatisch, Geschmack gewürzhaft und bitter.

**Schnittdroge:** Außen braune, deutlich rinnige, oder geringelte, im Innern gelblich gefärbte Stücke. Die stark hervortretenden Narben der Nebenwurzeln sind häufig erkennbar. An Querbruchstücken eine breite, hellere Rinde, außen weißlich, nach innen zu gelblich mit Sekretgängen und der gelbe radial gestreifte Holzkörper. Konsistenz ziemlich weich, wachsartig.

**Mikroskopie:** Auf ein Periderm und ein schmales, kollenchymatisches Phelloderm folgt die stärkeführende, stark lückige Rinde mit bis zu 100 $\mu$ breiten Sekretgängen mit braunrotem Sekret. Entlang den Markstrahlen ist die Rinde im äußeren Teil zerrissen. Phloem mit Siebröhren und Ersatzfasern. Der zitronengelbe Holzkörper mit Gefäßen und verdickten, nicht verholzten Ersatzfasern. Das Rhizom zeigt gleichen Bau, besitzt jedoch Mark aus stärkehaltigem Parenchym. Stärkekörner 6–15 $\mu$ groß.

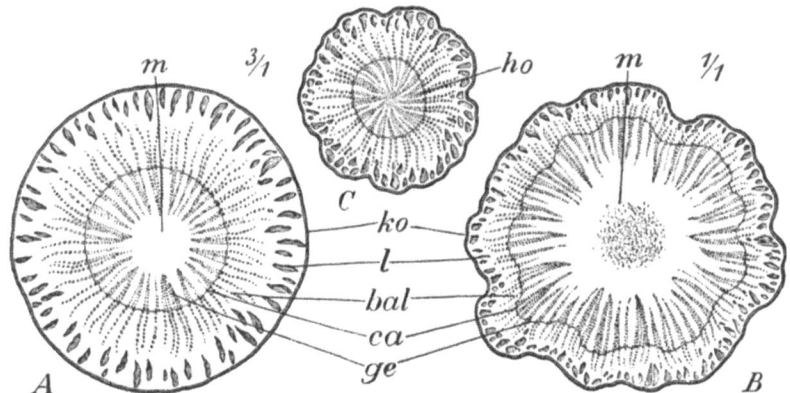

Abb. 277. Radix Levistici. Lupenbild. *A* Querschnitt durch ein frisches Rhizom, *B* Querschnitt durch ein getrocknetes Rhizom, *C* ein solcher durch eine Wurzel, *ko* Kork, *l* Luftlücken, *bal* Sekretgänge, *ca* Kambiumring, *ge* Gefäßgruppen, *m* Mark, *ho* Holzkörper. (GILG)

**Pulverdroge:** Das Pulver sieht dem von Radix Angelicae sehr ähnlich, aber die Stärkekörner der Angelikawurzel messen nicht über 5 $\mu$, sind häufig zusammengesetzt und die Balsamgänge sind von doppelter Weite (bis 200 $\mu$).

**Prüfung:** Unzulässig ist von Würmern zerfressene Droge. Die Bestimmung des ätherischen Öles, das schwerer als Wasser ist, ergibt Werte von etwa ½%.

**Inhaltsstoffe:** Ätherisches Öl, Cumarine.

**Verwendung:** Stomachikum, Diuretikum, Expektorans, Gewürz.

**DC.:** STAHL II.

**Wertbestimmung:** ÖAB 9, Ph. Helv. VI, DAB 7.

## Radix Liquiritiae (Süßholzwurzel), *Glycyrrhiza glabra*, Fabaceae (Papilionaceae)

**Vorkommen:** Südeuropa, Rußland, Kleinasien, China, Mongolei.

**Ganzdroge:** Die spanische Droge ist ungeschält und besteht aus den Ausläufern (Achsenteile, Stämme), die russische ist geschält und besteht aus Wurzeln und Ausläufern. Erstere, mit graubrauner Ober-

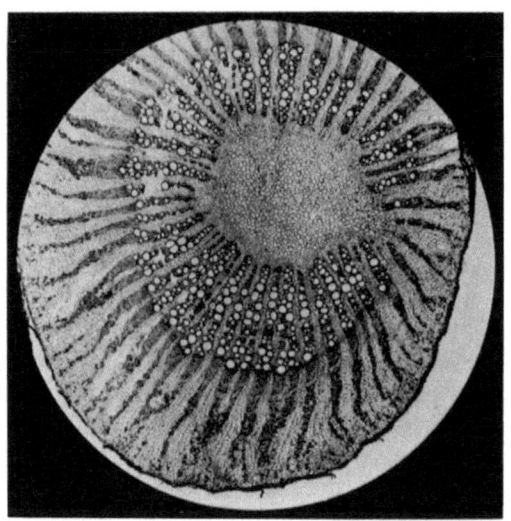

Abb. 278. Radix Liquiritiae, Querschnitt durch einen Ausläufer (Rhizom) mit Mark. (Vergr. 10fach.) (MOELLER)

fläche, längsrunzelig und querrissig, besitzt Wurzelnarben und Rinden-Höckerchen und sinkt in Wasser unter. Die geschälte schwimmt auf dem Wasser, ist gelb und schwach kantig vom Schälen, mit abstehenden Fasern (Bastfaserbündeln). Dicke 1–2 cm, Bruch splitterig-faserig. Querschnitt mit deutlicher Kambiallinie, radial gestreift (von Markstrahlen) besonders im Holz; Wurzel strahlig bis ins Zentrum,

Ausläufer als Achsenorgan mit Mark. Die Wurzel oft zerklüfteter als die Ausläufer. Geschmack süß.

**Schnittdroge:** Die Fragmente der geschälten Droge sind rein hell-gelb gefärbt, meist würfelig, von harter Konsistenz und faseriger Struktur. Auf einzelnen Stückchen sind die strahlige Struktur des Querschnittes, radiale Trockenrisse, ferner Kambium, Bast und Holz-

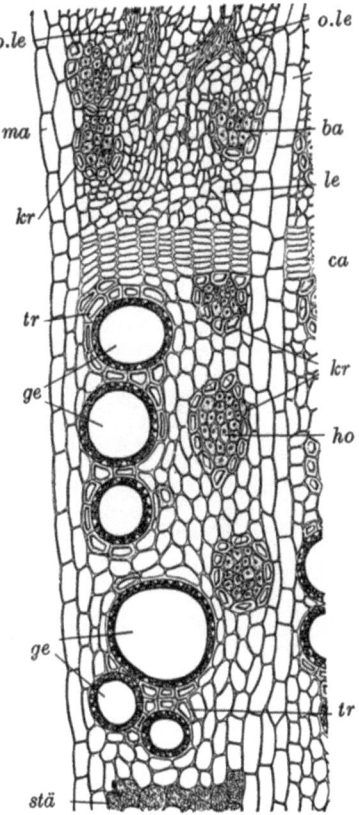

Abb. 279. Radix Liquiritiae, Querschnitt. *o.le* Obliteriertes Siebgewebe (Keratenchym), *ma* Markstrahlen, *ba* Bastfaserbündel, *kr* Kristallzellreihen, *le* funktionsfähiges Siebge-webe, *ca* Kambium, *ge* Gefäße, *tr* Tracheiden in der Nähe der Gefäße, *stä* Stärkeinhalt einiger Zellen gezeichnet, *ho* Holzfasern. (Vergr. 120fach.) (GILG)

strahlen gut zu erkennen. Die Stückchen leicht in der Längsrichtung spaltbar. Die ungeschälte Droge enthält außerdem noch Fragmente mit anhängendem braunem Kork.

**Mikroskopie:** Auf das Periderm folgt die sekundäre Rinde mit Baststrahlen und Markstrahlen (3–8reihig). In den Baststrahlen Bastfaserbündel in tangentialen Reihen, bestehend aus langen, stark verdickten Fasern, die von Kristallzellreihen mit Einzelkristallen begleitet werden. Keratenchym als verzweigte, hornige Flecke im Baststrahl deutlich sichtbar. In der Nähe des Kambiums die Siebröhren noch gut erhalten. Siebparenchym und die drei bis acht Zellen breiten Markstrahlen mit 10 μ großen Stärkekörnern, etwas Fetttropfen und wenige

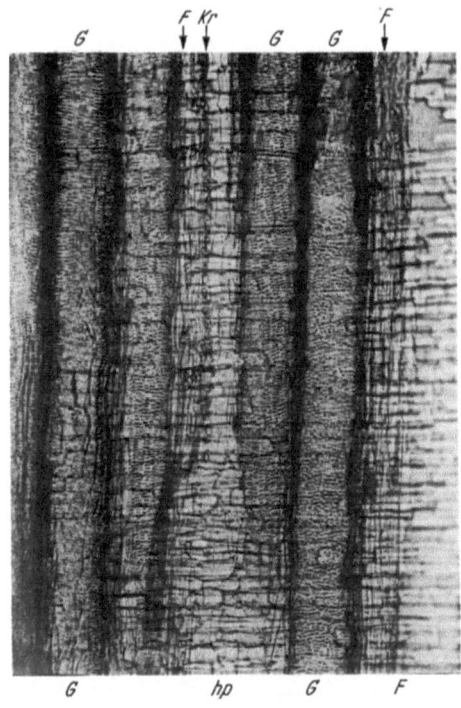

Abb. 280. Radix Liquiritiae, Radialer Längsschnitt durch das Holz. G Gefäße mit Spaltentüpfeln, hp Holzparenchym, F Holzfasern, Kr Kristallzellreihen. Die über den Schnitt quer darüberziehenden undeutlichen Zellzüge sind Markstrahlen. (Vergr. 65fach)

Oxalateinzelkristalle. Im Holzstrahl um 100 μ weite Gefäße und Tracheiden mit gelber, getüpfelter Wand, umgeben von getüpfelten Parenchymzellen. Die Holzfaserbündel aus stark verdickten Fasern mit Kristallzellreihen. Im Mark Stärke und Einzelkristalle.

**Pulverdroge:** Im gelben Pulver sind stark verdickte Fasern mit Kristallzellreihen, die gelben, hofgetüpfelten, kurzgliedrigen, dickwandigen Gefäße, ferner die kleinen, runden und ovalen Stärkekörner charakteristisch. Markstrahlzellen, quadratisch, laufen über Gefäß- und Faserfragmente. Einzelkristalle und dünnwandiges Parenchym. Ungeschälte Droge mit Korkschüppchen.

**Prüfung:** Im Pulver deuten größere typische Stärkekörner auf Verfälschung mit Mehl, Kork auf ungeschälte Droge, gelbe Kleisterklumpen auf Radix Curcumae und Sklereiden auf Olivenkernmehl. Ceratonia-Extrakt läßt sich nach Anreicherung mikroskopisch im Süßholzextrakt am Vorhandensein von Inklusen erkennen: Man bleicht eine 2%ige wäßrige Lösung des Extraktes mit 2% Kaliumchlorat und 5% HNO3, bis eine hell-zitronengelbe Flüssigkeit mit Bodensatz entsteht, zentrifugiert öfters mit HNO3 (verd.) und mikroskopiert das Sediment: Orangenfarbene Inklusen.

**Inhaltsstoffe:** Glycyrrhizin (Triterpenglykosid), Flavonoide.

**Verwendung:** Expektorans, Diuretikum, Spasmolytikum (Ulcus ventriculi!).

**DC.:** Ph. Eur., Ph. Helv. VI, DAB 7/2, STAHL II.

**Wertbestimmung:** WICHTL.

**Radix Ononidis** (Hauhechelwurzel), *Ononis spinosa,* Fabaceae (Papilionaceae)

**Vorkommen:** Mittel- u. Osteuropa, Balkan, Asien.

**Ganzdroge:** Die mehrköpfige, oberseits Stengelbasen tragende Wurzel ist holzig, außen faserig, graubraun, etwa 1 cm dick, durch tiefe Fruchen zerklüftet und gedreht oder flachgedrückt. Querschnitt unregelmäßig mit starken Einschnürungen, schmaler Rinde und exzentrischem, deutlich bis ins Zentrum strahligen Holzkörper mit ungleich weiten, hellen Markstrahlen (s. Abb. 283). Geschmack süßlich fade.

**Schnittdroge:** Die graubraunen, unregelmäßig buchtigen Stückchen zeigen am Querschnitt mit der Lupe deutlich den exzentrischen, strahligen Bau des gelblichen

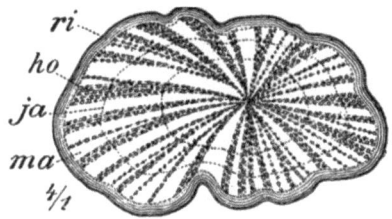

Abb. 281. Lupenbild eines Querschnittes durch Radix Ononidis. *ri* Rinde, *ho* Holz, *ja* Jahresringe, *ma* Markstrahlen. (Vergr. 4fach.) (GILG-BRANDT)

Holzkörpers mit bräunlichem Xylem und deutlichen, ungleich breiten Markstrahlen und die braune, schmale Rinde; dadurch läßt sich Ononis in Teegemischen leicht erkennen. Beim Betupfen mit Ammoniakflüssigkeit wird das Holz deutlich gelb.

**Mikroskopie:** Breites Periderm oder Borke. Baststrahlen mit dünnwandigem Parenchym, wenig Keratenchym und Bündel stark verdickter, von Kristallzellreihen begleiteten Bastfasern. Die Markstrahlen 1 bis 20 Zellen breit. In diesen und im Parenchym der Rinde Oxalateinzelkristalle. Das Kambium verläuft oft als wellig zackige, tief eingebuchtete Linie. Im Holzstrahl Hoftüpfelgefäße, feingetüpfeltes, verholztes Parenchym und Holzfaserbündel mit Kristallzellreihen. Im Wurzelparenchym kleine rundliche Stärkekörner. Kein Mark.

**Pulverdroge:** Reichlich kleinkörnige Stärke, stark verbogene und verdickte, ungetüpfelte Fasern und Kristallzellreihen neben Hoftüpfelgefäßen; braune Korkfragmente.

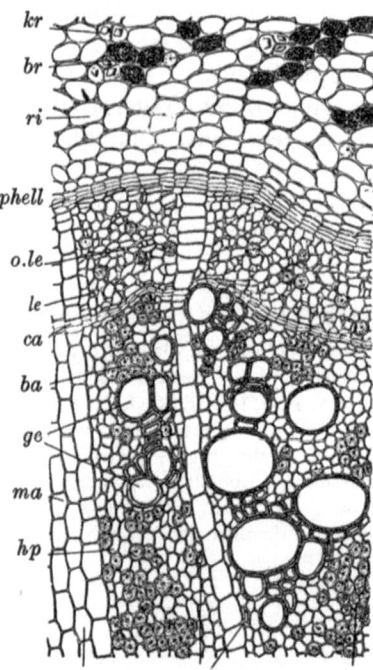

Abb. 282. Radix Ononidis, Querschnitt. *kr* Kristallzellen der Rinde, *br* Zellen mit tiefbraunem Inhalt, *ri* Rindenparenchym, *phell* sekundäre Phellogenschicht, die Rinde durchziehend und Borkenbildung verursachend, *o.le* obliteriertes (zusammengedrücktes, funktionsloses) Siebgewebe, *le* funktionsfähiges Siebgewebe, *ca* Kambium, *ba* Libriformfaserbündel, *ge* Gefäße, *ma* primäre Markstrahlen, *hp* Holzparenchym, *kr* Kristalle, *stä* Stärkeinhalt einiger Zellen gezeichnet. (Vergr. 150fach.) (GILG)

**Prüfung:** Wurzeln mit nicht zerklüftetem, ringförmigen Holzkörper deuten auf Verfälschung mit der saponinhaltigen Wurzel von Medicago sativa. Leicht möglich ist auch die Verfälschung mit einigen anderen Arten von Ononis oder Unterarten von Ononis spinosa, die jedoch kleine Verschiedenheiten im Bau, wie kreisrundes Kambium, Fehlen von Kristallzellreihen in Holz oder Rinde oder ein kleines Mark zeigen (Ononis spinosa ist marklos! [s. Abb. 281 u. 283]).

**Inhaltsstoffe:** Triterpensaponine, Flavonoide.

**Verwendung:** Diuretikum.

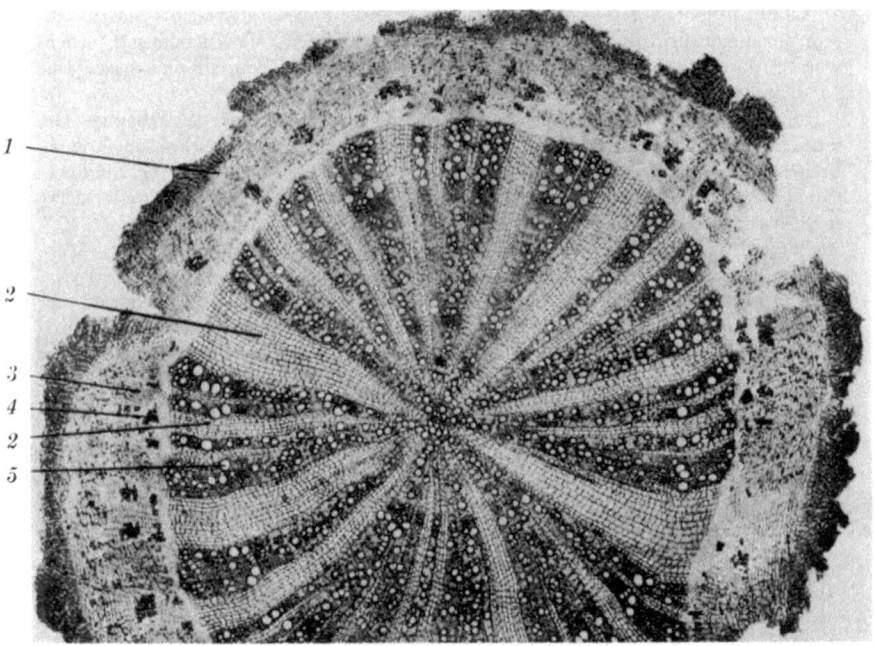

Abb. 283. Radix Ononidis. Querschnitt (strahlig bis ins Zentrum, typische Wurzel!);
*1* Borke, *2* Holzmarkstrahlen, *3* Baststrahl, *4* Oxalatkristalle im Rindenmarkstrahl,
*5* Gefäß im Holzstrahl. (Vergr. 30fach.) (FLÜCK)

**Radix Petroselini** (Petersilienwurzel), *Petroselinum sativum,* Apiaceae (Umbelliferae)

**Vorkommen:** Mittel- u. Südeuropa, Rußland, Indien, Nordamerika.

**Ganzdroge:** Die gelbweiße, grobrunzelige, etwas gedrehte, 2 cm dicke, der Länge
nach zerschnittene Wurzel. Der unebene Bruch zeigt eine helle, weißliche Rinde ohne
Fasern und wenig Siebgewebe; die nach innen folgende dunkle Linie entspricht Gruppen von englumigen Ölgängen (Lupe). Das außen zitronengelbe, innen weiße Holz,
zeigt in radialen Reihen angeordnete Gefäße. Im Holz bräunliche Markstrahlen. Fasern
fehlen. Im Parenchym kleine Stärkekörner, Geruch aromatisch, Geschmack bitter.

**Schnittdroge:** In Teegemischen die Droge erkennbar an den grobrunzeligen, gelbweißen bis rötlichgelben harten Stückchen mit deutlicher, dunkler Kambiallinie und radialer Streifung am Querschnitt. Bruch hornig-zäh. Ölgänge (Lupe) in der Rinde.

**Inhaltsstoffe:** Ätherisches Öl, Polyine.

**Verwendung:** Diuretikum, Stomachikum, Gewürz.

**Radix Pimpinellae** (Bibernellwurzel), *Pimpinella major, P. saxifraga,* Apiaceae
(Umbelliferae)

**Vorkommen:** Mittel- u. Südosteuropa.

**Ganzdroge:** Die 1–5 cm dicke, spindelförmige, längsrunzelige, graugelbe Wurzel
trägt oberseits ein derbes, feingeringeltes, oft mehrköpfiges Rhizom mit hohlen Stengelresten. Am Querschnitt eine stark zerklüftete, von geschlängelten, dunklen Linien
strahlig gestreifte Rinde und ein gelbweißer, schwach strahliger Holzkörper. Im Rhizom
Mark. Geruch aromatisch, Geschmack würzig scharf.

**Schnittdroge:** Dickere und dünnere, holzige, helle Stückchen, bedeckt mit runzeligem, graubraunem Kork. An einzelnen Fragmenten Narben von Wurzeln und Nebenwurzeln. Querschnittsbruchstücke sind ziemlich stark radial gestreift und zeigen eine 2 mm breite, weiße Rinde mit dunklen Sekreträumen.

**Mikroskopie:** Kork und kollenchymatisches Phelloderm. Rinde: Stärkehaltiges Gewebe, Ersatzfasern und zahlreiche, in radialen Streifen angeordnete Sekretgänge, deren Breite etwas variiert, jedoch meist unter 100 $\mu$ liegt. Im Holzkörper Gefäße, die ungefähr die Breite der Sekretgänge besitzen, wenige Fasern und verschieden breite Markstrahlen vorhanden. Mark parenchymatisch mit vielen kleinen Stärkekörnern.

**Pulverdroge:** Stärkereich und sieht dem Angelika-Pulver sehr ähnlich, doch kommen bei Pimpinella verholzte, dickwandige Fasern vor und die Sekretgänge sind enger.

**Prüfung:** Drogenstückchen mit weißer, breiter, zerklüfteter Rinde, wenigen, aber größeren Balsamgängen und bitterlich-beißendem Geschmack deuten auf Verfälschung mit Heracleum spondylium. Pastinaca sativa besitzt einen breiteren Holzkörper. Dieser ist 5–6mal so breit wie der Gesamtdurchmesser des Querschnittes. Andere Umbelliferenwurzeln besitzen über 100 $\mu$ breite Balsamgänge.

**Inhaltsstoffe:** Ätherisches Öl, Cumarine.

**Verwendung:** Stomachikum; bei Angina u. Bronchitis (?).

**DC.:** Ph. Helv. VI, STAHL II.

**Wertbestimmung:** Ph. Helv. VI.

**Radix Podophylli** (Podophyllwurzel), *Podophyllum peltatum,* Berberidaceae

**Vorkommen:** Östliches Nordamerika.

**Ganzdroge:** 5–6 mm dickes, dunkelbraunes, fein längsstreifiges Rhizom mit Anschwellungen (Abzweigung von Sprossen), auf diesen Niederblattnarben und Stengelnarben, unterseits Wurzelnarben und Stümpfe, selten die ganzen Wurzeln selbst. Am weißlichen Querschnitt das Rhizom von einem zweischichtigen Kork bedeckt. Im reichlich Stärke enthaltenden Grundgewebe über 20 kollaterale Gefäßbündel ohne Fasern, breite Markstrahlen und breite primäre Rinde. Der sekundäre Zuwachs an Xylem und Phloem ist gering, so daß die Gefäßbündel, abgesehen von ihrer Zahl, so aussehen, wie man sie bei jungen dikotylen Stämmen zu sehen gewohnt ist. Das parenchymatische Gewebe ist stark vermehrt. Oxalatdrusen oder Haufen von Oxalatkriställchen. Geschmack süßlich, dann bitter. (Querschnitt siehe die Einleitung zu den Wurzeln! S. 237, Abb. 234)

**Prüfung:** Der Harzgehalt soll 3% betragen. Zur Darstellung des Harzes wird ein alkoholisches Perkolat aus der Droge vom Alkohol befreit und in salzsaures Wasser geschüttet. Dabei fällt das Podophyllin als Niederschlag aus. Podophyllum emodi besitzt 10% eines etwa doppelt so stark wirksamen Harzes.

**Inhaltsstoff:** Flavolignane (Podophyllotoxine, Peltatine), Harz.

**Verwendung:** Drastikum, Cholagogum, Antimitotikum (Reinsubstanzen).

**DC.:** STAHL II.

**Wertbestimmung:** DAC.

# Radix Primulae (Himmelsschlüsselwurzel), *Primula veris, Pr. elatior,* Primulaceae

**Vorkommen:** Europa, Balkan, Kleinasien.

**Ganzdroge:** Das von zahlreichen Wurzeln allseits umgebene Rhizom ist etwa 5 mm dick, grobhöckerig, hornig braun. Die Wurzeln sind bei Primula veris hell, bei Pr. elatior braun, knapp 1 mm dick, lang und brüchig. Der Querschnitt mit unregelmäßigem Umriß ist häufig gestört und läßt einen dunklen Gefäßbündelring mit heller Rinde und Mark erkennen. Geruch nach Methylsalizylat, Geschmack kratzend.

**Schnittdroge:** Ca. 3 mm dicke, bräunliche, hornigharte, grobhökkerige Rhizomfragmente mit Wurzelnarben, jedoch selten anhaftenden

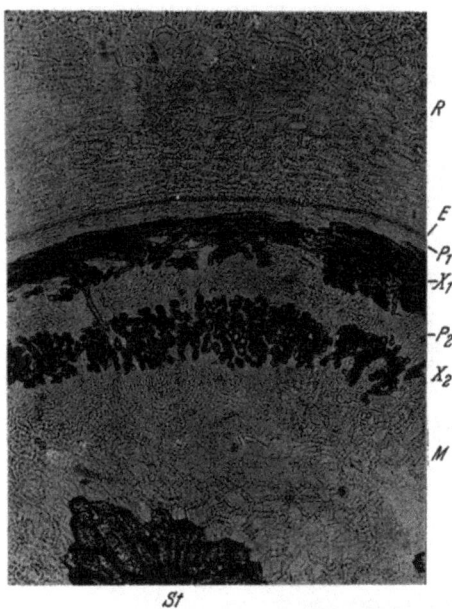

Abb. 284. Querschnitt durch das Rhizom von Primula elatior in der Nähe der Gefäßbündel. $R$ Rinde, $E$ Endodermis, $P_1$ Phloem des äußeren Gefäßbündelkreises, $X_1$ Xylem des äußeren Gefäßbündelkreises, $P_2$ Phloem des inneren Gefäßbündelkreises, $X_2$ Xylem des inneren Gefäßbündelkreises, $M$ Mark, $St$ Steinzellen, diese *fehlen* bei Primula veris! (Vergr. 85fach)

Wurzeln. Ferner zerbrochene, dünne, spröde Wurzeln von heller oder brauner Farbe. An Querschnittsbruchstücken der Gefäßbündelring deutlich. Stark saponinhaltig, schäumt beim Schütteln mit Wasser!

**Mikroskopie:** Braune, dünnwandige Epidermis. Das Grundgewebe (Rinde) aus derbgetüpfeltem, stärkehaltigem Parenchym, darin einzelne Zellen mit dunklen Inhaltsstoffen (Inklusen). Häufig die längsgetroffenen Bündel der ausmündenden Wurzeln zu sehen. Eine Endodermis mit Casparyschen Streifen umgibt die in zwei Kreisen angeordneten Gefäßbündel (je 10–20). Der erste Gefäßbündelkreis (knapp unter der Endodermis) zeigt schmales Phloem und im Xylem längsgetroffene Gefäße (diese versorgen nämlich die ausmündenden Wurzeln und sind daher längs getroffen). Nach innen schließt das Phloem und Kambium des zweiten Gefäßbündelkreises an und dann das Xylem, dessen Gefäße genau quer getroffen sind. Im Zentrum das Mark, ähnlich gebaut wie die Rinde, Zellen stärker verdickt und kollenchymatisch, mit Stärke und Inklusen. Primula elatior besitzt Steinzellen im Mark, während dies bei Primula veris nicht der Fall ist. Die Wurzel besitzt ein meist pentarches Bündel mit Endodermis, getüpfeltes Grundgewebe mit Stärke. Mark vorhanden, zuweilen jedoch sklerosiert und aus faserartigen Zellen bestehend (ältere Wurzeln).

**Pulverdroge:** Getüpfelte Parenchymzellen aus Mark und Rinde mit Stärke, lange Sklerenchymzellen aus alten Wurzeln. Tüpfel-Netzgefäße englumig, Zellen mit braunem Inhalt (Inklusen).

**Mikrochemie:** Saponinnachweis mit Blutgelatine: Man erhält bereits einige Sekunden nach dem Einlegen des Schnittes einen hämolytischen Hof, herrührend von einem stark hämolytisch wirksamen Saponin. Nachweis der Inklusen s. S. 424.

**Prüfung:** Im Handel findet sich meist Primula elatior, seltener P. veris. Bestimmung des hämolytischen Index.

**Inhaltsstoffe:** Saponine (Primulasäure und Elatior-Saponin), Methylsalizylatglykoside.

**Verwendung:** Expektorans.

**DC.:** DAB 7/2, STAHL II.

**Wertbestimmung:** ÖAB 9, DAB 7.

**Radix Pyrethri (romani)** (Bertramwurzel), *Anacyclus pyrethrum*, Asteraceae (Compositae)

**Vorkommen:** Mittelmeerländer.

**Ganzdroge:** Die zylindrische Pfahlwurzel ist tief längsfurchig, oberseits aufgetrieben, mit Querrinnen und einem weißlichen, haarigen Schopf (Blattreste) versehen. Bruch hart. Querschnitt: Schmale, braun punktierte Rinde und strahliger, markloser Holzkörper. Geschmack scharf brennend.

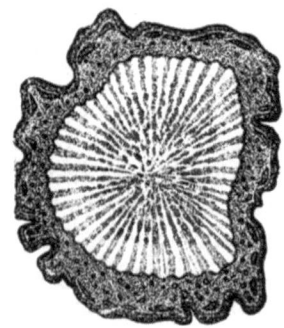

Abb. 285. Radix Pyrethri. Querschnitt. (Vergr. 3fach.) (MOELLER)

**Schnittdroge:** Helle, mit graubraunem Kork überzogene Stückchen. An Querschnittsbruchstückchen erkennt man eine schmale, dunkle Rinde mit Sekretgängen und einen hellen, strahligen Holzkörper. Konsistenz ziemlich hart. Keine Stärke mit Jod nachweisbar. Inulinreaktion positiv (Molisch-Reagens).

**Mikroskopie:** Im mehrschichtigen Periderm sind Lagen von Steinzellen eingebettet (Steinkork). In der Rinde viele Sekretbehälter in mehreren Kreisen angeordnet; ferner radial angeordnete Siebröhrenbündel und Markstrahlen. Im Holzkörper deutliche Holzstrahlen mit radial verlaufenden Gefäßen. Im Markstrahl wieder Sekretbehälter. Kein Mark. Inulin in Klumpen im Parenchym.

**Prüfung:** Als Verfälschung gelten die halb so dicken Wurzeln (mit breiter Rinde, ohne Steinkork) von Anacyclus officinarum (deutsche Bertramwurzel), obwohl sie ähnliche Inhaltsstoffe enthalten.

**Inhaltsstoffe:** Pyrethrine, ätherisches Öl.

**Verwendung:** Als Insectizid.

### Radix Ratanhiae (Ratanhiawurzel), *Krameria triandra*, Caesalpiniaceae

**Vorkommen:** Bolivien, Chile, Peru, Brasilien.

**Ganzdroge:** Die zylindrische, dunkelbraune, rissige, holzige, kaum verzweigte Wurzel zeigt grobfaserigen Bruch und am Querschnitt eine dunkelrotbraune, schmale, zähe Rinde und einen helleren, homogenen, schwach strahligen Holzkörper ohne Mark. Das Kernholz dunkler gefärbt. Geschmack stark zusammenziehend, bitter.

**Schnittdroge:** Gelbrote, splitterige Fragmente des Holzkörpers mit anhaftender, dunkelrotbrauner, außen glatter, schmaler Rinde; auch Borke vorhanden. An Querschnittsbruchstücken sind die schmale Rinde und der starke, kompakte, ziegelrote, nicht deutlich strahlige Holzkörper erkennbar.

**Mikroskopie:** Das dünnwandige Periderm enthält in vielen Zellen schwarze bis dunkelrote Inhaltsstoffe; Phelloderm schmal. Sekundäre Rinde mit einreihigen Markstrahlen, viel Keratenchym, Bastfaserbündeln aus mäßig verdickten, im Querschnitt unregelmäßigen, oval aussehenden, etwas zusammengedrückten, schief miteinander verwachsenen Fasern. Markstrahlen einzellig, in der Rinde verbreitert. Kristallsand in Form kleiner, prismatischer Calciumoxalatkristalle in Zellen in der Nähe der Fasern. Der Holzkörper kompakt mit Hoftüpfelgefäßen, englumigen Hoftüpfeltracheiden und einreihigen Markstrahlen. Grobgetüpfelte Holzparenchymzellen verlaufen in tangentialen Reihen. In allen Parenchymzellen Stärkekörner (5–30 $\mu$). Im Zentrum (Kernholz) brauner Farbstoff stark angereichert.

**Pulverdroge:** Stärkekörner und eine Menge von faserigen, stark verdickten, verzahnten Tracheiden und Gefäßbruchstücken mit Hoftüpfeln. Ferner dünnwandiges Parenchym und schwach verdickte, knorrige, zu anastomosierenden Verbänden vereinigte Bastfasern und tiefrotbraune Korkschüppchen, z. T. mit fast schwarzen Inhaltsstoffen. Calciumoxalatprismen, wie Kristallsand aussehend.

**Prüfung:** Andere Ratanhia-Sorten besitzen eine breitere Rinde und gelten ebenso wie kürzere, dünne, rotbraune, mit Stengel- und Blattresten versehene Wurzeln mit reichlichen Kristallen und bis fünf Zellen breiten Markstrahlen als Verfälschung.

**Inhaltsstoffe:** Catechingerbstoffe, Phlobaphene.

**Verwendung:** Adstringens (Mundwässer), Antidiarrhoikum.

**Wertbestimmung:** Ph. Eur., ÖAB 9, Ph. Helv. VI, DAB 7.

### Radix Rauwolfiae (Indische Schlangenwurzel), *Rauwolfia serpentina*, Apocynaceae

**Vorkommen:** Indien, Pakistan, Ceylon, Burma, Thailand, Java, USA.

**Ganzdroge:** Verschieden lange (2–12 cm), ca. 1,5 cm dicke, gebogene, gedrehte, selten verzweigte, stielrunde Wurzel; außen schwach runzelig, graugelb, bis hellbraun. Bruch unregelmäßig, weißgrau. Geschmack bitter.

**Mikroskopie:** Kork oft abgeblättert; sekundäre Rinde mit schmalen Phloemstreifen und Markstrahlen. In den Parenchymzellen Stärke. Steinzellen einzeln oder in Gruppen. Im tetrarchen Holzteil kleine, z. T. radial angeordnete Hoftüpfelgefäße. Holzfasern dickwandig, die Gefäße umschließend. Markstrahlen schmal, Zellen getüpfelt mit Stärke.

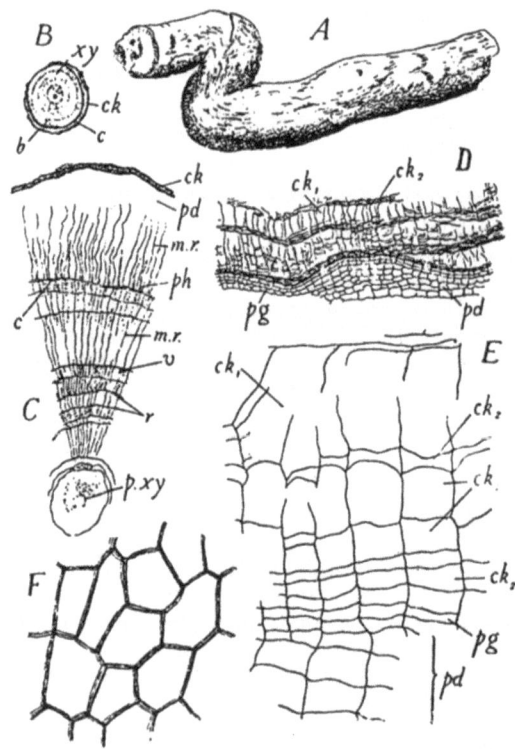

Abb. 286. Rauwolfia serpentina. *A* ganze Wurzel, *B* Querschnitt, *C* Querschnitt durch die Wurzel, Übersichtsbild, *D* Querschnitt durch die Rinde, *E* ein Teil von Abb. *D*, stark vergrößert, *F* Oberflächenschnitt des Korkes, *b* Rinde, *c* Kambium, *ck* Kork, *ck*$_1$ weitmaschige Korkzellen, *ck*$_2$ enge Korkzellen, *m.r.* Markstrahlen, *pd* Phelloderm, *pg* Phellogen, *p.xy* primäres Xylembündel, *r* Wachstumsringe, *v* Gefäße, *xy* Xylem. (Nach WALLIS und ROHATGI)

**Inhaltsstoffe:** Ca. 50 Alkaloide (mehrere Gruppen).
**Verwendung:** Verschiedene Wirkungen der einzelnen Alkaloidgruppen: Zentral dämpfend, blutdrucksenkend, normalisierend auf den Herzrhythmus. Psychiatrikum.
**DC.:** STAHL I.
**Wertbestimmung:** WICHTL.

**Radix Rhei** (Rhabarberwurzel), *Rheum palmatum,*
*Rh. tanguticum, Rh. officinale, Polygonaceae*

**Vorkommen:** China; Kultur: Europa, Rußland.

**Ganzdroge:** Das meist bis zum Kambium geschälte Rhizom besteht aus faustgroßen, plankonvexen oder unregelmäßig geschnittenen,
orangegelben Stücken mit netziger Zeichnung (rhombische Felderung)
auf der gewölbten Außenseite und glattem, körnigem Bruch. Querschnitt nur am Rande strahlig, dann folgt eine marmorierte Schicht
und weiter eine Zone rundlicher Strahlenkreise, die Masern. Das Zentrum unregelmäßig (s. Abb. 287). Auch an der Außenseite sind die
Masern als Kreise mit Strahlenkranz häufig zu sehen (ausmündende
Gefäßbündel). Der chinesischen Droge gleichwertig sind Wurzeln aus

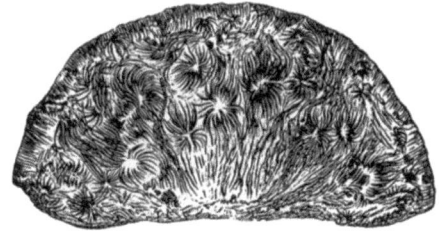

Abb. 287. Radix Rhei. Querschnitt (Lupenbild). (Gilg)

europäischen Kulturen von Rheum palmatum. Sie sind wesentlich
schmäler, leicht geschält und unterscheiden sich ferner von den Rhizomen durch den bis ins Zentrum strahligen Bau ohne Mark und Masern. Geruch charakteristisch, Geschmack bitter, herbe; beim Kauen
knirscht die Droge zwischen den Zähnen.

**Schnittdroge:** In Würfel geschnitten oder in kleinen, unregelmäßigen Brocken im Handel. Solche Stückchen werden an ihrer gelben
oder orangegelben Farbe, am mehr oder weniger rauhen, pulverigen
Äußern oder an der Marmorierung und Sprenkelung und körnigem,
nichtfaserigen Bruch, an der leichten Zerreiblichkeit und an der Rotfärbung mit Kalilauge erkannt. (Verwechslung möglich mit Cortex
Quebracho, die keine Rotfärbung gibt.)

**Mikroskopie:** Am Rand Phloemteile mit Keratenchym, lysigene
Schleimhöhlen und Markstrahlen sichtbar. Innerhalb des Kambiums
der schmale Holzkörper mit Markstrahlen und $100\,\mu$ breiten, nicht
verholzten Netzgefäßen im Holzstrahl. Dann folgt das Mark, in dem
sich die Masern, das sind anormal gebaute Gefäßbündel, im Querschnitt finden (s. Abb. 289). Diese versorgen die Wurzeln und bestehen aus einem 3–5 mm breiten Kambiumkreis. Innerhalb finden sich

19*

im Phloemteil Siebröhren und zuweilen lysigene Schleimhöhlen, außerhalb der Xylemteil, einzelne Gefäße und Parenchym, keine Fasern. Vom Zentrum der Maser aus ziehen radial verlaufende, geschlängelte Markstrahlen bis ins Xylem. Innerhalb des sogenannten Masernkreises sind die Masern meist längs getroffen und man findet daher in Längsschnitten auch dort Masern (quergetroffen, am Strahlenkranz erkennbar) an. Im Parenchym reichlich Stärkekörner, 12–20 μ groß, einfach oder zusammengesetzt. Ferner in größeren Parenchymzellen, im ganzen Rhizom verteilt, morgensternförmige Drusen aus Calziumoxalat, Durchmesser zumeist gegen 60 bis 120 μ. Oxymethylanthrachinone hauptsächlich in den Markstrahlen, in Klumpen.

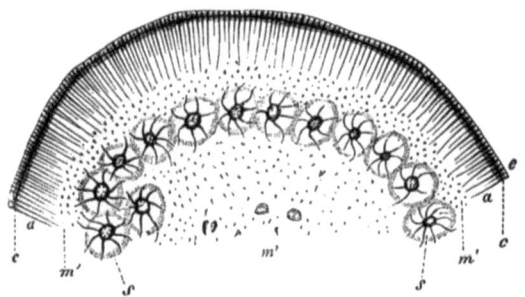

Abb. 288. Radix Rhei im Querschnitt, stark schematisiert. *e* Reste der abgeschälten Rinde, *c* Kambium, *a* Markstrahlen des Holzkörpers, *s* Masern, *m'* Grundgewebe.
(FLÜCKIGER und TSCHIRCH)

**Pulverdroge:** Auffallend sind vor allem die großen, morgensternförmigen Drusen. Ferner rundliche, bis 20 μ große Stärkekörner und Stärkeballen, durch Protoplasma verklebt, ferner stärkehaltiges, dünnwandiges, in Wasser leicht lösliche, gelbe Inhaltsstoffe enthaltendes Parenchym mit Interzellularen und Fragmente von Treppen- und Netzgefäßen. Gruppen dünner, langgestreckter Parenchymzellen stammen aus dem Siebteil, zusammengedrückte, weißglänzende, langgestreckte Elemente sind Keratenchym. Es fehlen Kork, Steinzellen, Fasern und verholzte Zellelemente. Im Glyzerin- oder Alkoholpräparat sieht man in vielen Zellen braune Inhaltsstoffe, die sich langsam lösen (Anthrachinonderivate).

**Mikrochemie:** Nachweis der Oxymethylanthrachinone: Im Schnitt erhält man durch Befeuchten mit Kalilauge eine diffuse Rotfärbung. Zweckmäßig verwendet man alkoholische Kalilauge, da hiermit die Lokalisation der Oxymethylanthrachinone in den Markstrahlen, die sich hierbei tiefrot färben, feststellbar ist. Dasselbe Bild erhält man, wenn man den Schnitt in Ammoniakatmosphäre längere Zeit verweilen läßt. Nachweis der Oxymethylanthrachinone durch Mikrosublimation: Man unterwirft die Droge bei 160–180° der Mikrosublimation und erhält gelbe Nadeln, die sich in Kalilauge mit blutroter Farbe lösen.

**Prüfung:** Vorhandensein schmaler, spindelförmiger, am Querschnitt bis ins Zentrum strahliger Droge deutet auf eine Verfälschung mit Rheum rhaponticum und Rheum undulatum. Doch ist dieses Merkmal nicht zuverlässig, da Wurzeln von Rheum officinale, das in Europa gepflanzt werden kann, auch strahligen Bau aufweisen. Im

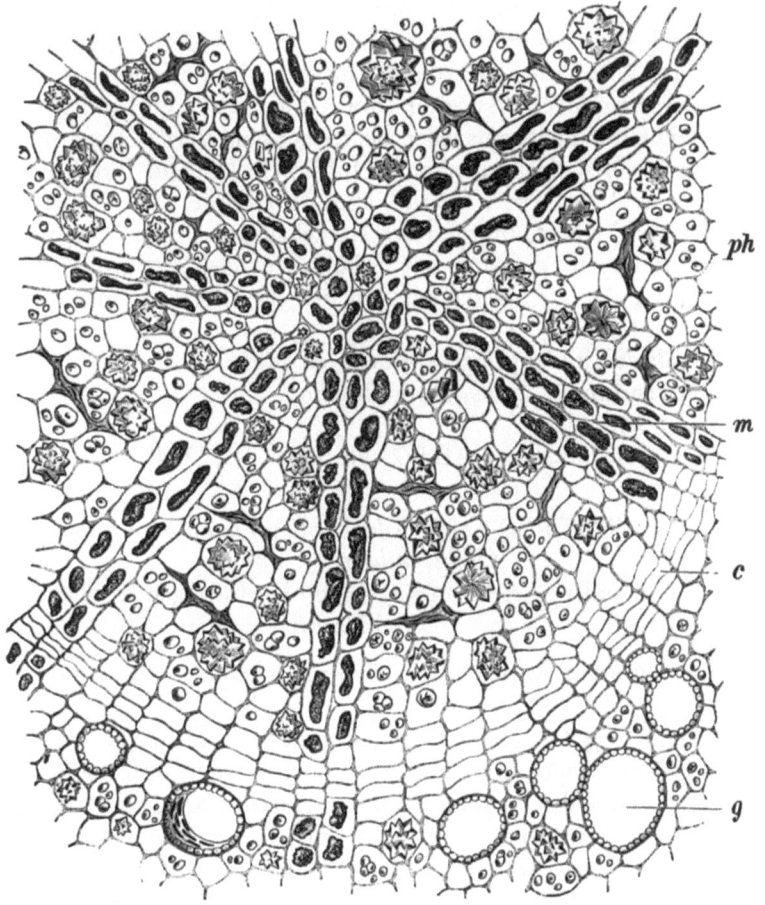

Abb. 289. Radix Rhei, Querschnitt einer Maser. Das Kambium *c* umgibt den zentralen Siebteil, dessen Markstrahlen *m* gelbe Inhaltsmassen führen und dadurch scharf abstechen von den aus Parenchym und Siebröhren zusammengesetzten Siebgewebepartien *ph*. Die Parenchymzellen enthalten teils Stärke, teils Drusen aus Calciumoxalat. Denselben Inhalt führt das Parenchym des Holzteils, welcher jedoch leicht kenntlich ist an den großen Gefäßen *g*. (Vergr. 100fach.) (MOELLER)

trockenen Pulver sowie auch an ganzen Stücken sind Rhapontik-Partikelchen an der intensiven blaugrünen Fluoreszenz im UV-Licht, auch unter dem Mikroskop deutlich zu erkennen, während der offizinelle Rhabarber nur eine bräunliche Färbung aufweist. Auch an dem auf einem Filterpapierstreifen erhaltenen getrockneten Kapillarbild oder mittels DC (s. u.) läßt sich an der Fluoreszenz ein Rhapontikgehalt erkennen. Tinkturen oder andere Auszüge können so auf Vorhandensein von Rhapontik geprüft werden. Verursacht wird die Fluoreszenz durch das nur in Rheum rhaponticum vorkommende Rhapontizin, ein Glukosid des Trioxymethoxystilbens. Am Schnitt schwarzfleckiger oder von Würmern zerfressener Rhabarber ist unzulässig, ebenso ein mit Curcumapulver bestreuter (Borax-Reaktion). Vorhandensein großer getüpfelter Epidermiszellen deutet auf eine Verfälschung mit Mandelpulver, Kristallzellreihen und Hoftüpfelgefäße auf Liquiritia, Sklereiden auf Olivenkerne, fremde, über 35 $\mu$ große, evtl. eckige Stärkekörner auf Beimengung anderer stärkehaltiger Drogen (Mehl), gelbe Kleisterklumpen, die sich mit Alkoholschwefelsäure rot färben, auf Curcuma-Pulver. Anwesenheit von viel Sandkörnern oder Ocker ist unvorschriftsmäßig.

**Inhaltsstoffe:** Anthraglykoside, Gerbstoffe.
**Verwendung:** Laxans, Stomachikum.
**DC.:** STAHL II.
**Wertbestimmung:** ÖAB 9/2, Ph. Helv. VI, DAB 7.

### Radix (Tuber) Salep (Salepknolle), *Platanthera bifolia*, *Orchis militaris*, *O. morio* und andere Arten mit kugeligen bis eiförmigen Knollen, Orchidaceae

**Vorkommen:** Mitteleuropa, Balkan, Kleinasien, Rußland, Ägypten.

**Ganzdroge:** Die abgebrühten, rundlich-herzförmigen, hornig-harten, bis 4 cm langen Knollen tragen oberseits eine Abbruchnarbe des Stengels und sind am Querschnitt transparent-hornig. Es handelt sich hier um eine Wurzelknolle mit stark entwickeltem Parenchym.

**Schnittdroge:** Die zerstoßenen Stücke sind an der Bruchfläche hornig, durchscheinend, hart, glänzend und zeigen keinerlei Struktur, sind von gelber und braungelber Farbe und einer gewissen Transparenz; mit Jod tritt Blauschwarzfärbung ein.

**Mikroskopie:** Die Epidermis ist durch Abreiben entfernt. Es folgen zusammengefallene Zellen mit Oxalatraphiden. Das Wurzelparenchym (Grundgewebe) ist zartwandig, besteht aus kleineren, stärkehaltigen Zellen und größeren (bis etwa 0,5 mm messenden), mit Schleim erfüllten Zellen. Die Stärke ist durch das Abbrühen völlig verquollen, so daß nur noch Kleisterballen sichtbar sind. Grenzen zwei Schleimzellen aneinander, so sieht man an der Trennungswand ein Netzwerk, das aus den, der Wand anliegenden Verdickungsleisten besteht (s. Abb. 291). In den Ecken der Netzmaschen erheben sich nadelförmige Spitzen. Ferner in Schleimzellen kleine Raphidenbündel. Im äußeren Teil der Knolle findet sich, im Parenchym eingebettet, ein Kreis undeutlicher, radial gebauter Gefäßbündel (stammend von den die Knolle bildenden Wurzeln) mit wenig englumigen Spiralgefäßen und eigener Endodermis.

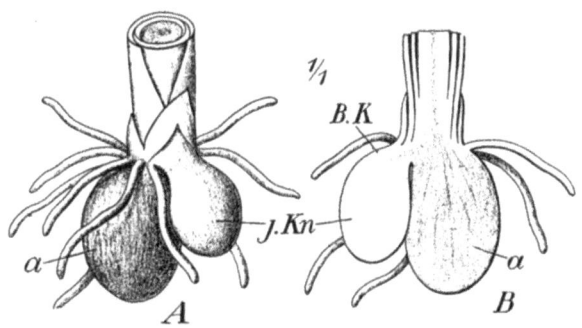

Abb. 290. Radix Salep. *A* Knollen einer blühenden Pflanze, *B* dieselben längs durchschnitten (¹/₁). *a* alte, vorjährige Knolle, *j.Kn* junge, diesjährige Knolle, die nächstes Jahr die Blütenknospe *B.K.* zur Entwicklung bringen wird. (GILG)

**Pulverdroge:** Im weißen Pulver fast nur Stärkezellen mit Kleisterklumpen und Schleimzellenfragmente mit Schleimbrocken, welch letztere sich in Wasser bald lösen. Im Chloralhydratpräparat die netzigen Wandverdickungen zwischen den Schleimzellen deutlich. Selten ein Spiralgefäß. In einzelnen Schleimzellen Calciumoxalatraphiden. Um die Schleimklumpen zur Ansicht zu bringen, sieht man das Pulver zweckmäßig in Glycerin an, wobei der Schleim ungelöst bleibt. Ein besseres Bild erhält man, wenn man das Pulver in Jodglyzerin einträgt: Die Kleisterklumpen färben sich blauschwarz, die Schleimklumpen braungelb. Im Pulvergemisch läßt sich Salep schon bei makroskopischer Betrachtung des Choralhydratpräparates erkennen: Dieses ist durchscheinend punktiert von den gequollenen Salepteilchen, die die anderen Pulverbestandteile wegdrängen.

**Mikrochemie:** Nachweis von Schleim mit Tuscheaufschwemmung.

**Prüfung:** Händchenförmige Knollen, die zwar dieselben Inhaltsstoffe enthalten, sind nicht erlaubt (s. Abb. 292). Verwechslungsmöglichkeit besteht mit den giftigen Knollen von Colchicum autumnale und Arum maculatum. Erstere besitzen eine Rille vom herablaufenden Stengel. Fett- und stärkehaltig sind die Knollen von Cyperus esculentus.

**Inhaltsstoffe:** Schleim, Stärke.

**Verwendung:** Mucilaginosum (einhüllend, reizmildernd), bei Diarrhoe der Kinder.

**Wertbestimmung:** ÖAB 9.

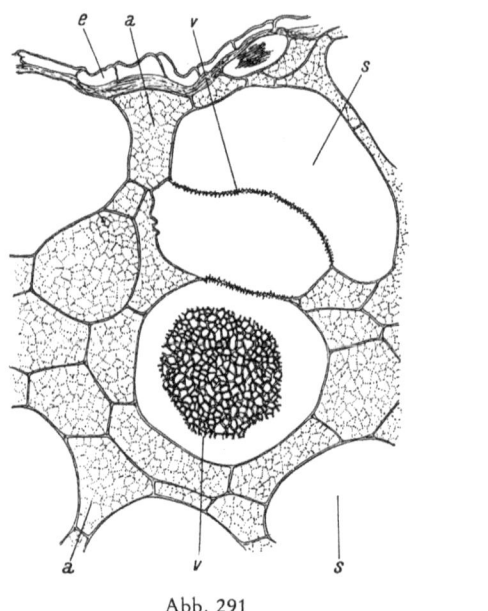

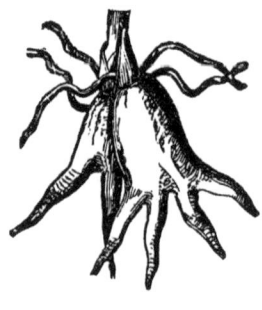

Abb. 291                                        Abb. 292

Abb. 291. Radix Salep, Querschnitt. *e* Epidermis, *a* verkleisterte Stärkekörner, in den Zellen der Stärkeinhalt durch Punktierung angedeutet, *s* Schleimzeilen, *v* die Wandverdickungen derselben, in der Flächenansicht wegen der Krümmung der Zellwände nicht bis zum Zellrande eingezeichnet. (Vergr. 100fach.) (BRANDT und WASICKY)

Abb. 292. Wurzelknollen von Gymnadenia odoratissima (Händchen). (GILG)

**Radix Saponariae albae** (Weiße (levantinische) Seifenwurzel), *Gypsophila paniculata,* *G. arrostii,* Caryophyllaceae

**Vorkommen:** Südosteuropa, Mittelmeerländer, Kleinasien, Asien.

**Ganzdroge:** Bis 5 cm dicke, außen graubräunliche, längsrunzelige Wurzel mit hellem Querschnitt. Rinde bräunlich, 2–3 mm dick; Holzkörper radialstreifig mit Jahresringen. Sizilianische Droge ähnlich gebaut, jedoch schmäler (2–3 cm) und ohne Jahresringe. Geschmack kratzend.

**Mikroskopie:** Kork mit verdickten Außenwänden, Leptomstrahlen ohne Fasern. Markstrahlen außen verbreitert. In den Holzstrahlen kurze Hoftüpfelgefäße und Zonen verholzter Fasern. In den Parenchymzellen große Oxalatdrusen, Saponinklumpen und Stärke. Sizilianische Droge: Schwach verdickte Steinzellen in Rinde und Markstrahlen, Netzgefäße; keine Stärke.

**Mikrochemie:** Saponinnachweis mit Blutgelatine. Haemolyse tritt sehr rasch ein.

**Inhaltsstoffe:** Saponine (bis zu 20%).

**Verwendung:** Zur Herstellung von Saponin pur. alb. (Merck), das als Standardsaponin und in der Technik verwendet wird.

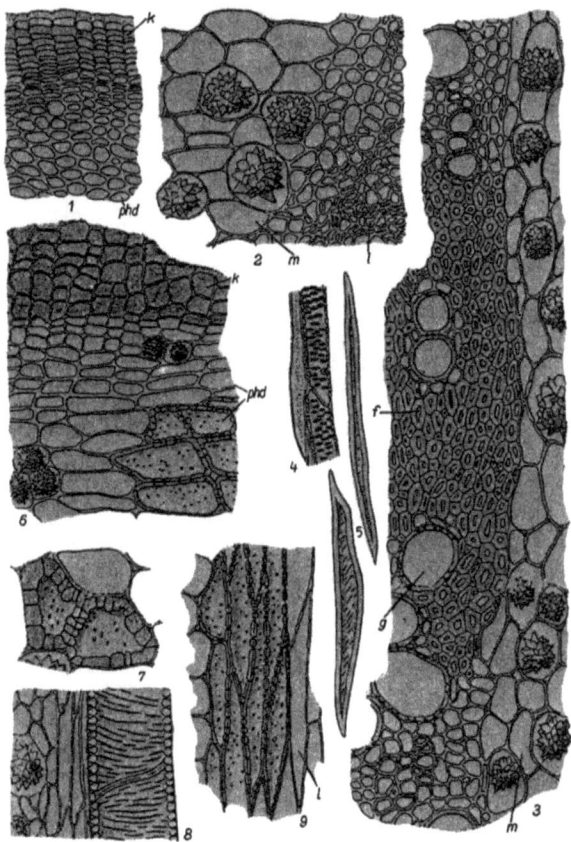

Abb. 293. Radix Saponariae albae. *1–5* Levantiner Sorte (Gypsophila paniculata). *1* Querschnitt durch Kork und Phelloderm, *2* durch die mittlere Partie der sekundären Rinde, *3* durch eine Jahreszuwachszone des Holzkörpers; *4* Gefäß und Ersatzfaser im Längsschnitt. *5* Isolierte Fasern. *6–9* Sizilianische Sorte (G. arrostii). *6* Querschnitt durch Kork und Phelloderm; *7* Steinzellen der sekundären Rinde; *8* Gefäß, Holzparenchym und Markstrahl im Tangentialschnitt, *9* spindelförmige Fasern der sekundären Rinde. (Vergr. 200fach.) *phd* Phelloderm, *k* Kork, *m* Markstrahl, *l* Leptom, *f* Fasern, *g* Gefäße. (THOMS)

**Radix Saponariae rubrae** (Rote Seifenwurzel), *Saponaria rubra,* Caryophyllaceae

**Vorkommen:** Europa, Balkan, Rußland, Asien, USA.

**Ganzdroge:** Die lange, bis 5 mm dicke, rotbraune, stielrunde, längsrunzelige, in dünne Nebenwurzeln verzweigte Wurzel trägt oberseits einen knotigen Stengelrest mit abblätternder Rinde. Bruch hart. Am Querschnitt eine helle Rinde und ein zitronengelber, nicht strahliger Holzkörper. Auch Ausläufer (Achsengebilde) vorhanden, deren Holzkörper hohl ist. Geschmack süßlich-bitter, kratzend.

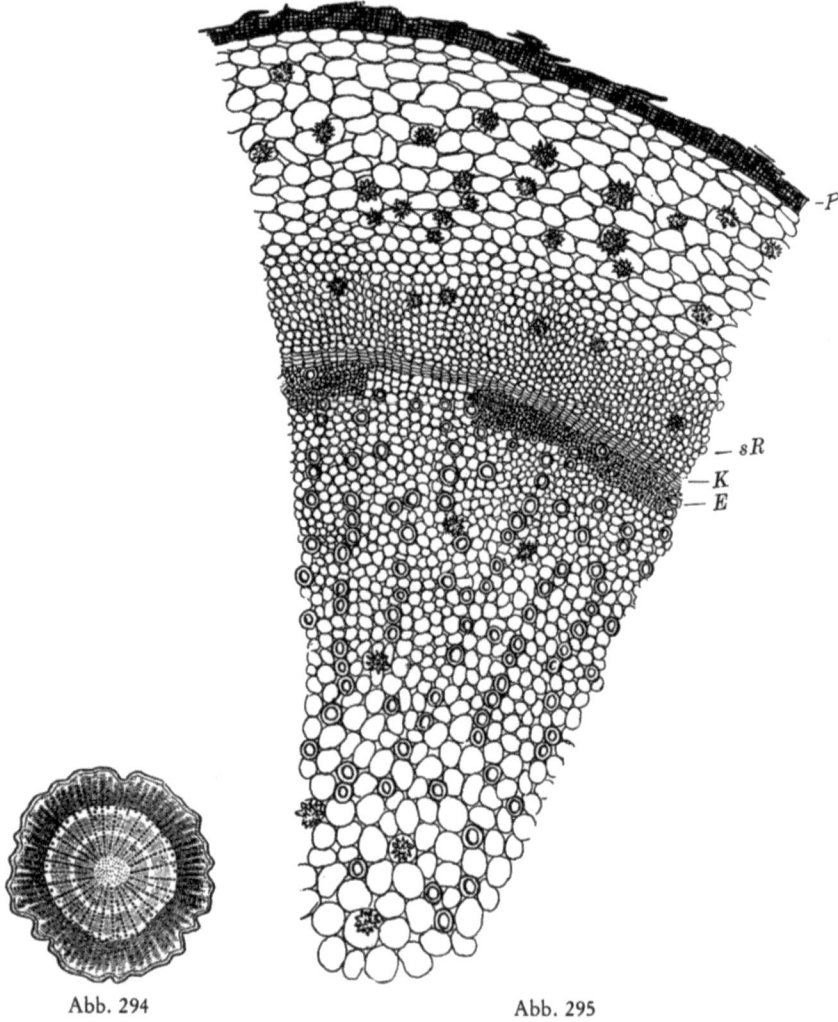

Abb. 294                              Abb. 295

Abb. 294. Radix Saponariae rubrae. Querschnitt. (Vergr. 5fach.) (GILG)
Abb. 295. Radix Saponariae rubrae, Querschnitt. *P* Periderm, *sR* sekundäre Rinde,
*K* Kambium, *E* Ersatzfasern. (Vergr. 80fach.) (GILG)

**Schnittdroge:** Stückchen mit rotbraunem, tiefrunzeligen Äußeren, am Querschnitt mit dünner weißlicher Rinde und leuchtend gelbem Holzkörper, meist 2–3 mm dick. Hohle Stengelfragmente. Keine Stärke, aber Saponin (s. unten).

**Mikroskopie:** Dunkelbraunes, dünnwandiges Periderm, sekundäre Rinde mit Siebröhrengruppen und Calciumoxalatdrusen oder Kristallsand in einzelnen Zellen. Holzkörper mit schmalen Netzgefäßen, die etwas strahlig angeordnet sind. In älteren Wurzeln eine Zone von Ersatzfasern und getüpfelten Fasern im äußeren Teil. Parenchym überwiegt. In allen Parenchymzellen wasserlösliche Saponinklumpen (in Glyzerin sichtbar), keine Stärke. Drusen und Oxalatsand auch hier. Stengelrest mit sekundärer Peridermbildung in den äußeren, Fasern und Stabzellen enthaltenden Rindenteilen. Holzkörper hohl, mit Hoftüpfelgefäßen.

**Pulverdroge:** Im bräunlichen Pulver findet sich viel derbwandiges, stärkefreies Parenchym, Korkschüppchen, Netz- und Hoftüpfelgefäße, Oxalatdrusen und Kristallsand. Selten verholzte Fasern.

**Mikrochemie:** Nachweis von Saponin. Mit Blutgelatine erhält man nach kurzer Zeit einen breiten hämolytischen Hof. Lokalisation: Hauptmenge des Saponins in der Rinde, weniger im Holz. Im Periderm nur wenig Saponin. Saponinnachweis s. unter Mikrochemie S. 400 ff.

**Prüfung:** Weiße, saponinhaltige, größere Stücke in der Schnittdroge würden auf Saponaria alba deuten, die jedoch Steinzellen enthält. Hohle Stengelstücke mit Kristallsand würden von Solanum dulcamara stammen. Der hämolytische Index soll bei pH = 7,4 und Rinderblut etwa 1000 betragen.

**Inhaltsstoffe:** Saponine.

**Verwendung:** Expektorans.

## Radix Sarsaparillae (Sarsaparillwurzel), *Smilax utilis* und andere S.-Arten, Liliaceae

**Vorkommen:** Honduras, Guatemala, Nicaragua und andere tropische Länder.

**Ganzdroge:** Die Handelssorten werden meist nach ihrer Herkunft bezeichnet. Honduras- (S. utilis) und Veracruz-Wurzeln (S. aristolochiaefolia), die bedeutendsten Sorten, sind meist auf lange Strecken von gleichbleibender Dicke (3–5 mm), erstere flach-längsfurchig, graugelb, letztere tiefgefurcht, dunkelbraun. Querschnitt im Umriß wellig bis zackig; im äußeren Teil mehlig oder braun hornig, mit gelblichem Zentralzylinder (radiäres Bündel) und weißem Mark. Unter der Lupe die darin vorkommenden breiten Gefäße als Löcher erkennbar. Geschmack schleimig-kratzend.

**Schnittdroge:** Charakteristisch sind gleich dicke, außen braungelbe Stückchen mit rundlichem (Honduras) oder zackigem (Veracruz) Querschnitt. An diesen die weißliche, breite Rinde und der dunklere, gelbbräunliche Zentralkörper mit deutlichen feinen Poren (Gefäßen) sichtbar. Auf Grund des Querschnittes ist die Droge in Teegemischen leicht zu erkennen.

**Mikroskopie:** Beide Drogen sind monokotyle Wurzeln, prinzipiell gleich gebaut, mit Epidermis (selten zu Wurzelhaaren ausgewachsen), darunter Hypodermzellen, stärkehaltiges, getüpfeltes Parenchym mit

Oxalatraphiden. Tüpfel in der Querwand der Parenchymzellen im Chloralpräparat deutlich zu sehen! Der Zentralzylinder von einer Endodermis, bestehend aus stabförmigen, langgestreckten, verholzten, am Querschnitt quadratischen Zellen, umgeben. Darunter das zweireihige Perizykel aus getüpfelten Stabzellen. Das 30strahlige, radiäre Gefäßbündel besteht hauptsächlich aus verdickten Fasern, in denen

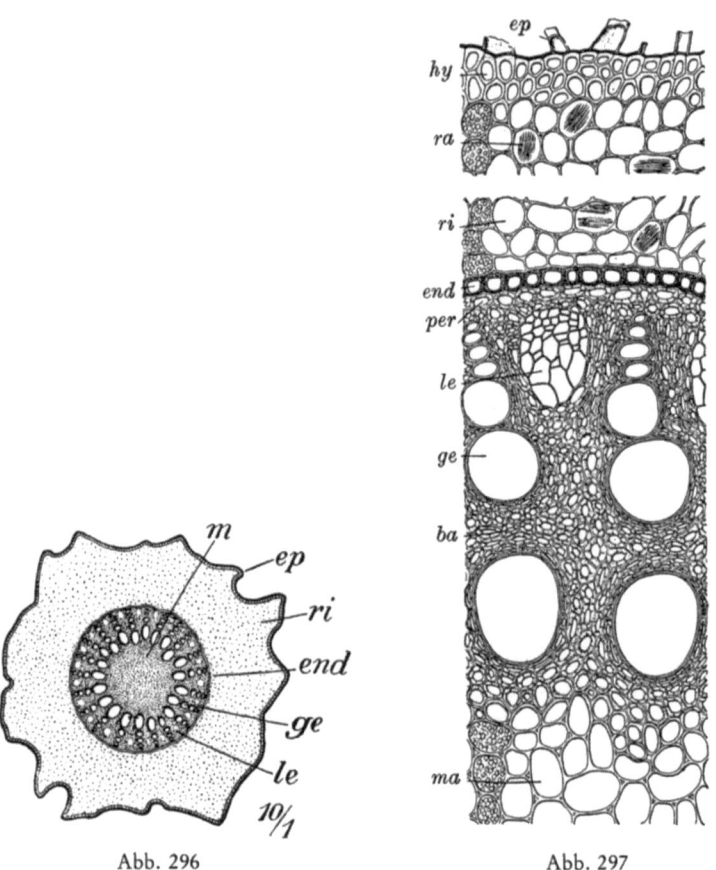

Abb. 296                    Abb. 297

Abb. 296. Radix Sarsaparillae (Honduras). Querschnitt, Lupenbild. (Vergr. 10fach.) *ep* Epidermis und Hypodermis, *ri* Rinde, *end* Endodermis, *ge* Gefäße, *le* Leptomgruppen, *m* Mark. (GILG)

Abb. 297. Radix Sarsaparillae (Honduras). Querschnitt. *ep* Epidermisreste, *hy* Hypodermis, schwach hufeisenförmig verdickt, *ra* Raphidenzellen, *ri* Rindenparenchym, davon einzelne Zellen mit ihrem Stärkeinhalt gezeichnet, *end* Endodermis, gleichmäßig verdickt, *per* Perikambium (Perizykel), *le* Siebteil, *ge* Gefäße, *ba* bastfaserartig entwikkeltes Grundgewebe, *ma* Mark, einzelne Zellen mit Stärke erfüllt gezeichnet. (Vergr. 100fach.) (GILG)

Gefäße und Siebteile abwechselnd eingelagert sind. Erstere nehmen von außen nach innen an Größe zu, letztere stellen kleine, ovale, knapp unter dem Perizykel im Kreise angeordnete Gebilde (0,25 mm ∅) mit zartzelligem Siebgewebe dar. Zwischen den Siebteilen Fasern und kleine Gefäße. Im Zentrum findet sich stärkehaltiges Mark. Die *Honduras-Sorte* besitzt schwach hufeisenförmig verdickte Hypodermzellen und gleichmäßig verdickte Endodermiszellen. Die *Veracruz-Sorte* besitzt an den Außenwänden stärker verdickte Hypodermzellen und u- bis v-förmig verdickte, etwas radial gestreckte En-

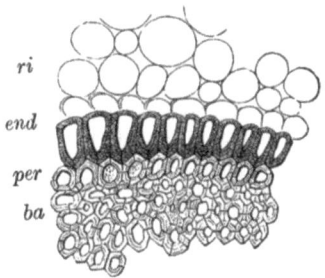

Abb. 298. Querschnitt durch die Veracruz-Sarsaparilla in der Nähe der Endodermis. *ri* Rindengewebe, *end* Endodermis, aus u-förmige verdickten Zellen bestehend, *ba* bastfaserartig entwickeltes Grundgewebe des Zentralstranges, *per* Perizykel. (Vergr. etwa 200fach.) (FLÜCKIGER und TSCHIRCH)

dodermiszellen. Außerdem sind hier die Stärkekörner infolge Trocknens über Feuer häufig verkleistert.

**Pulverdroge:** Viel Stärke und stärkehaltiges Parenchym, Faserbruchstücke und Hoftüpfelgefäße. Ferner gelbbraune Fragmente der Endodermis und des Hypoderms, die stärker verdickt und wenig getüpfelt sind, schließlich auch einzelne Oxalatraphiden. An der Form der Endodermis- und Hypodermzellen und an der verkleisterten Stärke erkennt man die Veracruz-Sorte.

**Mikrochemie:** Nachweis des Saponins: In Blutgelatine entsteht nach etwa 1/2–5 Minuten ein hämolytischer Hof. Lokalisation: Die Hauptmenge des Saponins findet sich in der Rinde. Auch in der Epidermis und im Hypoderm scheint zuweilen Saponin vorzukommen. Gefäßbündel und Mark sind frei von Saponin. Bei einzelnen Drogen wurden jedoch auch in den Phloemteilen geringe Mengen Saponin gefunden (s. Abb. 363).

**Prüfung:** Das Vorhandensein anderer, auch Saponin enthaltender Sarsaparilla-Sorten kann im Querschnitt an der Verschiedenheit der Endodermis-, Epidermis- und Hypodermzellen und an der Gegenwart von Oxalatprismen, Sklereiden und verholztem Parenchym oder Farbstoffschollen erkannt werden.

Von anderen Sarsaparilla-Sorten seien noch genannt: Costa Rica-(rötlich gefärbt), Jamaica-, Guayaquil- und Lima-Sarsaparilla. Steinzellen, Kork, Sekretzellen, größere Stärkekörner deuten auf eine Verfälschung mit anderen Pflanzen. Für die Beurteilung der Droge ist der Saponingehalt am wichtigsten. Wertbestimmung durch den hämolytischen Index.

**Inhaltsstoffe:** Steroidsaponine.

**Verwendung:** Blutreinigungs- u. Stoffwechselmittel, Diuretikum.

**DC.:** STAHL II.

**Radix Scammoniae** (Scammoniawurzel), *Convulvolus scammonium*, Concolvulaceae

**Vorkommen:** Balkan, Südrußland, Kleinasien, Syrien, Mesopotamien.

**Ganzdroge:** Die Droge besteht aus Querscheiben, stammend von einer walzenförmigen, längsfurchigen Hauptwurzel von braungrauer Farbe, bei denen an der Schnittfläche im Mark eine Anzahl dunkler, unregelmäßig geformter Holzkörper auf hellem Grunde erkennbar sind. Auch längsgeschnittene Stücke sind vorhanden. Abgesehen von unter dem Kork liegenden Steinzellen mit Einzelkristallen finden sich im Grundgewebe große Bündel mit ringförmigen Kambium, im Innern zerklüftetes Holz führend, außen Siebteil mit Harzzellen.

**Schnittdroge:** Unregelmäßige, helle, graubraune Stückchen und zahlreiche dicke Faserstränge.

**Inhaltsstoffe:** Harz (Glykoretine; Convolvulinsäure u. Derivate).

**Verwendung:** Laxans.

**DC.:** DAC.

**Wertbestimmung:** DAC.

### Radix (Bulbus) Scillae (Meerzwiebel), *Urginea maritima*, Liliaceae

**Vorkommen:** Mittelmeerländer, Indien, Südafrika, USA.

**Ganzdroge:** Die getrockneten, in Streifen geschnittenen, mittleren, fleischigen Niederblätter des Rhizoms sind hornige, harte, kantige, verbogene, glatt brechende Streifen mit stark hervortretenden Kanten. Sie sind z. T. durchscheinend, von weißlicher oder braunroter Farbe, je nachdem, ob die weiße oder rote Varietät vorliegt. Die Droge ist stark hygroskopisch und wird in feuchtem Zustand zäh und weich. Geschmack schleimig-bitter. In zerkleinertem Zustand an den hornigen, durchscheinenden, brüchigen Stückchen und dem bitteren Geschmack leicht zu erkennen.

**Mikroskopie:** Die Zwiebelschalen als Blattorgane besitzen beiderseits eine Epidermis mit polygonal gestreckten Seitenwänden und kreisrunde Spaltöffnungen; Mesophyzellen groß, isodiametrisch, dünnwandig; sie enthalten farblose, amorphe, in Wasser leicht lösliche Inhaltsmassen (Kohlehydrat Sinistrin). Außerdem langgestreckte, schleimführende Zellen mit nicht verkorkter Wand, von denen jede ein Raphidenbündel aus Calciumoxalatnadeln führt. Zwei Sorten von

Raphiden: Kleine von etwa 50 $\mu$ und beiderseits fein zugespitzt; große, bis 500 $\mu$ lang, an einem Ende nadelförmig zugespitzt, am anderen oft abgestutzt, mit einer Dicke von 15 bis 20 $\mu$. Gefäßbündel kollateral, faserfrei und von einer, kleine Stärkekörner beinhaltenden Scheide umgeben; sie führen Spiralgefäße und Siebröhren. Die rote Varietät enthält in den Mesophyllzellen rote bis bräunliche Inhaltsstoffe (Pigment).

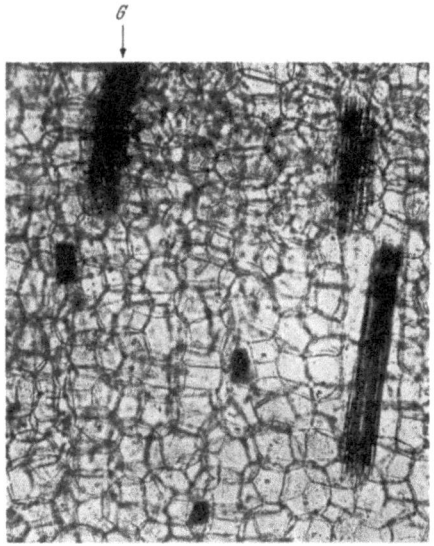

Abb. 299. Radix Scillae. Schnitt durch das Niederblatt des Rhizoms. G Gefäßbündel. Ferner 2 große und 3 kleine Rhaphidenbündel sichtbar. (Vergr. 190fach)

**Pulverdroge:** Charakteristisch sind die Raphiden zweierlei Größe. Im übrigen dünnwandiges Parenchym. Spärliche Spiralgefäße und selten eine Epidermis. Vorhandensein der roten Varietät an dem Pigment erkennbar.

**Prüfung:** Unzulässig ist feuchtes, zusammengebacktes Pulver. Verfälschungen sind mikroskopisch leicht nachweisbar. Die Bestimmung der herzwirksamen Glykoside kann auf biologischem Wege wie bei Digitalis erfolgen. Es hat sich ergeben, daß die weiße Varietät mehr herzwirksame, therapeutisch wichtige Glykoside enthält, während in der roten Varietät sich das für Nager (Ratten) spezifisch toxische (in der trockenen Droge bereits weitgehend zersetzte) Scillirosid findet. Dieses besitzt zwar auch Herzwirksamkeit und steht dem Scillaren A nahe. Da die rote Varietät jedoch weniger therapeutisch wichtige Herzglykoside enthält, ist für die arzneiliche Verwendung die weiße Varietät zu bevorzugen.

**Inhaltsstoffe:** Herzwirksame Glykoside (Bufadienolide, z. B. Scillaren). (Rote Varietät enthält Scillirosid (Rattengift).)
**Verwendung.:** Heilwirkung bei Herzinsuffizienz, Diuretikum.
**DC.:** Ph. Helv. VI, Stahl I.
**Wertbestimmung:** Ph. Helv. VI.

**Radix Senegae** (Senegawurzel), *Polygala senega,* Polygalaceae

**Vorkommen:** USA, Kanada, Indien, Rußland.
**Ganzdroge:** Die etwa 10 cm lange und verschieden dicke Pfahlwurzel mit dem Wurzelkopf und den Stengelbasen ist verjüngt, spiralig gedreht, teilweise verzweigt und häufig versehen mit einem charak-

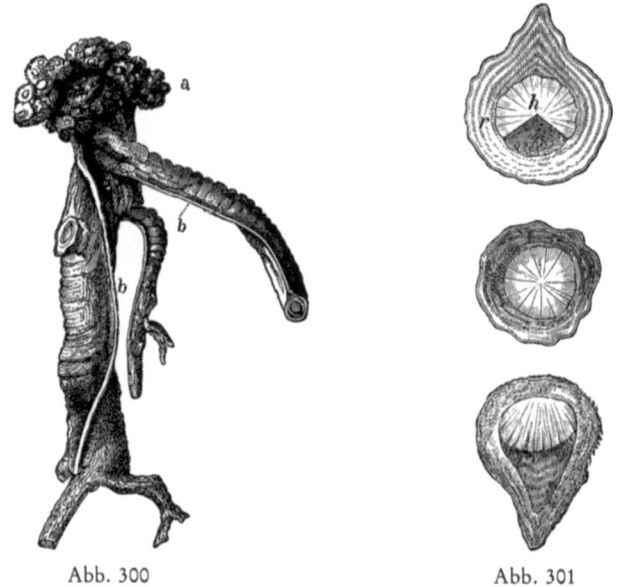

Abb. 300                                        Abb. 301

Abb. 300. Radix Senegae. *a* Wurzelkopf, *b* der Kiel der Wurzeln. (Gilg)
Abb. 301. Querschnitte durch Radix Senegae. *r* Rinde, *h* Holzkörper. (Gilg)

teristischen, vom Wurzelkopfe spiralig herablaufenden Kiel. Ein Querschnitt zeigt bei kielhaltigen Stücken, daß der Kiel aus Parenchym besteht und der Holzkörper auf der dem Kiel gegenüberliegenden Seite ausgeschnitten oder gestutzt ist, so daß oft vom normalerweise runden nur ein halbkreisförmiger Holzkörper übrig bleibt. Falls kein Kiel geschnitten, ist der Holzkörper rund. Geruch etwas ranzig, schwach nach Methylsalizylat. Geschmack scharf, kratzend.

**Schnittdroge:** Die von graubraunem Kork überzogenen Stückchen verschiedener Dicke zeigen am Querschnitt einen kompakten Holzkörper und eine gelbbräunliche, exzentrische Rinde. Charakteristisch ist der anormale Bau des Holzkörpers und der oben angeführte Kiel. Es kommen jedoch auch viele Stücke mit normalem, runden Holzkörper vor. Auch knorrige Wurzelkopffragmente mit Stengelbasen vorhanden.

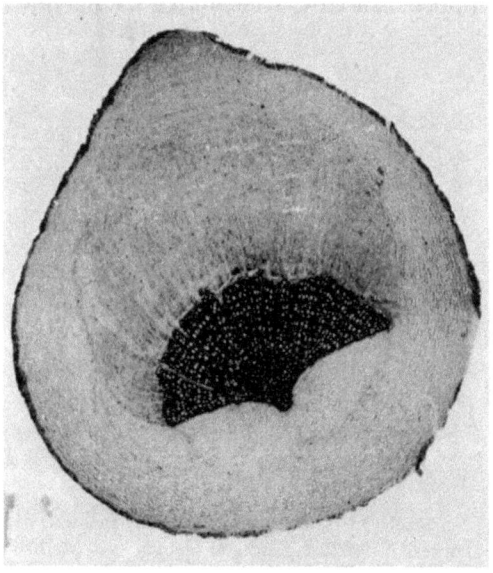

Abb. 302. Radix Senegae, Querschnitt: Anormales Dickenwachstum. Kambium produzierte nur am halben Umfang Holz, daher halbkreisförmiger dunkler Holzkörper; dessen vorgezogene Spitze stellt das primäre Holz dar. Der sekundäre Zuwachs der Rinde ist am dunkleren Ton erkennbar. (Vergr. 10fach.) (MOELLER)

**Mikroskopie:** Periderm aus schwach tangential gestreckten Zellen. Im Rindenparenchym fettes Öl. Stärke, Fasern, Steinzellen und Kristalle fehlen. Im inneren Teil das Gewebe kleinzelliger, ein- bis dreireihige Markstrahlen. In der Nähe des Kambiums Siebröhrengruppen. Der Holzkörper, der manchmal noch beide primären Markstrahlen zeigt (das Gefäßbündel in der jungen Wurzel ist diarch), ist homogen und besteht aus Hoftüpfeltracheiden, kurzgliedrigen Gefäßen und Fasern. An Schnitten, bei denen der Kiel getroffen ist, besitzt der Holzkörper an der dem Kiel gegenüberliegenden Seite eine verschieden große, sektorförmige Lücke. Desgleichen fehlt an dieser Stelle der Bastteil. Das Kambium, das nur auf der Seite des Kiels normal arbeitet, bildet nämlich an der Stelle, an der die Lücke im Holz auftritt, nach innen statt Holz nur ein aus größeren, quadratischen, getüpfelten Zellen bestehendes Markgewebe, nach außen ein großzelliges Rinden- parenchym, jedoch keinen Bastteil. Erst an den Rändern der Lücke im Holzkörper erkennt man am kleinzelligeren Gewebe der Rinde die beginnende Bildung des Bastteiles, der anfänglich niedrig, in weitem Bogen gegen den Kiel hin streicht. An der Spitze des sektorförmigen Ausschnittes oder überhaupt im Zentrum des als Kreis gedachten Holzkörpers findet man an Querschnitten häufig eine kleine Ausbuch-

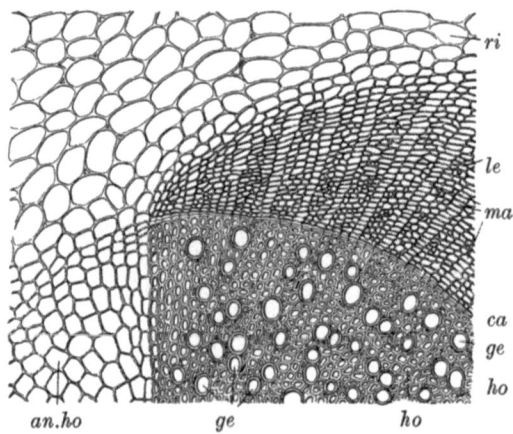

Abb. 303. Radix Senegae, Querschnitt durch das Grenzgebiet zwischen normalem und anormalem Holzkörper. *ri* Primäre Rinde, *le* Siebteil, *ma* Markstrahlen, *ca* Kambium, *ge* Gefäße, *ho* Tracheiden, *an.ho* anormaler (aus Parenchym bestehender) Holzkörper. (Vergr. etwa 100fach.) (GILG)

tung, die in das Markgewebe (aus großen, quadratischen, getüpfelten Zellen bestehend) hineinragt und die dem primären Holzteil ent- spricht (s. Abb. 302 und 303).

**Pulverdroge:** Im weißlichen Pulver fallen Splitter, bestehend aus dickwandigen Tracheiden mit Hoftüpfeln und Bruchstücken von Ge- fäßen auf. Das Parenchym enthält Fetttropfen und Eiweiß; Stärke, Kristalle und Steinzellen fehlen.

**Mikrochemie:** Nachweis von Saponin: In Blutgelatine (pH = 6,1) erhält man nach etwa ¼ Minute (bei pH = 10,0 erst nach einer Minu- te) einen deutlichen hämolytischen Hof. Lokalisation: Der Hauptteil des Saponins findet sich in der Rinde, besonders in der sekundären, wenig im Holz.

**Prüfung:** Vorhandensein von Stärkekörnern und Fasern deutet auf Panax quinquefolius, von Calciumoxalatkristallen auf eine Verfäl- schung mit Vincetoxikum, Inulin auf falsche Senegasorten, viele Nebenwurzeln auf Cypripedium-Arten. Wurzeln ohne Kiel und ohne Verästelung stammen von anderen, auch saponinhältigen Polygala-Arten. Vorkommen von Oxalatraphiden, dickwandigen Fasern und Parenchymzellen deutet auf Beimengung von Ruscus-Arten.

**Inhaltsstoffe:** Saponine, Methylsalizylatglykoside.

**Verwendung:** Expektorans.

**Wertbestimmung:** ÖAB 9, Ph. Helv. VI.

**Radix Taraxaci** (Löwenzahnwurzel), *Taraxacum officinale*, Asteraceae (Compositae)

**Vorkommen:** Ubiquitär.

**Ganzdroge:** Die harte, stark eingeschrumpfte, längsrunzelige, einen kurzen, markhaltigen Wurzelkopf besitzende, etwa 1 cm dicke, schwarzbraune Pfahlwurzel mit glattem Bruch zeigt am Querschnitt einen kleinen, runden, nicht strahligen, gelblichen, porösen Holzkörper und eine breite Rinde, die durch konzentrische, braune Linien gezont ist und aus Gruppen von Milchsaftschläuchen bestehen. Geschmack bitter. Auch Stengel und Blattfragmente können vorhanden sein.

**Schnittdroge:** Dunkelbraune, längsrunzelige, harte, am Bruch glatte Fragmente mit charakteristischem Querschnitt: In der hellen Rinde konzentrische Zonen (Milchsaftröhrengruppen). Innerhalb des dunklen Kambiums der kleine, runde, gelbe, homogene Holzkörper. Auch rotviolette Blattstielteile und wollige Blätter zuweilen vorhanden.

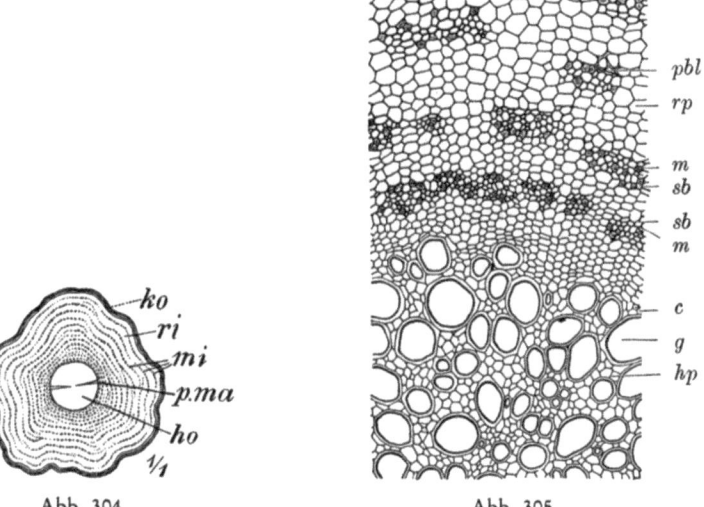

Abb. 304                                    Abb. 305

Abb. 304. Radix Taraxaci, Lupenbild (¹/₁). *ko* Korkschicht, *ri* Rinde, *mi* konzentrisch angeordnete Gruppen der Milchsaftschläuche, *ho* Holzteil, *p.ma* die beiden einzigen primären Markstrahlen desselben. (GILG)

Abb. 305. Radix Taraxaci, Querschnitt durch die Wurzel. *pbl* obliterierte Siebstränge (funktionslos), *rp* Rindenparenchym der sekundären Rinde, *sb* Siebstränge, *m* Milchsaftschläuche, beide zu Ringzonen in der sekundären Rinde vereinigt, *c* Kambium, *g* Gefäße, *hp* Holzparenchym. (Vergr. 90fach.) (TSCHIRCH)

**Mikroskopie:** Dünnes Periderm und eine schmale primäre Rinde. Die sekundäre Rinde ist sehr breit und enthält Gruppen von netzförmigen, anastomosierenden Milchsaftschläuchen und auch Siebröhren, die in mehreren Kreisen konzentrisch angeordnet sind und die konzentrischen Zonen im Lupenbild hervorrufen. Der Verlauf der gegliederten, netzförmigen Milchsaftschläuche mit graugelbem, körnigen Inhalt ist besonders deutlich im Längsschnitt (Wasserpräparat) zu sehen (s. Abb. 306). Das Rindenparenchym dünnwandig und mit Inulin gefüllt (Glycerinpräparat). Stärke und Oxalat fehlen. Im Holzkörper sind die Netzgefäße regellos im Parenchym eingebettet. Das Bündel ist diarch mit zwei primären Markstrahlen, sekundäre fehlen.

**Mikrochemie:** Nachweis von Inulin mit $\alpha$-Naphthol-Schwefelsäure: Rotviolettfärbung.

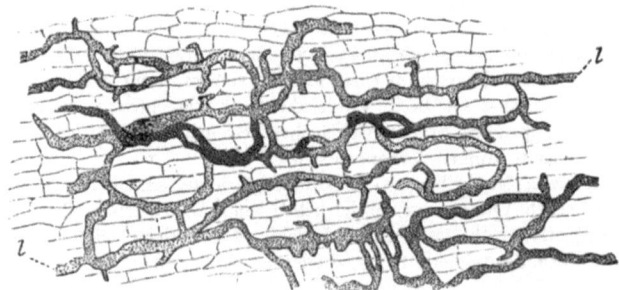

Abb. 306. Radix Taraxaci. Tangentialer Längsschnitt durch die Innenrinde, den Verlauf der anastomosierenden Milchsaftschläuche *l* zeigend. (Vergr. etwa 150fach.) (FLÜCKIGER und TSCHIRCH)

**Prüfung:** Verwechslung möglich mit der mehrköpfigen Wurzel von Cichorium intybus; diese ist etwa gleich dick (kultivierte Sorten sind stärker infolge Überwiegen des Parenchyms). Der Querschnitt ist jedoch radial gestreift, besonders in der hellen Rinde. (s.b.L.). Es finden sich dort Milchsaftröhren, die mehr gestreckt und weniger verzweigt sind. Im Holz Tüpfelgefäße. Bitterwertbestimmung möglich.

**Inhaltsstoffe:** Inulin, Bitterstoffe, Kautschuk.

**Verwendung:** Stomachikum, Choleretikum, Diuretikum.

**Wertbestimmung:** ÖAB 9/2.

### Radix Tormentillae (Blutwurz), *Potentilla erecta,* Rosaceae

**Vorkommen:** Mittel- u. Osteuropa.

**Ganzdroge:** Zylindrisches, etwas gebogenes, höckeriges, dunkelrotbraunes Rhizom mit hellen Wurzelnarben. Bruch hart. Am dunkelroten Querschnitt, der häufig durch ausmündende Gefäßbündel der Wurzeln gestört ist, radiale Reihen weißer Punkte (Libriform). Geschmack stark zusammenziehend.

**Schnittdroge:** Löcherige, zerklüftete, von schwärzlichem Kork überzogene Stückchen, am Bruch mit dunkelrotbrauner Farbe. Auf der Außenseite im Kork sieht man zuweilen weiße Narben oder weiße Fäden, die Gefäßbündel der ausmündenden Wurzeln. Am geglätteten

Querschnitt sind eine schmale, dunkle Rinde und im Holz helle Punkte in mehreren konzentrischen Kreisen sichtbar.

**Mikroskopie:** Tiefbrauner Kork und Phelloderm. Die schmale (sekundäre) Rinde mit kleinen Siebteilen und breiten Markstrahlen. Keine Bastfasern. Im Holzstrahl sind die Elemente des Holzes, besonders die Fasern, nicht homogen verteilt. Es wechseln helle Holzfa-

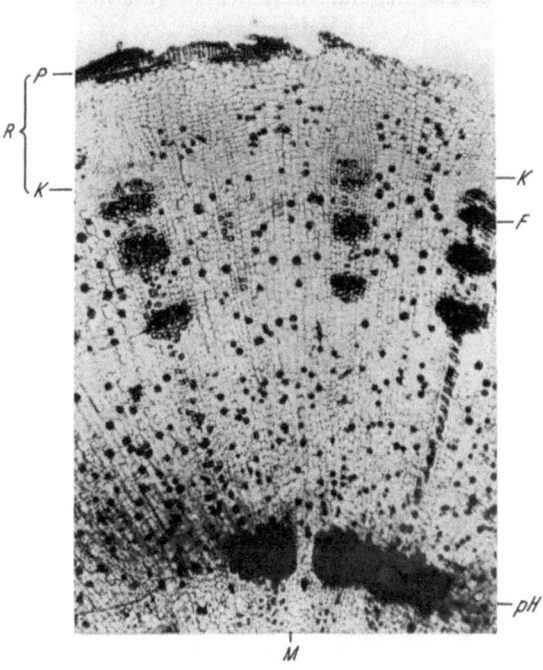

Abb. 307. Radix Tormentillae. Rhizom-Querschnitt. *P* Periderm, *K* Kambialzone, *R* Rinde, *F* Faserbündel mit einzelnen Gefäßen im Holzteil, *pH* primäres Holz, *M* Mark. (Vergr. 24fach)

serbündel mit einigen angelagerten Gefäßen ab mit phlobaphenhaltigem Parenchym, das zu einer radialen Reihe angeordnete Hoftüpfelgefäße enthält. Da jeder Holzstrahl so gebaut ist, entsteht der Anschein einer konzentrischen Zonung. Infolge des nicht axialen Verlaufes der Libriformbündel erscheinen die Fasern im Querschnitt oft schief getroffen. Mark vorhanden. In den Parenchymzellen längliche Stärkekörner, viel Gerbstoff, Oxalatdrusen und – je nach dem Alter der Droge – mehr oder weniger dunkelbraune Phlobaphenklumpen.

**Pulverdroge:** Parenchymzellen mit braunen Inhaltsmassen, Stärkekörner, Bruchstücke farbloser, dickwandiger Fasern, Gefäßfragmente,

Korkschüppchen, Oxalatdrusen und spindelförmige, getüpfelte, stein-
zellartige Zellen aus der Gabelung der Libriformbündel.
**Prüfung:** Bestimmung des Adstriktionswertes.
**Inhaltsstoffe:** Catechingerbstoffe, Phlobaphene.
**Verwendung:** Adstringens (Mundschleimhaut, Magen-Darmtrakt).
**Wertbestimmung:** ÖAB 9.

### Radix Valerianae (Baldrianwurzel), *Valeriana officinalis*, Valerianaceae

**Vorkommen:** Europa, Indien, China, USA.
**Ganzdroge:** Hauptrhizome (bis 3 cm dick) und die kleineren Ne-
benrhizome, beide oberseits mit Stengel- und Blattresten, oft längsge-
schnitten und quergefächert, außen geringelt. Viele stielrunde, brüchige, längsstreifige, 2–3 mm dicke, graubraune Wurzeln abzweigend.

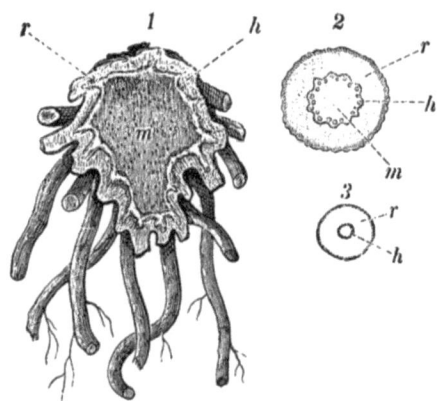

Abb. 308. Radix Valerianae. *1* Längsschnitt des Rhizoms, *2* Querschnitt eines Ausläu-
fers, *3* Querschnitt einer Wurzel, die beiden letzteren dreifach vergrößert, *r* Rinde,
*h* Holzkörper, *m* Mark. (GILG)

Ferner Ausläufer, stielrund mit Knoten. Der Rhizom-Querschnitt besitzt einen unregelmäßigen Umriß mit dünner Rinde und deutlich
sichtbarem Kambiumring. Mit der Lupe sind innerhalb die punktförmigen Holzbündel zu sehen, ebenso in die Wurzeln ausmündende Gefäßbündel. Der Zentralstrang der Wurzel ist meist sehr dünn, fadenförmig, die Rinde breit. Geruch charakteristisch, Geschmack süßlich,
bitter, würzig.
**Schnittdroge:** Hauptsächlich die etwa 2–3 mm dicken, stielrunden, leicht zerbrechlichen Wurzelstücke mit graubraunem Äußeren.
Der Querbruch zeigt eine breite, weiße Rinde und einen dunkleren

Holzkörper. Die Wurzeln sind ziemlich kräftig längsgestreift. Die Rhizombruchstücke sind unregelmäßig, weißlich bis graubraun. Geruch und Geschmack charakteristisch.

**Mikroskopie:** Im Rhizom folgt auf der Periderm ein dünnwandiges Parenchym, in dessen Zellen meist 8–12 μ große Stärkekörner vorhanden sind. In den äußeren Partien der Rinde findet sich ätherisches Öl.

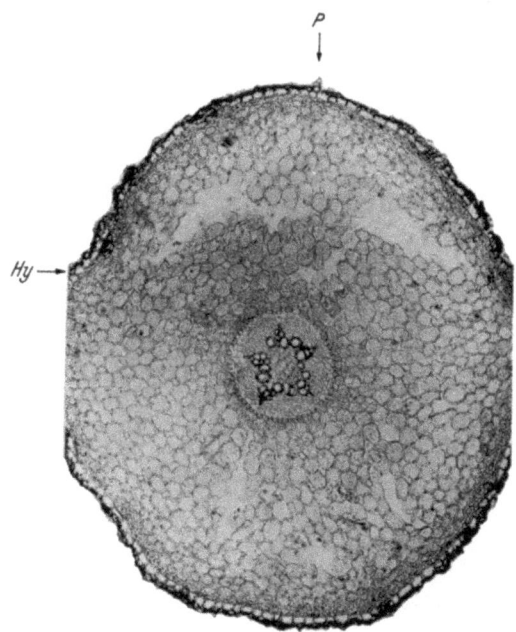

Abb. 309. Radix Valerianae, Querschnitt durch eine dünne (typisch junge dikotyle) Wurzel. Im Zentrum das pentarche Gefäßbündel umgeben von der Endodermis. Unter der Epidermis (mit Papillen *P*) das Öl führende Hypoderm *Hy*. (Vergr. 25fach)

Eine Endodermis mit z. T. unverkorkten Zellen und einzelnen Steinzellen (diese kommen bei alten Rhizomen auch im Mark vor) umgibt einen Gefäßbündelzylinder. Dieser besteht aus einer Reihe von kollateralen Bündeln. Knapp unterhalb der Endodermis befindet sich ein Kollenchymbelag, dann folgen die Siebteile, das Kambium und schließlich die einzelnen Holzteile der Bündel. Diese führen Ring-, Spiral- und Tüpfelgefäße, wenig Libriform (bei älteren Hauptrhizomen kann noch eine zweite Reihe solcher Bündel auftreten). Am Querschnitt sind, besonders in der Rinde, ziemlich viele ausmündende Bündel sichtbar. Das Markparenchym ist häufig geschwunden, es kommt daher zur Ausbildung von Hohlräumen (Kammern), die dann

im Längsschnitt makroskopisch sichtbar sind. Die Ausläufer ähnlich
gebaut (s. Abb. 310). Die Wurzeln besitzen eine Epidermis mit Wurzelhaaren, unter dieser eine Reihe von verkorkten Ölzellen (Hypoderm s. Abb. 309). Das ätherische Öl befindet sich also nur hier. Im
übrigen lassen sich an der Wurzel zwei Typen unterscheiden, sogenannte ,,Ernährungswurzeln", die eine breite, stärkehaltige Rinde und
ein schmächtiges, tri- bis pentarches Bündel mit Spiral- und Hoftüp-

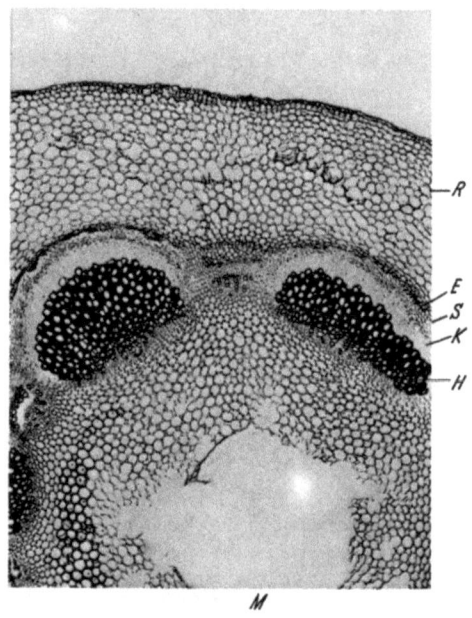

Abb. 310. Teil eines Querschnitts durch einen jüngeren Ausläufer von Valeriana (Vergr.
25fach). *R* Rindenparenchym (in den äußeren Teilen ätherisches Öl enthaltend), *E* Endodermis, *S* Siebteile des Bündels, *K* Kambium, *H* Holzteile des Bündels, *M* Zentrale
Markhöhle

felgefäßen besitzen (s. Abb. 309), ferner sogenannte ,,Befestigungs-
wurzeln", die eine schmale Rinde und einen libriformführenden
Holzkörper besitzen. Das sekundäre Dickenwachstum ist gering und
beschränkt sich auf die Neubildung einiger Gefäße und kleinzelliger
Siebelemente. Im Parenchym Stärke wie oben beschrieben.

**Pulverdroge:** Stärke und Parenchymfragmente in größerer Menge,
ferner Bruchstücke verschiedener Gefäße (mit Spaltentüpfeln) und Fasern mit schrägen Spaltentüpfeln. Dünnwandige, braune Epidermis
mit Wurzelhaaren, Hypodermzellen mit gelbbraunem Sekret, verharztem ätherischen Öl und vereinzelt Steinzellen.

**Prüfung:** Vorhandensein dunkler, gefärbter, stark bewurzelter, am Bruch bläulicher Rhizome mit ovalem Zentralzylinder und von kampferartigem Geruch deutet auf eine Verfälschung mit der Kessowurzel (japanischer Baldrian). Längere, dicht geringelte, ferner dünnere Rhizome mit blassen Nebenwurzeln und abweichendem Geruch auf andere Valeriana-Arten. Das monokotyle Rhizom von Veratrum album ist leicht zu erkennen (s. u.). Das gerbstoffhaltige Rhizom von Geum urbanum (Rosaceen) besitzt eine dünne, braunrote Rinde und einen gelblichen, strahligen Holzkörper. Auch die dunkle Wurzel von Pulmonaria und die saponinhaltige Primula werden leicht erkannt. Cichorium intybus verrät sich durch das Fehlen von Stärke und die Gegenwart von Inulin. In Wasser gequollene Stücke sollen sich daher in Lugolscher Lösung dunkelblau färben! Dickwandige Fasern, viele Steinzellen, stärkefreies Parenchym, schizogene Sekretgänge, Oxalatdrusen und Raphiden dürfen nicht vorhanden sein.

**Inhaltsstoffe:** Ätherisches Öl (ca. 1%), Valepotriate.

**Verwendung:** Mildes Sedativum bei nervösen Beschwerden, Spasmolytikum.

**DC.:** Ph. Helv. VI, STAHL II.

**Wertbestimmung:** ÖAB 9, Ph. Helv. VI., WAGNER et al., Arzneimittelforschung **20**, 1149 (1970).

**Radix Veratri** (Weiße Nießwurz, Germer), *Veratrum album*, Liliaceae

**Vorkommen:** Europa, Balkan, Nordasien.

**Ganzdroge:** Das bewurzelte Rhizom ist ca. 2 cm breit und 5 cm lang, eiförmig, walzig, graubraun und trägt oberseits Blattscheiden und die Stengelnarbe. Zwischen den ringförmigen Blattnarben entspringen seitlich die 2 bis 3 mm dicken, runzeligen, langen, weißlichen bis gelblichen Wurzeln, mit weißlichem Bruch und deutlich sichtbarem Zentralzylinder (monokotyle Wurzel!). Am Rhizom-Querschnitt sieht man eine Kreislinie, die Endodermis, außerhalb und innerhalb derselben zahlreiche Punkte, Flecken und Striche (Gefäßbündel, die quer und längs getroffen sind). Geschmack scharf und bitter, Pulver reizt zum Nießen.

**Schnittdroge:** Wurzelfragmente runzelig, gelblich, von gleichbleibender Dicke (2–3 mm) mit kleinem, radiärem, polyarchem Bündel. Rhizomfragmente unregelmäßig z. T. mit dunkelbraunem Metaderm und Punktierung (Gefäßbündel) im Innern.

**Mikroskopie:** Eine dünne Epidermis und eine Metadermschicht mit dunkelbraunen Wänden umgeben das Rhizom. Das Parenchym des Grundgewebes enthält etwa 10 $\mu$ große, einfache, rundliche oder

zusammengesetzte Stärkekörner, auch Oxalatraphiden. Am Querschnitt sieht man auch häufig längs getroffene Gefäßbündel. Die Endodermis am Querschnitt aus U-förmig verdickten, getüpfelten, gelben Zellen. Im Zentralzylinder finden sich zahlreiche Gefäßbündel,
die, in Parenchym eingebettet, gegen die Endodermis hin und außerhalb dieser mehr kollateral, nach innen zu leptozentrisch sind. Im Innern des Rhizoms trifft man häufig längs oder schräg angeschnittene
Gefäßbündel. Diese enthalten Treppen- und Netzgefäße, wenig verdickte Ersatzfasern. Die Wurzeln besitzen ein schmales, polyarches
(15strahliges) Gefäßbündel und ein breites, bis 15 $\mu$ große Stärkekörner und Oxalatraphiden enthaltendes Grundgewebe. Die Epidermis

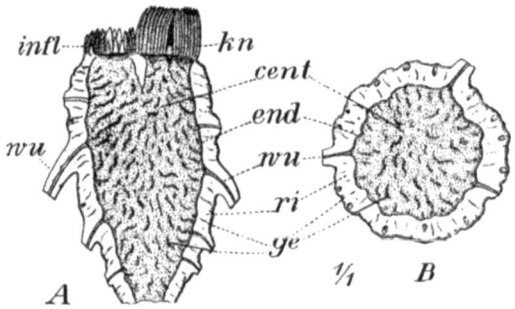

Abb. 311. Radix Veratri. *A* Längs-, *B* Querschnitt durch das Rhizom. (¹/₁) *infl* Stelle
der diesjährigen verblühten Pflanze, *kn* Knospe der nächstjährigen, *wu* Wurzelreste,
*cent* Zentralzylinder, *end* Endodermis, *ri* Rindenschicht, *ge* Gefäßbündel. (GILG)

besteht aus am Querschnitt hufeisenförmig verdickten Zellen. Endodermis nur über den Siebteilen einseitig verdickt, über den Holzteilen
unverdickt. Zentralzylinder typisch monokotyl (Bauplan wie Sarsaparilla), im Innern neben den Gefäßen hauptsächlich aus wenig verdickten Fasern bestehend (Gefäßbündel d. Rhizoms s. Abb. 229 u. 230).

**Pulverdroge:** Viele kugelig-eiförmige Stärkekörner und Paren-
chymzellenfragmente, ferner geschlängelte Stückchen der Gefäße und
Raphiden, verhältnismäßig wenig gerade Gefäße und Fasern. Braunes
Metaderm. Selten sind die gelben, gestreckten Endodermiszellen,
ebenso Teile der Blattscheiden mit langen, gelben Bastfasern.

**Prüfung:** Eine Verwechslung mit Radix Hellebori nigri ist infolge
des für die Droge gebrauchten Synonyms „Radix Hellebori albi"
möglich. In der Ganzdroge und Schnittdroge ist Helleborus niger
leicht zu erkennen. Im Pulver kann ein Gehalt von Helleborin mit
Wasickys Reagens bzw. der Gehalt von Saponin mit Blutgelatine nachgewiesen werden.

**Inhaltsstoffe:** Steroidalkaloide.
**Verwendung:** Gg. Hypertonie und Tachycardie.
**DC.:** STAHL I.
**Wertbestimmung:** Ph. Helv. VI.

**Radix Zedoariae** (Zitwerwurzel), *Curcuma zedoaria*, Zingiberaceae

**Vorkommen:** Himalaya, Indien, Ceylon, Malaya.

**Ganzdroge:** Das Rhizom ist meist in etwa 0,5 cm dicke und 3 cm breite Querscheiben geschnitten. Diese tragen am Außenrand graubräunlichen Kork und Wurzelnarben. Am grauweißen bis bräunlichen Querschnitt ein breiter, etwas eingesunkener Zentralzylinder, Endodermis als dunkle Linie sichtbar, der Bruch ist hart, glatt, nicht faserig. Geruch kampferartig, Geschmack würzig bitter. Lupenbild des Querschnitts analog dem von Zingiber.

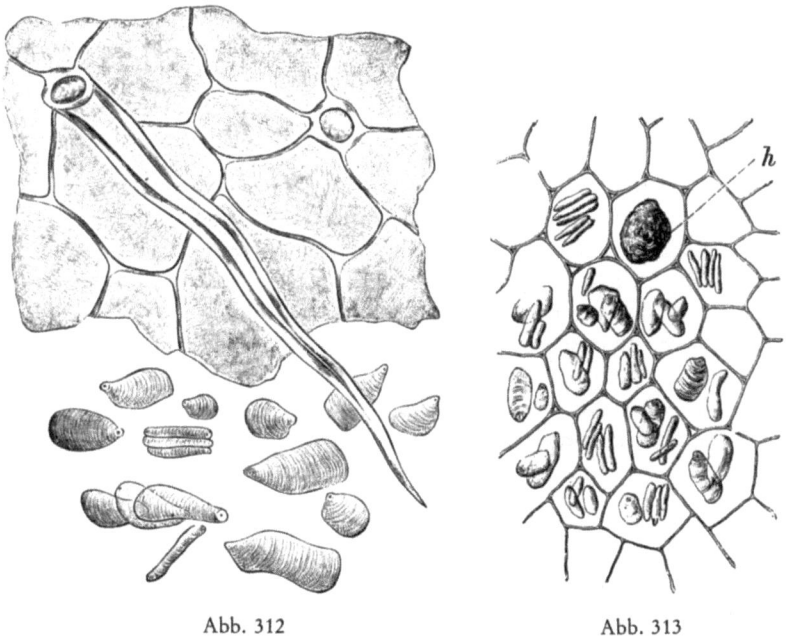

Abb. 312                    Abb. 313

Abb. 312. Radix Zedoariae. Epidermis und Stärke. (MOELLER)
Abb. 313. Radix Zedoariae, Parenchym. *h* Harzklumpen. (MOELLER)

**Schnittdroge:** Die Schnittdroge besteht aus graugelben bis gelbbraunen, mehr flachen Fragmenten mit strukturlosem, glattem, nicht faserigem Bruch. Die Dicke der Stückchen ist meist gleich, ungefähr 0,5 cm. An den geglätteten größeren Fragmenten kann man auf der flachen Seite feine Punkte und eine Linie, die Endodermis, sehen. Einzelne Stückchen können auf der Außenseite Kork und Wurzelnarben aufweisen.

**Mikroskopie:** Epidermis getüpfelt, mit zahlreichen, derbwandigen, einzelligen, spitzen, bis 1 mm langen Haaren (s. Abb. 312). Es folgt ein Hypoderm und ein mehrschichtiger Kork. Parenchym dünnwandig, mit typischen Zingiberaceen-Stärkekörnern:

Sackförmig, flach, mit exzentrischer, schwacher Schichtung, ca. 45 $\mu$ groß, von der Seite stabförmig (10 $\mu$ dick). Einzelne verkorkte Zellen enthalten ätherisches Öl oder dunkles Sekret (s. Abb. 313). Gefäßbündel kollateral, außerhalb der Endodermis weniger dicht, besonders dicht aber knapp innerhalb der Endodermis angeordnet. Sie enthalten Treppen- und Netzgefäße, sehr wenige dünnwandige Fasern.

**Pulverdroge:** Im hellgrauen bis bräunlichen Pulver sind die typischen, im Gegensatz zu Zingiber deutlich exzentrisch geschichteten Zingiberaceen-Stärkekörner, ferner Parenchymfragmente mit Sekretzellen und Sekretklumpen, Gefäßbruchstücke und Korkschüppchen, die Fasern kaum sichtbar. Keine Kristalle und keine verholzten Zellelemente, selten Haare.

**Prüfung:** Verkleisterte oder abweichende Form der Stärkekörner, Kristalle und dickwandige, verholzte Elemente, Steinzellen, verholzte Fasern und Gefäße deuten auf unzulässige Zusätze von Mehlen und anderen Pflanzen. Gelbgefärbte größere Scheiben, von Längsschnitten stammend, deuten auf eine Verfälschung mit Curcuma aromatica. Diese läßt sich im Pulver nach Zusatz von Chloralhydratlösung erkennen. Von den Pulverteilchen fließen gelbe Schlieren des in Chloral löslichen Farbstoffes ab, der außerdem mit Alkohol-Schwefelsäure eine Rotfärbung gibt.

**Inhaltsstoffe:** Ätherisches Öl (ca. 1%).

**Verwendung:** Aromatikum, Stomachikum, Choleretikum.

## Radix Zingiberis (Ingwerwurzel), *Zingiber officinale*, Zingiberaceae

**Vorkommen:** Länder mit tropischem und subtropischem Klima, bes. Jamaika, Westindien, Afrika, China.

**Ganzdroge:** Das sympodial verzweigte, geweihartig verästelte, etwas flachgedrückte, geschälte Rhizom ist graugelb, fein längsstreifig. Bruch schwach faserig (herausragende Gefäßbündel). Am Querschnitt die ovale Endodermis mit den an der Innenseite angehäuften Bündeln und die übrigen Gefäßbündel als Punkte sichtbar. Mit der Lupe Sekretzellen als feine, braune Punkte zu sehen. Geruch kräftig, gewürzhaft, Geschmack brennend scharf. Droge oft gekalkt.

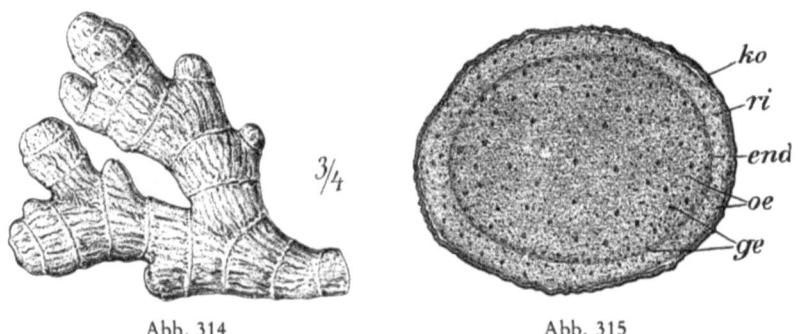

Abb. 314                    Abb. 315

Abb. 314. Radix Zingiberis. Ein getrocknetes Rhizomstück. (Gilg)
Abb. 315. Radix Zingiberis. Rhizom-Querschnitt. *ko* Kork, *ri* Rinde, *end* Endodermis,
*oe* Sekretzellen, *ge* Gefäßbündel. (Vergr. 4fach.) (Gilg)

**Schnittdroge:** Unregelmäßige, gelbweiße Fragmente. Aus diesen entspringen bis zu 1 cm lange, hin und her gebogene Fäden, die Gefäßbündel mit den Fasern. Der Bruch körnig, schwach faserig mit hervorstehenden Bündeln. Querschnitte zeigen unter Umständen Endodermis und eine Punktierung im sonst homogenen Parenchym.

**Mikroskopie:** Die Epidermis, das Hypoderm und der darauf folgende Kork sind durch Schälen praktisch entfernt. Grundgewebe aus

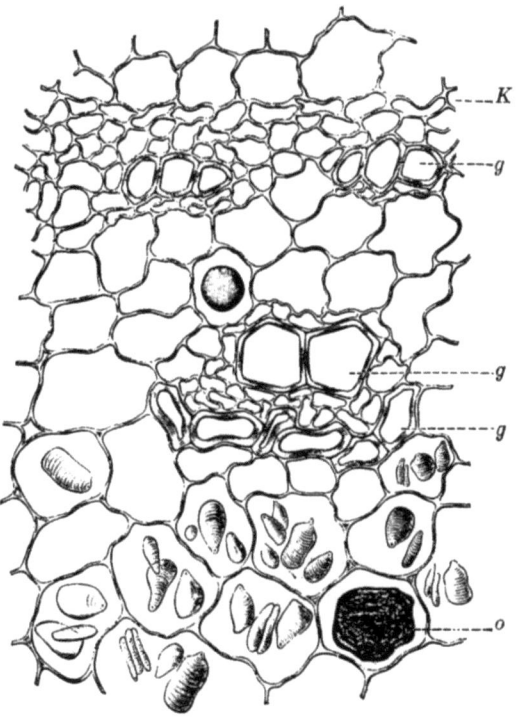

Abb. 316. Querschnitt des Ingwers. *K* Kernscheide (Endodermis), *g* Gefäßgruppen, *o* Ölzellen. (Vergr. etwa 200fach.) (MOELLER)

dünnwandigen, rundlichen, isodiametrischen Zellen mit typischen Zingiberaceen-Stärkekörnern. Diese sind flach-sackförmig, mit einem vorgezogenen Spitzchen versehen, darin liegt das Bildungszentrum (exzentrisch!). Seitenansicht schmal, elliptisch, Länge ca. 30 $\mu$, Breite 20 $\mu$. Schichtung kaum sichtbar. Im Parenchym verkorkte Zellen mit ätherischem Öl. Außerhalb der Endodermis kleine kollaterale Gefäßbündel. Innerhalb der Endodermis die Bündel (Treppen- und Treppennetzgefäße führend) angereichert. Im Innern sind die Bündel von einem Fasermantel aus weitlumigen, mit schiefen Spaltentüpfeln versehenen, gekammerten Fasern umgeben; diese besitzen in dem Maße als sie an die Parenchymzellen angrenzen, schwach nach einwärts gebogene Zellwände. In der Nähe des Bündels dunkle Sekretzellen mit Harz (s. Abb. 316 und 317); Siebteil wenig deutlich.

**Pulverdroge:** Sehr viele Zingiberaceen-Stärkekörner, praktisch ohne Schichtung, ferner Parenchymfragmente mit einzelnen Ölzellen, Netz-Treppengefäße und kleine, rotbraune Sekretzellen und Harz-

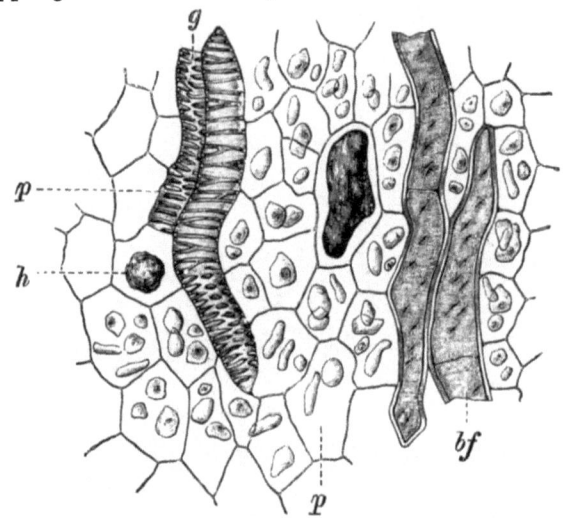

Abb. 317. Längsschnitt des Ingwers, *h* Ölzellen, *p* Stärke führendes Parenchym, *g* Gefäße, *bf* Bastfasern eines benachbarten Bündels. (Vergr. etwa 120fach.) (MOELLER)

klumpen. Charakteristisch sind die gekammerten Fasern mit schiefen Spaltentüpfeln, die meist ziemlich isoliert sind und die Kammern deutlich erkennen lassen. Korkgewebe fehlt meist oder ist nur in geringer Menge vorhanden.

**Prüfung:** Unerlaubt sind Schönungsmittel wie Kreide, die eine weiße Farbe vortäuschen sollen. Im Pulver dürfen verkleisterte Stärke (Erhitzung bei der nicht erlaubten Destillation des ätherischen Öls), gelbe Kleisterklumpen (Kurkuma), Steinzellen (Haselnuß), Fetttropfen, Kork und andere auffällige Zellelemente nicht vorhanden sein. Japaningwer (Zingiber zerumbet, Z. mioga) an oft mehrfach zusammengesetzten, eiförmigen Stärkekörnern mit exzentrischem Kern oder auch zirkelförmigem Spalt (Größe 3–15 $\mu$) erkennbar.

**Inhaltsstoffe:** Ätherisches Öl (ca. 1,5%), Gingerol (scharf schmeckend).

**Verwendung:** Stomachikum acrium, Stimulans, Gewürz (Likör).

**DC.:** STAHL II.

**Wertbestimmung:** ÖAB 9, Ph. Helv. VI.

# 13. Herbae (Kräuterdrogen)

## Einleitung

Unter Herba verstehen wir die getrockneten, im allgemeinen während oder kurz nach der Blüte gesammelten, oberirdischen Teile einer meist krautigen Pflanze, wobei auch Teile der Wurzeln vorhanden sein können (Polygala, Polygonum), oder lediglich die Sproßspitzen strauchartiger Pflanzen aufscheinen (Sabina, Cannabis).

In den Kräuterdrogen finden wir daher praktisch von den Organen der Pflanze: Stengel (junge Stämme), Blätter, Blüten, Früchte und Samen. Die einzelnen Organe wurden bereits ausführlich besprochen und es erübrigt sich ein genaueres Eingehen. Kräuterdrogen in unzerschnittenem Zustand sind meist unschwer zu erkennen, da eine größere Anzahl von Merkmalen zur Verfügung steht wie: Größe, Form, Behaarung und Farbe der Blätter, das Vorkommen von charakteristisch geformten Früchten und farbigen Blüten, ferner das Aussehen des Stengels. In der Schnittdroge sind diese Kennzeichen z. T. verwischt und es bereitet die Erkennung zuweilen Schwierigkeiten. Es muß in diesem Falle, abgesehen von der Verwendung der Lupe, auch das Mikroskop zur Hand genommen werden, um eine Identifizierung zu gewährleisten. Zur Erkennung von Schnittdrogen und deren Gemischen sind im Abschnitt „Teeanalyse" die Drogen nach ihren Merkmalen geordnet.

Die Anatomie der im folgenden behandelten Kräuterdrogen ist möglichst kurz gehalten und beschränkt sich nur auf charakteristische Merkmale. Da z. B. die meisten Blätter bifacial sind, wird dies nicht bei jeder Droge gesondert erwähnt. Die Form der Epidermiszellen wird nur in besonderen, für eine Unterscheidung wichtigen Fällen beschrieben. Ebenso ist es selbstverständlich, daß, da die Kräuterdrogen regelmäßig Stengelteile enthalten, sich im Pulver Fragmente von Gefäßen und Fasern finden werden.

**Herba Absinthii** (Wermutkraut), *Artemisia absinthium,* Asteraceae (Compositae)

**Vorkommen:** Europa, Rußland, Asien, Nordafrika, USA.

**Ganzdroge:** Die Blätter und krautigen Zweigspitzen mit Blüten. Die weißfilzigen Blätter einfach bis dreifach fiederschnittig, langgestielt bis ungestielt, die einzelnen Blattzipfel schmal lanzettlich bis spatelig, meist ganzrandig, Stengel weißfilzig. Blütenstand rispig-traubig aus kugeligen, 3–4 mm breiten Blütenköpfchen, mit gelben Röhren-

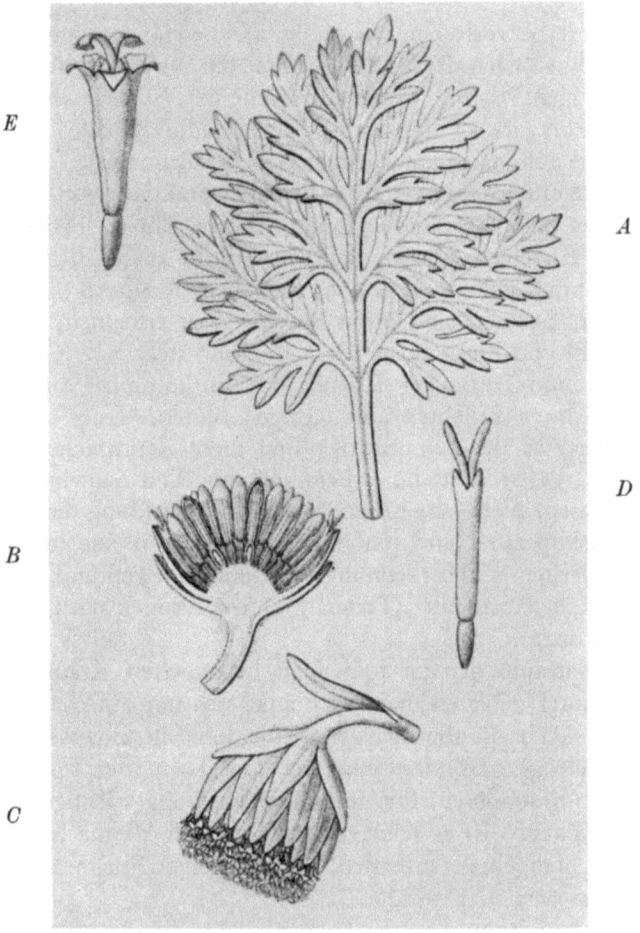

Abb. 318. Artemisia absinthium. *A* Grundständiges Fliederblatt (³/₄), *B* junges Blüten-köpfchen im Längsschnitt (4fach), *C* aufgeblühtes Köpfchen (4fach), *D* weibliche Rand-blüte (8fach), *E* zwitterige Scheibenblüte (7fach). (GILG)

blüten und behaartem, von doppeltem Hüllkelch umgebenen Blütenboden. Geruch würzig, Geschmack aromatisch, sehr bitter (s. Abb.
318).

**Schnittdroge:** Gelbe Blütenköpfchen, schmal lanzettliche, weißlich
behaarte Blattzipfel. Stengelstücke markhältig, längsrillig behaart.

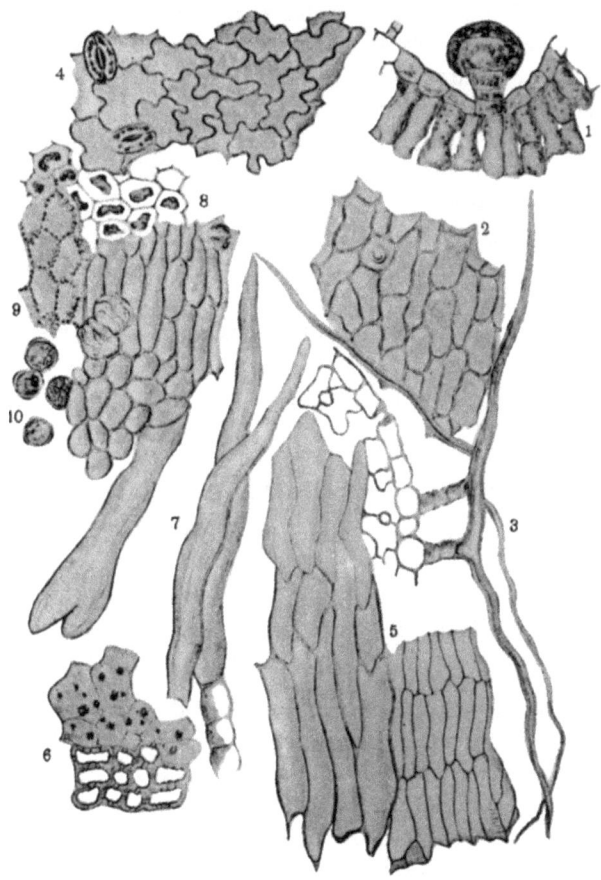

Abb. 319. Herba Absinthii, Pulverbestandteile. *1* Querschnitt der Blattoberseite mit ei-
ner Etagendrüse, *2* Epidermis der Blattoberseite, *3* Querschnitt der Blattunterseite mit
T-förmigen Haaren, *4* Epidermis der Blattunterseite, *5* Oberhaut und Faserschicht am
Rande der Hüllkelchblättchen, *6* Gewebe (Sklerenchym) am Grunde der Hüllkelchblätt-
chen, *7* Spreuhaare des Blütenbodens, *8* Oberhaut und Parenchym der Kronenröhre, *9*
Endothezium, *10* Pollenkörner. (Vergr. 70fach.) (MOELLER)

**Mikroskopie:** Bau des Blattes je nach Standort (an der Sonne) isolateral mit 1–2 Palisadenreihen oder (im Schatten) bifacial mit deutlichem Schwammgewebe. Haarfilz typisch: T-Haare; Stiel aus wenigen

kurzen Zellen, die eine waagerecht liegende, etwa 150 μ lange, beiderseits zugespitzte Zelle tragen (s. Abb. 319); die dort abgebildeten T-Haare sind denen von Hb. Artemisiae sehr ähnlich. Kompositendrüsenhaare. Hüllkelchblätter wie die Kamille mit häutigem Rand und Sklerenchym im Innern. Haare des Blütenbodens stumpf, bandartig, mit langer (1,5 mm) Endzelle und kurzen Stielzellen, Blütenbodenparenchym kleinzellig. Oxalateinzelkristalle und Drusen in Korolle und Fruchtknoten. Röhrenblüte ähnlich der Kamille. Pollenkörner gerundet dreiseitig, glatt, mit drei Poren.

**Pulverdroge:** Blattgewebe mit welliger Epidermis und T-Haaren, Blütenboden samt Spreuhaaren und Röhrenblütenfragmenten, Pollenkörner und Gefäße.

**Prüfung:** Stengelteile sollen nicht in zu großer Menge vorhanden sein. Verwechslung: Andere Artemisia-Arten (Artemisia vulgaris besitzt nackten Blütenboden).

**Inhaltsstoffe:** Ätherisches Öl (Artabsin [= Azulogen], Thujol), Bitterstoffe (Absinthin).

**Verwendung:** Aromatikum amarum, Stomachikum, Carminativum, Choleretikum.

**DC.:** DAB 7/2, STAHL II.

**Wertbestimmung:** ÖAB 9, Ph. Helv. VI, DAB 7, DAB 7 (DDR).

**Herba Adonidis** (Frühlingsfeuerröschenkraut), *Adonis vernalis*, Ranunculaceae

**Vorkommen:** Mittelmeerländer, Rußland, Ägypten.

**Ganzdroge:** Sprosse und Blüten. Stielrunder, längsfurchiger, markiger, schwärzlicher Stengel mit sitzenden Blättern (kurze Scheide). Diese sind zwei- bis dreifach fiederschnittig mit linealen, fadenförmigen Zipfeln, kaum behaart. Zitronengelbe, endständige Blüten mit behaartem, grünem, bläulich geadertem, fünfzähligem Kelch und zehn bis zwanzig länglich-spatelförmigen, gelben Korollblättern mit deutlicher Nervatur. Zahlreiche Stamina und mit zurückgekrümmtem Griffel versehene Fruchtknoten (apokarp, typisch für Ranunculaceen). Auch die geschnäbelten, behaarten, eiförmigen Früchte mit netziger Oberfläche zu sehen. Geschmack bitter.

**Schnittdroge:** Hauptsächlich die fadenförmigen, am Rand eingerollten Fiederblattstückchen in Knäueln und die gelben oder ausgebleichten Korollblätter, typische Karpelle und auch erbsengroße, geschnäbelte Früchtchen. Rotviolette oder dunkle, flachgedrückte, markige Stengelfragmente.

**Mikroskopie:** Im Blatt sind die Armpalisaden zu erwähnen, die eine einspringende Membranfalte auf der Innenseite besitzen. Kutikula längsgestreift, Spaltöffnungen nur unterseits in Längsreihen. Spärlich einzellige, dünnwandige Haare. Kelchblatt ohne Kutikularstreifung. Endothecium perlschnurartig. Pollen kugelig feingekörnt mit drei Austrittsspalten. In der Frucht braune Stab- und Steinzellen, getüpfelt, Gefäße, lange, wenig verdickte Bastfasern.

**Prüfung:** Adonis aestivalis besitzt rote, kleinere Korollblätter und einen hohlen Stengel. Früchte kahl mit geradem Schnabel (Griffel).

**Inhaltsstoffe:** Digitaloide, Flavonoide.

**Verwendung:** Bei Herzinsuffizienz, Diuretikum.

**Wertbestimmung:** WICHTL.

**Herba Agrimoniae** (Odermennigkraut), *Agrimonia eupatoria*, Rosaceae

**Vorkommen:** Europa, Balkan, Rußland, Asien, Nordamerika.

**Ganzdroge:** Blühende Sprosse ohne stärkere Stiele; diese hohl, borstig behaart, kantig. Fiederblättchen (unpaarig gefiedert) 2–3 cm lang, sitzend, grob gesägt, unten stärker samtig behaart als oben. Nervatur fiederig. Blütentrauben mit fünfzähligen typischen Rosaceenblüten. Kelch und auch die daraus entstehenden Scheinfrüchte mit hakig gekrümmten Borsten. Frucht: Nüßchen. Geschmack bitter, gewürzhaft.

**Schnittdroge:** Blattfragmente mit gesägtem Rand, Unterseite etwas mehr grau behaart als die Oberseite, gelbe Blüten, typische borstige Scheinfrüchte, behaarte Stengelstücke.

**Mikroskopie:** Lange, spitze, einzellige, stark verdickte Rosaceen-Deckhaare mit braunem Inhalt. Zellwand außen mit Spirallinie oder Knötchen. Auch mehrzellige Etagenköpfchenhaare. Einzelkristalle und Drusen im Mesophyll, Kristallzellreihen im Nerv. Kelch mit vielen Oxalatdrusen, außen lange, borstige Deckhaare. Stengel mit Bastfasern und Haaren.

**Inhaltsstoffe:** Gerbstoffe, Kieselsäure.

**Verwendung:** Adstringens (Magen u. Darm), Gurgelwasser.

**Herba Alchemillae** (Frauenmantelkraut), *Alchemilla vulgaris*, Rosaceae

**Vorkommen:** Ost- und Südeuropa, östliches Nordamerika.

**Ganzdroge:** Hauptsächlich die Blätter; diese handförmig gelappt und grobgezähnt, besonders unterseits behaart. Junge Blätter weißfilzig, Haare derb, zugespitzt, einzellig mit dicker, geschichteter Wand und getüpfelter Basis. Schwammgewebe flacharmig, Oxalatdrusen im Mesophyll. Gelblichgrüne Blüten in Trugdolden aus kleinen vierzähligen Blüten ohne Korolle mit Außen- und Innenkelch. Im Fruchtknoten Platten aus Oxalateinzellkristallen, besonders in den Früchten deutlich. Geschmack bitter zusammenziehend.

**Schnittdroge:** Grünliche Blüten in Knäueln. Blattstücke ineinandergefaltet und in mehreren Schichten, wenig zerknittert, Behaarung wechselnd, ältere Blätter weniger behaart. Stengelstücke hohl, seidig behaart. Eine Differenz in der Behaarung der Blattober- und -unterseite nicht deutlich feststellbar. Unterseits oft feinmaschiges Adernetz. Alchemilla alpina besitzt handförmig geteilte, gesägte, unterseits seidig behaarte Blätter.

**Inhaltsstoffe:** Gerbstoffe.

**Verwendung:** Adstringens, Blutreinigungsmittel.

**Herba Anserinae** (Gänsefingerkraut), *Potentilla anserina,* Rosaceae

**Vorkommen:** Europa, Nordasien, Nordamerika.

**Ganzdroge:** Vieljochige, gefiederte, tief gesägte Blätter, unterseits dicht behaart, oberseits fast kahl. Blüten groß, gelb, fünfzählig, viele Stamina und Stempel auf behaarter Blütenachse. Haare einzellig, teils steif, gerade (auf der Blattoberseite, dem Kelchblatt und der Blütenachse), teils peitschenförmig gewunden und verflochten (auf der Blattunterseite). Fruchtknotenwand mit Oxalatdrusenschicht. Korollepidermis papillös und kutikular gestreift.

**Schnittdroge:** Blattstückchen gesägt, einseitig behaart. Goldgelbe Blüten oder Knospen. Stengelstücke weich behaart, grün bis gelbbraun.

**Inhaltsstoffe:** Gerbstoffe, Flavonoide.

**Verwendung:** Adstringens (Magen, Darm), Gurgelmittel, kaum spasmolytisch.

**Herba Aristolochiae** (Osterluzeikraut), *Aristolochia clematitis,* Aristolochiaceae

**Vorkommen:** Südliches Mitteleuropa, Kleinasien, Krim, Kaukasus.

**Ganzdroge:** Laubblatt rundlich-eiförmig, ca. 10 cm lang; der Blattrand trägt kleine scharfe Zähne. Blüten grüngelb in büscheligen Wickeln, zygomorph, Perigon zu einer Röhre verwachsen.

**Mikroskopie:** Ölzellen in der Stengelepidermis, im Mesophyll des Blattes und in der unteren Epidermis. Stomata nur unterseits, wenig Haare, einzellig auf zwei- oder mehrzelliger Basis. Sekretzellen auch in der Epidermis der Blütenachse.

**Inhaltsstoffe:** Aristolochiasäure, ätherisches Öl, Bitterstoffe.

**Verwendung:** Phagocytose-Aktivator, Adjuvans bei Antibiotika-Therapie, Wundheilmittel (Ulcus cruris).

# Herba Artemisiae (Beifußkraut), *Artemisia vulgaris,* Asteraceae (Compositae)

**Vorkommen:** Europa, Asien, Nordamerika.

**Ganzdroge:** Blätter unterseits weißfilzig, oben kahl, dunkelgrün. Ungeteilt bis einfach oder doppelt fiederschnittig, z. T. geöhrt, Blattzipfel lanzettlich, ganzrandig. Die rötlichen Blütenköpfchen in endständigen Rispen. Mikroskopisch sehr ähnlich dem Absinth, jedoch ist das Blatt *nur* bifacial gebaut, die Endzelle der T-Haare lang und ge-

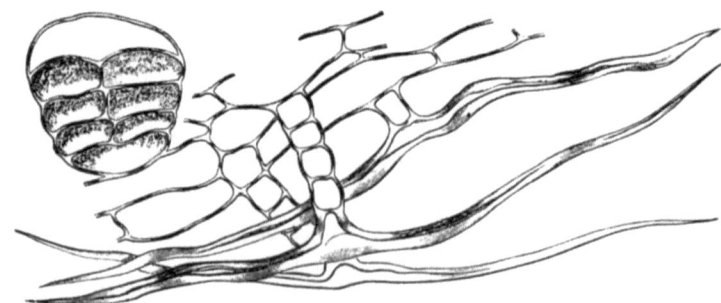

Abb. 320. Herba Artemisiae. Etagendrüse und T-förmige Haare. (Vergr. 200fach.)
(MOELLER)

wunden (s. Abb. 320). Blütenboden unbehaart. Geschmack kaum bitter.

**Schnittdroge:** Rötliche Blütenköpfchen, nackter Blütenboden und wollig behaarter Hüllkelch. Blattstückchen ganzrandig, lanzettlich; diese haften infolge der Behaarung in Klumpen aneinander. Markige Stengelstücke oft violett angelaufen, längs gerillt. (Absynth besitzt behaarten Blütenboden!)

**Inhaltsstoffe:** Ätherisches Öl.

**Verwendung:** Aromatikum amarum, Vermifugum, Gewürz.

**Herba Asperulae** (Waldmeisterkraut), *Asperula odorata*, Rubiaceae

**Vorkommen:** Mittel- u. Südosteuropa, Balkan, Nordafrika, Westasien.

**Ganzdroge:** In Quirlen stehende, lanzettliche, dunkelgrüne bis schwärzlichgrüne, ganzrandige, kahle Blätter, nur unterseits fein behaart (Lupe), mit deutlichem Mittelnerv, 2–4 cm lang, mit Stachelspitze; Blüten in Trugdolden, weiß, trichterförmig. Früchte kugelig, mit hakig gekrümmten Borsten. Stengel mehrkantig, dünn.

**Schnittdroge:** Längsgefaltete, oft schwärzlichgrüne Blattstückchen. Einzelne Stengel und Früchte, kaum Blüten. Geruch charakteristisch nach Cumarin (welkendem Heu).

**Mikroskopie:** Oxalat – Nadelbüschel im Parenchym.

**Inhaltsstoffe:** Cumarine, Gerbstoffe.

**Verwendung:** Leichtes Sedativum, Spasmolytikum, Aromatikum.

**Herba Basilici** (Basilienkraut), *Ocimum basilicum*, Lamiaceae (Labiatae)

**Vorkommen:** Europa, Südrußland, Asien, Afrika.

**Ganzdroge:** Der weich behaarte, vierkantige Stengel mit länglich, eiförmigen, kaum gezähnten, nur am Rande schwach behaarten, runzeligen, unterseits deutlich drüsig punktierten (mit der Lupe sichtbar sind vor allem die grubigen Vertiefungen, in denen die Drüsen sitzen) Blättern. Farbe graugrün. Nervatur unterseits erkennbar. Die in achselständigen Trugdolden vorhandenen Blüten besitzen einen glockenförmigen, 2lippigen, behaarten Kelch mit fast kreisförmigem Zahn in der Oberlippe. Unterlippe vierzähnig. Korolle bräunlich verfärbt mit vierteiliger Oberlippe. Nüßchen braunschwarz.

**Schnittdroge:** Punktierte Blattfragmente und Kelche, ferner Stengelstücke. Korolle und Samen seltener.

**Mikroskopie:** Labiatendrüsen, Stachelhaare kurz, steif und Gliederhaare dünnwandig gebogen, beide mit kutikularen Warzen. Geruch aromatisch, Geschmack salzig.

**Inhaltsstoffe:** Ätherisches Öl mit Kampfer, Gerbstoffe, Saponin.

**Verwendung:** Stomachikum, Carminativum, Gewürz.

**Herba Bursae pastoris** (Hirtentäschelkraut), *Capsella bursa pastoris*, Brassicaceae (Cruciferae)

**Vorkommen:** Europa, Asien (Unkraut).

**Ganzdroge:** Hauptsächlich die kantig gefurchten, markigen Stengel und die in Trugdolden stehenden weißen Blüten (nach Cruciferentypus), die bereits meist zu den charakteristischen 1 cm langen, gestielten, dreieckig-herzförmigen Schötchen mit falschen Scheidewänden und zahlreichen braunen Samen entwickelt sind. Fiederspaltige, mit sternförmigen und langen, kegelförmigen, gewarzten Haaren bedeckte Blätter selten. Die Samenschale mit U-förmig verdickten, schwach welligen, braunen Zellen. Geschmack scharf und bitter.

**Schnittdroge:** Langgestielte, flachgedrückte Schötchen mit abgesprungenen Fruchtklappen. Hellgrüne, längsrillige Stengelstücke und selten weißliche, verschrumpfte Blüten. Blätter vereinzelt.

**Inhaltsstoffe:** Biogene Amine, Cholin (Pilzbefall!).

**Verwendung:** Styptikum (Uterus), jedoch heute obsolet!

## Herba Cannabis indicae (Kraut des Indischen Hanf, Haschisch), *Cannabis sativa, var. indica,* Cannabaceae

**Vorkommen:** Südeuropa, Kleinasien, Ägypten, Südafrika, Amerika, Indien.

**Ganzdroge:** Sproßspitzen der weiblichen Pflanze mit Blüten und Früchten in Ähren und relativ wenige Blätter. Blütenstände braungrün, durch ausgeschiedenes Harz verklebt und flachgepreßt. Blüte mit scheidenförmigem, zugespitzten Deckblatt und verwachsener Blütenhülle, die den Fruchtknoten, der eine zweifädige, lange Narbe

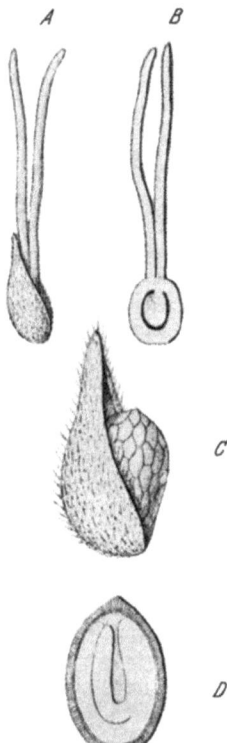

Abb. 321. Cannabis sativa *L. A* weibliche Einzelblüte ganz, *B* dieselbe längsdurchschnitten (8fach), *C* Frucht (3fach), *D* diese längs geschnitten (4- und 5fach). (GILG)

trägt, becherförmig umgibt. Frucht ist eine Nuß, etwa 4 mm groß, mit zerbrechlicher Schale etwas flachgedrückt mit hellem Adernetz, an einer Kante weißlich gekielt. Same mit gekrümmtem Keimling, ohne Endosperm. Blätter handförmig, fünf- bis siebenzählig, schmal-lanzettlich, gesägt, behaart, unten drüsig punktiert. Stengel vierkantig, behaart. Geruch eigenartig, Geschmack aromatisch bitter (s. Abb. 321).

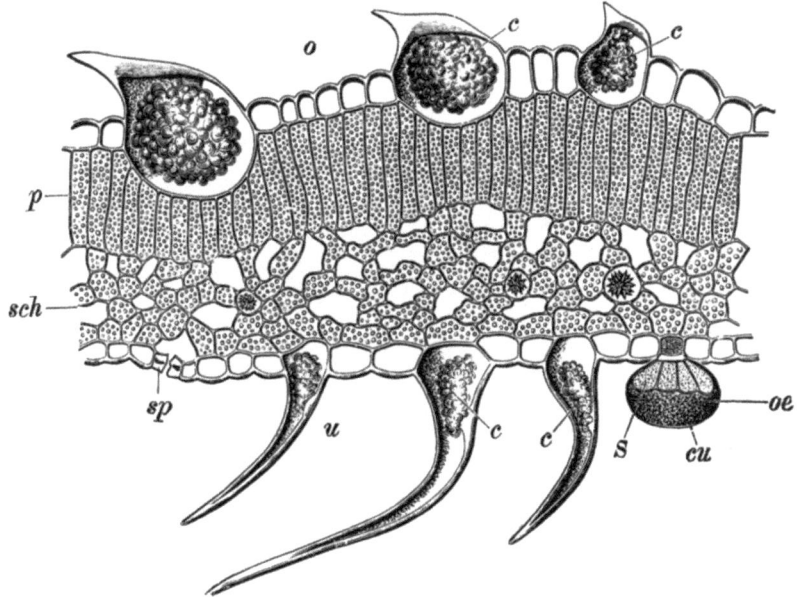

Abb. 322. Herba Cannabis, Blattquerschnitt. *o* Oberseite, *u* Unterseite, *p* Palisaden, *sch* Schwammgewebe, *c* Cystolithen in den Haaren, *sp* Spaltöffnung, *oe* Drüsenhaar, *S* secernierende Zellen, *cu* durch das abgeschiedene Sekret abgehobene Kutikula. (Vergr. 250fach.) (TSCHIRCH)

**Schnittdroge:** Charakteristisch sind die immer vorhandenen Früchtchen, die behaarten, eingerollten Blätter und die behaarten Stengelstücke, die durch Harz verklebten Blüten.

**Mikroskopie:** Blatt mit polygonalen bis buchtigen Epidermiszellen; in diese beiderseits eingesenkt an der Basis retortenförmige Haare, von denen jedes einen gestielten, Calciumcarbonat enthaltenden, traubigen Cystolithen führt (s. Abb. 322). Drüsenhaare mit einzelligem Stiel und achtzelligem Köpfchen (ähnlich den Labiatendrüsen) und blasig abgehobener Kutikula. Mesophyll mit Oxalatdrusen. In den Siebteilen der Gefäßbündel Sekretgänge mit braunem Inhalt. Auf den Deckblättern und Blüten außerdem noch Drüsenhaare, gegen 250 $\mu$ lang, mit vielzelligem, mehrreihigen, daumenförmigen Stiel und Drüsenköpfchen wie auf dem Laubblatt. Narben langgestreckt, dünn, mit langen Papillen, bräunlich gefärbt. In der Fruchtknotenwand Platten von oxalatdrusenhaltigem Parenchym. Die leicht zerbrechliche Fruchtschale mit welliger, getüpfelter Epidermis, darunter Gefäßbündel und eine Farbstoff enthaltende Schicht. Das Endokarp aus derbwandigen, langen, außen stärker als innen verdickten Palisaden mit getüpfelten und faltig verbogenen Seitenwänden (s. Abb. 323). Ihr Lumen erweitert sich nach innen trichterförmig. Endosperm auf wenige, meist nur eine aleuronführende Zellschichte reduziert.

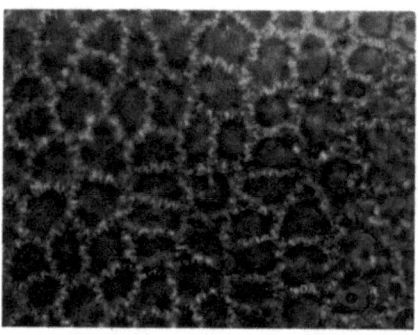

Abb. 323. Fructus Cannabis. Flächenansicht der Palisadenschichte, die die Hauptmasse der Perikarps darstellt. Es handelt sich um ca. 100 μ lange Zellen mit starker Verdikkung der Seiten und Außenwände. Am Bild die Tüpfelung der Innenwand deutlich erkennbar. (Vergr. 150fach)

**Pulverdroge:** Auffallend sind die Cystolithenhaare. In der Aufsicht auf die Blattfragmente sind bei der Einstellung auf die Blattebene oft nur die Kreise, d. h. die retortenförmig erweiterten Basen des Haares sichtbar, während das zugespitzte Ende außerhalb der Mikroskopebene liegt und erst durch Drehen an der Mikrometerschraube zur Ansicht kommt. Ferner reichlich vorkommende Oxalatdrusen, besonders ganze Flecke mit Drusen aus der Fruchtknotenwand. Braune Sekretschläuche in den Gefäßbündeln. Ferner Drüsenhaare und Zotten und zuweilen Narbenfragmente, Palisaden aus dem Endokarp.

**Prüfung:** Nicht von Harz verklebte Sprosse des gewöhnlichen Hanfs (Cannabis sativa) dürfen nicht vorhanden sein.

**Inhaltsstoffe:** Im Harz Cannabinole.

**Verwendung:** Sedativum, jedoch wegen Suchtgefahr nicht zu empfehlen. Halluzinogen!

**DC.:** STAHL I.

**Herba Cardui benedicti** (Kardobenediktenkraut), *Cnicus benedictus*,
Asteraceae (Compositae)

**Vorkommen:** Europa, Balkan, Rußland, USA.

**Ganzdroge:** Die Blätter und krautigen Zweigspitzen mit den auffallenden, 2 bis 3 cm großen Blütenköpfchen. Diese von stachelspitzen, gezähnten, spinnwebenartig behaarten Laubblättern eingehüllt.

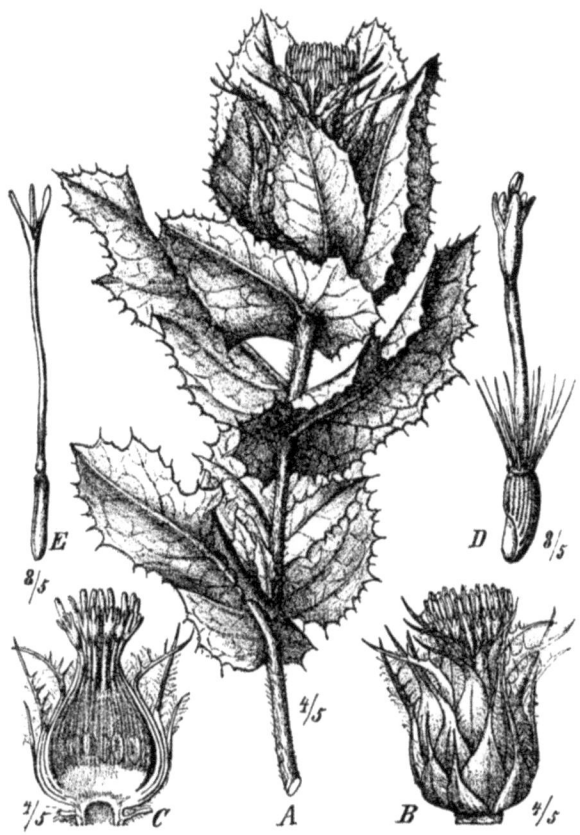

Abb. 324. Cnicus benedictus. *A* blühender Zweig, *B* Blütenköpfchen, *C* ein solches im
Längsschnitt, *D* normale zwitterige Scheibenblüte, *E* geschlechtslose Randblüte. (GILG)

Hüllkelch aus dachziegelartig sich deckenden, glänzenden Blättern,
deren Spitze in einen gefiederten, rötlichen Stachel übergeht. Blütenboden borstig behaart mit zwitterigen, gelben (nur am Rande sterilen)
Röhrenblüten, die einen Pappus tragen. Fruchtknoten gestreift. Die
übrigen Laubblätter mit unterseits hervortretendem Hauptnerv und

grobnetzadriger Nervatur, stachelspitzig gezähnt, buchtig-fiederspaltig. Geschmack sehr bitter (s. Abb. 324).

**Schnittdroge:** Stachelspitze Laubblattfragmente, behaart mit grobnetzadriger Nervatur, meist in Klumpen (Behaarung!) zusammenhängend. Ferner auffällig die rotvioletten Stacheln des Hüllkelches. Borstige Spreuhaare und gelbe Röhrenblüten. Stengelstücke violett oder grün, längsfurchig, behaart.

**Mikroskopie:** Laubblätter mit Gliederhaaren aus kurzen Zellen oder längeren, diese dann peitschenförmig gewunden, oft sehr lang (spinnwebenartiger Belag!), dort auch lange, einzellige, fadenförmige Haare. Gefiederte Stacheln aus Fasern zusammengesetzt. Spreuborsten aus getüpfelten, schwach verdickten Sklerenchymzellen, Pappushaare ähnlich gebaut, diese keulenartige, etagenförmige Drüsen tragend. Im Fruchtknoten Oxalatkristalle, Pollen kugelig mit drei Poren. Im Stengel reichlich Bastfasern.

**Prüfung:** Bestimmung des Bitterwertes möglich.

**Inhaltsstoffe:** Bitterstoffe, Gerbstoffe, Schleim.

**Verwendung:** Stomachikum amarum, Leber- u. Gallenmittel, bei Verdauungsschwäche.

**DC.:** STAHL I.

**Wertbestimmung:** ÖAB 9, Ph. Helv. VI.


### Herba Centaurii (Tausendgüldenkraut), *Centaurium umbellatum*, Gentianaceae

**Vorkommen:** Osteuropa, Kleinasien, Kaukasus, Nordafrika, Nordamerika.

**Ganzdroge:** Der meist vierkantige Stengel trägt eine endständige Trugdolde und sitzende, längliche, ganzrandige, kahle Blätter mit spitzläufigen, drei- bis fünfzähligen Nerven. Blüten fünfzählig; röhriger, spitz gezähnter Kelch, weiße, röhrige Korolle mit fünf rosa Zipfeln. Antheren schraubenförmig gedreht. Fruchtknoten oberständig (s. Abb. 325). Kapselfrüchte einfächerig mit braunen Samen. Geschmack stark bitter.

**Schnittdroge:** Hohle, vierkantige Stengelstücke, rosa Blüten, Korolle kugelig, knospenförmig, korkzieherartige Antheren, Früchte mit Samen, seltener nicht zerknitterte, kahle Blattstückchen.

**Mikroskopie:** Blattepidermis kutikular gestreift. In vielen Mesophyllzellen ein Oxalateinzelkristall. Epidermis des Kelches und der Korolle mit kutikular gestreiften Papillen. Pollenkörner gerundet, dreiseitig mit drei Spalten. Endothecium netzförmig, Gefäße und Fasern aus dem Stengel (Querschnitt s. Abb. 326).

**Prüfung:** Andere Centaurium-Arten enthalten ebenfalls Bitterstoffe. Epilobium angustifolium, das schmalblättrige Weidenröschen sieht ähnlich aus, hat jedoch einnervige Blätter und Raphiden im Mesophyll. Möglich ist die Bestimmung des Bitterwertes.

**Inhaltsstoffe:** Glykosidische Bitterstoffe (Amarogentin).

**Verwendung:** Amarum, bei Verdauungsschwäche (Magen-, Leber- u. Gallenleiden).

**DC.:** DAB 7/2.

**Wertbestimmung:** ÖAB 9, Ph. Helv. VI, DAB 7/2.

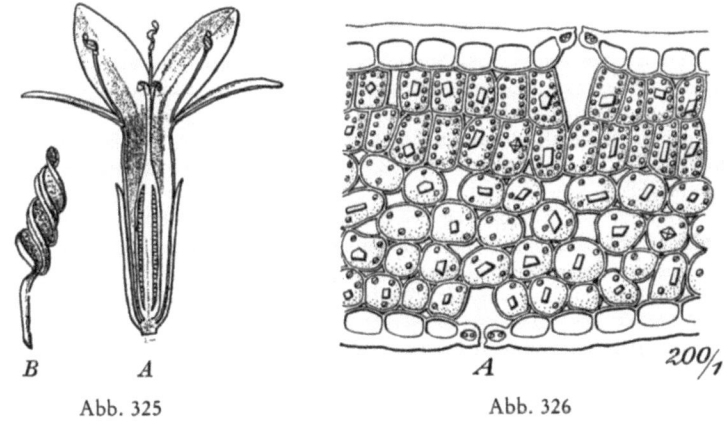

Abb. 325. Herba Centaurii. *A* Blüte im Längsschnitt, *B* Anthere nach dem Ausstäuben des Pollens. (Gilg)

Abb. 326. Herba Centaurii. Blattquerschnitt. (Gilg)

**Herba Chelidonii** (Schöllkraut), *Chelidonium majus,* Papaveraceae

**Vorkommen:** Europa, Rußland, Balkan, Nordamerika.

**Ganzdroge:** Es liegt meist die ganze Pflanze vor (auch das frische Kraut wird verwendet). Das walzige, bis 10 cm lange, braune, innen orangerote, mit zahlreichen Wurzeln besetzte Rhizom trägt auf dem hohlen Stengel fiederteilige Blätter mit eiförmigen, stumpfen Einschnitten und dreilappigen Endlappen. Unterseite mit netzadrigen Nerven, schwach behaart, Blüten in Dolden mit vier gelben, ½ cm langen Korollblättern und vielen Stamina. Frucht schotenförmige Kapsel mit schwarzbraunen Samen. Geschmack bitter und scharf.

**Schnittdroge:** Unbehaarte, stark zerknitterte, schwärzlichgrüne und kahle Blattfragmente mit dunkler Nervatur in Knäueln; gelbe Blüten mit Korolle und Stamina, Stengelteile flachgedrückt, dunkelgrün, seltener unreife, schotenförmige Früchte. (Rotbraune, relativ weiche Rhizomfragmente). Das frische Kraut riecht narkotisch und schmeckt brennend scharf.

**Mikroskopie:** Das Rhizom ohne mechanische Elemente weder im Holz noch in der Rinde, mit braunen Massen im Parenchym. Überall, auch in den oberirdischen Organen gegliederte Milchsaftröhren mit rotbraunem Inhalt. Wenige dünnwandige Gliederhaare

auf der Blattunterseite und den Stengeln. Nervatur ohne Fasern. Endothecium perlschnurartig. Pollen mit drei Poren. Samenschale mit oxalatführender Schicht auf braunem Grunde.

**Inhaltsstoffe:** Alkaloide (Chelidonin u. a.).

**Verwendung:** Spasmolytikum (Gallenwege), Analgetikum, Mitosegift (Warzenmit-
tel).

**Herba Chenopodii** (Jesuitentee, Mexikanisches Traubenkraut),
*Chenopodium ambrosioides*, Chenopodiaceae

**Vorkommen:** Europa, Rußland, Nordafrika, Indien, Mexiko, Brasilien, Chile.

**Ganzdroge:** Der kantig gefurchte, markige Stengel trägt längliche, lanzettliche, drüsig punktierte, hellgrüne, entfernt buchtig gezähnte Blätter mit hervortretenden Nerven
und Kristallsandzellen im Mesophyll. Haare mit mehrzelligem, kurzen Stiel und
schlauchförmiger Endzelle und hauptsächlich unterseits solche mit eiförmiger bis ton-
nenförmiger Sekretzelle, sog. Sohlenhaare (mit der Lupe sichtbar!). In den Blattachseln
Knäuel von kleinen, grünen, fünfzähligen Blüten. Geruch und Geschmack aromatisch.

**Schnittdroge:** Viele dichtbehaarte, weißgestreifte Stengelstücke und hellgrüne, drüsig punktierte Blattfragmente. Kleine Blütentrauben. (Herba Herniariae besitzt ähnliche
Blüten, jedoch keine so dicken Stengel und Blätter. Nachweis von·Saponin mit Blutgelatine möglich.)

**Prüfung:** Die Bestimmung des ätherischen Öls soll 0,25% ergeben. Das Oleum
Chenopodii anthelminthici, das „Wurmsamenöl", wird auch aus den Früchten (nicht
nur aus den Samen!) von Chenopodium ambrosioides var. anthelminthicum, einer in
Amerika einheimischen Varietät der Pflanze, gewonnen und ist stark wirksam.

**Inhaltsstoffe:** Ätherisches Öl (wenig Ascaridol).

**Verwendung:** Volksmittel gegen Spul- u. Hakenwürmer.

**DC.:** STAHL I.

## Herba Convallariae (Maiglöckchenkraut), *Convallaria majalis,* Liliaceae

**Vorkommen:** Europa, Balkan, Rußland, Nordamerika.

**Ganzdroge:** Die zugespitzten, länglichen, in den Stiel verschmälerten, parallelnervigen Blätter sind kahl, brüchig und zeigen ein gleich-
förmiges Mesophyll aus Schwammgewebe mit schleimhaltigen, axial
gestreckten, bis 40 μ lange Oxalatraphiden, oder oft mehrere derbe
Oxalatnadeln (150 μ) enthaltende Zellen. An den Polen der gestreckten Epidermiszellen die Spaltöffnungen. Die einseitswendigen Trauben
tragen in den Achseln an schmalen Deckblättern sitzende Blüten mit
glockigem, in der Droge verschrumpftem, raphidenhaltigem Perigon.
Die sechs Perigonzipfel papillös mit gestreifter Kutikula. Fruchtknoten
dreifächerig mit vielen Samen. Geschmack süßlich, dann bitter.

**Schnittdroge:** Brüchige, glänzende, viereckige, parallelnervige
Blattstücke, silberige, rötliche Blattscheidenteile, längsgerillte, breitge-
drückte Blattstielteile. Blüten selten.

**Prüfung:** Polygonatum (Salomonssiegel) besitzt Einzelkristalle und
längere Raphiden im Mesophyll. Die herzwirksamen Glykoside wer-

den, wie bei Digitalis, auf biologischem Wege bestimmt. Die Blüten sind stärker wirksam als die Blätter. Saponinnachweis mit Blutgelatine: In der Blüte deutlich, im Blatt schwach positiv; meist besser in der frischen Droge.

**Inhaltsstoffe:** Herzwirksame Glykoside (Cardenolide), Flavonoide.

**Verwendung:** Bei Herzinsuffizienz, Diuretikum.

**DC.:** DAC.

**Wertbestimmung:** ÖAB 9, DAC, WICHTL.

**Herba Droserae** (Sonnentaukraut), *Drosera rotundifolia*, Droseraceae

**Vorkommen:** Osteuropa, Belgien, Rußland, Asien, Amerika.

**Ganzdroge:** Kraut mit anhängenden, dünnen, schwärzlichen Wurzeln. Grundständige, längsgestielte, löffelförmige, braungrüne, verschrumpfte Blättchen mit roten, haarförmigen Tentakeln (sie sind in frischem Zustand klebrig und dienen zum Festhalten der Insekten; fleischfressende Pflanze!).

**Schnittdroge:** Die löffelförmigen Blättchen mit Tentakeln gut erhalten. Blütenstiel fadenförmig, rotbraun mit einzelnen Blüten. Fruchtkapseln mit spindelförmigen Samen. Geschmack bitter adstringierend.

**Mikroskopie:** Die Tentakel sind Drüsenzotten mit einem Stiel aus mehreren Reihen polygonaler Zellen und einem vielzelligen Köpfchen, das im Parenchym gehäufte Speichertracheiden enthält und von einer Epidermis (secernierende Zellen) bedeckt ist. Ferner kommen Köpfchenhaare mit einzelligem, kugeligem Köpfchen auf den übrigen Pflanzenteilen vor. Sklerenchym im Stengel. Blütentraube auf dünnem, braunem Stiel. Die kleine Blüte fünfzählig, bräunlich, mit eiförmiger Fruchtkapsel und vielen Samen.

**Prüfung:** Als Verunreinigung finden sich Moose und Gräser, die zusammen mit der Droge gesammelt werden. Auch andere Drosera-Arten, die sich an den Blättern unterscheiden lassen, kommen vor, sind jedoch ebenso als Expectorantien wirksam.

**Inhaltsstoffe:** Droseron (Naphthochinonderivat).

**Verwendung:** Hustenmittel, gegen Keuchhusten, Asthma, Bronchitis.

**Herba Ephedrae** (Ephedrakraut, Ma Huang), *Ephedra sinica*, Ephedraceae (Gnetaceae)

**Vorkommen:** Mittelmeergebiet, Orient, Himalaya, Mexiko, westliches Amerika.

**Ganzdroge:** Die blühenden Zweige des Strauches besitzen runde, gerillte, 1 bis 2 mm dicke, gelbgrüne Internodien. Zweige gegenständig. Blätter reduziert zu dreieckigen Schuppen. Blütenstände rundlich, achselständig. Lupenbild des Querschnittes: Holzteile dreieckig, Mark sternförmig, weißlich, im Zentrum dunkelbraune Inhaltsstoffe (Lupe).

**Schnittdrogen:** Feingerillte Zweigstücke, knotig gegliedert, an den Knoten reduzierte Blätter; gabelige Verzweigungen sichtbar. Querschnitt im Gegensatz zum äußerlich ähnlichen Equisetum (s. nächste Droge) ohne Hohlräume und wenig sternförmig. Geschmack stark bitter.

**Inhaltsstoffe:** Alkaloide (Ephedrin).

**Verwendung:** Analeptikum (Sympathomimetikum), Asthmamittel, Diuretikum.

**Herba Equiseti** (Schachtelhalmkraut, Zinnkraut), *Equisetum arvense*, Equisetaceae

**Vorkommen:** Europa ubiquitär, Asien, Afrika, Nordamerika.

**Ganzdroge:** Die sterilen Triebe stellen zylindrische, grüne, längs gerillte, vierteilig verzweigte Stengel dar und tragen zu manschettenförmigen Blattscheiden reduzierte

Blätter mit dreieckigen, lanzettlichen, dunkelbraunen Spitzen, die der Zahl der Rippen entsprechen. Hauptachse am Querschnitt: Welliger Umriß meist 12rillig, mit zwei Kreisen von Hohlräumen und zentraler Höhle im Inneren. Die Seitenäste mehrmals gegliedert mit leistenartigen, vierflügeligen Längsrippen (vierkantig) ohne Hohlräume (kreuzförmiges Querschnittsbild).

**Schnittdroge:** Graugrüne, steife, brüchige, rundliche, längsgeriefte, hohle Stengelbruchstücke, an den Knoten röhrenförmige Blattscheiden mit lanzettlichen, dunkelbraunen Spitzen und Abzweigungen von Seitenästen; diese vierkantig, kleiner.

**Mikroskopie:** Um die Markhöhle der Hauptachse am Querschnitt ein Kranz von etwa 10 Gefäßbündeln mit spärlichen Gefäßen und je einem kleinen Hohlraum (Carinalhöhle). Eine Endodermis trennt den Gefäßbündelkreis von den außerhalb befindli-

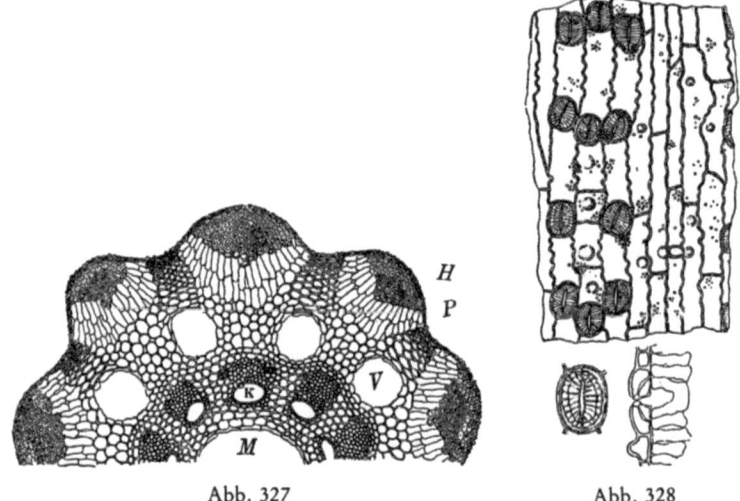

Abb. 327                              Abb. 328

Abb. 327. Querschnitt durch einen Stengel von Equisetum. *H* Faserhypoderm, *P* Palisaden, *V* Vallekular-Hohlraum (unter dem Tälchen!), *K* Carinal-Hohlraum (im Gefäß), *M* Markhöhle. (Vergr. etwa 200fach.) (MITTELACHER)

Abb. 328. Equisetum arvense. Epidermis des Hauptstengels mit Spaltöffnungen. Daran die Verdickungen der sie überwölbenden Nebenzellen sichtbar. (Vergr. etwa 200fach.) (MITLACHER)

chen, großen Vallekular-Hohlräumen, die unter den Tälchen liegen. Unter der Epidermis, besonders auf den Rippen, ein mehrschichtiges Hypoderm aus gestreckten Fasern, darunter Palisadengewebe. Epidermis wellig langgestreckt, Spaltöffnungen eingesenkt, von zwei Nebenzellen überwölbt, die leistenförmige Verdickungen besitzen, daher erscheinen die Stomata von einem Kranz von Streifen umgeben (s. Abb. 327 und 328).

**Prüfung:** Unterscheidung von anderen Equisetum-Arten erfolgt durch die Zahl der Stengelfurchen und Blattscheidenzähne. Equisetum palustre hat tiefgefurchte Stengel und weißliche Spitzen der sechs bis zehn Blattscheidenzähne. Equisetum maximum mit einer größeren (20 bis 35), Equisetum hiemale mit kleiner Anzahl (3 bis 6) von Blattscheidenzähnen.

**Inhaltsstoffe:** Kieselsäure, Flavonoide, Saponine.

**Verwendung:** Diuretikum, Steigerung der Leukocytenaktivität (?), Adjuvans bei Lungentuberkulose (obsolet).

**Herba Euphrasiae** (Augentrostkraut), *Euphrasia officinalis*, Scrophulariaceae
**Vorkommen:** Europa, Balkan, Rußland.
**Ganzdroge:** Der dünne, blauviolette, schwach behaarte, verästelte Stengel trägt sitzende, 1 cm lange, scharf gesägte, in der Droge stark wellige, runzelige, schwach behaarte, spröde Blätter. Die sind charakterisiert durch ihre langen, spitzen Blattrandzähne. Diese weißen bis violetten Blüten sind vierzählig, auch die braunen zweifächerigen Fruchtkapseln (½ cm groß) sichtbar.
**Schnittdroge:** Es sind die kleinen, oft in Klumpen angeordneten Blätter, die blauvioletten Stengelfragmente und zuweilen die Fruchtkapseln aufzufinden. Blüten bräunlich, gelbbraune Wurzeln sollen nicht vorhanden sein.
**Inhaltsstoffe:** Glykoside, Gerbstoffe.
**Verwendung:** Augenerkrankungen, Sekretolytikum.

**Herba Fragariae** (Erdbeerkraut), *Fragaria vesca*, Rosaceae
**Vorkommen:** Europa, Balkan, Rußland.
**Ganzdroge:** Die dreizähligen, grobgesägten Blätter sind beiderseits borstig behaart (deutlicher unterseits und dort mit seidigem Glanz) und besitzen einen weißlichen, behaarten, grün- bis blauvioletten Stengel. Die Sekundärnerven laufen parallel und münden jeweils in einen Blattzahn.
**Schnittdroge:** Blattfragmente in mehreren Schichten aneinanderhaftend. Behaarung oft ungleichmäßig, jüngere Blätter stärker, ältere weniger stark. Stengel, wenige Blüten und Knospen.
**Mikroskopie:** Typische, der Epidermis anliegende Rosaceenhaare, ferner Drüsenhaare und Oxalatdrusen. Geschmack herb.
**Inhaltsstoffe:** Gerbstoffe.
**Verwendung:** Adstringens, Blutreinigungsmittel.

**Herba Galeopsidis** (Hohlzahnkraut), *Galeopsis segetum*, Lamiaceae (Labiatae)
**Vorkommen:** Osteuropa, Balkan, Rußland.
**Ganzdroge:** Der vierkantige, z. T. violett angelaufene Stengel mit weitem Mark, Blätter in den Stiel verschmälert, gesägt und weich behaart, mit deutlichen Nerven unterseits. Blüten in Scheinquirlen (Labiatentypus), mit zweilippiger, gelber Korolle und glockigem Kelch, dessen fünf Zipfel stachelspitz ausgebildet sind. Mit der Lupe auf diesem Drüsen zu sehen.
**Schnittdroge:** Teile des stachelspitzen, behaarten Kelches, der vierkantige, violette Stengel, die stark geschrumpfte Korolle und die gut erhaltenen, behaarten und gesägten Blattstückchen. Ferner selten die bräunlichen Nüßchen (Frucht ist vierteilig).
**Mikroskopie:** Die einzelligen oder mehrzelligen, zugespitzten Deckhaare mit kugelig erweiterter Basis, die in einen mehrzelligen Höcker eingebettet sind, und die hauptsächlich am Rande der Kelchzähne vorkommenden Drüsenhaare mit mehrzelligem Stiel und napfförmigem, in der Mitte eingesenkten, 16zelligen Köpfchen sind zu erwähnen. Palisaden zweireihig, in Mesophyllzellen Oxalatnädelchen, Labiatendrüsen klein, selten. Nebenzellen der Spaltöffnungen nicht nach Labiatentypus (2), sondern 3–4. Geschmack bitter-salzig. Im Stengel unter der Epidermis (Haare wie oben) ein Kollenchym.
**Prüfung:** Es kommen mehrere Labiaten als Verfälschung in Betracht: Herba Sideritis, Vesperkraut (Stachys recta): Gelblich-weiße Blüten, borstige Behaarung, Kelch ohne Stachelspitzen. Andere Galeopsis-Arten: Kelche gestachelt, hellgelb, Unterlippe rotviolett, oder Stengel borstig behaart und rosarote Blüten.
**Inhaltsstoffe:** Kieselsäure, Bitterstoffe, Gerbstoffe.
**Verwendung:** Expektorans, Adstringens, Diuretikum.

**Herba Herniariae** (Bruchkraut), *Herniaria glabra, H. hirsuta,* Caryophyllaceae

**Vorkommen:** Osteuropa, Balkan, Rußland, Nordafrika.

**Ganzdroge:** Das kahle, hellgrüne oder behaarte, graugrüne Kraut besitzt stark verästelte, sehr dünne, zylindrische Stengel mit sitzenden, etwa $1/2$ cm langen, eiförmigen, ganzrandigen Blättchen (daneben häutige, zerfranste Nebenblätter). Die Blüten sind 1 mm groß, fünfzählig und sitzen zu fünf bis zehn in achselständigen Knäueln. Schließfrucht mit einem braunen Samen. Geruch cumarinartig, Geschmack kratzend.

**Schnittdroge:** An der Kleinheit der Organe leicht zu erkennen. An den runden Stengelstücken sitzen die sternförmigen Blütenknäuel, die bei H. hirsuta dicht filzig behaart sind und aneinanderhaften, daneben die kleinen, ungestielten Blätter, seltener hellgelbe Wurzelfragmente.

**Mikroskopie:** Wellige Epidermis, mehrreihige, kurze Palisaden. Mesophyll mit Oxalatdrusen in kugeligen Zellen. Haare (bei H. hirsuta) einzellig, derbwandig, zugespitzt, bis 200 $\mu$ lang. Nerven ohne Fasern. Kelch auch bei H. glabra behaart. Blüte zwittrig, meist ist jedoch nur der eine Teil fertil. Fruchtknotenepidermis mit kegelförmigen, kutikular gestreiften Papillen. Pollenkörner kugelig mit drei schlitzförmigen Poren. Epidermis der Testa des Samens gelb, polygonal, verdickt, ohne feinere Struktur. Das Pulver wird an den oft noch in toto vorhandenen Blüten und Samen erkannt.

**Prüfung:** Verfälschungen mit Polygonum aviculare (kleinblättrige Formen) erkennbar an der Ochrea und am schwachgezähnten Blattrand. Polygonum ist frei von Saponin und Herniarin! Zur Wertbestimmung dient der hämolytische Index.

**Inhaltsstoffe:** Saponine, Flavonoide, Cumarine (Herniarin).

**Verwendung:** Diuretikum bei Blasen- und Nierenleiden.

**Wertbestimmung:** ÖAB 9.

**Herba Hyperici** (Johanniskraut), *Hypericum perforatum,* Hypericaceae (Guttiferae)

**Vorkommen:** Europa, Asien, Nordafrika.

**Ganzdroge:** Die rundlichen, mit zwei Längskanten versehenen, braungrünen bis rötlichen, zuweilen drüsig punktierten Stengel tragen 2 cm lange, elliptische, sitzende, braungrüne und ganzrandige, verschrumpfte Blätter, die in der Durchsicht punktiert sind (Ölräume), daneben dunkelrote Drüsen, besonders am Rande. Blüten (Trugdolden) fünfzählig mit schwarzrot gestreiften (und drüsig punktierten) Korollblättern. Kelchblätter grün, durchscheinend punktiert, viele Stamina, Fruchtknoten dreifächerig, Kapselfrucht 1 cm groß, rotbraun, mit braunen, runden Samen.

**Schnittdroge:** Erkennbar an den Stengelstücken, den gelblichen Blüten und Korollblättern und den durchscheinend punktierten Blattfragmenten, außerdem rote Punktierung durch Hautdrüsen (mit Lupe deutlich). Blütenteile gelbbraun mit roten Drüsen.

Vereinzelt Früchte. Hypericum maculatum mit Kelchblättern, die ebensolang wie der Fruchtknoten sind.

**Inhaltsstoffe:** Hypericin (photosensibilisierend!), Flavonoide.

**Verwendung:** Sedativum, bei Depressionen, bei Nieren- und Gallenleiden.

## Herba Hyssopi (Ysopkraut), *Hyssopus officinalis,* Lamiaceae (Labiatae)

**Vorkommen:** Südosteuropa, Balkan, Rußland, Italien, Frankreich.

**Ganzdroge:** Der vierkantige, flaumhaarige, hohle Stengel trägt ganzrandige, sitzende, lanzettliche (bis 4 cm lange), hellgrüne Blätter, die beiderseits drüsig punktiert und am Rande nach unten eingerollt sind. Unter der Lupe ist das Blatt stark runzelig mit grubigen Vertiefungen (Eindellungen, in denen die in der Droge oft fehlenden Hautdrüsen sitzen). Blüten Scheinquirle, der untere Teil des röhrigen Kelches grün, der obere fünfzipfelige Teil und die verschrumpfte Korolle blauviolett gefärbt. Labiatendrüsen vorhanden. Im Mesophyll Sphärokristalle von Diosmin (deren Verhalten siehe Folium Bucco). Geruch aromatisch, Geschmack gewürzhaft, bitter.

**Schnittdroge:** Erkennbar an den blauen Blüten, den vierkantigen Stengeln und den drüsig punktierten, eingerollten Blättern.

**Inhaltsstoffe:** Ätherisches Öl, Diosmin, Gerbstoffe.

**Verwendung:** Gegen Halsentzündungen, Husten, Asthma.

Herba Leonuri cardiacae (Herzgespannkraut), *Leonurus cardiaca,* Lamiaceae (Labiatae)

**Vorkommen:** Europa, Mittelasien, Nordamerika.

**Ganzdroge:** Herzförmige, gelappte (3–7), spröde, oberseits dunkelgrüne, unterseits hellgrüne, behaarte Blätter mit grobgesägtem Rand, Nervatur netzadrig, Scheinähren. Einzelblüte mit trichterförmigem Kelch und dreieckigen, auswärts gekrümmten, begrannten Zähnen. Korolle rosa, zottig behaart. Nüßchen glänzend, hellbraun, kahl. Stengelstücke vierkantig mit weißem Mark.

**Schnittdroge:** Zu erkennen an den gesägten Blattrandstücken, den Blütenkelchen und den Stengelstücken. Weniger häufig Korolle und Nüßchen.

**Inhaltsstoffe:** Saponin, Bitterstoffe.

**Verwendung:** Bei vegetativ-nervösen Herzbeschwerden (Wirkung unsicher!).

## Herba Lobeliae (Lobelienkraut), *Lobelia inflata,* Lobeliaceae

**Vorkommen:** Rußland, Indien, Nordamerika.

**Ganzdroge:** Die Droge kommt in zusammengepreßtem Zustand (Paketen) in den Handel. Stengel z. T. violett, drei bis sechskantig, rauh behaart, markig oder hohl, mit länglichen, zugespitzten, ungleich kerbig gezähnten Blättern (Hydathoden an den Sägezähnen, Lupe!), hauptsächlich an den Nerven behaart (Lupe). Die fünfzählige blaue Blüte in der Droge verblaßt und selten zu sehen. Früchte jedoch häu-

fig: Zweifächerige, kugelig aufgeblasene Kapsel, ¹/₂ cm breit, gelbbraun, dünnwandig, transparent, oben mit Kelchrest, zahlreiche kleine
Samen, braun und länglich. Geschmack scharf kratzend.

**Schnittdroge:** Meist stark zerkleinert mit Stengelteilen und stark
gefalteten, runzeligen, gelbgrünen Blattfragmenten. Seltener netzadrige, etwas transparente Stücke der Kapseln. Identifizierung mikroskopisch.

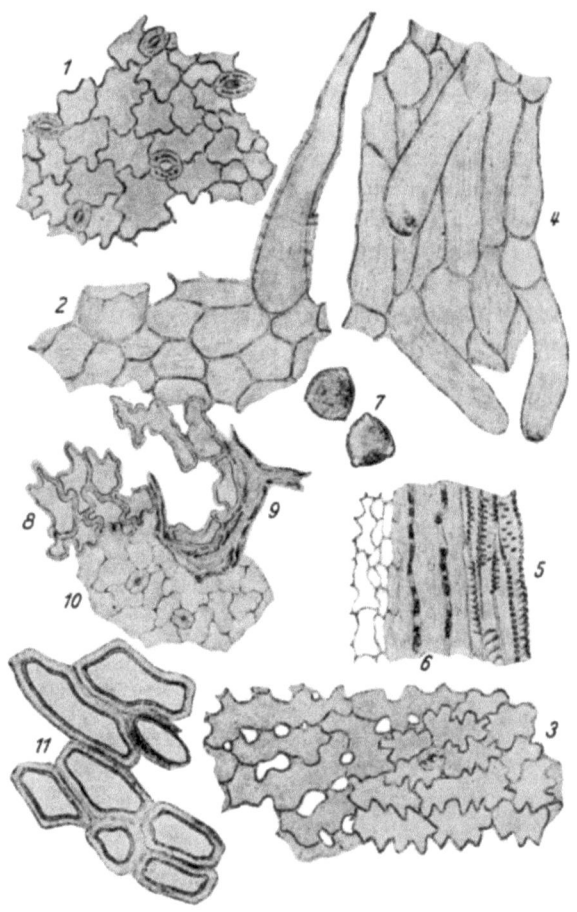

Abb. 329. Herba Lobeliae. *1* Epidermis der Blattunterseite. *2* Epidermis der Blattoberseite mit Haar. *3* Epidermis und Schwammparenchym der Blumenkrone unterseits.
*4* Epidermis der Blumenkrone oberseits (Papillen). *5* Gefäßbündel aus dem Stengel.
*6* Milchsaftschläuche im Baste. *7* Pollenkörner. *8* Sklerosierte Zellschicht der Kapselwand. *9* Gefäßbündel derselben. *10* Äußere Epidermis derselben. *11* Oberhaut der
Samenschale. (Vergr. 120fach.) (MOELLER)

**Mikroskopie:** Obere Blattepidermis papillös, getüpfelt, polygonal, untere welligbuchtig mit Spaltöffnungen. Hydathoden rundlich, vorspringend mit pinselartig verzweigten Tracheiden. Haare vorwiegend unterseits, einzellig, steif, gewarzt, gegen 500 $\mu$ lang. Milchsaftschläuche im Phloemteil der Gefäßbündel, keine Kristalle. Knorrig verbogene Fasern in der Fruchtwand. Welligbuchtige, verdickte und getüpfelte Zellen in der Fruchtscheidewand. Samenschale aus stark U-förmig verdickten, länglichen, nicht getüpfelten, braunen Zellen. Blumenkrone papillös, Pollenkörner kugelig mit drei Poren. Stengel besitzt kompakten, ringförmigen Holzkörper, in der Rinde Milchsaftschläuche mit rotem Inhalt (charakteristisch!) (s. Abb. 329).

**Pulverdroge:** Holzkörperfragmente aus dem Stengel, Milchsaftschläuche, Blattepidermis mit Haaren, getüpfelt, Fragmente der Fruchtkapsel und Samenschale bzw. oft ganze Samen. Sehr selten Blütenbestandteile.

**Inhaltsstoffe:** Alkaloide (Lobelin u. a.).

**Verwendung:** Bei Pertussis; Bestandteil der Tinctura antiasthmatica; zur Darstellung von Lobelin.

**DC.:** Stahl I.

**Wertbestimmung:** ÖAB 9.

**Herba Majoranae** (Majorankraut), *Majorana hortensis*, Lamiaceae (Labiatae)

**Vorkommen:** Mittelmeergebiet, Spanien, Nordafrika, Indien.

**Ganzdroge:** Die Droge besteht aus den gebündelten Stengeln, Blättern und Blüten oder die beiden letzteren sind von den Stengeln abgerebelt. Stengel vierkantig, verzweigt, grau behaart. Blätter elliptisch, behaart und drüsig punktiert (Lupe). Blütenstand ährenförmig, vierkantig, länglich oder kugelig, wobei die unscheinbaren, gelblichen Blüten, von einem tütenförmigen Kelch umgeben, in den Achseln großer, rundlicher, behaarter Deckblätter (Hochblätter) sitzen. Sehr kleine, braune Früchtchen vorhanden. Geruch und Geschmack würzig.

**Schnittdroge:** Meist die gerebelte Droge vorliegend, kenntlich an den gut erhaltenen, rundlichen, behaarten Deckblättern, den Blattfragmenten, den behaarten Stengeln und den braunen Nüßchen. Blüten unscheinbar.

**Mikroskopie:** Spaltöffnungen und Hautdrüsen nach Labiatentypus. Gliederhaare ein- bis fünfzellig, schmal, zugespitzt, kutikular gewarzt, mit kleinen Oxalatkristallen in den Ecken der Zellen. Alle Epidermiszellen wellig, von verschiedener Größe, z. T. getüpfelt. Besonders auffällig sind verdickte, grobe, welligbuchtige Zellen von der Innen-

22*

seite des Deckblattes und Kelches und die kleineren, noch stärker verdickten, braunen, welligen Fruchtwandepidermiszellen. Pollenkörner
kugelig mit sechs schlitzförmigen Poren (s. Abb. 330–332).

**Pulverdroge:** Gliederhaare und Blattepidermen, wellig-buchtige
Epidermis des Deckblattes und die allerdings seltenere Fruchtwand-
epidermis, Labiatendrüsen vereinzelt, Pollenkörner selten.

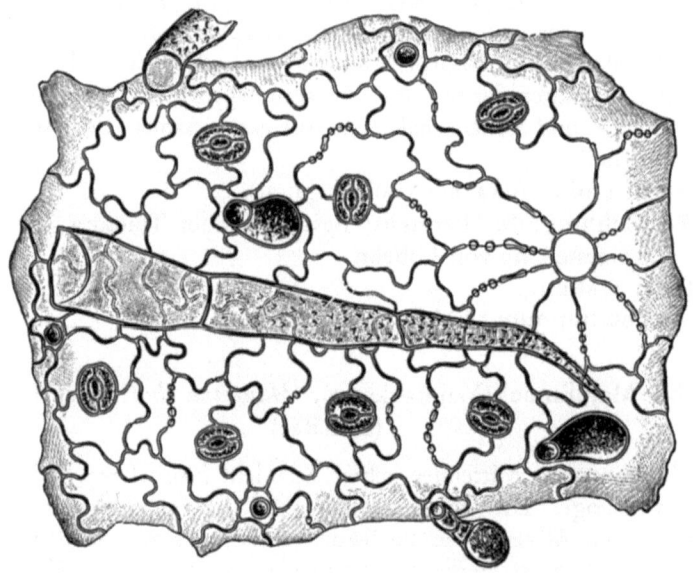

Abb. 330. Epidermis der Oberseite des Majoranblattes. (Vergr. 225fach.) (GRIEBEL)

**Prüfung:** Verfälschung mit Althaea-Blättern oder irgendwelchen
Samen sind meist schon makroskopisch, sicher jedoch mikroskopisch
zu erkennen. Das äußerlich sehr ähnliche Kraut von Origanum hirtum
besitzt besonders viele Labiatendrüsen, tief eingesenkt, an der Innenseite der Vorblätter, ferner eckzahnförmige Haare am Blattrand. Satureja hortensis hat plumpe, z. T. gewarzte Gliederhaare. Der Majoran
stellt die am häufigsten verfälschte Droge dar!

**Inhaltsstoffe:** Ätherisches Öl (ca. 1,5%), Gerbstoffe.

**Verwendung:** Stomachikum, Spasmolytikum, Carminativum, Gewürz.

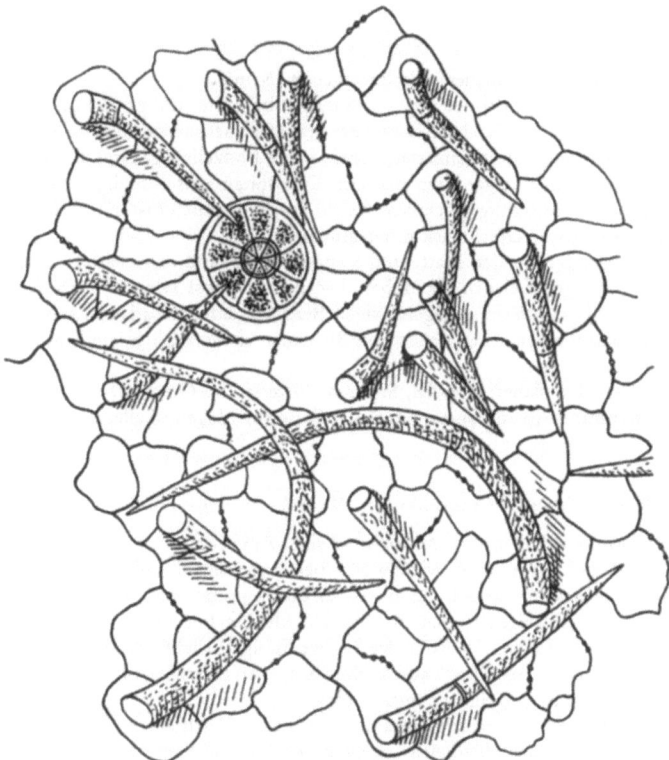

Abb. 331. Epidermis der Unterseite des Majoranblattes. (Vergr. etwa 250fach.)
(MOELLER)

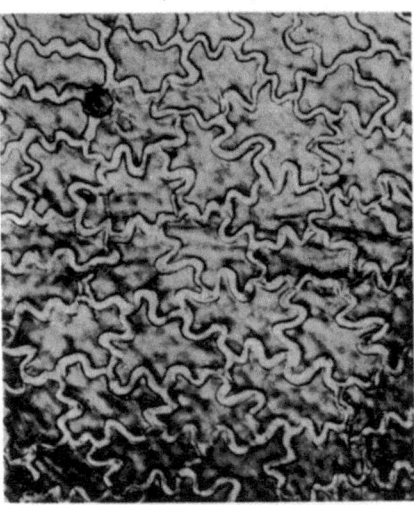

Abb. 332. Herba Majoranae. Epidermis des Deckblattes, Flächenansicht, links eine
Haarspur. (Vergr. 300fach)

**Herba Mari veri** (Amberkraut), *Teucrium marum*, Lamiaceae (Labiatae)

**Vorkommen:** Westliches Mittelmeergebiet, Krim.

**Ganzdroge:** Zylindrische oder vierkantige, behaarte, dünne Stengel mit spitzen, gegen 1 cm langen, hauptsächlich unterseits grauweiß behaarten (mehrzellige Gliederhaare, 100 bis 200 $\mu$ lang mit verlängerter, gekrümmter Endzelle), ganzrandigen und am Rande nach unten deutlich eingerollten Blättern. Die Blüten achselständig in Scheinquirlen, bis 1 cm lang, mit fünfzählig glockigem Kelch; Korolle rötlich bis bräunlich; Labiatenblüte. Geruch aromatisch, Geschmack bitter-aromatisch.

**Schnittdroge:** An den Blatt- und Stengelstücken und den meist ganz erhaltenen gezähnten, walzigen Kelchen erkennbar. Die Blüten selbst selten. Fälschungen mit anderen Teucriumarten besitzen sägezähnigen Blattrand oder linearlanzettliche, längere Blätter. Die Blätter allein sehen denen von Rosmarin etwas ähnlich, sind jedoch kürzer und nicht so stark eingerollt.

**Inhaltsstoffe:** Ätherisches Öl, Saponin, Bitterstoffe, Gerbstoffe.

**Verwendung:** Expektorans; Spasmolytikum für Magen, Galle, Niere.

**Herba Marrubii** (Andornkraut), *Marrubium vulgare*, Lamiaceae (Labiatae)

**Vorkommen:** Südeuropa, Marokko, Asien, Amerika.

**Ganzdroge:** Vierkantige, weichwollig behaarte Stengel und über 3 cm lange, unterseits filzig behaarte, netzadrige, oberseits dunkelgrüne, fast kahle, runzelige Blätter. Blüten in dichten Blütenständen. Kelche sehr klein, selten mit zehn auswärts gekrümmten, glänzenden Zähnen. Korolle weiß, zweilippig. Früchte dunkel, dreikantig. Haarfilz: Büschelhaare, bestehend aus zahlreichen, auf einem Sockel von Epidermiszellen aufsitzenden, meist einzelligen, spitzen Haaren.

**Schnittdroge:** In Knäueln zusammenhaftende Blattfragmente, Stengelteile, Blüten und seltener die Früchtchen. Am stärksten behaart sind Stengel und die meist in Gruppen vorkommenden, kugelige Blütenstände.

**Inhaltsstoffe:** Ätherisches Öl, Bitterstoffe, Gerbstoffe.

**Verwendung:** Lebermittel, Expektorans.

**Wertbestimmung:** ÖAB 9.

# Herba Meliloti (Steinkleekraut), *Melilotus officinalis, M. altissimus*, Fabaceae (Papilionaceae)

**Vorkommen:** Osteuropa, Balkan, Italien, Asien, Nordamerika.

**Ganzdroge:** Die Blätter und die Blütenstände (einseitswendige Trauben) der Pflanze ohne die untersten Stengel. Blatt dreizählig, gestielt, Rand des Einzelblättchens spitz gezähnt, Spreite wenig geschrumpft, fast kahl. Blüten gelb, charakteristisch mit Fahne, zwei Flügeln und Schiffchen. Antheren verwachsen. Kelch glockig, fünfzipfelig, behaart. Früchte einsamige, kahle, querrunzelige Hülsen. Stengel hellgrün, längsrinnig, hohl. Geruch nach Cumarin, Geschmack bittersalzig.

**Schnittdroge:** Leicht erkennbar an den gelben, oft verblaßten Blüten (Papilionaten!), den Blattstückchen mit gesägtem Rand, an dem hohlen Stengel und am Geruch. Auch Früchte kommen vor.

**Mikroskopie:** Im Blatt und Kelchblatt die Gefäßbündel von Fasern und Kristallzellreihen begleitet. Epidermis polygonal bis buchtig, beiderseits Papilionatenhaare mit zwei niedrigen, in der Aufsicht kaum sichtbaren Basalzellen und langer, abgewinkelter, spitzer, stark verdickter, grobgewarzter Endzelle. Kleine, einzellige Köpfchen- und

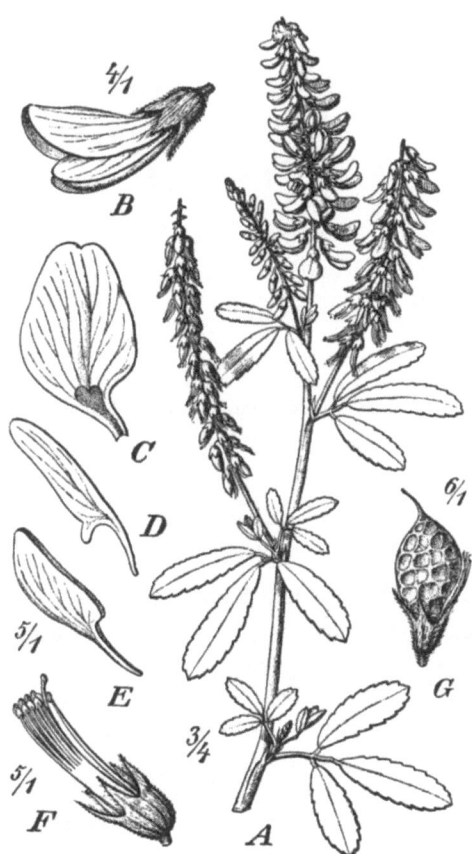

Abb. 333. Herba Meliloti. *A* blühender Zweig, *B* ganze Blüte von der Seite, *C* Fahne, *D* Flügel, *E* Schiffchen, *F* Kelch mit Staubblattsäule und Griffel, *G* reife Frucht. (GILG)

mehrzellige Etagenhaare. Korollenepidermis wellig-polygonal, ohne Papillen, Pollen ellipsoid mit drei Poren. Im Perikarp eine Oxalateinzelkristalle führende Zellschicht.

**Pulverdroge:** Papilionaceenhaare, Kristallzellreihen, Fasern, Epidermen von Blatt und Korolle, Pollenkörner, Kristallschichte aus dem Perikarp.

**Prüfung:** Andere Melilotusarten besitzen weiße oder hellblaue Blüten oder sind geruchlos.

**Inhaltsstoffe:** Glykoside, Cumarinderivate.

**Verwendung:** Aromatikum, Expektorans, Diuretikum.

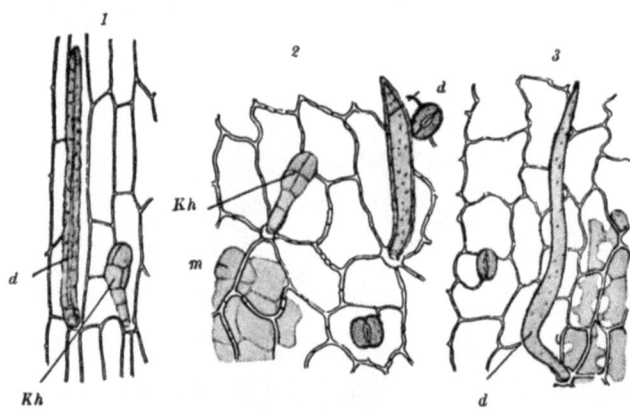

Abb. 334. Herba Meliloti. *1* Untere Epidermis der Hauptnerven (Laubblatt), *2* äußere, *3* innere Kelchepidermis, *d* Papilionatenhaar, *Kh* Köpfchenhaar, *m* Mesophyll. (Vergr. 200fach.) (THOMS)

## Herba Millefolii (Schafgarbenkraut), *Achillea millefolium*, Asteraceae (Compositae)

**Vorkommen:** Mitteleuropa, Balkan, Rußland, Nordasien, USA.

**Ganzdroge:** Die groben Stiele der Pflanze fehlen in der Droge. Je nach Zeit und Ort der Ernte wechselt die Menge der Blüten. Es gibt auch eine Droge „Flos Millefolii". Die in Doldentrauben stehenden Blüten sind charakteristische Kompositen-Köpfchen, 4–6 mm lang, mit dachziegelartig angeordneten, grünbraunen, am Rande häutigen und dort auch typisch behaarten Hüllkelchblättern. Der mit Spreublättern besetzte Blütenboden trägt fünf weibliche Zungenblüten mit kurzer, weißer oder rötlicher Zunge und zahlreiche, gelbe Röhrenblüten. Die Blätter stark geschrumpft, dunkelgrün, zwei- bis dreifach fiederschnittig mit kleinen, schmalen, in eine weißliche Spitze auslaufenden, etwas behaarten Blattzipfeln; unterseits Öldrüsen.

**Schnittdroge:** Leicht erkennbar an den Kompositenblütenköpfchen und den fiederschnittigen, verschrumpften, dunklen Blattstückchen in Knäueln, daneben markige Stengel. (Andere Achillea-Arten besitzen gezähnte oder geflügelte Blattspindeln, seidig behaarte Blätter oder sind oberseits drüsig punktiert. Die Wirkung dieser Arten scheint übrigens ähnlich zu sein.)

**Mikroskopie:** Ähnlich wie bei Chamomilla: Korolle mit Papillen, Oxalatdrusen im Fruchtknoten. Kompositendrüsen, Pollenkörner dreiseitig, Endothecium wie beim Absinth. Blatt bifazialer, z. T. isolateraler Bau. Epidermis wellig und über den Nerven kutikular gestreift. Haare mit mehreren kurzen Basalzellen und langer Endzelle. 2 Palisadenreihen oben, 1 undeutliche unten. Öldrüsen. Stengel grünlich bis violett, rund, behaart, markig. Haare wie auf dem Blatt, Fasern und Gefäße. Geschmack bitter-salzig. Im Öl Azulen, das sich wie bei der Kamille bestimmen läßt.

**Inhaltsstoffe:** Ätherisches Öl (ca. 1,5%) (Azulen).

**Verwendung:** Aromatikum amarum, Stomachikum, Choleretikum, bei Dyspepsie.

**DC.:** STAHL II.

**Wertbestimmung:** ÖAB 9, DAC.

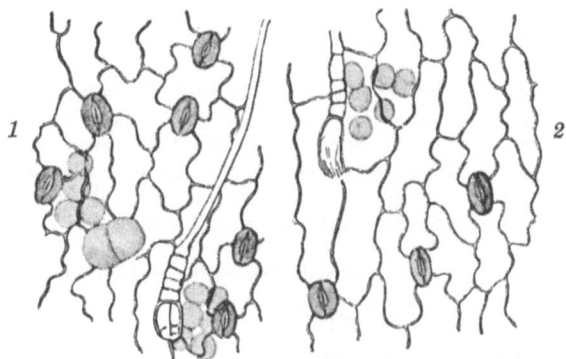

Abb. 335. Herba Millefolii. *1* obere, *2* untere Epidermis des Blattes mit Haaren. (Vergr. 200fach.) (THOMS)

**Herba Origani** (Dostkraut), *Origanum vulgare*, Lamiaceae (Labiatae)

**Vorkommen:** Mittel- u. Südeuropa, Rußland, Kaukasus, Sibirien.

**Ganzdroge:** Die oberirdischen Teile der Pflanze ohne die dickeren Stengel. Die eiförmigen, etwa 2–3 cm langen Blätter sind ganzrandig, wenig geschrumpft, schwach behaart und punktiert von gelbbraunen Labiatendrüsen (Lupe). Nervatur unterseits hervortretend. Die Scheinähren bestehen aus kleinen, rosa Labiatenblüten mit fünfzähnigem, violettem Kelch. Sie sitzen in der Achsel großer eiförmiger Deckblätter (Hochblätter) mit violetter Spitze. Stengel vierkantig, behaart, violett. Geruch und Geschmack würzig.

**Schnittdroge:** Sofort erkennbar an den violetten Deckblättern und Kelchzipfeln, den gelbbraun punktierten Blattstückchen und den Stengelteilen. Die unscheinbaren Korollen selten.

**Mikroskopie:** Sehr ähnlich der von Herba Majoranae.

**Inhaltsstoffe:** Ätherisches Öl (Thymol), Gerbstoffe.

**Verwendung:** Spasmolytikum, bei Husten und Keuchhusten, Stomachikum.

**Herba Passiflorae** (Passionsblumenkraut), *Passiflora incarnata*, Passifloraceae

**Vorkommen:** Subtropisches Amerika, Bermudas.

**Ganzdroge:** Glatte, zylindrische, braune, hohle Stengel, 6 bis 8 mm dick; poröses Holz, dünne Rinde. Blätter leicht zerbrechlich, braungrün, fein behaart. Am Blattstiel 2 napfförmige, elliptische Nektarien, dunkel gefärbt; ferner 2 schmale lanzettliche Nebenblätter mit gesägtem Blattrand. In den Blattachseln korkzieherartige Ranken. Blüten meist als Knospen. Früchte: Runzelige Beeren, 5 mm lang, gelbgrün, mit zahlreichen Samen.

**Schnittdroge:** Stengelstücke bis 8 mm dick. Ranken korkzieherförmig, Blattstücke vielfach gefaltet. Nektarien erkennbar; große abgeplattete Früchte (Samen), Blüten selten.

**Inhaltsstoffe:** Flavonoide.

**Verwendung:** Leichtes Sedativum, blutdrucksenkend, leicht analgetisch und spasmolytisch; bei Neuralgien und Schlaflosigkeit.

**Wertbestimmung:** Ph. Helv. VI.

**Herba Polygalae amarae** (Kreuzblumenkraut), *Polygala amara*, Polygalaceae

**Vorkommen:** Mittel- und Südeuropa.

**Ganzdroge:** In der Droge findet sich häufig auch die Wurzel. Der hohle, 1 mm dicke, rundliche, fein längsstreifige Stengel ist grün, kahl oder behaart. Blätter eiförmig, in den Stiel verschmälert, gegen 3 cm lang oder kleiner, dunkelgrün, fast kahl, dicklich, wenig verschrumpft, Blüten zygomorph, in traubigen Blütenständen. Fünf flügelartige Kelchblätter, 3–5 Korollblätter (davon eines kielförmig), beide blau (häufiger) oder rosa gefärbt. Die Fruchtkapsel flach, häutig gerandet mit den fünf Kelchblättern und zwei braunen Samen. Die Wurzel dünn, gelbbraun mit leicht ablösbarer Rinde.

**Schnittdroge:** Erkennbar an den blauen Blüten, den Fruchtkapseln, den Blattstückchen und den Stengeln. Samen und Wurzelteile seltener. Geschmack stark bitter; fehlt dieser, ist die Droge unzulässig. Das enthaltene Saponin läßt sich mit Blutgelatine nachweisen: Man beobachtet alsbald Hämolyse.

**Inhaltsstoffe:** Saponine, Bitterstoffe.

**Verwendung:** Amarum, Expektorans.

## Herba Polygoni avicularis (Vogelknöterichkraut), *Polygonum aviculare*, Polygonaceae

**Vorkommen:** Europa, besonders Mittel- und Osteuropa ubiquitär, Balkan.

**Ganzdroge:** Stielrunde, graugrüne Stengel, etwa 1–2 mm dick, knotig gegliedert, an den Knoten die Ochrea, das ist eine Scheide aus silberigen, zerschlitzten, tütenförmig verwachsenen, im unteren Teil bräunlichen Nebenblättern. Die lanzettlichen, isolateralen, etwa 2 cm langen, kahlen, nicht zerknitterten Blätter mit deutlichem Hauptnerv unterseits und welligem Blattrand. Im Schwammgewebe eine Schicht von Oxalatdrusen. Faserhypoderm in der Nähe dicker Nerven. Blüten in Trugdolden, klein (2 mm), weiß, am Rande rötlich. Früchte braun, dreikantig. Exokarp aus braunen, welligen, stark verdickten Zellen.

**Schnittdroge:** Stengelteile mit der Ochrea typisch! Blätter wenig zerbrochen, oft als ganze erhalten. Früchte und Blüten selten, Wurzelstücke bräunlich, Geschmack schwach zusammenziehend.
**Inhaltsstoffe:** Kieselsäure, Flavonoide, Gerbstoffe.
**Verwendung:** Adstringens, Hustenmittel; gg. Gicht und Rheuma (?).

### Herba Pulmonariae (Lungenkraut), *Pulmonaria officinalis*, Boraginaceae

**Vorkommen:** Mittel- und Osteuropa ubiquitär.
**Ganzdroge:** Die kantigen, krautigen Stengel mit gestielten, grundständigen Blättern; diese bis 10 cm lang, eilanzettlich, ganzrandig, zugespitzt, nicht geschrumpft, oben dunkelgrün, unten weißlich bis graugrün, beiderseits besetzt mit Borstenhaaren, die am Grund retortenförmig erweitert und bis 2 mm lang sind (Lupe!). Mittelnerv bräunlich, unterseits stark hervortretend. Flecken, wie diese bei der frischen Droge auffällig sind, kaum sichtbar. Die in Wickeln stehenden Blüten fünfzählig. Kelch fünfspaltig, röhrig, borstig behaart, braun. Korolle trichterförmig, bräunlich. Geschmack zusammenziehend.
**Schnittdroge:** An den Blütenfragmenten und mehrschichtig übereinanderliegenden, dunkelgrünen Blattstückchen mit Borstenhaaren (Lupe) zu erkennen, ferner dunkelbraune Stengelteile und die borstig behaarten Kelche. Andere Pulmonaria-Arten besitzen viele Drüsenhaare oder es fehlen die kegelförmigen Haare. Cave Brennhaare Urtica!
**Mikroskopie:** Außer den großen Borstenhaaren noch kleinere, bis 200 $\mu$ lange, kegelförmige, zugespitzte, verdickte Haare. Beide enthalten Cystolithen. Ferner einzelne Drüsenhaare.
**Inhaltsstoffe:** Kieselsäure. Schleim, Gerbstoffe.
**Verwendung:** Expektorans, Husten- u. Wundmittel.

### Herba Rutae (Gartenrautenkraut), *Ruta graveolens*, Rutaceae

**Vorkommen:** Mittel- und Südeuropa, Spanien, Balkan, Algerien.
**Ganzdroge:** Die drei- bis einfach fiederschnittigen Blätter besitzen spatelförmige, ganzrandige, dickliche, nach unten eingerollte, feinrunzelige Lappen von etwa 2 cm Länge und sind in der Durchsicht punktiert (schizolysigene Ölräume, Lupe!). Viele Spaltöffnungen. Im Mesophyll Oxalatdrusen. Die Blüten (in trugdoldigen Blütenständen) vier- bis fünfzählig mit lanzettlichen Kelch- und löffelförmig gehöhlten Korollblättern. Frucht eine vier- bis fünfteilige, braune Kapsel. Geruch aromatisch, Geschmack aromatisch-bitter.
**Schnittdroge:** Die Fiederlappenteile und oft ganze Blüten zu erkennen, ferner längsrinnige, punktierte Stengelstücke, Kapselfrüchte selten.
**Inhaltsstoffe:** Ätherisches Öl, Flavonoide, Cumarine.
**Verwendung:** Stomachikum, Spasmolytikum, Sedativum.
**DC.:** DAC.
**Wertbestimmung:** DAC.

### Herba Sabinae (Sadebaumkraut), *Juniperus sabina*, Cupressaceae

**Vorkommen:** Europa (Mittelmeerländer), Rußland, Kaukasus.
**Ganzdroge:** Es liegen die Zweigspitzen (Summitates) vor. Die kleinen, schuppenförmigen Blättchen sind gekreuzt gegenständig um den Ast angeordnet, wobei die einzelnen Blattpaare der Höhe nach gegeneinander verschoben sind und sich daher dachziegelartig decken. An der Außenseite besitzt jedes Blatt eine ovale Einsenkung (Öl-

raum, Lupe! s. Abb. 336). Selten nadelförmige Blätter und kugelige Beerenzapfen. Zuweilen auch männliche Blüten als eiförmige, ca. 3–4 mm lange Köpfchen, beim Zerdrücken Pollenstaub entleerend.

**Schnittdroge:** Schuppenblättchen an ihrer Form sofort zu erkennen (Lupe!). Geruch eigenartig, Geschmack würzig.

**Mikroskopie:** Ein Querschnitt durch den Ast trifft meist zwei gegenüberliegende Schuppenblätter. Man sieht im Zentrum das Gefäßbündel mit kompaktem Holzkörper,

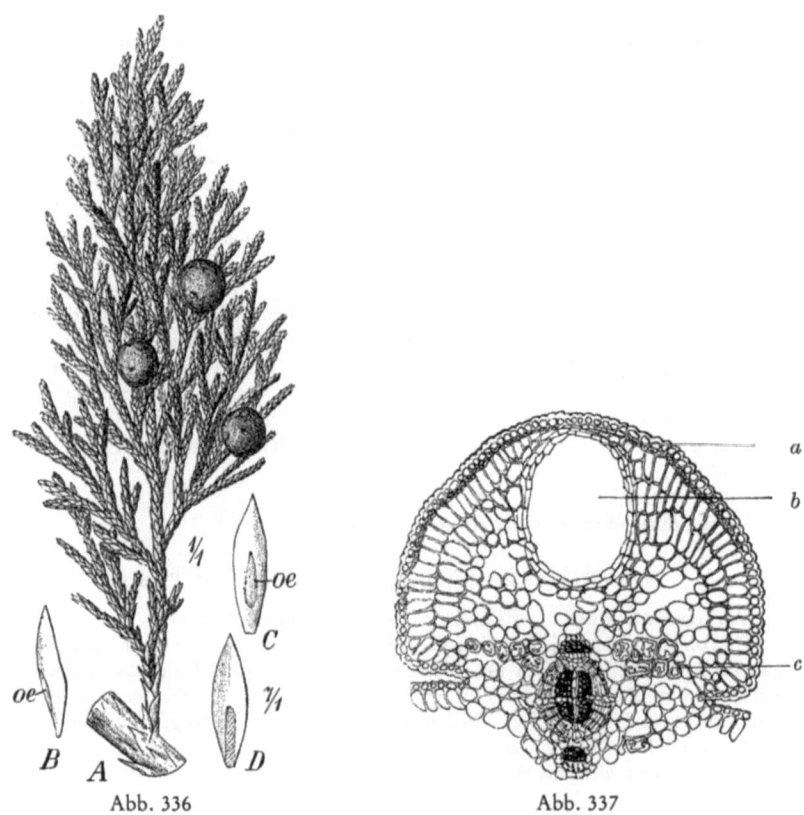

Abb. 336                                    Abb. 337

Abb. 336. Juniperus sabina. A Fruchttragender Zweig, B Blatt von der Seite gesehen, C Blatt von außen, D Blatt von innen gesehen, oe Ölgang. (GILG)

Abb. 337. Querschnitt durch ein Blatt von Juniperus sabina. a Hypodermfasern. b Ölraum. c Querbalkenzellen. (Vergr. 300fach)

je zwei Gruppen von Querbalkenzellen in jedem Blatt in der Nähe des zentralen Bündels. (s. Abb. 337) Diese Zellen sehen schwach vergrößert grau aus und zeigen balkenförmige, in das Innere (zentripetal) vorspringende Membranverdickungen, die eine unregelmäßige, netzige Struktur ergeben. Ein großer, ovaler Ölraum reicht bis knapp unter die Blattepidermis, die aus gestreckten, perlschnurartig getüpfelten Zellen besteht. Typische Spaltöffnungen mit ankerförmigen Fortsätzen an den Polen (s. Abb. 338). Epidermis durch ein Faserhypoderm von den zweireihigen Palisaden getrennt. Im Mesophyll wenig Stärke und einzelne Oxalatkristalle. Ferner kugelige, glatte Pollenkörner und typisches Endothezium aus den männlichen Blüten.

**Pulverdroge:** Auffällig sind die bogenförmigen Stücke, die aus Hypodermfasern und anhängender Epidermis bestehen. Ferner Epidermis mit und ohne die dickwandigen Fasern von der Fläche, Spaltöffnungen in Reihen. Schwieriger sind die Querbalkenzellen zu erkennen. Es sind Klumpen von grauen Zellen. Ferner Tracheidenfragmente mit Hoftüpfeln.

**Prüfung:** Andere Juniperus-Arten und Coniferen besitzen größere, anders geformte und angeordnete Blättchen. Bei Juniperus phönicea trifft man am Querschnitt meist 3

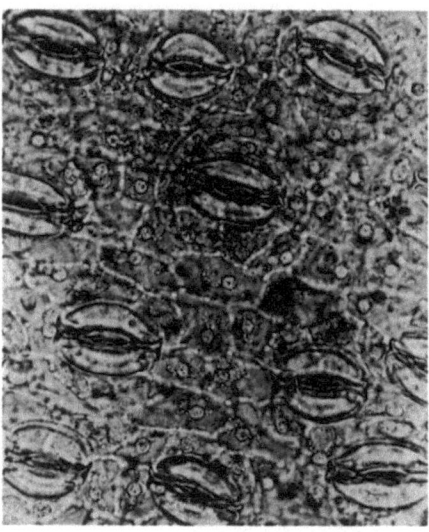

Abb. 338. Herba Sabinae. Epidermis. Flächenpräparat; Spaltöffnung mit ankerförmigen Fortsätzen an den Polen. (Vergr. 300fach)

Blättchen an. Im Mesophyll finden sich Sklerenchymzellen und sind die Balkenzellen in mehr als 4 Häufchen angeordnet. Die dicke Kutikula trägt feine Oxalatnadeln. Juniperus thurifera hat dieselbe Blattstellung wie J. sabina, jedoch rundliche Sklerenchymzellen im Mesophyll.

**Inhaltsstoffe:** Ätherisches Öl (ca. 4%), (Sabinol und Ester, Thujon).

**Verwendung:** Hautreizmittel, extern bei Polypen und Warzen (Abortivum!).

**Herba Saturejae** (Bohnenkraut), *Satureja hortensis,* Lamiaceae (Labiatae)

**Vorkommen:** Südosteuropa, Balkan, Kleinasien.

**Ganzdroge:** Der verästelte, rauhhaarige Stengel trägt schmale, lanzettliche, gegen 3 cm lange, spitze, drüsig punktierte, schwach behaarte Blätter mit deutlichem Mittelnerv. Labiatenblüten blaßviolett, Kelch fünfspaltig. Mikroskopisch isolateraler Blattbau. Labiatendrüsen, zwei typische Nebenzellen der Spaltöffnungen, mehrzellige, gewarzte Gliederhaare und kegelförmige Deckhaare am Blattrand.

**Schnittdroge:** Schmale, eingerollte Blattstückchen (ähnlich Thymus, aber länger!), punktiert mit Mittelnerv. Stengelstücke, kleine eiförmige Früchtchen (vier Nüßchen, typisch für Labiaten).

**Inhaltsstoffe:** Ätherisches Öl, Gerbstoffe.

**Verwendung:** Stomachikum, Carminativum, Gewürz.

**Herba Serpylli** (Quendelkraut), *Thymus serpyllum*, Lamiaceae (Labiatae)

**Vorkommen:** Europa, Balkan, Krim, Nordafrika, Nordamerika.

**Ganzdroge:** Die 1 mm dicken, undeutlich vierkantigen, schwach behaarten, blauvioletten Zweige tragen rundliche bis länglich-eiförmige, ganzrandige, kaum eingerollte, gegen 1 cm lange, verschieden behaarte, beiderseits drüsig punktierte Blätter (Lupe); Blattgrund be-

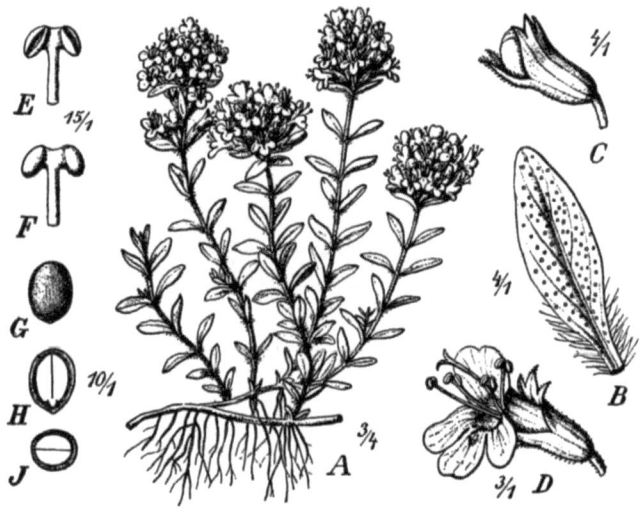

Abb. 339. Thymus serpyllum. *A* Stück einer blühenden Pflanze, *B* Blatt mit den ölhaltigen Drüsenschuppen (4fach), *C* Blütenknospe (4fach), *D* Blüte (3fach), *E* Staubblatt von vorn, *F* von hinten gesehen (15fach), *G* Samen, *H* derselbe längs und *j* quer durchschnitten. (Vergr. 10fach.) (GILG)

wimpert. Blüten in Scheinquirlen. Kelch rotviolett, zweilippig, röhrig, am Grunde weiß behaart. Korolle rosa, stark verschrumpft. Deckblätter unterseits violett angelaufen (s. Abb. 339). Geruch und Geschmack gewürzhaft.

**Schnittdroge:** Die eiförmigen, drüsig punktierten, bewimperten Blättchen am Rand kaum eingerollt (s. Thymus), rotviolette Blütenkelche und blauviolette Stengelstücke.

**Mikroskopie:** Blattepidermis wellig, zart, kutikular gestreift, zwei Reihen Palisaden, Spaltöffnungen nach Labiatentypus. Labiatendrüsen mit 12 Sekretzellen in die Epidermis eingesenkt. Gliederhaare mehrzellig, teilweise mit kleinen Oxalatnädelchen in den Zellen (wie beim Majoran). Ferner einzellige, eckzahnförmige Haare auf der Blattoberseite. Korolle mit papillöser Epidermis. Kelch mit einzelligen Köpf-

chenhaaren, außerdem Gliederhaare und Labiatendrüsen. Stengel mit
starken Bastfaserbündeln. Pollenkörner vom Labiatentypus.

**Inhaltsstoffe:** Ätherisches Öl (ca. 0,3 %).

**Verwendung:** Expektorans, Carminativum, Diuretikum.

**DC.:** Ph. Helv. VI.

**Wertbestimmung:** Ph. Helv. VI.

**Herba Spartii scoparii** (Ginsterkraut), *Sarothamnus scoparius,* Fabaceae (Papilionaceae)

**Vorkommen:** Siehe Flos Spartii scoparii.

**Ganzdroge:** Schwarzbraune, rutenförmige Zweige und Sprosse mit fünf stark ausge-
prägten Längskanten. Graugrüne, unterseits seidig behaarte Laubblättchen. Blüten selten.

**Schnittdroge:** Typische Fragmente der fünfkantigen Zweig- und Sproßstücke.

**Inhaltsstoffe u. Verwendung:** Siehe Flos Spartii scoparii.

**Herba Tanaceti** (Rainfarnkraut), *Tanacetum vulgare,* Asteraceae (Compositae)

**Vorkommen:** Balkan, Rußland, Nordasien, USA.

**Ganzdroge:** Die längsgerillten, markigen, grünen oder rotbraunen Stengel tragen
fiederschnittige, drüsig punktierte, feinrunzelige Blätter mit lanzettlichen, gesägten Lappen. Blattstiel dreikantig. Goldgelbe Kompositenblütenköpfchen (in endständigen
Doldentrauben), halbkugelig, 6 mm breit, mit nacktem Blütenboden, trockenhäutigen,
lanzettlichen Hüllkelchblättern und vielen Röhrenblüten ohne Pappus. Achaenen grau,
2 mm lang. Blütenboden mit großen Sekreträumen. Haare mit mehreren kurzen Stielzellen und langer, bandartiger Endzelle.

**Schnittdroge:** An den Blütenköpfchen erkennbar, dazu Blatt- und Stengelstücke.

**Inhaltsstoffe:** Ätherisches Öl, Bitterstoffe.

**Verwendung:** Anthelmintikum (nur schwach wirksam).

**Herba Thymi** (Thymiankraut), *Thymus vulgaris,* Lamiaceae (Labiatae)

**Vorkommen:** Mittel- und Südeuropa, Krim, Afrika, USA.

**Ganzdroge:** Es liegt die gerebelte Droge vor, praktisch nur aus
Blättern und Blüten bestehend. Die Stengel schwach grau behaart,
kaum violett angelaufen. Blatt in charakteristischer Weise (zum Unterschied von Serpyllum) nach unten nadelförmig eingerollt, 5–10 mm
lang, lanzettlich, ganzrandig. Oberseits kahl, dunkelgraugrün, mit vielen Hautdrüsen in grubigen Vertiefungen (b. L.), unterseits schwach
behaart. Von den Blüten praktisch nur die Kelche sichtbar, zweilippig,
grün bis bräunlich, seltener violett, am Grunde mit weißen Borsten
behaart. Korolle rosa, stark verschrumpft. Samen rundlich, schwarzbraun (s. Abb. 340). Geruch und Geschmack stark aromatisch.

**Schnittdroge:** Erkennbar an den punktierten, nadelförmigen, un-
bewimperten Blättchen und den Kelchen, wenig Stiele. Verwechslung
mit Herba Serpylli (s. diese).

**Mikroskopie:** Im Blatt beide Epidermen wellig, ferner oberseits
einzellige, kegelig-eckzahnförmige, kutikular gestreifte bis gewarzte

Haare, unterseits zahlreiche, zweizellige, knieartig gebogene Haare mit Oxalatkristallen in den Zellen (s. Abb. 341). Bräunliche Labiatendrüsen und Spaltöffnungen mit zwei Nebenzellen, Palisaden zweireihig, Blattnerven mit Bastfaserbündeln, Kelchhaare wie auf dem Blatt, jedoch reichlicher Drüsen mit birnenförmigem, einzelligem Köpfchen

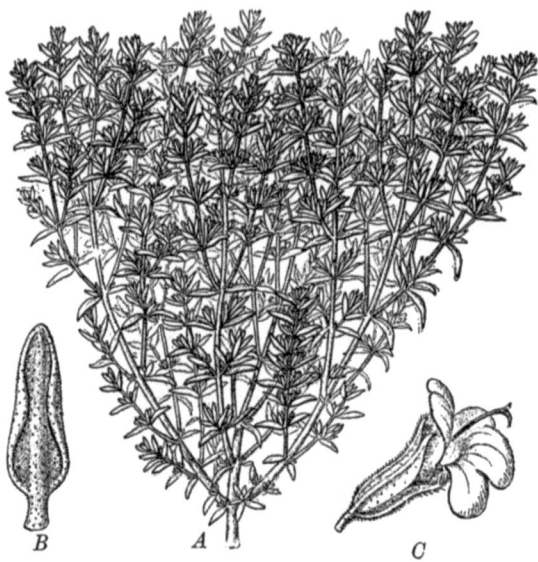

Abb. 340. Herba Thymi. *A* blühende Pflanze, um die Hälfte verkleinert. *B* Blatt von unten gesehen. (Vergr. 4fach). *C* Blüte von der Seite gesehen. (Vergr. 5fach.) (GILG)

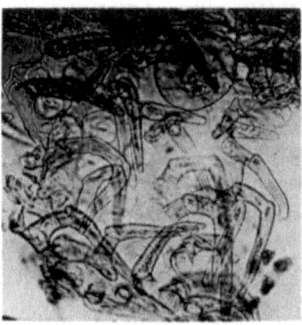

Abb. 341. Herba Thymi. Blattstiel mit knieartig gebogenen Haaren. (Vergr. 250fach.) (GRIEBEL)

und den geraden, mehrzelligen, weißen Borsten im Kelchgrunde. Korollzipfelepidermis papillös. Endothecium faserartig. Pollenkörner nach Labiatentypus. Epidermis des Samens mit welligen, stark verdickten Zellen. Stengel mit polygonalen, verdickten Epidermiszellen.

**Pulverdroge:** Bräunliche Labiatendrüsen, die verschiedenen Haarformen (Kniehaare!), Epidermen, Pollenkörner, Fasern aus dem Xylem des Stengels und der Blattnerven.

**Prüfung:** Es sollen nicht mehr als 3% Stengel vorhanden sein. Diese mikroskopisch erkennbar an den Hoftüpfelgefäßen des Holzes und den polygonalen, verdickten Epidermiszellen mit Kniehaaren. Andere Thymus-Arten verraten sich durch abweichende Blattform und durch den Geruch.

**Inhaltsstoffe:** Ätherisches Öl (ca. 1%) (Phenole: Thymol u. Carvacrol).

**Verwendung:** Expektorans (bes. Pertussis), Carminativum, Diuretikum.

**DC.:** STAHL II, DAB 7/2.

**Wertbestimmung:** DAB 7/2.

**Herba Veronicae** (Ehrenpreiskraut), *Veronica officinalis*, Scrophulariaceae

**Vorkommen:** Europa, Nordamerika.

**Ganzdroge:** Stengel stielrund, 1–2 mm dick, kurz behaart oder kahl. Blätter braungrün, etwa 2 cm lang, gesägt, steif nicht faltig, mit Gliederhaaren wie bei Digitalis, aber mit verdickter Wand. Auch zweizellige Köpfchenhaare. Blütentrauben mit ½ cm langen, vierzähligen Blüten, radförmiger, blauer Korolle. Früchte verkehrt herzförmig, Stiel kurz, flach, etwa 4 mm breit, braungrün. Geschmack etwas bitter, adstringierend.

**Schnittdroge:** Die Früchte sind ein charakteristisches Merkmal. Die Hauptmenge besteht aus spröden Blattfragmenten ohne besondere Kennzeichen. Stengelteile häufig, Blüten selten erhalten. Andere Veronica-Arten unterscheiden sich durch zwei Haarleisten längs der Stengel oder durch Fruchtstiele, die gleich lang oder länger sind als die Kapselfrucht.

**Inhaltsstoffe:** Iridoide (Aucubin), Gerbstoffe.

**Verwendung:** Expektorans; gg. Gicht u. Rheuma (?)

**Herba Violae odoratae** (Märzveilchenkraut), *Viola odorata*, Violaceae

**Vorkommen:** Europa ubiquitär.

**Ganzdroge:** Die Droge besteht aus der ganzen Pflanze. Aus dem kurzen, 3–4 mm dicken Rhizom entspringen 2–3 mm dicke Ausläufer. Aus beiden zweigen dünne Würzelchen ab. Narben befinden sich oberhalb. Am Querbruch gelbe Rinde und weißes Holz. Im Mark finden sich viele Oxalatdrusen, in der Rinde keine Fasern. Blatt gestielt, eiförmig bis rundlich, gekerbt, oberseits dunkelgrün, unterseits graugrün mit Oxalatdrusen und Haaren wie bei Viola tricolor. Blüten violett, fünfzählig, stark verschrumpft, Fruchtkapsel behaart, kugelig, gelblich mit weißen, kleinen Samen. Stengel dünn, dicht behaart.

**Schnittdroge:** Die Blattstückchen mehrschichtig übereinanderliegend, weißgraue Stückchen von auslaufenden Wurzeln, Blüten, Fruchtkapseln. Saponinnachweis: Bei pH = 6,1 entsteht in der Rinde der Wurzel ein hämolytischer Hof.

**Inhaltsstoffe:** Saponin, (Alkaloid).

**Verwendung:** Expektorans.

### Herba Violae tricoloris (Stiefmütterchenkraut), *Viola tricolor*, Violaceae

**Vorkommen:** Europa ubiquitär.

**Ganzdroge:** Die grünen, hohlen Stengel sind kantig bis rundlich. Blätter eiförmig bis lanzettlich, am Rande gekerbt, stark verschrumpft mit zwei fiederspaltigen Nebenblättern. Blüte zygomorph, fünfzählig, Kelchblätter dreieckig mit lappenförmigen Anhängseln. Korolle gelb bis blauviolett, 1 Korollblatt mit violettem Sporn, Narbe kopfig, mit einer Klappe versehen. Frucht kurz gestielt, gelbe Kapsel, die mit drei Klappen aufspringt. Samen birnenförmig, hellgelb. Geschmack süßlich.

**Schnittdroge:** Auffällig sind die blauen, gelben und blaßvioletten bis weißlichen Blumenblatteile oder die ganzen Blüten. Blattfragmente stark geschrumpft, gelbe Fruchtkapsel und deren Teile und die hellgelben Samen. Hohle, flachgedrückte Stengelstücke.

**Mikroskopie:** Haare des Blattes spitz, kegelförmig, verdickt, kutikular gewarzt. Am Blattrand kugelige Drüsenzotten. Oxalatdrusen. Kelchblatt mit kutikular gestreiften Epidermiszellen und Oxalatdrusen. Korollblattepidermis innen mit kegelförmigen Papillen. Antheren und Korolle mit gebuckelten, charakteristischen Haaren und Oxalatdrusen. Pollenkörner rundlich, mehrkantig. Fruchtknotenwand mit Oxalatdrusen.

**Inhaltsstoffe:** Saponin, Rutin, Methylsalizylat-Glykosid.

**Verwendung:** Sekretolytikum, Diuretikum.

### Herba Virgaureae (Goldrutenkraut), *Solidago virgaurea*, Asteraceae (Compositae)

**Vorkommen:** Europa, Balkan, Asien, Nordamerika.

**Ganzdroge:** 3–5 cm lange, elliptische, in den geflügelten Blattspiel verschmälerte Blätter; Blattrand weitläufig gesägt; Blütenköpfchen in Rispen oder Trauben, zungenförmige Strahlenblüten und röhrige Zwitterblüten, goldgelb, von schmalen Hüllblättern umschlossen.

**Schnittdroge:** Strahlige Blütenköpfchen, goldgelb, gelbe Blüten mit langem, hellen Pappus, Hüllkelch grün, glänzend. Blattfragmente mit dunklem, feinmaschigen Nervennetz. Rotviolette, dicke, markhältige, längsstreifige Stengel.

**Mikroskopie:** Blatt mit gestreifter Kutikula. Gliederhaare säbelförmig, fünfzellig, mit unten breiten, nach oben verschmälerten Zellen; Basalzelle mit Sockel. Weitere Haare mit Köpfchen und zwei Stielzellen. Im Gefäßbündel Sekretbehälter.

**Inhaltsstoffe:** Saponin, Flavonoide, Gerbstoffe.

**Verwendung:** Diuretikum, bei Nierenleiden, Asthma, Pertussis und Arthritis.

### Herba Visci (Mistelkraut), *Viscum album*, Loranthaceae

**Vorkommen:** Ubiquitär auf Laub- und Nadelbäumen.

**Ganzdroge:** Die jüngeren Zweige samt den Laubblättern der auf Laubbäumen und Coniferen wachsenden Mistel von charakteristischer gelbgrüner Farbe. Zweigglieder 2–4 mm dick, zylindrisch, Querschnitt mit weißem, strahligem Holzkörper, an den Knoten verdickt, dort gablig verzweigt und Blätter tragend. Diese derb ledrig, spatelförmig, ganzrandig, etwa 4 cm lang, mit spitzläufigen Nerven. Epidermis polygonal, verdickt, getüpfelt. Oxalatdrusen und Kristallaggregate im Mesophyll, das kaum differenziert ist. Blüten vierzählig, Früchte beerenartig.

**Schnittdroge:** Erkennbar an der gelbgrünen Farbe, an den Blattstückchen mit nahezu parallel verlaufenden Nerven und an den häufigen, längsgeschrumpften Stengelteilen. Die Zweige von Loranthus europaeus (Eichenmistel) sind dicker, holzig, bräunlich. Das Blatt führt kein Oxalat und enthält *kein* Viscotoxin!

**Inhaltsstoffe:** Proteide (Viscotoxin), Glykoproteide.

**Verwendung:** Gegen Arthrosen und Neuritiden, Tumorhemmung (?).

# 14. Restliche Drogen

(Gallen, Pflanzensäfte und Extrakte, physiologische und pathologische
Sekrete und Exkrete und tierische Drogen)

**Galla halepensis** (türkischer Gallapfel), *Quercus infectoria*,
Fagaceae

**Vorkommen:** Türkei, Levante, Kleinasien, Istrien.

**Ganzdroge:** Die durch die Eiablage der Gallwespe (Cynips tinctoria) in die Blattknospe entstehenden Wucherungen stellen kugelige,
höckerige bis glatte, etwa 2 cm dicke, harte Gebilde dar (Cynipiden –
Galle!). Die größeren, älteren Exemplare besitzen oft ein 3 mm großes
Flugloch (durch welches das in der Galle sich entwickelnde Insekt
ausgeschlüpft ist). Am Querschnitt eine zentrale Höhle (6 mm) mit

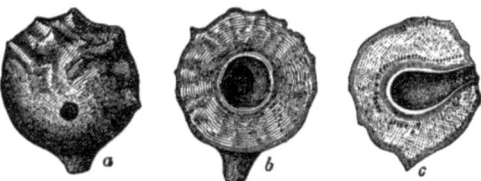

Abb. 342. Gallae, *a* von außen, mit Flugloch, *b* Durchschnitt einer Galle ohne Flugloch, *c* mit Flugloch. (GILG)

dem toten Insekt (bei den minderwertigen Gallen mit Flugloch ist die
Höhle leer) (s. Abb. 342). Geschmack stark zusammenziehend.

**Mikroskopie:** Am Querschnitt findet sich außen eine Epidermis,
darunter zuweilen ein Parenchym und darin einige kleine Steinzellen
eingelagert. Es folgt dann die Außengalle, ein homogenes, aus derbwandigen, getüpfelten, rundlichen (leicht wasserlösliche Gerbstoffklumpen enthaltenden) Zellen bestehendes Gewebe, das von Gefäßbündeln durchzogen wird; daneben Calciumoxalatprismen. Weiter im
Innern trifft man auf die Hartschicht (Innengalle), bestehend aus stark
verdickten und getüpfelten Steinzellen. Die innerste, oft nicht mehr
vorhandene Schicht, die die Höhle auskleidet (die Nährschicht), be-

steht aus dünnwandigen, stärkehaltigen Zellen; außerdem finden sich darin halbkugelige, cystolithenartige, oft traubige, aus der Zellwand sich entwickelnde Gebilde (Ligninkörper) und Gerbstoffkugeln (s. Abb. 343).

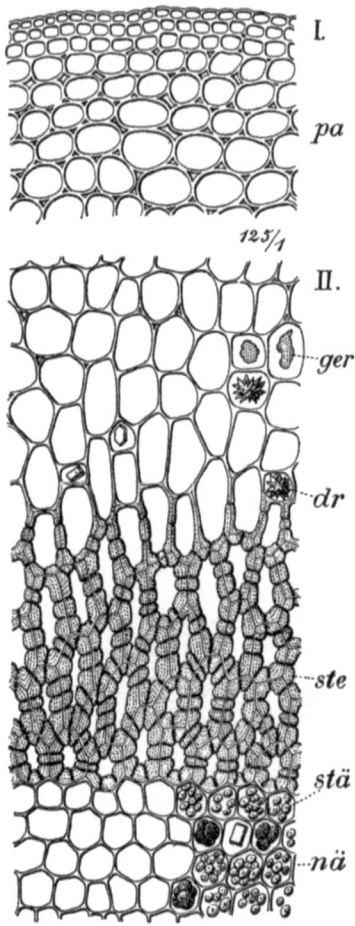

Abb. 343. Gallae halepenses. *I*. Randpartie, *II*. Innere Partie. *pa* Parenchym, *ger* Gerbstoffkugeln, nur vereinzelt gezeichnet, *dr* Kristalldrusen, *ste* Steinzellen, *stä* Stärkekörner der Nährschicht *nä*. (Vergr. 125fach.) (GILG)

**Pulverdroge:** Getüpfelte Parenchymzellen mit farblosen, in Wasser sehr leicht löslichen Gerbstoffschollen; kantige Bruchstücke der Gerbstoffschollen sind besonders im Ölpräparat, da darin unlöslich, deutlich sichtbar. Ferner Steinzellen, getüpfelt mit verschiedener Wanddikke, einzeln und in Verbänden, ferner Gefäßbündelfragmente, Oxalatkristalle, zuweilen die Ligninkörper der Nährschicht und wenig Stärkekörner.

**Mikrochemie:** Nachweis von Gerbstoff: Mit Eisenchloridlösung Blaufärbung. Es kann auch ätherische Eisenchloridlösung verwendet werden, die die Gerbstoffklumpen nicht löst, sie daher besser sichtbar macht. Strychnin-Kochsalzlösung gibt einen amorphen Niederschlag.

**Prüfung:** Andere, in ihrer Gestalt, Konsistenz, Farbe und Gewicht abweichende Gallen sind nicht erlaubt.

**Inhaltsstoffe:** Gerbstoffe (Gallotannin; bis zu 60%).

**Verwendung:** Adstringens (Tcta. Gallarum für Pinselungen), Verwendung in der Technik.

**Galla chinensis** (Zackengalle), *Rhus semialata,* Anacardiaceae

**Vorkommen:** Indien, China, Japan.

Die durch die Eiablage der Blattlaus, Aphis chinensis, an Blattstielen, Fiederblättchen und Zweigspitzen erzeugten Gallen stellen verschieden gestaltete, samtige, hellere bis bräunliche, hohle, zerbrechli-

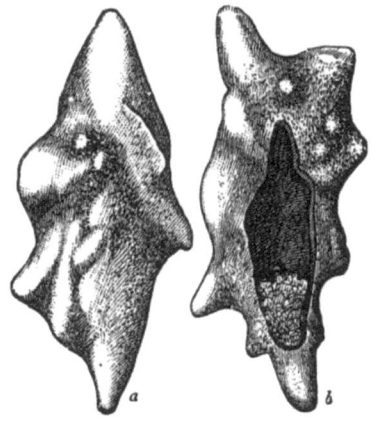

Abb. 344. Galla chinensis. *a* von außen, *b* geöffnet

che Gebilde mit harter, 1–2 mm dicker Wand dar, die etwa 5 cm lang sind. Im Inneren Reste der Tiere vorhanden (s. Abb. 344). Am Querschnitt eine Epidermis mit kurzen Haaren (samtig). Im Innern parenchymatisches Gewebe mit Gerbstoff und verkleisterte Stärke (die Gallen werden zur Tötung der Insekten abgebrüht). Ferner Gefäßbündel mit Milchsaftröhren. Aus diesen chinesischen ,,Aphiden-Gallen" wird das Acidum tannicum hergestellt.

**Inhaltsstoffe:** Gerbstoffe (Gallotannin; bis zu 75%).

**Verwendung:** Adstringens; Verwendung in der Technik (Färberei, Tintenherstellung).

**Opium** (eingetrockneter Milchsaft der Frucht des Schlafmohns),
*Papaver somniferum*, Papaveraceae

**Vorkommen:** Bulgarien, Türkei, Kleinasien, Ägypten, China, Indien, Indochina, Japan.

**Ganzdroge:** Opium besteht aus rundlichen, abgeplatteten Kuchen (kleinasiatisches und mazedonisches Opium) verschiedener Größe (bis 700 g schwer), die oft noch mit Mohnblättern umhüllt und mit Rumexfrüchten bestreut sind. Bruch körnig, im Innern etwas weich. Das persische Opium stellt siegellackförmige, in Papier eingeschlagene

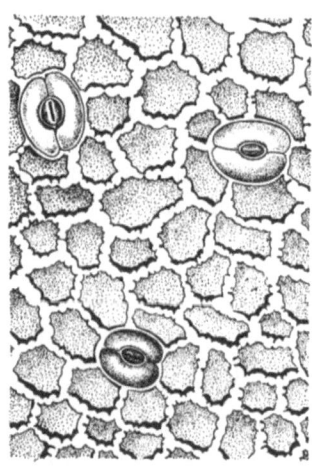

Abb. 345. Oberhaut der Mohnkapsel. Laugenpräparat. (Vergr. 120fach)

Stangen oder auch flache Brote dar. Geruch eigenartig narkotisch, Geschmack bitter.

**Pulverdroge:** Strukturlose, braune Massen mit Fett- und Harztropfen, außerdem geringe Mengen zellulärer Elemente und zwar: Reste der Mohnkapselepidermis – hauptsächlich beim kleinasiatischen, weniger beim persischen Opium als helle Fleckchen erkennbar –, die aus fünf- bis sechseckigen, polygonalen, stark verdickten, verquollenen, schwach getüpfelten Zellen besteht (s. Abb. 345). Zuweilen eine runde Spaltöffnung. Auf solchen Epidermisfetzen bemerkt man öfters kleine, stabartige Nädelchen in großer Menge; ferner kommen noch manchmal vereinzelte Gefäßbündel der Kapsel und des zur Umhüllung verwendeten Mohnblattes vor, die an den Spiralgefäßen erkennbar sind. Sehr spärlich dünnwandige Epidermiszellen des Mohnblattes, polygonal und schwach wellig mit ovalen Spaltöffnungen und getüpfelte Sklerenchymfasern aus der Kapsel (sehr selten).

**Mikrochemie:** Nachweis der Alkaloide: Mit einer Gerbstofflösung erhält man im Pulver eine amorphe Fällung der Alkaloide. Nachweis des Morphins: Eine Spur Pulver wird mit einem Tropfen MAYERS Reagens verrieben, mit dem Deckglas bedeckt und kurz erwärmt (solange, bis sich das Präparat milchig getrübt hat). Unter dem Mikroskop sieht man dann viele kleine, gelbe Tropfen, nach einigen Minuten haben sich bis 20 $\mu$ große, gelbe Sphärokristalle gebildet, die die Verbindung zwischen dem Morphin und Jodkalijodquecksilber (MAYERS Reagens) darstellen.

**Prüfung:** Im Pulver dürfen größere Mengen Stärke, Parenchym, Gefäßbündel und Fasern nicht vorhanden sein.

Das Opium soll ursprünglich 12% Morphin enthalten und wird als solches zur Herstellung von galenischen Präparaten verwendet. Für die Rezeptur dient ein nach dem Trocknen bei 60° mit Reisstärke oder Milchzucker auf 10% Morphin eingestelltes „Opium pulveratum".

**Inhaltsstoffe:** Alkaloide (Morphin, Codein u. a.), Gerbstoffe.

**Verwendung:** Starkes Analgetikum, jedoch Suchtgift; Ruhigstellung des Magen-Darm-Traktes (Stopfmittel).

**DC.:** Ph. Helv. VI, STAHL II.

**Wertbestimmung:** ÖAB 9, Ph. Helv. VI, DAB 7, DAB 7 (DDR).

## Aloe (eingedickter Saft verschiedener *Aloe-Arten*), Liliaceae

**Vorkommen:** Afrika (Kap), Asien, Westindien, Barbados, Cuba, Jamaica, Venezuela.

**Ganzdroge:** Die *Aloe lucida,* glänzende Aloe, entsteht durch starkes Kochen (Überhitzen) des aus den abgeschnittenen, succulenten Blättern der Pflanze ausfließenden Saftes beim Einengen und besteht aus harten, glänzenden, muschelig brechenden, scharfkantigen Stükken.

*Aloe hepatica,* braune, leberfarbene Aloe, entsteht durch vorsichtigeres Einengen des Saftes (bei mäßiger Hitze), so daß sich das Aloin kristallinisch abscheidet und stellt matte, braune Stücke dar, die unter dem Mikroskop in Glycerin undurchsichtige und unlösliche Fragmente aufweisen. Nach Zusatz von wenig Wasser zum Glycerinpräparat tritt teilweise Lösung ein, wobei die Aloinkristalle hervortreten. Im Polarisationsmikroskop sind diese Kristalle deutlich zu sehen. Geschmack stark bitter.

**Mikroskopie:** Glasartige, durchsichtige, scharfkantige Schollen, die in Glycerin unlöslich sind und ihre Form erhalten. Bei Wasserzusatz lösen sie sich bis auf kleinere Reste unter Bildung von Schaumstrukturen und unter Abscheidung von Tröpfchen.

**Prüfung:** Boraxreaktion: Die trübe, milchige Lösung in heißem Wasser wird nach Boraxzusatz klar und fluoresziert grün noch in hohen Verdünnungen (über 1 : 100 000). Die Rotfärbung mit Lauge ist infolge Vorhandenseins kleiner Mengen von Aloe-Emodin schwach positiv, s. S. 292. Eine kräftigere Reaktion erhält man erst nach Behandlung mit $NaOH + H_2O_2$, wodurch die Aloine (Anthranolglykoside) z. T. gespalten und zu Anthrachinonen oxydiert werden: 0,1 g Aloe werden mit je 10 Tropfen Perhydrol und 5 ml 15% NaOH erwärmt, dann mit conc. HCl angesäuert und mit Chloroform geschüttelt. Abgetrenntes $CHCl_3$ + KOH Rotfärbung. Aloe soll in Alkohol löslich sein.

**Inhaltsstoffe:** Anthraglykoside (Aloine).

**Verwendung:** Starkes Laxans, Amarum, Cholagogum.

**DC.:** Ph. Helv. VI, DAB 7 (DDR), STAHL II.

**Wertbestimmung:** ÖAB 9/2, Ph. Helv. VI, DAB 7, DAB 7 (DDR).

### Manna (der eingetrocknete Saft der Manna-Esche), *Fraxinus ornus*, Oleaceae

**Vorkommen:** Südeuropa, Sizilien, Krim, Kaukasus, Asien, Australien.

**Ganzdroge:** Manna canellata stellt rinnenförmige, gelbweiße, wenn trocken bröckelige, am Bruch weiß-kristallinische Massen dar. Geruch honigartig, Geschmack rein süß. Die wässerige, alkalische Lösung fluoresziert im UV-Licht. (Glykosid Fraxin, ein Umbelliferonderivat.) Mikroskopisch sind Hefezellen, Rindenfragmente und Pilzhyphen zu sehen. In Öl betrachtet, besteht das Pulver hauptsächlich aus Mannitkristallen.

**Prüfung:** Mindere, unzulässige Sorten (Manna communis, pinguis) sind gelbe, klebrige, kratzend und schleimig schmeckende, mit Rindenstücken verunreinigte Massen.

**Inhaltsstoffe:** Mannit (ca. 75%).

**Verwendung:** Mildes Laxans (für Kinder).

### Resinae und Gummiresinae (Harze und Gummiharze)

Es handelt sich hier um Sekrete (kompliziert zusammengesetzte Substanzgemische), die teils bereits in der Pflanze vorgebildet sind, in Sekreträumen, Harzgängen und Milchsaftschläuchen vorkommen und nach der Verletzung der Pflanze unmittelbar austreten (primärer Harzfluß), teils erst nach der Verwundung (Einschneiden, Schwelen) infolge des dadurch bedingten Wundreizes abgesondert werden (sekundärer Harzfluß). Häufig treten beide Mechanismen kombiniert auf, zuerst der primäre und dann in verstärktem Maße der sekundäre Harzfluß. Letzterer kann auch auftreten, wenn von vornherein keine Harzbehälter in der Pflanze vorhanden sind. Je nachdem, ob das Sekret nur harzigen Charakter besitzt, d. h. völlig löslich ist in organischen Lösungsmitteln, z. B. Chloroform, oder ob außerdem noch beträchtliche Mengen darin unlöslicher Stoffe, wie z. B. Gummi und Schleime vorhanden sind, unterscheidet man *Resinae* = *Harze* und *Gummiresinae* = *Gummiharze*. Letztere geben daher beim Anreiben mit Wasser eine Emulsion. Von den Gummiharzen ist regelmäßig ein Teil in Chloroform oder Alkohol (Harzanteil), der andere in Wasser (Gummianteil) löslich. Einige Harze finden sich in der Pflanze in Harzzellen oder in den Parenchymzellen verteilt und werden durch Ausschmelzen oder durch Extraktion mit Alkohol aus der Droge gewonnen (Resina Guajaci, Podophylli, Jalapae).

Da eine Wertbestimmung bei diesen Drogen selten möglich ist, beschränkt sich die Beschreibung meist nur auf äußere Merkmale und eventuelle Identitätsreaktionen.

**Resina Benzoe** (Benzoeharz), *Styrax tonkinense, St. benzoides,* Styracaceae

**Vorkommen:** Tonking, Indochina, Laos, Mekong.

**Ganzdroge:** Die Siam-Benzoe besteht aus unregelmäßigen oder flachen, gelblichen bis rotbraunen Stücken mit muscheligem, weißlich-fettigem Bruch. Geruch angenehm vanilleartig; geschmacklos. Bei der Mikrosublimation erhält man bei etwa 60° verwachsene Platten und leistenförmige Kristalle von Benzoesäure (keine Zimtsäure); Mikro-$F_p$ = 121°. In Mikrosublimaten kann die Unterscheidung von Benzoesäure und Zimtsäure in folgender Weise durchgeführt werden: Man löst das Sublimat in einem Tropfen Tetrachlorkohlenstoff, der etwa 3 % Brom enthält, dunstet ab und sublimiert bei 1 mm Abstand bis 90° die Benzoesäure ab. Die Dibromzimtsäure, die aus der Zimtsäure durch Bromeinwirkung entstand, ist bei dieser Temperatur noch nicht flüchtig. Erst beim Erhitzen auf 100–120° sublimiert sie in Rauten und prismatischen Kristallen, die bei 195–200° schmelzen.

**Prüfung:** Sumatra-Benzoe (Styrax Benzoin) (Java, Sundainseln) ist braun mit eingelagerten hellen Stücken (Mandeln), häufig mit Rinde verunreinigt und gilt als Verfälschung.

**Inhaltsstoffe:** Coniferylbenzoat.

**Verwendung:** Expektorans, Desinfiziens (Wundspülungen); zur Fettkonservierung.

**DC.:** STAHL II.

**Wertbestimmung:** ÖAB 9.

**Resina Colophonii** (Kolophonium), *Pinus-Arten,* Pinaceae (Coniferae)

**Vorkommen:** Europa, Mittelmeer und nördliche Länder, Rußland, Nordamerika.

**Ganzdroge:** Der nach dem Abdestillieren des Terpentins (Oleum terebinthinae) aus dem Harzbalsam (Terebinthina communis) gewonnene und durch Schmelzen mit Wasser gereinigte Rückstand besteht aus hellgelben bis gelbbraunen, spröden, muschelig und scharfkantig brechenden Brocken, die an der Oberfläche weißlich bestäubt sind und sich in Alkohol, Äther, Chloroform, Schwefelkohlenstoff lösen. Geschmack terpentinartig. Die Abietinsäure scheidet sich beim Einleiten von trockenem Chlorwasserstoff in die alkoholische Lösung des Harzes in Kristallen ab. Sie ist in Ammoniak und Alkalien zu einer schäumenden Flüssigkeit löslich und durch Säuren wieder fällbar.

**Prüfung:** Dunkle Sorten sind unzulässig. Die Säurezahl soll 151,5–179,6 betragen. Die Verseifungszahl 165–197.

**Inhaltsstoffe:** Diterpensäuren (Abietinsäure).

**Verwendung:** Pflaster, Salben, Fixierung von Verbänden.

### Resina Guajaci (Guajakharz), *Guajacum officinale,* Zygophyllaceae

**Vorkommen:** Tropisches Amerika (vide Lignum Guajaci).

**Ganzdroge:** Das durch Ausschmelzen oder Auskochen mit Salzwasser aus dem Kernholz von Guajacum offic. erhaltene Harz (es schmilzt bei etwa 90°) bildet unregelmäßige, kugelige Brocken, außen grünlich bestäubt mit rotbraunem, glänzendem Bruch. Leicht löslich in Äther, Chloroform, Alkohol; Reinigung mit letzterem liefert Resina Guajaci depurata. Geruch schwach nach Benzoe, Geschmack scharf bitter. Oxydierende Reagenzien, z. B. Ferricyankalium, färben tiefblau. Frisch bereitete, alkoholische Lösung dient zusammen mit Wasserstoffsuperoxyd zum Nachweis von Peroxydase. Darauf basiert der Blutnachweis. Oxydasen (in Gummi, in der Kartoffel, im Eiter) geben schon mit Guajaktinktur allein (ohne Superoxyd) die Blaufärbung.

**Prüfung:** Kolophoniumbeimengung wird an der größeren Löslichkeit in Petroläther erkannt. Durch Schütteln des Petrolätherextraktes mit Kupferacetat darf jener nicht blau oder grün gefärbt werden (Kolphonium).

**Inhaltsstoffe:** Harzsäuren (Guajaconsäure), Lignane (Guajaretsäure).

**Verwendung:** Reagens auf Oxydasen und Peroxydasen, Antioxydans bei Fetten.

### Resina Jalapae (Jalapenharz), *Exogonium purga,* Convolvulaceae

**Vorkommen:** Mexiko, Jamaika, Südamerika, Nordindien, Ceylon.

**Ganzdroge:** Das durch Alkoholextraktion aus Radix Jalapae gewonnene und mit Wasser gewaschene Harz besteht aus dunkelbraunen, zylindrischen Stangen, außen längsrinnig, leicht in glänzende, dunkelbraune Splitter zerfallend. Nach dem Erhitzen mit Kalilauge (Spaltung des Glykosids Convolvulin) wird FEHLINGsche Lösung reduziert. Geruch eigentümlich, süßlich-aromatisch, an getrocknete Birnen erinnernd, Geschmack süßlich, später kratzend.

**Prüfung:** Der wässerige Auszug darf nicht wesentlich gefärbt sein (ungenügend gewaschenes Harz, Aloe). Äther darf in der Kälte nicht mehr als 3 % extrahieren (Orizabaharz, auch Kolophonium, wären ätherlöslich).

**Inhaltsstoffe:** Glykoretine (Oxyfettsäuren + Zucker + flüchtige Säuren).

**Verwendung:** Drastikum i. d. Veterinärmedizin.

### Resina Mastix (Mastix), *Pistacia lentiscus,* Anacardiaceae

**Vorkommen:** Mittelmeerländer, Kanarische Inseln.

**Ganzdroge:** Die tränenförmigen, kugeligen Körner, wie sie bei Verletzung der Rinde entstehen, sind erbsengroß, gelbweiß, spröde, leicht zerbrechlich, mit muscheligem, glasartigem Bruch. Geruch aromatisch, Geschmack würzig-bitter, löslich in Äther, Benzol, Alkohol, Chloroform, Terpentinöl.

**Prüfung:** Das mehr stäbchenförmige Sandarakharz würde beim Kauen in Pulver zerfallen, während Mastix erweicht und plastisch wird. Die Säurezahl soll 50–70 betragen.

**Inhaltsstoffe:** Harzsäuren.

**Verwendung:** Kaumittel, Räuchermittel, zu Mundwässern, Fixierung von Verbänden.

**Resina Podophylli** (Podophyllin), *Podophyllum peltatum,* Berberidaceae

**Vorkommen:** Östliches Nordamerika.

**Ganzdroge:** Das durch Fällen des eingeengten, alkoholischen Extraktes aus Radix Podophylli mit angesäuertem Wasser gewonnene Harz besteht aus gelblichen oder bräunlichgrauen, leicht zerreiblichen flachen Bröckelchen. (Das Harz wird nach der Fällung in dünner Schicht getrocknet.). Geschmack bitter. Das Pulver der Droge wirkt sehr stark augenreizend.

**Prüfung:** In Alkohol soll das Harz praktisch vollkommen löslich sein. Das Harz von Podophyllum emodi enthält mehr Podophyllotoxin. Zum Nachweis des Harzes von Podophyllum emodi, das stärker wirksam ist, löst man 0,4 g in 3 ml 60% Alkohol und setzt ½ ml 5%ige Kalilauge zu: Die Mischung soll nicht gelieren.

**Inhaltsstoffe:** Lignane (Podophyllotoxine, Peltatine).

**Verwendung:** Laxans, Cholagogum (Podophyllotoxinderivate als Mitosehemmer).

**Gummiresina Asa foetida** (Stinkasant), *Ferula asa foetida* u. a. *Ferula-Arten,* Apiaceae

**Vorkommen:** Iran, Turkestan, Aralsee, Südsibirien.

**Ganzdroge:** Der erstarrte Milchsaft bildet nußgroße, blaßbraune, matte, spröde Körner mit weißlichem, muscheligem Bruch (in lacrimis). Beim Erwärmen tritt Erweichen ein. Geruch aromatisch, Geschmack bitter, scharf.

**Prüfung:** Anwesenheit von Umbelliferon (nachzuweisen durch Kochen mit Salzsäure und Übersättigen des Filtrats mit Ammoniak, worauf eine blaue Fluoreszenz entsteht) deutet auf eine Verfälschung mit afrikanischem Ammoniacum, Asa foetida oder Galbanum. Eine Blau- oder Violettfärbung des nach dem Kochen mit Salzsäure erhaltenen Rückstandes der Droge am Filter innerhalb einiger Minuten deutet auf Galbanum, penetranter Geruch bei der Destillation auf Asa foetida.

**Inhaltsstoffe:** Harz, Ammoresinol.

**Verwendung:** Expektorans, Veterinärmedizin.

**Gummiresina Asa foetida** (Stinkasant), *Ferula asa foetida* u. a. *Ferula-Arten,* Apiaceae (Umbelliferae)

**Vorkommen:** Iran, Afghanistan, Indus-Gebiet.

**Ganzdroge:** Die Droge besteht aus losen oder verklebten, erbsen- bis haselnußgroßen, gelbbraunen Einzelkörnern, oder aus großen Klumpen, die in einer rötlichbraunen Grundmasse einzelne Körner eingekettet haben. Die Bruchfläche milchweiß, opalartig, Geruch durchdringend, knoblauchartig. Geschmack scharf und bitter.

**Inhaltsstoffe:** Harz (ca. 60%), Gummi, Ferulasäureester.

**Verwendung:** Nervinum, Sedativum, Carminativum.

**Gummiresina Galbanum,** *Ferula galbaniflua, F. rubricaulis,* Apiaceae (Umbelliferae)

**Vorkommen:** Iran, Afghanistan, Turkestan.

**Ganzdroge:** Bräunlichgelbe, rundliche Körner oder rotbraune Massen aus zusammengebackenen Körnern. Geruch balsamisch. Geschmack bitter, scharf. Umbelliferon nachweisbar durch Schütteln mit wässerigem Ammoniak: Bläuliche Fluoreszenz. Kochender Alkohol soll mindestens 50% lösen, der Rest ist wasserlöslich.

**Inhaltsstoffe:** Harz (ca. 60%), Gummi.

**Verwendung:** Zu Pflastern.

**Gummiresina Gutti** (Gummigutti), *Garcinia morella*, Hypericaceae (Guttiferae)

**Vorkommen:** Ceylon, Borneo, Indien, Thailand, Kambodscha.

**Ganzdroge:** Etwa 5 cm dicke, walzenförmige, längsrillige, rotgelbe Stangen. (Der aus der Rinde abtropfende Milchsaft wird in Bambusrohren aufgefangen und darin getrocknet, daher die Form!) Bruch glänzend gelbrot, Splitter undurchsichtig, mikroskopisch Oxalat, Harz und Stärke sichtbar. Geschmack brennend. Die mit Wasser entstehende Emulsion wird mit Ammoniak blutrot. ⅓ bis ¼ der Droge besteht aus Gummi und ist wasserlöslich, der Rest löst sich in Alkohol.

**Inhaltsstoffe:** Harz, Gummi.

**Verwendung:** Drastikum in der Veterinärmedizin.

**Gummiresina Myrrha** (Myrrhe), *Commiphora molmol, C. abyssinica*, Burseraceae

**Vorkommen:** Somaliland.

**Ganzdroge:** Heerabol-Myrrha: Unregelmäßige, nußgroße, höckerige Körner oder Massen von brauner Farbe. Am Bruch fettglänzend, kleinkörnig, gelb oder weißgefleckt (Tränen). Geruch würzig, Geschmack stark bitter-gewürzhaft (besonders stark bitter schmeckt der durch den Mund eingeatmete Staub).

**Prüfung:** Dämpfe der rauchenden Salpetersäure färben den Rückstand des Ätherextraktes rotviolett. Die Liebermannsche Cholestolprobe ist positiv. Beim Vorliegen der Bisabol-Myrrha (Commiphora erythraea) fallen diese beiden Proben negativ aus. Der Alkoholextrakt soll 33% betragen, der Rest ist wasserlöslich.

**Inhaltsstoffe:** Harz, Ätherisches Öl, Gummi.

**Verwendung:** Bei entzündlichen Erkrankungen der Mundhöhle.

**DC.:** DAB 7/2.

**Euphorbium,** *Euphorbia resinifera*, Euphorbiaceae

**Vorkommen:** Marokko, Hoher Atlas.

**Ganzdroge:** Hellgelbe bis gelbbraune, unregelmäßige, matte Stückchen, die im Innern oft stachelige Blattpolster, Blütengabeln und dreiteilige Früchte enthalten (das Harz rinnt bei Austritt über die genannten Pflanzenorgane) (s. Abb. 362). Pentan und

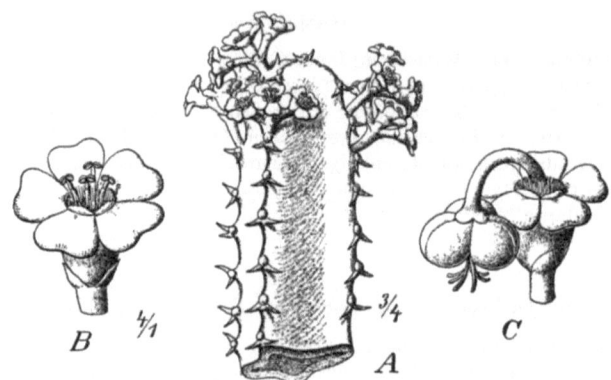

Abb. 346. Euphorbia resinifera. *A* Spitze eines blühenden Zweiges, *B* junges männliches Cyathium (ein ganzer Blütenstand mit Hüllblättern) (4fach), *C* ein anderes älteres, dessen einzige weibliche Blüte sich bereits zur Frucht entwickelt. (Vergr. 3fach.)
(GILG)

Petroläther lösen aus der Droge Euphorbon (sterinartiger Körper), der beim Verdunsten in Nadeln kristallisiert und die allgemeinen Sterinreaktionen gibt. Mikroskopisch sind knochenförmige Stärkekörner erkennbar (Jodchloral). Geschmack brennend scharf, Pulver schleimhautreizend. Der wasserlösliche Anteil der Droge (abgerechnet die Pflanzenbestandteile) beträgt etwa ¹/₃ bis ¹/₄ (Äpfelsäure und deren Salze, kein Gummi!) Euphorbium ist daher kein Gummiharz! In Alkohol sollen 50% löslich sein (s. Abb. 346).

**Inhaltsstoffe:** Harz ca. 50%, Kautschuk, Phorbol-Ester (Cocarcinogen?)

**Verwendung:** Hautreizmittel (für Pflaster und Salben).

**Balsamum peruvianum** (Perubalsam), *Myroxylon balsamum (M. pereirae)*, Fabaceae (Papilionaceae)

**Vorkommen:** Südamerika, Columbien, Venezuela.

**Ganzdroge:** Dunkelbraunrote, sirupöse Flüssigkeit, die durch Schwelen der Stammrinde austritt. Der Balsam wird teils mit Lappen aufgesaugt, teils samt der Rinde abgekratzt und in beiden Fällen durch Erhitzen mit Wasser und Kolieren gereinigt. Geruch aromatisch, an Vanille erinnernd, Geschmack kratzend bitter.

**Inhaltsstoffe:** Zimtsäure- und Benzoesäure-Ester (60–70%). ·

**Verwendung:** Antiseptikum, Dermatologikum; auch in der Parfüm-Industrie.

**DC.:** Ph. Helv. VI, STAHL II.

**Wertbestimmung:** ÖAB 9, Ph. Helv. VI, DAB 7.

**Balsamum tolutanum** (Tolubalsam), *Myroxylon balsamum*, Fabaceae (Papilionaceae)

**Vorkommen:** Südamerika, Columbien, Venezuela.

**Ganzdroge:** Der aus den eingeschnittenen Stämmen von Myroxylon balsamum austretende Balsam wird durch Schmelzen und Kolieren gereinigt. Die erstarrte, bräunliche, harte zerriebene Masse riecht aromatisch und schmeckt kratzend bitter.

**Inhaltsstoffe:** Zimtsäure- und Benzoesäure-Ester.

**Verwendung:** Gegen Bronchitis.

**DC.:** Ph. Helv. VI., STAHL II.

**Wertbestimmung:** ÖAB 9, Ph. Helv. VI.

**Gummi arabicum** (Akaziengummi), *Acacia senegal* u. a. *Acacia-Arten*, Mimosaceae

**Vorkommen:** Afrika (Senegal, Nigeria, Togo, Cordofan), Indien, Australien.

**Ganzdroge:** Durch Verletzung der Rinde austretender und erstarrter Gummi besteht aus weißen oder schwach gelblichen, kugeligen, durch Austrocknung rissigen, spröden, nußgroßen Stücken. Beim Kordofangummi reichen die Risse bis ins Innere, beim Senegalgummi, der meist mehr gelblich aussieht, nicht. Geschmack schleimig. Der sauer reagierende Schleim gibt in wässeriger Lösung mit basischem Bleiacetat eine Fällung, mit neutralem nicht. Wässerige Gummilösung färbt sich mit alkoholischer Guajaktinctur (oder Benzidinlösung) blau (Oxydasenreaktion), nach Zusatz von wenig Superoxydlösung verstärkt sich die Blaufärbung (Peroxydasenreaktion). Diese Enzym-Reaktionen fallen negativ aus, wenn der Gummi längere Zeit auf 60° oder kurz auf 120° erhitzt wurde, ebenso, wenn der Gummi aus wässeriger Lösung durch Alkohol gefällt wurde. (Gummi arabicum desencymatum; mit *solchem* Gummi dürfen oxydationsempfindliche Stoffe, z. B. Morphin, Physostigmin, zusammengebracht werden, mit naturellem, oxydasehaltigem nicht!).

**Prüfung:** Dextrin und Stärke (Jodfärbung!) dürfen ebenso wie gelbbraune Stücke, Erde, Harz und Pflanzenteile nicht in der Droge vorhanden sein.

**Inhaltsstoffe:** Verzweigtes Polysaccharid (Hexosen, Pentosen, Uronsäuren), Enzyme (Oxydasen, Peroxydasen).

**Verwendung:** Mucilaginosum (Hustenmittel); in der pharm. Technologie für Emulsionen, Pillen, Tabletten; Klebemittel in Foto- und Papierindustrie; zur Appretur.

**Tragacantha** (Tragant), *Astragalus-Arten,* Fabaceae (Papilionaceae)

**Vorkommen:** Syrien, Kleinasien, Iran, Südrußland, Kaukasus.

**Ganzdroge:** Blättertraganth besteht aus blätterartigen, sichelförmigen, weißlich-gelben, durchscheinenden, hornigen, glatt brechenden Stückchen, die an Rissen in der Rinde der Äste austreten.

**Mikroskopie:** Auch im Pulver noch Reste zelliger Struktur (geschichtete Schleimmembran) und im Innern jeder Zelle kleine Stärkekörner (bis 20 $\mu$), erkennbar (s. Abb. 347). Geschmack schleimig.

**Prüfung:** Unerlaubt sind dunkelgelbe Stücke, Knollen und Körner (minderwertige Droge), ferner fremde Stärke und Dextrin (Mikroskop!) sowie fremde Pflanzenteile und

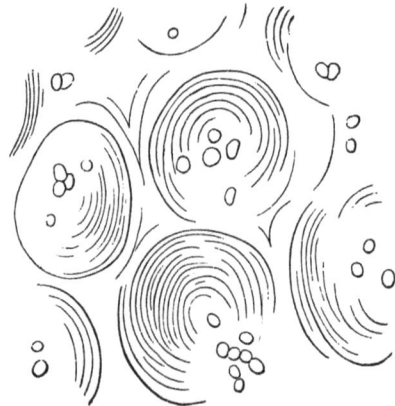

Abb. 347. Querschnitt durch das Traganth mit Resten der in Gummi umgewandelten Zellmembranen und einzelnen Stärkekörnern. (FLÜCKIGER und TSCHIRCH)

Zellstrukturen. Traganth ist frei von Oxydasen; es würde daher positive Reaktion mit Guajactinktur innerhalb 6 bis 12 Stunden auf Sterkulia und arabischen Gummi (s. diesen) hinweisen.

**Inhaltsstoffe:** Polysaccharidgemisch aus Tragakanthin und Bassorin.

**Verwendung:** Laxans, Bindemittel, Mucilaginosum, Emulgator für fettfreie Salben; in der Lebensmittelindustrie; zur Appretur.

**Wertbestimmung:** ÖAB 9, Ph. Helv. VI.

# Tierische Drogen

## Cantharis (Kantharide, „Spanische Fliege"), *Lytta vesicatoria,* Meloideae

**Vorkommen:** Süd- und Mitteleuropa, Südrußland, Rumänien (auf Pappel, Ahorn, Oleaceen und Caprifoliaceen).

**Ganzdroge:** Schlanke, etwa 2 cm lange, glänzend grüne Käfer mit längs gerippten Flügeldecken, darunter häutige Flügel (s. Abb. 348). Kopf und Thorax sind unterseits zottig, der Hinterleib kürzer behaart, Geruch stark, eigenartig.

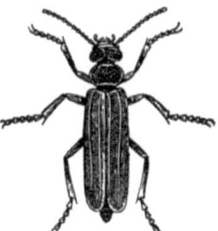

Abb. 348. Cantharide

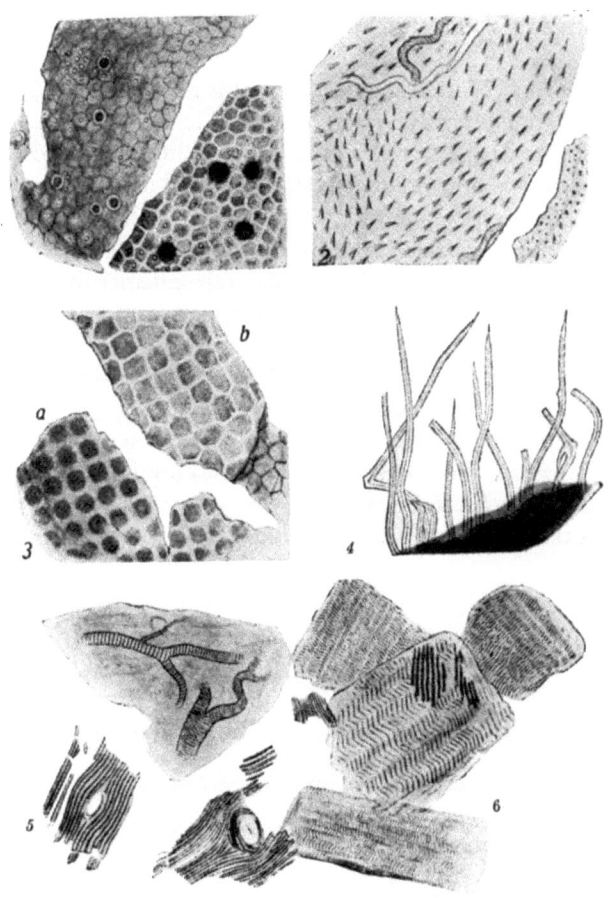

Abb. 349. Cantharides, Pulverbestandteile. *1* obere (harte) Flügeldecke, rechts die Zapfen als Kreise, links (tiefere Einstellung) die polygonale Felderung, *2* und *4* Chitinpanzer mit Haaren verschiedener Länge, *3* Facettenaugen, *a* bei tiefer (Kegelzellen), *b* bei hoher Einstellung, *5* Tracheen, *6* Teile quergestreifter Muskelfasern. (WASICKY)

**Mikroskopie:** Als Aufhellungsmittel dient neben Chloralhydrat Kalilauge-Perhydrol. Die Flügeldecken bestehen (durchfallendes Licht, aufgehellt) aus zwei Lamellen; die obere ist von polygonalen Maschen gefeldert, dunkelbraun und steht mit der unteren, farblosen Lamelle durch zylindrische Zapfen zweierlei Dicke in Verbindung, die in der Aufsicht teils als dunkelbraune, doppelt konturierte Scheiben (breite Zapfen), teils als helle, runde Punkte (dünne Zapfen) erscheinen. Am Chitinpanzer verschieden lange (bis 600 $\mu$), jedoch auch spitze, eckzahnförmige Haare. Facettenaugen, aus vier- bis fünfseitigen Polygonen, darunter die Kegelzellen. Ferner Muskelfasern, quergestreift, mit zarter Längsstreifung (Fibrillen) und Tracheen, verzweigte Röhren mit Chitinleisten (Wandverdickungen ähnlich wie Treppengefäße!) (s. Abb. 349).

**Pulverdroge:** Am auffälligsten die Flügeldecken, im Auflicht grün schillernd, im Durchlicht polygonal gefeldert, mit den Zapfen. Haare verschiedener Größe an Chitinpanzerstücken und isoliert. Tracheenfragmente und quergestreifte Muskeln.

**Mikrochemie:** Bei der Mikrosublimation des zweckmäßig vorher mit Petrolbenzin entfetteten Pulvers erhält man bei 120–140° schöne Prismen und Nadeln von Cantharidin mit einem Mikroschmelzpunkt von 217–218°. Beim Behandeln mit Barytwasser wachsen aus den Kristallen Büschel des Baryumsalzes.

**Prüfung:** Andere Käfer sind in der toto-Droge leicht zu erkennen.

**Inhaltsstoffe:** Cantharidin.

**Verwendung:** Starkes Vesicans (blasenziehendes und reizendes Mittel), toxisch! (Per nefas als Aphrodisiakum verwendet; führt zu schwersten Nierenschädigungen!)

**Wertbestimmung:** ÖAB 9, Ph. Helv. VI.


**Hirudo** (Blutegel), *Sanguisuga medicinalis, S. officinalis,* Annelideae

**Vorkommen:** Deutschland, Ungarn, Jugoslawien, Südwestafrika, Nordamerika.

**Ganzdroge:** Der deutsche Blutegel (S. medicinalis) trägt auf der Bauchfläche schwarze Flecken, der ungarische (S. officinalis) keine, beide Egel sind am Rücken gestreift. Das Gewicht soll sich zwischen 2 und 5 g bewegen. Der Mundsaugnapf ist dreistrahlig und mit drei fein gezähnten Kieferplatten besetzt (s. Abb. 350). Ungeeignet sind die am Rücken nicht gestreiften Roßegel. Egel, die bereits am Menschen gesogen haben, erkennt man daran, daß sie etwas Blut lassen, wenn man sie mit Salz oder Asche bestreut oder den Mund mit Essig betupft.

**Inhaltsstoffe:** Hirudin (Polypeptid, das Thrombin inaktiviert).

**Verwendung:** Ansetzen von Blutegeln bei Stauungen und Entzündungen im venösen Bereich.

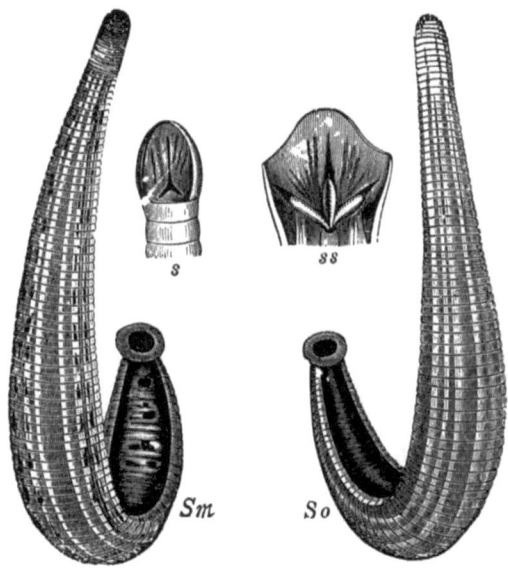

Abb. 350. Hirudines. *Sm* Sanguisuga medicinalis, *So* Sanguisuga officinalis, *s* der Mundnapf, *ss* derselbe aufgeschlitzt. (GILG)

# 15. Anhang

## a) Kurze Morphologie und Anatomie der pharmakognostisch wichtigsten Pflanzenfamilien

Da die rasche Auffindung der einzelnen Familien aus der systematischen Anordnung den Studierenden erfahrungsgemäß gewisse Schwierigkeiten bereitet, wurde die alphabetische Anordnung gewählt. (Die Stellung der pharmakognostisch wichtigsten Familien in der systematischen Gliederung des Pflanzenreiches findet sich auf Seite 377.)

*Apiaceae (Umbelliferae):* Blattspreite meist mehrfach geteilt, oft fiederschnittig, wechselständige Blätter. Stengelumfassende Blattscheide. Die zwittrigen Blüten in der Regel aktinomorph, Randblüten zuweilen zygomorph, in einfachen oder zusammengesetzten Dolden. Hülle und Hüllchen vorhanden oder fehlt. Blüte fünfzählig mit unscheinbarem Kelch. Zwei Karpelle verwachsen zu unterständigem Fruchtknoten mit Griffelpolster. Spaltfrüchte, in zwei einsamige Achaenen sich spaltend; diese hängen an der Fugenseite an einem gegabelten Karpophor. Frucht zeigt außen Längsrippen (Gefäßbündel) und dazwischen Tälchen (Ölstriemen). Same mit Frucht verwachsen, enthält das typische Umbelliferenendosperm, farblose Zellen, etwas verdickt, mit Oxalatdrusen, aus den Aleuronkörnern stammend, wobei letztere sich in Wasser und Chloral lösen; es bleiben daher die Oxalatdrusen zurück. Ferner schizogene Sekretgänge in Wurzeln und Rhizomen. Drogen: Ammi, Ammoniacum, Angelica, Anisum, Asa foetida, Carvum, Cicuta, Conium, Coriander, Foeniculum, Galbanum, Imperatoria, Levisticum, Petroselinum, Pimpinella, Sanicula.

*Apocynaceae:* Ungeteilte, ganzrandige, gegenständige Blätter. Aktinomorphe Blüten vier- bis fünfzählig. Oberständiger Fruchtknoten mit zwei Karpellen und vielen Samenanlagen, Griffel mit kopfförmiger Verdickung. Frucht aus zwei Balgkapseln bestehend, Samen flach mit Flügel oder Haarschopf. Ungegliederte Milchsaftschläuche und bikollaterale Gefäßbündel. Drogen: Nerium, Quebracho, Strophanthus, Rauwolfia. (Dazu die nahe verwandten Asclepiadaceae mit Condurango und Loganiaceae mit Strychnos.)

*Araceae:* Blüten als ,,Kolben" mit umhüllenden Scheidenblättern (oft 1 Kolben mit Spatha). Aktinomorphe, dreizählige Blüten, 3 Karpelle oft zu dreifächerigem Fruchtknoten verwachsen. Endosperm oft in charakteristischer Weise verdickt. Drogen: Calamus. (Nahe verwandt: Palmae, ohne „Kolben", meist nur ein Same entwickelt: Areca.)

*Asteraceae (Compositae):* Blätter verschiedenartig. Blütenstand ein Köpfchen. Auf dem Blütenboden, der nackt oder mit Spreublättern besetzt sein kann, finden sich: 1. Röhrenblüten (= Scheibenblüten), zwittrig mit zylindrischem, unterständigem, einfächerigem Fruchtknoten, röhriger Korolle mit fünf Zipfeln. Die fünf Antheren zu einer Röhre verklebt, Griffel mit zweischenkeliger Narbe; 2. Randblüten (= Zungenblüten) mit zungenförmiger Korolle, weiblich, Fruchtknoten wie vorher, keine Stamina. Pappus-Haarkranz (= umgewandelter Kelch), dem unterständigen Fruchtknoten aufsitzend, vorhanden oder fehlt. Hüllkelchblätter am Rande häutig, sich dachziegelförmig dekkend, umgeben den Blütenboden. Frucht ist eine Achaene, einsamig. Mikroskopisch auffällig sind: Kompositendrüsen, bestehend aus paarweise, etagenförmig angeordneten Zellen mit abgehobener Kutikula, ätherisches Öl enthaltend. Ferner Haare mit mehrzelligem Stiel aus kurzen Zellen und langer (zuweilen quergestellter) Endzelle, die steif oder gewunden sein kann. Im Mesophyll des Hüllkelches Sklerenchymplatten. In Rhizomen und Wurzeln häufig schizogene Sekretbehälter. An besonderen Inhaltsstoffen ist, abgesehen vom Phytomelan, das Kohlenhydrat Inulin zu nennen, das an Stelle der Stärke vorhanden ist. Milchsaft bei Liguliflorae. Pollenkörner stachelig oder dreiseitig gerundet mit drei runden Poren. Exine grobstachelig oder glatt. Die Hauptmenge der Drogen reiht sich unter die Tubuliflorae, die nur Röhren- oder Röhren- und Zungenblüten in wechselndem Verhältnis besitzen: Absynth, Achillea, Bardana, Arnica, Artemisia, Calendula, Carlina, Carduus, Carthamus, Centaurea, Chamomilla, Cina, Echinacea, Farfara, Grindelia, Inula, Millefolium, Pyrethrum, Stoechados, Tanacetum, Virgaurea. Liguliflorae (Cichoriaceae): Cichorium, Lactuca, Scorzonera, Taraxacum.

*Brassicaceae (Cruciferae):* Wechselständige Blätter, Blütenstände traubig, Blüte aktinomorph, vierzählig, zwei längere und zwei kürzere Stamina, zwei Karpelle, oberständig. Frucht meist eine Schote. Same: Keimling stark entwickelt, gekrümmt, meist kein Endosperm. Samenschale mit Schleim in der Epidermis, in der Samenschale oft eine Schicht verdickter Sklereiden (Becherzellen). Drogen: Bursa pastoris, Eruca, Sanicula (die Droge stammt nämlich oft von der Crucifere Cardamine enneaphylla), Sinapis.

*Caesalpiniaceae:* (Nahe verwandt *Fabaceae* [siehe diese]). Gefiederte Blätter, apopetale, zygomorphe, selten regelmäßige Schmetterlingsblüten, zwittrig, fünfzählig, racemöse Blütenstände, ein Karpell, zehn Stamina. Frucht eine Hülse, an der Bauchnaht aufspringend, seltener geschlossen und durch Querwände gekammert. Same meist ohne Endosperm. Häufig Gerbstoffe und Anthrachinone vorkommend. Drogen: Cassia fistula, Ceratonia, Ratanhia, Senna, Tamarindus.

*Cannabaceae:* Krautige Pflanzen, Blüte mit Vorblättern, zymös, eingeschlechtig, ein- oder zweihäusig, männliche Blüten fünfzählig. Fruchtknoten aus zwei verwachsenen Karpellen mit meist zwei Griffeln. Frucht häufig eine Nuß. Cystolithen in der Basis der Haare. Harzreiche Drogen: Lupulin, Cannabis.

*Caryophyllaceae:* Blätter ganzrandig, ungeteilt, gegenständig, zwittrige, fünfzählige, meist regelmäßige, in zymösen Blütenständen stehende Blüten. Korollblätter frei. Fruchtknoten meist oberständig. Frucht Kapsel- oder Schließfrucht. Viele Pflanzen saponinhaltig. Drogen: Herniaria, Saponaria alba und rubra.

*Chenopodiaceae:* Kräuter mit oft fleischigen Blättern, knäuelartigen Partialblütenständen, traubig, Blüten regelmäßig fünfzählig, meist mit 5 Hüllblättern. Frucht oft eine Nuß, kampylotrope Samenanlage. Mikroskopisch Haare mit blasiger Endzelle, Kristallsand im Mesophyll, Wassergewebe (dickliche Blätter!), Stengel mit anormalem Kambium (im Perizykel), das nach innen Fasern und kollaterale Gefäßbündeln produziert. Drogen: Chenopodium.

*Cupressaceae:* Meist schuppenförmige, gekreuztgegenständige oder dreiwirtelige Blätter, Blüten (männliche) achselständig oder endständig, Pollen ohne Luftsäcke, mehrere Wirtel mit drei bis sechs Stamina, Blüten (weiblich) in den Achseln von Deckblättern und Fruchtschuppen (Achsengebilde), die später holzig oder fleischig werden, mit ein bis mehreren Paaren oder Wirteln von Karpellen. Nur drei aufrechte Samenanlagen. Frucht ist ein Zapfen, Ölräume in Blättern und Beerenfrüchten. Drogen: Juniperus, Sabina.

*Ericaceae:* Blätter ganzrandig, häufig steif. Blüten in Trauben und Rispen, aktinomorph, vier- bis fünfzählig mit oft glockenförmig verwachsenen Korollblättern. Stamina frei inseriert, mit Poren sich öffnend. Vier bis fünf Karpelle mit zentralwinkelständigen Samenanlagen. Frucht häufig eine Beere. Drogen: Ledum, Myrtillus, Uva-ursi, Vaccinium vitis-idaea.

*Fabaceae (Papilionaceae):* Blätter gefiedert. Schmetterlingsblüte: Das hintere unpaare, in der Knospe die anderen Blätter deckende Korollblatt = die Fahne. Die beiden seitlichen = die Flügel; diese sind häufig genagelt. Die beiden vorderen Korollblätter, die verwachsen sind, bilden das Schiffchen, das kahnförmige Gestalt besitzt. Darin finden sich die Stamina, zehn frei oder verwachsen, oder neun verwachsen und eines frei und der längliche Stempel. Embryo im Samen gekrümmt. Mikroskopisch sind die dreizelligen Papilionatenhaare zu erwähnen. Sie bestehen aus zwei kleinen Basalzellen und einer langen, kutikular gewarzten Endzelle. Das Kelchmesophyll enthält häufig eine Kristallschicht. Samenschale aus verdickten, zugespitzten, an der Spitze verschleimten, palisadenartigen Zellen (am Querschnitt mit „Lichtlinie"), darunter eine oder mehrere Schichten „Trägerzellen". Meist kein Endosperm. Drogen: Arachis, Araroba, Foenum graecum, Genista, Liquiritia, Melilotus, Ononis, Perubalsam, Phaseolus, Santalum, Spartium (Calabar), Tolubalsam, Traganth.

*Fagaceae* (nahe verwandt *Betulaceae*): Blätter ungeteilt, Blüten getrennt geschlechtig, monözisch, meist in Ähren (Kätzchen), Fruchtknoten mehrfächerig, Griffel fadenförmig, mit Kupula (ringförmige Achsenwucherung), einsamige, nußartige Schließfrüchte. Mikroskopisch Drüsenhaare (den Labiaten ähnlich) auf den Blättern. Drogen: Betula, Castanea, Quercus.

*Gentianaceae* (nahe verwandt *Menyanthaceae*): Ungeteilte, gegenständige, nebenblattlose Blätter. Zymöse Blütenstände mit röhrigem Kelch, sympetaler, trichterförmiger, gelappter Korolle. Die Stamina frei, der Korolle eingefügt. Oberständiger Fruchtknoten mit zwei Karpellen. Kapselfrucht mit zwei Klappen aufspringend, viele Samen. Häufig Bitterstoffe enthaltend. Drogen: Centaurium, Gentiana, Menyanthes.

*Lamiaceae (Labiatae):* Vierkantiger Stengel. Nicht zusammengesetzte, bei Lupenbetrachtung drüsig punktierte, dekussierte Blätter. Zygomorphe Blüten, fünfzählig, in trugdoldigen Blütenständen (Scheinquirle). Kelch röhrig gezähnt, zweilippig, Korolle im unteren Teil röhrig, oben zweilippig mit meist zweispaltiger Oberlippe und dreispaltiger Unterlippe. Vier Stemina, davon häufig zwei kürzer, zwei länger. Fruchtknoten oberständig (an dessen Basis ein Diskus) aus zwei Karpellen, durch falsche Scheidewände vierfächerig, zwischen vier Kammern steht der Griffel. Die Frucht zerfällt daher in vier einsamige Nüßchen. Mikroskopisch hervorzuheben: Labiatendrüsen auf der Epidermis mit einzelligem Stiel und vier bis zwölf sezernierenden Zellen. Kutikula blasig abgehoben, darunter das ätherische Öl. Ferner Gliederhaare, häufig kutikular gestreift. Die Spaltöffnungen besitzen zwei ihre Pole umfassende Nebenzellen. Epidermis stark wellig. Pollenkörner mit sechs meridianen Spalten (Poren). In der Regel keine Oxalatkristalle im Blatt. Drogen: Basilicum, Galeopsis, Hedera terrestris, Hyssopus, Lamium, Lavandula, Leonurus, Majoran, Marum verum, Marrubium, Melissa, Mentha, Origanum, Orthosiphon, Rosmarinus, Salvia, Satureja, Serpyllum, Thymus.

*Lauraceae:* Blätter meist ledrig, ungeteilt, Blütenstand rispig, Blüte aktinomorph, meist dreizählig, ober- oder mittelständiger Fruchtknoten, Antheren öffnen sich in Klappen, einfächerige, beerenartige Steinfrüchte. Embryo mit zwei großen Kotyledonen, kein Endosperm. Sehr häufig ätherisches Öl in Ölzellen, ferner Schleimzellen. Drogen: Cinnamomum, Laurus, Sassafras.

*Liliaceae und Unterfamilien:* Blatt parallelnervig scheidig, Blüten meist dreizählig zwittrig, aktinomorph, Fruchtknoten oberständig, aus drei Karpellen, synkarp drei- oder mehrfächerig mit mehreren zentralwinkelständigen Samenanlagen. Frucht: Kapsel- oder beerenartige Früchte. Rhizom und Wurzel nach Monokotylentypus. Drogen: Allium, Colchicum, Convallaria, Crocus, Iris, Sabadilla, Sarsaparilla, Scilla, Veratrum.

*Malvaceae:* Einfache oder gelappte handnervige Blätter mit fünfzähligen, aktinomorphen, zwittrigen Blüten in traubigen Blütenständen. Korollblätter frei, Stamina viele, alle an den Filamenten zu Bündeln verwachsen. Häufig gedrehte Knospenlage der Korolle. Fruchtknoten oberständig, synkarp. Frucht typische Spaltfrucht, scheibenförmig, in etwa zehn oder mehr einsamige Teilfrüchte zerfallend. Mikroskopisch sind Schleimzellen zu erwähnen, ferner die bekannten Malvaceen-Sternhaare, bestehend aus zwei oder mehreren einzelligen, mit der getüpfelten Basis in die Epidermis eingesenkten, steifen Haaren und die grobstacheligen Pollenkörner. Drogen: Althaea, Gossypium, Hibiscus, Malva.

*Myrtaceae:* Ganzrandige, oft durchscheinend punktierte, gegenständige Blätter, vier- bis fünfzählige, zwittrige, aktinomorphe Blüten mit unterständigem Fruchtknoten, einzeln oder in traubigen Blütenständen. Stamina zahlreich, oft zu Bündeln verwachsen. Fruchtknoten ein- bis mehrfächerig. Frucht häufig eine Beere, auch Steinfrucht. Ein bis zwei Samen ohne Nährgewebe. In der ganzen Pflanze finden sich lysigene Ölräume. Drogen: Anthophylli, Caryophylli, Eukalyptus, Piment.

*Papaveraceae:* Blätter geteilt, Blüte mit vier Korollblättern, vier bis viele Stamina. Fruchtknoten oberständig, aus zwei oder mehreren (bis 16) Karpellen, einfächerig. Frucht vielsamige Kapsel (oft unvollständig gefächert), mit Klappen oder Löchern sich öffnend. Same mit ölhaltigem Endosperm. Häufig gegliederte Milchsaftröhren, darin verwandte Alkaloide enthalten. Drogen: Chelidonium, Corydalis, Fumaria, Papaver (Opium).

*Piperaceae:* Blatt mehrnervig, ungeteilt. Perianthlose Blüten in Ähren (terminal), Fruchtknoten verwachsen aus mehreren, meist drei Karpellen, Samenanlage atrop. Beere oder Steinfrucht. Endosperm und Perisperm. Ätherisches Öl in Ölzellen. Drogen: Cubeba, Piper.

*Poaceae (Gramineae):* Stengel knotig gegliedert, Blatt bandartig, ungestielt, parallelnervig, abwechselnd mit Stengel umfassender Scheide und Ligula. Zwitterblüte in der Achsel einer Deckspelze (oft begrannt) mit einer häutigen Vorspelze und zwei zweiteiligen Vorblättern. Eine oder meist mehr Blüten zu einem Ährchen zusammengeschlossen, das von zwei derben, oft begrannten Hüllspelzen umgeben ist. Die Ährchen sind zu einer zusammengesetzten Ähre vereinigt. Drei Antheren, durch Längsriß sich öffnend. Fruchtknoten ein Karpell, zwei fedrige Narben. Die Samenanlage verwächst bei der Reife mit der Frucht. Diese ist eine Caryopse mit tiefer Furche (Bauchnaht). Same mit reichlichem Endosperm, dem vorn der Embryo anliegt. Endosperm mit Stärkekörnern und Eiweiß. Äußerste Zellschichten kubisch, stärkefrei, mit fettem Öl und Eiweiß (Aleuronschicht). Rest des Nucellus als hyaline Schicht, Samenschale aus kollabierten Zellen, braun und dünn. Diese mit der Frucht verwachsen, die aus verschiedenen Schichten (Epidermis mit Haaren, Mittelschicht, Querzellen usw.) besteht. Auch die Spelze kann mit der Frucht verwachsen sein und zeigt außen stark verdickte wellig buchtige, verzahnte Epidermiszellen und Kieselzellen, zugespitzt oder Zwillingszellen; darunter Faserhypoderm. Das Rhizom zeigt einen von einer Endodermis (U-förmig verdickte Zellen) umschlossenen Gefäßbündelring und hohles Mark. Drogen: Agropyron, Hordeum.

*Ranunculaceae:* Wechselständige, seltener ungeteilte Blätter, zwittrige, aktinomorphe, manchmal auch zygomorphe, Blüten, zahlreiche freie Stamina. Korollinisches Perianth mit Hülle aus Hochblättern oder mit „Honigblättern", aus Staminodien hervorgegangen. Die Fruchtknoten oberständig, Karpelle meist mehrere, frei. Früchte (apokarp) häufig geschnäbelte Balgfrüchte von charakteristischem Aussehen, auch Nüßchen. Samen einer oder viele. Drogen: Aconitum, Adonis, Cimicifuga, Helleborus, Hydrastis, Paeonia, Podophyllum, Pulsatilla.

*Rosaceae:* Wechselständige Blätter mit Nebenblättern, Blütenstand razemös. Blüte aktinomorph, zwittrig, fünfzählig, apopetale Korolle, oft mit Außenkelch, viele Stamina. Blütenachse oft schüsselförmig (Fruchtknoten dann mittelständig) oder mit dem Fruchtknoten verwachsen (dieser ist dann unterständig). Die Karpelle bei Blüten mit oberständigem Fruchtknoten häufig in größerer Zahl vorhanden und meist frei (apokarp), bei unterständigen Blüten fünf Karpelle oder weniger, diese sind dann verwachsen (synkarp). Steinfrüchte, häufig Scheinfrüchte, bedingt durch Fleischigwerden des Blütenbodens und der Achse, seltener Kapselfrüchte. Behaarung der Blätter: Typische Rosaceenhaare, verschieden lang, einzellig, gerade oder gewunden mit kochlöffelförmiger, verdickter getüpfelter Basis in die Epidermis eingesenkt. Nebenzellen der Spaltöffnung vier oder fünf an der Zahl. Als

Inhaltsstoffe: Blausäureglykoside, Gerbstoffe. Drogen: Agrimonia, Alchemilla, Anserina, Crataegus, Cydonia, Fragaria, Prunus-Arten, Quillaja, Rosa, Rubus, Sorbus, Spiraea, Tormentilla.

*Rubiaceae:* Blätter ganzrandig, dekussiert mit Nebenblättern, Zwitterblüten aktinomorph. Korolle mit langer Röhre und vier bis fünf freien Zipfeln. Fruchtknoten unterständig. Frucht zweifächrige Kapsel mit meist zahlreichen Samen, auch Steinfrüchte kommen vor. Die zwei oder drei ziemlich kleinen Nebenzellen der Spaltöffnungen sind parallel zum Spalt angeordnet. Drogen: Asperula, China, Coffea, Ipecacuanha, Yobimbe.

*Rutaceae:* Blätter durchscheinend punktiert (Ölräume), einfach oder zusammengesetzt. Blüten meist aktinomorph und fünfzählig. Stamina doppelt so viele wie Korollblätter. Diskus. Frucht häufig eine Beere oder Steinfrucht. Mikroskopisch sind die meist lysigenen Ölräume typisch. Ferner häufig Diosmin oder Hesperidin in Sphärokristallen vorkommend. Drogen: Aurantium, Bucco, Citrus, Pilokarpus, Ruta.

*Scrophulariaceae:* Blüten zwittrig, mehr oder weniger zygomorph, sympetale, fünfzählige Korolle, häufig zweilippig, 5 (– 1 bis – 3) Stamina. Fruchtknoten oberständig, zweifächerig. Frucht Kapsel oder Beere mit vielen Samen. Drogen: Digitalis, Euphrasia, Gratiola, Linaria, Verbascum, Veronika.

*Solanaceae:* Blätter geteilt oder ungeteilt, einfach, wechselständig. Zwitterblüten, fünfzählig, meist aktinomorph. Korolle verwachsenblättrig. Fruchtknoten oberständig, zwei- bis mehrfächerig, Frucht vielsamig, Beere oder Kapsel. Same mit Nährgewebe und gekrümmtem Embryo. Bikollaterale Gefäßbündel. Kristallsand häufig vorkommend, auch Drusen und Einzelkristalle aus Calciumoxalat. Epidermis wellig, Spaltöffnungen zuweilen von drei ungleich großen Nebenzellen umgeben. Epidermis der Samenschale an den Seiten- und Innenwänden aus stark verdickten und geschichteten, welligen oder polygonalen Zellen bestehend. Drogen: Belladonna, Capsicum, Dulcamara, Hyoscyamus, Stramonium.

*Zingiberaceae:* Krautige Pflanzen, fiedernervige, scheidige, asymmetrische Blätter. Blüte zygomorph. Nur ein fertiles Staubgefäß, andere zur Ligula entwickelt. Zwitterig, dreifächeriger Fruchtknoten mit zentralwinkelständigen Samenanlagen. Kapselfrucht dreiklappig aufspringend, Same häufig mit Arillus; Perisperm und Endosperm vorhanden. Rhizome sympodial verzweigt, Monokotylen-Typus. Mikroskopisch durch Ölzellen und häufig durch charakteristische Stärkekörner gekennzeichnet. Drogen: Cardamomum, Curcuma, Galanga, Zedoaria, Zingiber.

# b) Stellung der pharmakognostisch wichtigsten Ordnungen und Familien im Pflanzenreich

(Nach BECKER/REICHLING, Grundlagen der Pharmazeutischen Biologie gemäß Gegenstandskatalog. UTB)

| | |
|---|---|
| **1. Abteilung** | **Schizophyta** |
| *1. Klasse:* | *Schizomycetes* |
| Ordnung: | Eubacteriales |
| Familie: | Lactobacillaceae |
| Ordnungen: | Actinomycetales, Pseudomonadales, Chlamydobacteriales, Myxobacteriales, Spirochaetales |
| *2. Klasse:* | *Cyanophyceae* |
| | |
| **2. Abteilung:** | **Phycophyta** |
| *1. Klasse:* | *Chlorophyceae* |
| *2. Klasse:* | *Rhodophyceae* |
| Ordnung: | Gigartinales |
| *3. Klasse:* | *Chrysophyceae* |
| Ordnung: | Diatomales |
| *4. Klasse:* | *Phaeophyceae* |
| Ordnungen: | Laminariales, Fucales |
| Klassen: | Euglenophyceae, Pyrrhophyceae, Xanthophyceae |
| | |
| **3. Abteilung:** | **Mycophyta** |
| *1. Klasse:* | *Myxomycetes* |
| *2. Klasse:* | *Phycomycetes* |
| Ordnung: | Mucorales |
| Familie: | Mucoraceae |
| *3. Klasse:* | *Ascomycetes* |
| Unterklasse: | Protoascomycetidae |
| Ordnung: | Saccharomycetales |
| Familie: | Saccharomycetaceae |
| Unterklasse: | Plectomycetidae |
| Ordnung: | Plectascales |
| Unterklasse: | Pyrenomycetidae |
| Ordnung: | Sphaeriales, Clavicipitales |
| Familie: | Clavicipitaceae |
| Unterklasse: | Discomycetidae |
| *4. Klasse:* | *Basidiomycetes* |
| Unterklasse: | Holobasidiomycetidae |
| Ordnungen: | Gastromycetales, Poriales, Agaricales |

| | |
|---|---|
| Unterklasse: | Phragmobasidiomycetidae |
| Ordnung: | Deuteromycetes |

**4. Abteilung:** **Lichenes**
  *1. Klasse:* Ascolichenes
  *2. Klasse:* Basidiolichenes
  Ordnung: Lecanorales

**5. Abteilung:** **Bryophyta**
  *1. Klasse:* *Hepaticae*
  *2. Klasse:* *Musci*

**6. Abteilung:** **Pteridophyta**
  *1. Klasse:* *Psilophytatae (ausgestorben)* †
  *2. Klasse:* *Lycopodiatae*
    Ordnung: Lycopodiales
      Familie: Lycopodiaceae
    Ordnungen: Selaginellales, Lepidodendrales †, Isoetales
  *3. Klasse:* *Equisetatae*
    Ordnung: Equisetales
      Familie: Equisetaceae
  *4. Klasse:* *Filicatae*
    1. Überordnung: Primofilices †
    2. Überordnung: Eusporangiatae
      Ordnungen: Ophioglossales, Marattiales
    3. Überordnung: Leptosporangiatae
      Ordnung: Polypodiales
        Familie: Polypodiaceae
    4. Überordnung: Hydropterides

**7. Abteilung:** **Spermatophyta**
  1. Unterabteilung: Coniferophytina
  *1. Klasse:* *Ginkgoatae*
  *2. Klasse:* *Pinatae*
    Unterklassen: Cordaitidae †, Pinidae (= Coniferae)
    Ordnung: Pinales
      Familien: Araucariaceae, Pinaceae, Taxodiaceae, Podocarpaceae, Cupressaceae
    Unterklasse: Taxidae
      Familie: Taxaceae
  2. Unterabteilung: Cycadophytina
  *1. Klasse:* *Lyginopteridatae* †
  *2. Klasse:* *Cycadatae*
    Ordnung: Cycadales
  *3. Klasse:* *Bennettitatae* †

| | |
|---|---|
| *4. Klasse:* | *Gnetatae* |
| Familie: | Ephedraceae |
| 3. Unterabteilung: | Magnoliophytina |
| *1. Klasse:* | *Magnoliatae (= Dicotyledonae)* |
| Unterklasse: | Magnoliidae |
| Ordnung: | Magnoliales |
| Familien: | Winteraceae, Degeneriaceae, Himantandraceae, Austrobaileyaceae, Magnoliaceae, Annonaceae, Illiciaceae, Monimiaceae, Lauraceae, Myristicaceae |
| Ordnung: | Piperales |
| Familie: | Piperaceae |
| Ordnung: | Aristolochiales |
| Familie: | Aristolochiaceae |
| Ordnung: | Ranunculales |
| Familien: | Ranunculaceae, Berberidaceae, Menispermaceae |
| Ordnung: | Papaverales |
| Familie: | Papaveraceae |
| Ordnung: | Nymphaeales |
| Familien: | Nymphaeaceae, Nelumbonaceae, Ceratophyllaceae |
| Unterklasse: | Caryophyllidae |
| Ordnung: | Caryophyllales |
| Familien: | Phytolaccaceae, Portulaccaceae, Cactaceae, Caryophyllaceae, Amaranthaceae, Chenopodiaceae |
| Ordnung: | Polygonales |
| Familien: | Polygonaceae |
| Ordnung: | Plumbaginales |
| Familien: | Plumbaginaceae |
| Unterklasse: | Hamamelididae |
| Ordnung: | Hamamelidales |
| Familien: | Cercidiphyllaceae, Platanaceae, Hamamelidaceae |
| Ordnung: | Fagales |
| Familien: | Fagaceae, Betulaceae |
| Ordnung: | Juglandales |
| Familie: | Juglandaceae |
| Ordnung: | Myricales |

| | |
|---|---|
| Familie: | Myricaceae |
| Ordnung: | Urticales |
| Familien: | Ulmaceae, <u>Moraceae</u>, <u>Cannabaceae</u>, <u>Urticaceae</u> |
| Unterklasse: | Dilleniidae |
| Ordnung: | Dilleniales |
| Familien: | Dilleniaceae, Paeoniaceae |
| Ordnung: | Violales |
| Familien: | Flacourtiaceae, Cistaceae, Tamaricaceae, <u>Violaceae</u>, <u>Passifloraceae</u>, <u>Caricaceae</u> |
| Ordnung: | Cucurbitales |
| Familie: | <u>Cucurbitaceae</u> |
| Ordnung: | Capparales |
| Familien: | <u>Brassicaceae</u>, Capparaceae, Resedaceae |
| Ordnung: | Salicales |
| Familie: | <u>Salicaceae</u> |
| Ordnung: | Theales |
| Familien: | <u>Theaceae</u>, <u>Hypericaceae</u>, Dipterocarpaceae |
| Ordnung: | Malvales |
| Familien: | <u>Tiliaceae</u>, Bombacaceae, <u>Sterculiaceae</u>, <u>Malvaceae</u> |
| Unterklasse: | Rosidae |
| Ordnung: | Saxifragales |
| Familien: | Cunoniaceae, Hydrangeaceae, Grossulariaceae, Crassulaceae, <u>Saxifragaceae</u>, <u>Droseraceae</u> |
| Ordnung: | Rosales |
| Familie: | <u>Rosaceae</u> |
| Ordnung: | Fabales |
| Familien: | Mimosaceae, <u>Caesalpiniaceae</u>, <u>Fabaceae</u> |
| Ordnung: | Myrtales |
| Familien: | Sonneratiaceae, Rhizophoraceae, <u>Myrtaceae</u>, <u>Punicaceae,</u> Lythraceae, <u>Trapaceae</u>, Oenotheraceae, Melastomataceae, Haloragaceae, Elaeagnaceae |
| Ordnung: | Rutales |
| Familien: | <u>Rutaceae</u>, <u>Burseraceae,</u> Meliaceae, <u>Simaroubaceae,</u> Anacardiaceae |
| Ordnung: | Sapindales |
| Familien: | Aceraceae, Hippocastanaceae, Sapindaceae |
| Ordnung: | Polygalales |
| Familie: | <u>Polygalaceae</u> |
| Ordnung: | Geraniales |

| | |
|---|---|
| Familien: | Oxalidaceae, Geraniaceae, Linaceae |
| | Erythroxylaceae, Zygophyllaceae, |
| | Balsaminaceae, Tropaeolaceae |
| Ordnung: | Araliales |
| Familien: | Araliaceae, Apiaceae |
| Ordnung: | Cornales |
| Familie: | Cornaceae |
| Ordnung: | Celastrales |
| Familien: | Celastraceae, Aquifoliaceae |
| Ordnung: | Rhamnales |
| Familien: | Rhamnaceae, Vitaceae |
| Ordnung: | Santalales |
| Familien: | Olacaceae, Santalaceae, Loranthaceae |
| Ordnung: | Proteales |
| Familie: | Proteaceae |
| Ordnung: | Euphorbiales |
| Familien: | Buxaceae, Euphorbiaceae |
| Ordnung: | Ebenales |
| Familien: | Sapotaceae, Styracaceae, Ebenaceae |
| Ordnung: | Primulales |
| Familie: | Primulaceae |
| Ordnung: | Ericales |
| Familien: | Pyrolaceae, Monotropaceae, |
| | Empetraceae, Ericaceae |
| Unterklasse: | Asteridae |
| Ordnung: | Gentianales |
| Familien: | Loganiaceae, Rubiaceae, Apocynaceae, |
| | Asclepiadaceae, Gentianaceae |
| | Menyanthaceae |
| Ordnung: | Dipsacales |
| Familien: | Caprifoliaceae, Valerianaceae, |
| | Adoxaceae, Dipsacaceae |
| Ordnung: | Oleales |
| Familie: | Oleaceae |
| Ordnung: | Tubiflorae s. l. |
| Familien: | Solanaceae, Convolvulaceae, Cuscutaceae, |
| | Boraginaceae, Scrophulariaceae, |
| | Orobanchaceae, Lentibulariaceae, |
| | Gesneriaceae, Acanthaceae, Bignoniaceae, |
| | Pedaliaceae, Plantaginaceae, Verbenaceae, |
| | Lamiaceae |
| Ordnung: | Campanulales |
| Familien: | Campanulaceae, Lobeliaceae |

| | |
|---|---|
| Ordnung: | Asterales |
| Familien: | <u>Cichoriaceae</u>, <u>Asteraceae</u> |
| 2. *Klasse:* | *Liliatae* |
| Unterklasse: | Alismatidae |
| Ordnung: | Alismatales |
| Familien: | Butomaceae, Alismataceae |
| Ordnung: | Hydrocharitales |
| Familie: | Hydrocharitaceae |
| Ordnung: | Najadales |
| Familien: | Scheuchzeriaceae, Juncaginaceae, Potamogetonaceae, Najadaceae, Ruppiaceae, Zannichelliaceae, Zosteraceae |
| Unterklasse: | Liliidae |
| Ordnung: | Liliales |
| Familien: | Liliaceae, Agavaceae, Amaryllidaceae, <u>Iridaceae</u>, <u>Smilacaceae</u>, <u>Dioscoreaceae</u> |
| Ordnung: | Orchidales |
| Familie: | Orchidaceae |
| Ordnung: | Zingiberales |
| Familien: | Musaceae, <u>Zingiberaceae</u>, Marantaceae, Cannaceae |
| Ordnung: | Bromeliales |
| Familie: | <u>Bromeliaceae</u> |
| Unterklasse: | Commelinidae |
| Ordnung: | Commelinales |
| Familie: | Commelinaceae |
| Ordnung: | Eriocaulales |
| Familie: | Eriocaulaceae |
| Ordnung: | Restionales |
| Ordnung: | Juncales |
| Familie: | Juncaceae |
| Ordnung: | Cyperales |
| Familie: | Cyperaceae |
| Ordnung: | Poales |
| Familie: | <u>Poaceae</u> |
| Unterklasse: | Arecidae |
| Ordnungen: | Cyclanthales, Pandanales, Arecales |
| Familie: | <u>Arecaceae</u> |
| Ordnung: | Arales |
| Familien: | Araceae, Lemnaceae |
| Ordnung: | Typhales |
| Familien: | Sparganiaceae, Typhaceae |

# c) Geschnittene Drogen (Teeanalyse)

Die folgende Aufstellung soll die Erkennung einzelner Drogen in Teegemischen (in geschnittenem Zustand) erleichtern, wobei es sich hier weniger um einen sog. „Analysengang" handelt, nach dem eine Droge aufgefunden werden soll, sondern es ist auf Grund einzelner, leicht zu erkennender Merkmale die große Masse der Drogen in Gruppen unterteilt, so daß zur Differenzialdiagnose nur mehr wenige Drogen in Frage kommen. Es ist daher nicht angängig, erst unmittelbar vor der durchzuführenden Teeanalyse die Aufstellung durchzulesen, es muß vielmehr dieselbe während des Studiums der Schnittdrogen öfter zur Hand genommen und durchgearbeitet werden.

Wie schon in der Einleitung zu den „Herbae" erwähnt wurde, darf man sich bei der Teeanalyse nicht nur mit makroskopischen Kennzeichen begnügen, da diese nicht immer zur Unterscheidung der Drogen ausreichen. Es muß vielmehr, abgesehen von der Lupe, die die Erkennung von Haaren (Borstenhaaren, Drüsenhaaren), Vertiefungen im Blatt und Wurzelquerschnitten gewährleistet, auch noch das Mikroskop herangezogen werden, teils um Gruppenmerkmale (wir verweisen auf die Morphologie und Anatomie der wichtigsten Pflanzenfamilien auf S. 370) wie Hautdrüsen (Labiaten oder Kompositen) oder typische Epidermen festzustellen, teils um dann bei der engeren Wahl zwischen den in Betracht kommenden Drogen unterscheiden zu können.

Beim Studium der Schnittdrogen ergibt es sich übrigens meist, daß ein Teil derselben sofort an irgendeinem hervorstechenden Merkmal erkannt wird, beim Rest ist allerdings ein näheres Eingehen auf die besonderen Merkmale nötig.

Bei der Analyse eines Gemisches geschnittener Drogen (eines Tees) ist von vornherein leicht zu erkennen, ob ein Blatt, eine Blüte, Samen oder Früchte vorliegen, wenn auch letztere teilweise zerquetscht sein können. Allfällige Stiele und Stengel sind Bestandteile von Blättern und Kräutern, wenn wir von den Stipites Dulcamarae, Cerasi, Visci ferner Herba Ephedrae und Equiseti absehen, welche nur aus stengeligen Organen bestehen. Die Unterscheidung von Hölzern, Wurzeln und Rinden ist im allgemeinen makroskopisch leicht durchzuführen, wenn man die mehr oder weniger gebogenen Stückchen mit glatter Innenseite, die die Rinden auszeichnen, beobachtet. Sicheren Aufschluß gibt die mikroskopische Betrachtung.

Größere Schwierigkeiten bereiten die Kräuter, in denen Blätter, Blüten, Stengel und Früchte nebeneinander vorkommen. Da die „Flores" und die „Fructus" in den meisten Fällen ohne weiteres erkannt werden, stellen die außerdem in den Kräutern gefundenen Blüten,

Früchte und Samen, oft auch die Kelche ein charakteristisches Kennzeichen für die betreffende Kräuterdroge dar. Auch die Beschaffenheit der Stengel erleichtert die Erkennung. Übrig bleiben noch die Blattfragmente, die in gleicher Weise von den Herba und den Folia stammen können und ein genaueres Eingehen auf die Merkmale erfordern. Die Blattfragmente werden daher hinsichtlich ihrer Größe, Farbe, Behaarung (Differenz der Ober- und Unterseite), Konsistenz, Punktierung und Nervatur untersucht. Bei den Rinden ergibt die verschiedene Dicke eine Möglichkeit der Unterscheidung. Hölzer werden an der Farbe unterschieden. Bei den Wurzeln und Rhizomen dienen die Form (ob von dicken oder dünnen Stücken stammend), Merkmale des Querschnitts, die Farbe und die Konsistenz und schließlich einfache Reaktionen (Stärke, Inulin, Emodine, phlorogluzinhaltige Inhaltsstoffe) zur Unterscheidung.

## I. Kräuterdrogen mit Blättern, Stengeln, Blüten, Früchten, ferner Blattdrogen

### Blattfragmente

**Blattrand.** Auffällig gezähnt oder gesägt: Folia: Myrtilli, Bucco, Menthae crispae, (Digitalis).

**Unbehaarte Blätter.** a) *Äußerlich kahle, im Tee wenig zerbrochene, also kleine oder schmale Blätter.* Folia: Uvae-ursi, Vitis-idaeae (punktiert, Spitze ausgerandet), Myrtilli (gesägt), Rosmarini (nadelförmig), ebenso Ledi palustris (braun). Herba: Polygoni avicularis (Ochrea), Saturejae und Serpylli (nicht eingerollt), Majoranae (oval), Rutae (Ölräume), Hyssopi (Drüsen), Herniariae (kleinste Blätter), Linariae, Euphrasiae, Droserae (braun Tentakeln).

Lanzettliche, schmale Stücke eines fiederteiligen Blattes: Herba Adonidis (nadelförmig), Millefolii, Conii.

b) *Ledrig, steif, zerbrechlich, kahl, im Tee zerkleinerte Blätter.* Folia: Bucco, Aurantii, Jaborandi, Eucalypti (alle punktiert), Mate und Boldo (Höcker) beide sehr steif, ebenso Lauri, Sennae, Castaneae, Fraxini. Herba: Visci (gelbgrün), Grindeliae (harzig, punktiert), Chenopodii (dicklich mit Kristallsand). Dazu: Fruct. Sennae (braun, ledrig) und Phaseoli (graugelb bzw. weißlich, seidig).

c) *Äußerlich kahle, z. T. gefaltete, ursprünglich größere Blätter.* Folia: Belladonnae (Kristallsand, Lupe), Stramonii (Nerv gelb, runzelig), Hyoscyami (Nerv flach, behaart), Menthae und Melissae (Geruch), Betulae, Juglandis (Nervatur), Taraxaci, Ribis nigri, Hamamelidis. Herba: Basilici, Veronicae, Virgaureae. Stark gefaltet: Folia Plantaginis (dunkel), Digitalis lanatae. Herba: Galegae. Convallariae,

Asperulae. Etwas dicklich: Folia Menyanthis (bitter), Herba: Chenopodii, Pulmonariae, Orthosiphonis (Drüsen).

**Behaarte Blätter:** a) *Makroskopisch schwach behaart, unter der Lupe deutlich behaart.* Folia: Malvae. Herba: Pulmonariae (Haare, Basis blasenförmig), Agrimoniae, Alchemillae, Eupatorii cannabini. Thymi (eingerollt), Majoranae (oval, klein). Stacheln und Borsten: Herba: Urticae (tiefgrün-blaugrün), Rubi fruticosi (Veronicae).

b) *Nur oder hauptsächlich unterseits behaarte Blätter.* Folia Tussilaginis. Herba: Rubi fruticosi (einzelne stachelige Haare an Stengel und Hauptnerv), Fragariae (sek. Nerven parallel, Rosaceenhaare), Anserinae, Marrubii, Mari veri (behaarte Kelche), Artemisiae (lanzettlich), Leonuri cardiacae.

c) *Beiderseits stark behaart.* Folia: Salviae, Digitalis (Nervatur), Althaeae. Herba: Absinthii (lanzettlich), Pulsatillae.

**Punktierte Blätter:** a) *Drüsig punktiert bzw. grubig vertieft* (Punkte auf der Oberfläche, nicht in der Durchsicht). (Alle Labiaten!) Folia: Betulae (Nervatur netzig), Menthae, Melissae, Vitis-idaeae. Herba: Origani, Thymi, Serpylli, Gratiolae, Basilici, Chenopodii (viel Kristallsand), Hyssopi, Saturejae, Orthosiphonis, Galeopsidis, Tanaceti, Hederae terrestris (Grindeliae, harzig glänzend). Folia: Hamamelidis und Boldo besitzen Punkte = Erhebungen! (Juglans wenige.) (b. L.).

b) *In der Durchsicht punktiert, Ölräume im Blatt,* die allerdings auf der Blattoberfläche auch sichtbar sind. Folia: Aurantii, Jaborandi, Eucalypti, Bucco. Herba: Hyperici, Rutae. (b. L.).

**Stachelspitze Organe (Blatt, Blüte).** Herba: Cardui, Galeopsidis (Kelch stachelspitz).

**Nervatur.** a) *Parallelnervig oder (in Fragmenten) scheinbar parallelnervig (gefaltet).* Folia: Digitalis lanatae. Herba: Convallariae, Plantaginis, Asperulae.

b) *Netzadrig.* Folia: Betulae (polygonale, enge Maschen), Hamamelidis (punktiert, Idioblasten!), Juglandis (rechteckige Maschen), Digitalis purpureae, Salviae. Herba: Virgaureae. Flos Tiliae (Hochblatt).

**Mehrzählige Blätter.** Folia: Menyanthis. Herba: Cannabis, Meliloti, Fragariae, Asperulae (nicht immer feststellbar).

*Bitterer Geschmack:* Folia: Digitalis, Menyanthis (nicht deutlich). Herba: Centaurii, Cardui, Lactucae, Polygalae amarae, Ephedrae.

## Stengel

*Vierkantig:* Die Labiaten, besonders: Mentha, Melissa, Galeopsis und Herba Tanaceti, Asperulae, Centaurii (Equisetum Aeste!). *Fünf- und mehrkantig:* Spartium scoparium, Equisetum (Ephedra ist bitter). *Hohl:* Viola, Dulcamara. *Gefärbt:* (Rot, violett) Folia Menthae (Melissae, Taraxaci). Herba: Chenopodii (markig dick), Cardui, Hyperici, Virgaureae, Capsellae, Pulsatillae, Agrimoniae, Orthosiphonis (Nerven), Visci (gelbgrün). *Behaart:* Herba: Alchemillae, Mari veri. *Typische stengelartige Organe:* Herba Equiseti. Korkzieherartige Ranken und 6–8 mm dicke Stengel: Passiflora.

## Blüten

a) von Flores selbst: 1. *Gelblich-weiß, klein:* Flores Pruni spinosi (Korolle 5zählig, frei, hohle Blütenachse, 1 Griffel), Crataegi (Korolle 5zählig, genagelt, größer, frei, 2 Griffel), Spireae (Korolle frei, 5zählig, genagelt, lang, kugelige Knospen), Sambuci (Korolle verwachsen, kleiner Kelch).

2. *Gelblich-bräunlich:* Flores Spiraeae, Gnaphalii, Helichrysi, Primulae, Spartii, Pruni spinosae, Aurantii, Verbasci, Lamii albi.

3. *Rot:* Flores: Rosae, Rhoeados, Croci, Paeoniae, Hibisci.

4. *Blauviolett-schwarz:* Flores Malvae (hell-blauviolett), Paeonia (dunkelrot, groß), Rhoeados (rotviolett, groß), Malvae arboreae (schwärzlich). 5. *Kompositenblütenköpfchen der Größe nach* (meist kugelig: Flores Pyrethri, Gnaphalii (rosa-weiß); mehrere Köpfchen vereinigt Stoechados citrini (Knospen), Tanaceti, Chamomillae rom., Chamomillae vulg., Millefolii (längliches Köpfchen), Artemisiae. 6. Flores Arnicae, Calendulae, Cyani, Lavandulae, Ericae besitzen typische Formen und Farben. Unterscheide ferner: Flores Primulae-Lamii. Besondere Form: Flos Aurantii (mit Ölräumen).

b) von Kräutern, nach Farben geordnet: *Blau-violett:* Herba: Polygalae, Hyssopi, Malvae, Violae tricoloris (gelb-blau), Origani (violette Hochblätter), Thymi, Serpylli.

*Rot:* Herba: Centaurii, Fumariae, Origani, Ericae.

*Gelb-bräunlich:* Herba: Violae, Chelidonii, Meliloti, Adonidis, Genistae, Virgaureae, Verbasci, Linariae, Rutae (Hyperici selten schwarze Punkte). Durch ihre Form auffallend: Kompositenblütenköpfchen: Herba: Virgaureae, Absinthii, Artemisiae, Tanaceti, Eupatorii cannabini, Millefolii, Grindeliae, Cardui benedicti, (Taraxaci).

## Früchte und Samen von Kräutern

(Die unter Fructus und Semina behandelten Drogen sind hier nicht erwähnt.) *Kapsel:* 1. Aufgeblasen. Herba: Asperulae (kugelig), Gratiolae (eiförmig, 4klappig), Fumariae, Lobeliae, Cochleariae. 2. Dreieckig-herzförmig: Herba: Bursae pastoris, Veronicae, Euphrasia, Violae (Kapsel in drei Teile zerfallend). *Achaenen:* Herba: Taraxaci, Cardui benedicti, Flores Arnicae. *Vierteilige Nüßchen:* Alle Labiaten und

Hba. Verbenae. *Zehnteilige* Malvaceenfrüchte: Herba und Flos Malvae (Käsepappel). *Behaarte Kelche:* Herba: Mari veri, Agrimoniae (hakige Borsten). Früchte und Samen nicht von Kräuterdrogen stammend: Flache blattähnliche Fragmente: Senna, Legumina Phaseoli. Stark bitter schmeckend: Coloquinten (weißlich-schwammig), Strychnos (hornig hart), (Salep schmeckt schleimig und ist mehr transparent). (Cave Semen Hyoscyami im Mohnsamen! [s. b. L.]). Runzelige Beeren und Korkenzieher-förmige Ranken bei Hba. Passiflorae.

Die unter Semina und Fructus im speziellen Teil angeführten Drogen sind, sofern sie in Teegemischen vorkommen, an ihrer charakteristischen Form, wie z. B. Pericarpium Citri und Aurantii, Arillus Myristicae oder Fructus Myrtilli, Rhamni catharticae (vierteilig), Juniperi, Cynosbati und Ceratoniae siliquae, Fructus Sennae und Phaseoli leicht zu erkennen. Die sechs Umbelliferen-Früchte: Ammi, Anisi, Carvi, Coriandri, Foeniculi und Petroselini sind gut voneinander zu unterscheiden.

## II. Rinden, Hölzer, Wurzeln und Rhizome

**Rinden:** Diese sind meist an der Form der gewölbten Bruchstücke (Ausnahme Quebracho) und am faserigen Bruch (Ausnahme Cortex Granati) als Rinden erkennbar. Mikroskop: Fehlen der Gefäße (Ausnahme Viburnum infolge anhängenden Holzes).

1. *Dünne Rinden:* (Unter 2 mm dick) Cortex Cinnamomi chinensis (braun), Mecerei (starke Fasern), Salicis, Quillajae (nur in geschnittenem Zustand dünne, weißliche Blättchen!), Viburni (Holzsplitter anhaftend), Frangulae und Rhamni purshianae (beide mit KOH rot), Johimbe, Fraxini (Fluoreszenz im alkalischen Medium), Granati (glatter Bruch).

2. *Dickere Rinden:* Cortex Chinae (bitter), Piscidiae, Quercus, Condurango, Quebracho (unregelmäßige, nicht gewölbte Bruchstücke).

**Hölzer:** An der Konsistenz und Spaltbarkeit leicht als solche erkennbar. Rot: Lignum Haematoxyli, Santali. Weißlich, hell: Lignum Quassiae (stark bitter), Juniperi (geschmacklos). Grün: Lignum Guajaci (schwer spaltbar). Braun: Lingum Sassafras.

**Wurzeln und Rhizome:** 1. *Dünne Stücke (unter 1 mm Durchmesser).* Meist sind es Wurzeln kleinerer Rhizome. Radix: Primulae, Hydrastidis (gelb), Arnicae, Valerianae, Violae.

2. *Rhizome und Wurzeln von 1–3 mm Durchmesser.* In der Regel sind noch viele Querschnittsbruchstücke unversehrt erhalten. Rhizoma: Graminis (strohartig, hohl), Caricis (nicht hohl, außen braun, innen hell), Asari (dunkelbraun), Arnicae (scharf schmeckend), Primulae

(viel Saponin!). Radix: Angelicae (zerklüftet, gelbes Holz), Saponariae rubrae (Rinde braun, Holz gelblich), Rubiae (rotbraun), Sarsaparillae (Zentralzylinder löcherig), Veratri (hell, weich), Senegae (unvollständiger Holzkörper und unregelmäßige Stücke), Ipecacuanhae (spärlich Holz, abgelöst von Rinde), Ononidis (Querschnitt strahlig), Taraxaci (konzentrische Zonen), Hellebori (außen schwärzlich, hier auch dikkere Rhizomteile.) Cimicifugae. Ferner: Caules Dulcamarae (hohl).

3. *Unregelmäßige Fragmente dickerer Rhizome und Wurzeln, deutlich gefärbt.* Querschnittsbruchstücke nur z. T. vorhanden.

a) Weißliche (graue bis gelblich-weiße) Fragmente mit viel Stärke, nicht holzig: Radix: Althaeae, Iridis, Saponariae albae, Belladonnae (Unterscheidung mikroskopisch), Petroselini, Rhizoma Calami, Zingiberis (beide weich). Etwas dunkler und holzig ist Radix Pimpinellae (Kambium und radiale Sekreträume, Stärkereaktion positiv[1]) und Cichorii (Stärkereaktion negativ, Inulin und Milchsaft.)

b) Deutlich gelbe Fragmente: Radix: Liquiritae (würfelig), Calumbae, Berberidis. Rhizoma: Hydrastidis, Curcumae (viel Stärke!). Braun bis Orangerot ist Rhizoma Rhei (mit Kalilauge rot), cave Cortex Quebracho!

c) Rotbraune dunkle Fragmente: Rhizoma: Galangae (monokotyl), Bistortae, Tormentillae (helle Holzteile), Filicis maris, Radix Ratanhiae (stark holzig). Außen schwarz, innen hell: Radix Symphyti.

4. *Unregelmäßige Fragmente von Rhizomen oder Wurzeln ohne typische Farbe, also meist bräunlich bis grau.*

a) Stärkereaktion[1] negativ (dafür Inulin mit Molisch-Reagenz positiv: Kompositendrogen):

Radix: Taraxaci (kleiner Holzkörper, breite Rinde mit konzentrischen Zonen aus Gruppen von Milchsaftschläuchen), Cichorii (breiter strahliger gelber Holzkörper, schmale Rinde ohne konzentrische Zonen von Milchsaftschläuchen), Echinaceae (weißliche Fragmente in Längsbruchstücken (siehe b. L.), tiefschwarze Streifen (Phytomelan). Auch am Querschnitt Steinzellen und Ölräume in Phytomelan eingebettet). Ferner: Radix: Inulae, Bardanae (mit zerrissenem Mark), Pyrethri (mit strahligem Holz), Arnicae (mit scharfem Geschmack), Gentianae (stärkefrei mit stark bitterem Geschmack). Keilförmige Stücke mit harter, kantiger Randschicht, Kork nach innen gebogen: Harpagophyton.

b) Stärkereaktion positiv[1]:

Radix: Angelicae (Rhizom unregelmäßige Fragmente, Wurzel 0,5 cm dick, am Querschnitt zerklüftet, radial-strahlig, Kambium

---

[1] Ausführung der Stärke-Reaktion: 3–4 Stückchen der Schnittdroge kocht man mit 2 ml Wasser auf und setzt Lugolsche Lösung zu: Ist Stärke vorhanden, erhält man eine Blau-Grünfärbung.

dunkel, Sekreträume, Holz hellgelb), Imperatoriae (graubraune, außen furchig-geringelte, innen hellere Stücke mit Wurzelnarben. Große Sekretgänge, weites Mark), Levistici (innen gelblich, außen rinnig mit Nebenwurzelnarben. Quer: Breite, helle Rinde mit Sekreträumen, Kork braun, Holz radial gestreift, gelblich wachsartig), Pimpinellae (grauweißliche Rinde, graubrauner Kork, etwas holzig. Querbruch radial gestreift, Sekreträume deutlich [b. L.!]), Petroselini (weich, gelbweiß am Querbruch, Rinde weißlich-grau, Kambium dunkel, Sekreträume. Stäubt nicht beim Bruch, obzwar Stärke vorhanden), Calami (weiche Konsistenz), Filicis maris (mit Vanillin-HCl Rotfärbung) und Valerianae (typischer Geruch).

Bestandteile von Teedrogen, die bisher nicht erwähnt wurden, jedoch an ihrer charakteristischen Form und Farbe leicht erkennbar sind: Testa Cacao, Cacaoschalen, (braune, dünne, brüchige Gebilde). Strobili Lupuli, Fructus Sennae, Legumina Phaseoli, Lichen islandicus, Carrageen, Fucus vesiculosus, Herba Droserae, Fructus Ceratoniae, Tuber Salep. Mit Hilfe einer binoculären Prismenlupe (für Auflicht und Durchlicht) und 20–120facher Vergrößerung läßt sich die Teeanalyse sehr vereinfachen, da viele Elemente (Haare, Drüsen, Ölräume, Kristallsandzellen) ohne Präparation an der trockenen Droge erkennbar sind und die Identifizierung ermöglichen, s. u.

## d) Teeanalyse mit Hilfe der binokulären Prismenlupe Vergr. 20–120 für Auflicht und Durchlicht

### Zu Folium und Herba

### I. Drüsenhaare

### A. Labiatentyp

Fol. Menthae pip.: Viele Drüsen.
Fol. Melissae: Wenige Drüsen.
Herba Hyssopi: Viele Drüsen.
Herba Majoranae: Wenige Drüsen.
Herba Thymi und Serpylli.
Herba Basilici: Viele Drüsen, vereinzelt Stachelhaare, bes. auf den Nerven und Stengeln.
Herba Mari veri: 5jählige, glockige Kelche, wenige bräunliche Drüsen, spärlich behaart.
Herba Marrubii: Wenige Drüsen, Haarfilz!
Herba Saturejae: Lange eingerollte Blätter.
Herba Hederae terrestris: Viele Drüsen, Oberseite Haarspuren. (Erhebungen).
Herba Origani: Rotgelbe Drüsen.

B. Kein Labiatentyp

Fol. Betulae (schildförmig)
Fol. Juglandis, selten (Ribes nigr.!)
Herba Chenopodii. Sohlenhaare.
Fol. Vitis idaeae (braune Haare). Keulenhaare (Zottenhaare).
Fol. Myrtilli: Haare auf Blattzähnen.

*Rötliche Drüsen und schwärzliche Streifen* auf der Korolle:
Herba Hyperici.

## II. Sonstige Haare

Stark verfilzte Droge: Fol. Salviae, Althaeae, Malvae, Artemisiae,
Absinthii (Marrubii).

### 1. *Stern- bzw. Büschelhaare*

Fol. Althaeae, Malvae.
Herba Marrubii (Knäuel, filzige Stengel).
Herba Veronicae: Gliederhaare wie Digitalis!

### 2. *Rosaceen – Einzelhaare*

Fol. Rubi fruticosi.
Herba Agrimoniae: Scheinfrüchte mit Borsten, hakig gekrümmt.
Herba Anserinae: Einseitig behaart.
Herba Alchemillae: Wenig Haare, Knäuel von Blättern in Schichten.
Herba Fragariae: Makroskopisch fast kahl.

### 3. *Große Borstenhaare mit aufgetriebener Basis*

Herba Pulmonariae, Cannabis, (kurz gedrungen, Cystolithen;
vide 4). Herba Urticae (Brennhaare). (Verbena: ohne deutliche
Auftreibung).

4. *Emergenzen:* Fol. Taraxaci (selten), Cannabis: Vielzellige,
daumenförmige Stiele der Drüsenhaare.

5. *Gliederhaare:* Häufig bei Labiaten außer bei Herba Marrubii
und Hyssopi.

6. *T-Haare:* Herba Artemisiae und Absinthii (schwierig zu erkennen).

7. *Gewarzte Einzelhaare:* Senna kurz, Melilotus länger.

### III. Weitere Merkmale auf der Epidermis

1. *Korkwarzen:* Fol. Eucalypti.

2. *Erhebungen groß mit Haaren:* Fol. Boldo.
   Erhebungen klein, spitz: Fol. Hamamelidis (Idioblasten im Mesophyll).
   Erhebungen klein: Herba Hederae terrestris (Haarspuren).

3. *Hohlräume behaart:* Fol. Nerii.

4. *Durchscheinende Ölräume* (Vertiefungen im Durchlicht betrachten!)

   Fol. Aurantii, Bucco, Eucalypti (dazu Korkwarzen), Jaborandi, Herba Rutae, Hyperici (dazu rote Drüsen, s. oben I B).

5. *Helle durchscheinende Flecke unterseits*

   Fol. Belladonnae: Beim Zerschneiden weißer Inhalt der Zellen (Kristallsand).

6. *Stark grubige Oberfläche, nackt,* dazu Unterseite stark filzig behaart:

   Fol. Farfarae

*Kein typisches Lupenbild*

   Fol. Menyanthis, Digitalis lanatae (Mi: Epid. getüpfelt).
   Fol. Juglandis: Parallele Tertiärnerven.
   Fol. Belladonnae ⎫
   Fol. Hyoscyami ⎬ Mikroskopisch typische Kristalle.
   Fol. Stramonii ⎭ Zu Belladonna siehe III, 5
   Herba Plantaginis (Mi: Gelenkshaare).
   Herba Asperulae (Mi: Raphidenbündel).
   Herba Convallariae: Enge, parallele Nerven.
   Herba Meliloti: Rand gesägt, Lupe gewarzte Einzelhaare wie Senna.

### Zu Semen und Fructus

Semen Papaveris: Epidermiszellen 6-eckig, polygonal.
Semen Hyoscyami: Wellige, stark verdickte Epidermis.
Fructus Anisi: Birnenförmig, stark behaart.
Fructus Conii: Halbkugelförmig, nackt, mit glatten, welligen Rippen.

Fructus Ammi visnagae: 1,5–2 mm lang, mit 5 hellen, haarlosen Rippen.

Fructus Psyllii: 3 mm lang, dunkelbraun mit Rille und hellem, rundem Hilum.

## e) Pulveranalyse

Die Erkennung eines Drogenpulvers bei mikroskopischer Betrachtung setzt voraus, daß der Untersucher im Mikroskop sichtbare Zellformen und Zellgruppen (z. B. Steinzellen, Bastfasern, Epidermen) als solche erkennt und nicht eine Bastfaser mit einem Haar, einen Oxalatkristall mit einem Sandkorn oder eine Epidermis mit einem Parenchym verwechselt. Daneben muß der Untersucher jedoch auch die Merkmale aller in Betracht kommenden Pulver gegenwärtig haben, um einerseits aus einer oder mehreren charakteristischen Zellformen die Identität, andererseits aus der Kenntnis der restlichen (nicht typischen) Zellen und Gewebe die Anwesenheit fremder Pflanzenteile als Verfälschung zu erkennen. Zur Feststellung der Identität sind teils positive, teils negative Urteile erforderlich, d. h. nicht nur die Auffindung, sondern auch das Fehlen gewisser Zellelemente ist für ein Pulver oft charakteristisch. Für den noch wenig geübten Untersucher ist es zweckmäßig, sich nach Auffindung irgendeines Objektes, z. B. einer Steinzelle, sich zu vergewissern, in welchen Drogen überhaupt Steinzellen vorkommen. Hierdurch wird die große Zahl der in Betracht kommenden Drogen auf eine geringe, leicht zu übersehende vermindert. Nach Feststellung eines zweiten Pulverelementes, für das wiederum eine Zahl von Drogen namhaft gemacht wird, fallen nunmehr noch wenige Drogen in die engere Wahl und es führen so die Ermittlungen bald zum Ziele.

Im folgenden sind die wichtigsten Zellformen oder Gewebe angeführt, denen im Falle der Auffindung bei der Pulveranalyse die Drogen zugeordnet werden sollen, um im Ernstfall deren Namen bei der Hand zu haben. Eine Nominierung der Drogen ist in diesem Falle unzweckmäßig, da es dem Übenden überlassen bleiben soll, die Drogen einzusetzen. Zellelemente und Gewebe in Pulverdrogen: Steinzellen (auf Farbe und Inhalt achten!), Gefäße und Tracheiden (Farbe, Wandverdickung, Tüpfel- oder Netzgefäß, Breite), Fasern (Verdickung, Tüpfel, Kammern, Länge), Sklereiden, Kristalle (Einzelkristalle, Drusen, Raphiden, Kristallsand, Kristallzellreihen), Periderm (gefärbt oder sklerosiert), Epidermis (getüpfelt, wellig, gefärbt), Kollenchym, Parenchym (dünnwandig, groß- oder kleinzellig, verdickt und getüpfelt), Haare (ein- oder mehrzellig, warzig), Ölräume, Ölzellen, Fett, Schleim, Pollen. Schließlich sei darauf hingewiesen, daß das

Wasserpräparat nie vergessen werden soll, da es oft wertvolle Hinweise liefert, ja häufig überhaupt die Erkennung der Droge gewährleistet. Abgesehen von einigen typischen Stärkeformen sind verquollene Stärke und die Stärkeschollen (Stärkeballen) charakteristische Kennzeichen. Auch mit Hilfe der Mikrosublimation und einiger chemischer Reaktionen kann im Zweifelsfalle eine Entscheidung herbeigeführt werden.

## 16. Chromatographische Verfahren als Hilfsmittel bei der Identifizierung von Drogen

Zur sicheren Identifizierung von Drogen kann in manchen Fällen neben der Sinnenprüfung, der makroskopischen und mikroskopischen Untersuchung zusätzlich die Prüfung mit einfachen chromatographischen Methoden durchgeführt werden. In erster Linie eignet sich dafür die Dünnschichtchromatographie (abgek. DC). Da dieses Verfahren mittlerweile weiteste Verbreitung gefunden hat und nicht nur im Standardwerk „Dünnschichtchromatographie" von E. STAHL, sondern

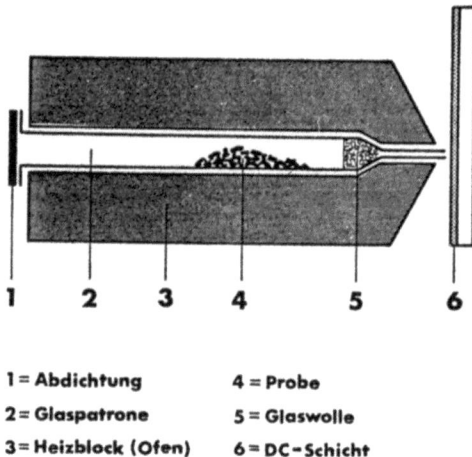

| 1 = Abdichtung | 4 = Probe |
| 2 = Glaspatrone | 5 = Glaswolle |
| 3 = Heizblock (Ofen) | 6 = DC-Schicht |

Abb. 351. Längsschnitt durch einen TAS-Ofen mit davor gehaltener DC-Platte (aus STAHL II).

auch in zahlreichen anderen Werken ausführlich beschrieben ist, wird hier nicht näher darauf eingegangen.

Besonders hingewiesen sei hier lediglich auf ein spezielles Verfahren zum Auftragen flüchtiger oder sublimierbarer Verbindungen und Drogeninhaltsstoffe aus kleinsten Mengen Drogenmaterials, das sogenannte TAS-Verfahren (= Thermomikro-Abtrenn-, Transfer- und

Auftrageverfahren nach STAHL), wozu ein besonderes Auftragegerät, der sogenannte TAS-Ofen (s. Abb. 351) benützt wird. Die gepulverte Droge *(4)* wird in eine konisch verjüngte Glaspatrone *(2)* gegeben. Die vorne mit Glaswolle *(5)* und am hinteren Ende mit einer Silikonmembran und Klammer *(1)* dicht verschlossene Patrone steckt man in den Heizblock *(3)*, der eine bestimmte Tempeatur hat. Die flüchtigen Substanzen verdampfen meist innerhalb 60 Sekunden und treten durch die kapillare Öffnung der Patrone als Dampfstrahl aus. Unmittelbar, d. h. 1 mm vor dieser Austrittsöffnung ist nun eine DC-Platte *(6)* angebracht. Das flüchtige Gemisch kondensiert hierauf als ,,Startpunkt" und kann anschließend chromatographiert werden (zit. aus STAHL II).

Durch zusätzliche Verwendung eines ,,Treibmittels" (z. B. Wasser, $(NH_4)_2CO_3$) können auch schwerer flüchtige Substanzen aus der Droge ausgetrieben und auf die Sorptionsschicht gebracht werden.

Bei den Monographien verschiedener Drogen sind unter ,,DC" Literaturhinweise für die dünnschichtchromatographische Identifizierung derselben angegeben.

# 17. Mikrochemie

## a) Allgemeine Vorbemerkungen

Mikrochemische und auch physikalische Methoden, erlauben den Nachweis von Drogeninhaltsstoffen. Man gewinnt damit zusätzliche Anhaltspunkte für die Identifizierung einer Droge, ferner kann mit solchen Methoden die Verteilung der Wirkstoffe in den Zellen studiert werden. Schließlich können bei positivem Ausfall der Reaktion gewisse Aussagen über die Menge der vorhandenen Inhaltsstoffe gemacht werden.

Durchgeführt werden die im folgenden behandelten Proben meist auf dem Objektträger. Da in allen Fällen das Bestreben vorwaltend ist, das erhaltene Produkt unter dem Mikroskop zu betrachten, ergibt sich eine gesteigerte Empfindlichkeit der Reaktionen im Gegensatz zu den üblichen makro-chemischen Methoden. Chemische Reaktionen, die unter dem Mikroskop durchgeführt werden, müssen empfindlich und eindeutig sein; es ist daher nur ein Teil der sonst gebräuchlichen Proben für mikrochemische Zwecke brauchbar. Bevorzugt werden vor allem Reaktionen, die kristallisierte Endprodukte liefern, da diese ihrerseits wieder durch andere physikalische (mikroskopische) Methoden genauer gekennzeichnet werden können.

Die Herstellung kristallisierter Fällungen kann im Drogenschnitt selbst erfolgen, indem man denselben in einen Reagenstropfen legt und mit einem Deckglas bedeckt. (s. Berberinnachweis bei R. Hydrastidis). Die ausgeschiedenen Kristalle werden im Mikroskop betrachtet und die Lokalisation festgestellt. In vielen Fällen läßt sich bei Drogen die Lokalisation nicht eindeutig durchführen und man erhält auch in der Umgebung des Schnittes eine Fällung oder Kristalle. Bei diesem Vorgehen wird das Ausfallen von Kristallen verhindert oder modifiziert. Selbst dann, wenn das Reagens mit dem Inhaltstoff in reinem Zustande schöne Kristalle ergibt, erhält man bei der Reaktion in der Droge unter Umständen ein schlechtes Ergebnis. Dies ist darauf zurückzuführen, daß der Ausfall der Reaktion von den sonst noch vorhandenen zahlreichen Substanzen, die z. T. mit in Reaktion treten oder nur durch ihre Anwesenheit die Kristallisation hindern, wesentlich beeinflußt wird. (Es sind das vor allem kolloidale Stoffe, wie z. B. Schleim.)

Bei der Herstellung von Schnitten für mikrochemische Zwecke findet in der Regel die trockene Droge Verwendung. Befeuchten würde die Inhaltsstoffe herauslösen, zumindest die Lokalisation stören. Spröde Drogen, z. B. Blätter kann man, um sie zu schneiden, vorher Wasserdämpfen aussetzen.

Die Gewinnung kristallisierter Reaktionsprodukte aus Drogen läßt sich, wenn man auf die Lokalisation verzichtet, besser durchführen, wenn man die Droge vorher mit einem Lösungsmittel extrahiert und im klaren Filtrat die Fällung durchführt. Die zu untersuchenden Drogenpulver werden auf dem Objektträger (praktisch ist ein hohlgeschliffener) mit der Flüssigkeit vermengt, mit dem Deckglas bedeckt und seitlich ein kleines, dreieckig geschnittenes Filtrierpapierfleckchen an den Rand des Deckglases gebracht, so daß das Filterpapier sich mit Flüssigkeit ansaugt. Sodann drückt man sanft einen am verjüngten Ende plangeschliffenen Augentropfer auf das Papier und beginnt vorsichtig zu saugen, d. h. den vorher zusammengedrückten Gummi auszulassen (s. Abb. 352). Das Bedecken mit dem Deckglas ist nur bei flüchtigen Lösungsmitteln unbedingt nötig, sonst genügt es, das Fleckchen Filterpapier neben die mit Flüssigkeit vermengte Droge zu legen und mit dem Augentropfer abzusaugen.

Das Auseinanderlaufen von Flüssigkeitstropfen (besonders organischer) auf einem Objektträger kann dadurch verhindert werden, daß man diesen auf eine erwärmte Metallplatte legt, die ein Loch von etwa 15 mm Durchmesser besitzt (s. Abb. 354). Den Tropfen bringt man nun auf die Stelle des Objektträgers, unter der sich das Loch im Block befindet. Die Flüssigkeit wird an der Stelle bleiben und langsam vom Rande her verdunsten. Bei wässerig-alkoholischen Lösungen genügt auch das flüchtige Befeuchten des Objektträgers mit einer Auflösung von Bienenwachs in Benzin und sorgfältiges Trockenwischen.

Hat man nun auf irgendeinem Wege einen kristallisierten Niederschlag erhalten, dann wird dieser gewaschen, um die Kristalle noch durch den Mikroschmelzpunkt (s. S. 401 ff) zu identifizieren. Das Waschen erfolgt, wenn man auf die Gewinnung der Waschflüssigkeit keinen Wert legt, wie auf S. 11 beschrieben, ansonsten mit Hilfe eines Augentropfers (s. S. 398, Abb. 352). Kristallisierte Fällungen können auch durch Räucherung in der Gaskammer (nach MOLISCH) oder im Mikrobecher erhalten werden, wenn es sich um flüchtige Substanzen handelt. Der Probetropfen auf dem Objektträger wird mit einem Glasring umgeben und darauf ein zweiter, am besten halbierter Objektträger oder ein Deckglas aufgelegt, das unterseits einen Tropfen Reagens (Hängetropfen) trägt. Die vom Probetropfen durch Erwärmen oder schon bei gewöhnlicher Temperatur freiwerdenden Dämpfe treffen auf den Hängetropfen und reagieren unter Kristallbildung. Das Entstehen der Kristalle kann leicht unter dem Mikroskop beobachtet werden. Der Mikrobecher, etwa 3 cm hoch, ist nichts anderes als eine verlängerte Gaskammer, er kann jedoch mit einer größeren Flüssigkeitsmenge beschickt werden, besitzt einen plangeschliffenen Rand und ist häufig bequemer handzuhaben als die Gaskammer (s. Abb. 353).

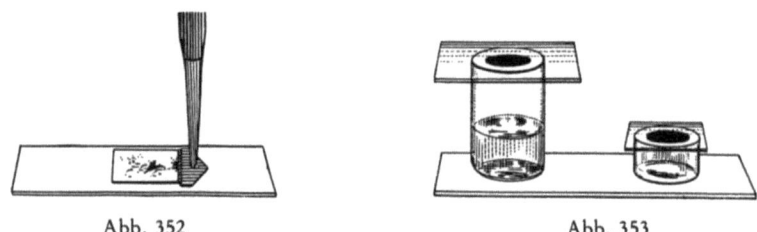

Abb. 352                                                    Abb. 353

Abb. 352. Filtration auf dem Objektträger. Das Filtrat wird mit dem Augentropfer mittels eines Filterpapierfleckchens abgesaugt

Abb. 353. Mikrobecher und Gaskammer

Für Farbenreaktionen, die auf dem Objektträger durchgeführt werden, benötigt man oft gar kein Mikroskop, sondern betrachtet die Farbe gegen eine weiße Unterlage.

## b) Mikrosublimation

Mit Sublimation bezeichnet man die Erscheinung, daß viele organische und anorganische feste Substanzen bei Erhöhung der Temperatur sich verflüchtigen und sich auf einer kälteren Vorlage in festem, kristallisierten Zustand wieder niederschlagen. Bei der Mikrosublimation ist man bestrebt, aus geringen Mengen von Drogen oder anderem Untersuchungsmaterial kristallisierte Produkte – Mikrosublimate – zu erhalten. Diese werden auf dem Objektträger oder Deckglas aufgefangen und sind damit mikroskopischer Betrachtung zugänglich. Durch die Mikrosublimation wird einerseits eine Trennung des sublimierbaren Stoffes von anderen, gleichzeitig im Untersuchungsmaterial anwesenden Substanzen erreicht und anderseits durch die Abscheidung von Kristallen die Möglichkeit gegeben, diese durch ihre Form, die optischen Eigenschaften, Mikroschmelzpunkt und mikrochemischen Reaktionen zu identifizieren. Infolge ihrer Einfachheit hat sich die Mikrosublimation bei der Untersuchung einzelner Drogen bewährt. Als sublimierbar wird ein Stoff bezeichnet, der (meist unterhalb seines

Schmelzpunkts) in absehbarer Zeit ein kristallisiertes Sublimat liefert. Die Temperatur, bei der dies geschieht, wird als Sublimationstemperatur bezeichnet und stellt ein größeres oder kleineres Temperaturintervall dar. Die Sublimationstemperatur ist von Bedeutung, da man mit ihrer Hilfe leicht und schwer sublimierende Substanzen unterscheiden kann. Sehr abhängig ist sie jedoch von der jeweiligen Versuchsanordnung und es müssen diesbezügliche Angaben, wenn man vergleichbare Ergebnisse erhalten will, jedesmal auf die vorliegende Apparatur bezogen werden. Besonders muß der Sublimationsabstand (Abstand des Sublimationsgutes vom Rezipienten), das Temperaturgefälle (Temperaturunterschied zwischen Substanz und Rezipient, d. h. die Angabe ob gekühlt wurde oder nicht), der Luftdruck (Atmosphärendruck oder Vakuum) und schließlich auch die Dauer der Sublimation angegeben werden. Zweckmäßig erfolgt die Mikrosublimation mit Hilfe eines Sublimationsblocks (s. Abb. 354). Ein solcher Metallblock besitzt eine seitliche Bohrung zur Einführung eines Thermometers. Die Heizung erfolgt durch Gas. Auf der Oberseite des Blocks, der rund oder quadratisch sein kann, befinden sich mehrere Vertiefungen zur Aufnahme des Sublimationsgutes. Umgeben ist dieser noch mit einem 2 cm hohen Blechstreifen, so daß der Block mit einer Glasplatte abgedeckt werden kann.

Die auf der Oberseite des Blockes angebrachten beiden, gleich großen Vertiefungen dienen in erster Linie für die Drogensublimation. Das zu untersuchende Pulver oder Schnitzel der Droge werden entweder direkt oder unter Verwendung eines passenden Glasschälchens in die Vertiefung gebracht. Das Vorhandensein zweier gleicher Vertiefungen bezweckt die Durchführung von Vergleichsanalysen, wobei beide Proben unter genau denselben Verhältnissen der Sublimation unterworfen werden. Zum Auffangen des Sublimats dienen Deckgläschen; auch halbierte Objektträger sind brauchbar. Die eine große Vertiefung im Block dient zur Aufnahme einer größeren Drogenmenge, wenn dies einmal nötig sein sollte; die anderen beiden flachen Vertiefungen werden hauptsächlich zum Umsublimieren gebraucht. Wird eine Substanz sublimiert, deren Sublimationstemperatur bekannt ist, dann läßt man bis zur Erreichung derselben die Substanz unbedeckt und legt erst beim Erreichen der Sublimationstemperatur das Deckglas auf. Dieses wird dann nach Bedarf, d. h. wenn sich eine entsprechende Menge von Kristallen abgeschieden hat, gewechselt. Ist eine unbekannte Droge zu sublimieren, dann erhitzt man langsam und wechselt jedesmal, wenn sich ein Anflug, seien es Tropfen oder Kristalle, gebildet hat.

Nicht immer sind die aus der Droge erhaltenen Sublimate rein, sie müssen zur Reinigung noch umsublimiert werden und zwar erfolgt

dies auf dem Sublimationsblock bei einem Abstand von etwa ½ mm
und Einhaltung einer bestimmten, als günstig befundenen Sublimationstemperatur. Man wählt dabei *das* Temperaturintervall, bei dem
die zu reinigende Substanz, die Verunreinigungen jedoch nicht mehr
oder noch nicht sublimieren. Die Beendigung der Reinigung kann unter dem Mikroskop kontrolliert werden. In der nachstehenden Tabelle
sind von den zahlreichen sublimierbaren Drogeninhaltsstoffen nur einige ausgewählt, die besonders schöne und leicht zu erhaltende Mikrosublimate liefern.

Obzwar durch die Mikrosublimation, d. h. durch die Tatsache,
das ein kristallisiertes Sublimat aus der Droge erhalten wurde und
zwar bei einer bestimmten Temperatur, schon viel über die betreffende Substanz ausgesagt wurde, muß man sich noch vergewissern, ob
die erhaltenen Kristalle wirklich die gesuchten sind. Wir kommen damit zur *Identifizierung* von Mikrosublimaten. Ein naheliegender Ge-
danke wäre es, dazu die Form der Kristalle heranzuziehen. Es sind jedoch Form und Ausbildung der Kristalle bei ein- und derselben Substanz je nach den Bedingungen oft recht verschieden. Dies gilt sowohl
für Mikrosublimate als auch im besonderen Maße für die aus Lösungen ausgefallene Kristallformen. Zuweilen erhält man unter anschei-
nend genau denselben Bedingungen Kristalle recht verschiedenen Aus-
sehens, obwohl es sich um ein und dieselbe Substanz handelte. Man
könnte zwar durch Betrachtung der Kristalle im polarisierten Licht
(Bestimmung der Auslöschung und Schwingungsrichtung) weitere Anhaltspunkte zur Identifizierung gewinnen, doch viel zielführender ist
die Bestimmung des Mikroschmelzpunktes und dazu die ange-
schlossenen Methoden.

Tabelle 1. *Einige mittels Mikrosublimation nachweisbare Drogeninhaltsstoffe*

| Substanz | Droge | ST* | Fp | Kristallform | Anmerkung |
|---|---|---|---|---|---|
| Hydrochinon | Fol. Uvae-ursi | 120–140° | 169–172° | Nadeln und Prismen | Sublimation nach Befeuchten mit HCl |
| Cantharidin | Cantharidis | 120–140° | 216–218° | Nadeln und Prismen | Pulver vor Sublimation mit Petroläther waschen |
| Coffein | Sem. Coffeae, Colae, Guarana, Fol. Theae | ab 130° | 238° | stengelige und körnige, 6eckige Kristalle | Löslich in CHCl₃ |
| Emodine (Oxymethyl- anthrachinone) | Rad. Rhei, Cort. Frangulae | 140–180° | unsicher | Nadeln und Tropfen | Mit KOH rot |

* ST = Sublimationstemperatur

## c) Mikroschmelzpunkt

Als sehr geeignet für die Identifizierung von Kristallen hat sich der Schmelzpunkt erwiesen. Zur genauen *Schmelzpunktmikrobestimmung* verwendet man am einfachsten den Apparat nach L. KOFLER, wobei der Objektträger mit der Substanz auf die Heizplatte unter dem Mikroskop gelegt und auf diese Weise das Verhalten jedes Kristalls bei Vergrößerungen bis zu 300fach im Durchlicht vor, während und nach dem Schmelzen beobachtet werden kann. Der abgebildete Apparat (s. Abb. 355) besteht aus einer elektrisch heizbaren Metallplatte, in deren Mitte eine Öffnung den Durchtritt des Lichts ermöglicht. Zur Isolie-

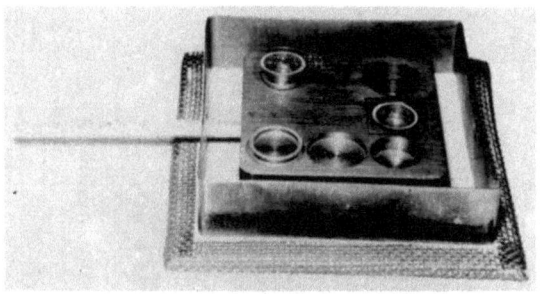

Abb. 354. Sublimationsblock mit Glasschälchen und Glasringen. (WAGNER-MUNZ, München)

rung ist eine Glasplatte darübergelegt, die auf einem 6 mm hohen Ring liegt. Seitlich am Apparat ist das geeichte Thermometer sichtbar. (Neben dem erwähnten Mikroschmelzpunktsapparat nach KOFLER sind noch andere Apparate im Handel.)

Für die Mikroschmelzpunktbestimmung wird ein Sublimat oder auch nur wenige Kristallsplitter (denn es können Bruchteile eines mg (*ein* $\mu$g = 0,001 mg) geschmolzen werden) zwischen Objektträger und Deckglas gebracht (oder das auf einem Deckglas befindliche Sublimat wird mit den Kristallen nach unten auf einen halbierten Objektträger gelegt), der Apparat mit der Glasplatte bedeckt und die Temperatur erhöht. Als Schmelzpunkt wird jene Temperatur angegeben, bei der die kleinen Kristalle völlig geschmolzen sind und in den Schmelztropfen der größeren noch Reste der Kristalle zu sehen sind, wenn also die feste und flüssige Phase sich das Gleichgewicht halten. Beim normalen Erhitzungstempo – vorgeschrieben sind maximal 4°C pro Minute in der Nähe des zu erwartenden Schmelzpunkts – ist es in gewissem Grade vom Ermessen des Untersuchers abhängig, welchen Augenblick er als Schmelzpunkt bezeichnet. Steigert man jedoch die Temperatur um den

Schmelzpunkt recht langsam und stellt, wenn bereits ein Teil der Substanz geschmolzen ist, die Heizung auf schwach, so beginnen die in Tropfen noch vorhandenen Kristallreste zu wachsen, verkleinern sich jedoch wieder, wenn man für kürzere Zeit die Heizung wieder verstärkt und dadurch die Temperatur erhöht. Durch Wiederholen dieses Vorgangs kann das Gleichgewicht zwischen fester und flüssiger Phase mit besonderer Genauigkeit (auf ⅓°) festgestellt werden. Bei unter Zersetzung schmelzenden Körpern ist die Feststellung eines solchen

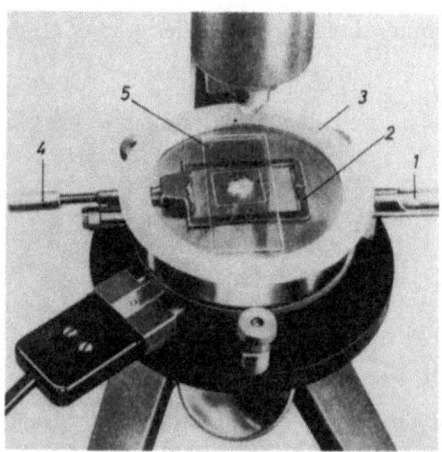

Abb. 355. Kofler-Heiztisch (C. Reichert, Wien). *1* Thermometer, *2* Rahmen des Verschiebers, *3* Abdeckplatte zur Isolierung, *4* Griff des Verschiebers, *5* Brücke

Gleichgewichts nicht möglich. Mit Hilfe des Mikroschmelzpunktapparates kann sowohl der sogenannte Mischschmelzpunkt durchgeführt werden, wenn die beiden Substanzen fein miteinander verrieben wurden, es ist jedoch auch möglich, die einzelnen Bestandteile von Gemischen, wenn diese nicht zu feinkörnig sind und den entsprechenden Abstand voneinander besitzen, so daß die Dämpfe einander nicht beeinflussen, nacheinander zu schmelzen und auf diese Weise die Schmelzpunkte der beiden im Präparat vorhandenen verschiedenen Substanzen in einem Arbeitsgang zu bestimmen.

Selten bleibt eine Substanz bis zum Schmelzen unverändert. Häufig tritt Sublimation ein, es bilden sich Tropfen und neue Kristalle, die Substanz sublimiert vom Objektträger auf die Unterseite des Deckglases oder lagert sich, wenn sie sich bereits dort befindet (bei einem Mikrosublimat), in andere Kristallformen um. Abgesehen von der Sublimation, können noch andere Umwandlungen, die für manche Körper sehr charakteristisch sind, eintreten. Es muß darauf hingewiesen werden, daß nicht nur pulverförmige Körper, die bereits in fester Form vorliegen und Mikrosublimate, sondern auch die im Probetropfen auf dem Objektträger oder im Mikrobecher durch Räuchern erhaltenen Kristalle nach dem Waschen (s. S. 11 und Abb. 353) und Trocknen unter dem Mikroskop geschmolzen werden können. Das Trocknen erfordert nur kurze Zeit. Man legt hierzu den Objektträger auf die warme Heizplatte oder setzt die Kristalle einem warmen Luftstrom aus. Da die Kristalle einzeln liegen, kann man sich vom Erfolg des

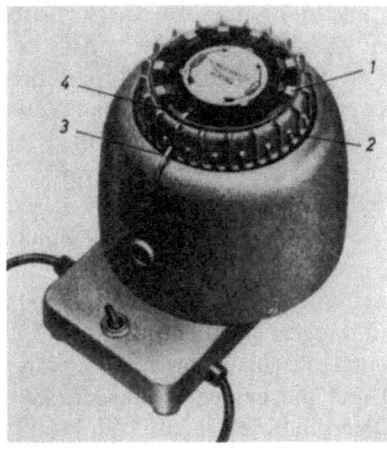

Abb. 356. Regeltrafo zum Heiztisch. *1* Temperaturskala, *2* Drehknopf, *3* feste Marke am Gehäuse, *4* Schraffierte Segmente: Dort keine Änderung der Aufheizgeschwindigkeit

Trocknens sofort unter dem Mikroskop überzeugen: Sind keine Flüssigkeitstropfen mehr da, ist die Substanz trocken.

Es hat sich ergeben, daß die Schmelzpunktmikrobestimmung auch für pulverförmig vorliegende Substanzen der üblichen im Röhrchen weit überlegen ist. Es wird hierbei nicht nur ein Zahlenwert erhalten, sondern eine Menge von Vorgängen sichtbar gemacht. Das Entweichen von Kristallwasser äußert sich im Zerspringen und Trübwerden der Kristalle, durch Sublimation bilden sich neue, Umwandlungen treten ein, falls verschiedene Modifikationen vorhanden sind.

Auch ,,unscharfe" Schmelzpunkte, die sich zuweilen als Zersetzungspunkte entpuppten, lassen sich einwandfrei als solche erkennen. Beispiel für einen Fp unter Zersetzung:

Der ,,Pfeiffer-Körper", eine Molekülverbindung von Diäthylbarbitursäure und Amidopyrin, kristallisiert in schönen, stengeligen Kristallen. Dessen Herstellung: Erhitzen von 5 g Amidopyrin und 1 g Veronal in 60 ml Wasser, beim Einengen fällt der ,,Pfeiffer-Körper" in der Kälte aus.

26*

Beim Erhitzen auf dem Mikro-Fp-Apparat beginnen die Kristalle bei 116° zu schmelzen. Beim langsamen Weitererhitzen beobachtet man nach kurzer Zeit das Entstehen von quadratischen bis rechteckigen Kristallen und Nadeln. Beim weiteren Erhitzen lösen sich diese bei etwa 124-5° in der Schmelze auf. Diese Kristalle bestehen aus Veronal. Es handelt sich also um eine Zersetzung der Molekülverbindung. Bei der Fp-Bestimmung in der Kapillare beobachtet man bei 116° beginnendes Sintern und erst gegen 124° völligen Klarschmelzpunkt. Die Mikro-Fp-Bestimmung hat hier also einen größeren heuristischen Wert, da man die Zersetzung direkt beobachten kann.

Schließlich sei darauf hingewiesen, daß sich auch der Mischschmelzpunkt unter dem Mikroskop durchführen läßt. Schmilzt die fragliche Substanz nach dem Vermischen (Verreiben zwischen Objektträger und Deckglas genügt vollkommen) mit einer bekannten, d. h. der vermuteten, bei derselben Temperatur, sind die beiden Stoffe identisch. Liegt jedoch der Schmelzpunkt tiefer, dann sind sie verschieden. Der *Beginn* dieses tieferen Schmelzpunktes – die *eutektische Temperatur* des Gemisches (s. Abb. 357) – ist eine für die beiden Substanzen charakteristische Konstante und läßt sich zur Identifizierung organischer Verbindungen benützen, falls die flüssigen Phasen der beiden Komponenten mischbar (nicht mischbar ist z. B. das System Mannit-Santonin) und die beiden Komponenten nicht isomorph sind oder eine Molekülverbindung bilden. Ein sogenanntes Zustands-Diagramm zeigt das Verhalten zweier Substanzen (s. Abb. 357):

Bei 118° liegt der $F_p$ des Laktophenins, bei 135° der des Phenazetins. Beim Vorliegen des Gewichtsverhältnisses 36 + 64% und bei einer Temperatur von 98° erhält man eine klare Schmelze: E = der eutekische Punkt. Liegt jedoch ein anderes Gewichtsverhältnis vor, z. B. 70% und 30%, dann beobachtet man mikroskopisch nur ein teilweises Schmelzen, wenn die eutektische Linie (im Diagramm gestrichelt) durchschritten wird – und es bleiben noch Reste von Kristallen übrig, die langsam abschmelzen und dort, wo im Diagramm die punktierte Linie, die von 70% nach oben geht, die Kurve oben erreicht, erst alle wegschmelzen.

Liegen die beiden Substanzen im eutektischen Gewichtsverhältnis vor, dann ist der besagte erniedrigte Schmelzpunkt scharf, es schmelzen alle Partikelchen zur selben Zeit. Liegt jedoch ein anderes Gewichtsverhältnis vor, bleibt ein Teil, und zwar derjenige, der im Überschuß vorhanden ist, noch fest. Es bilden sich Schmelztropfen mit darin schwimmenden Kristallen. Die eutektische Temperatur läßt sich noch in Mischungsverhältnissen 1 : 100 deutlich am Schmelz*beginn* einzelner Partikelchen des Pulvergemisches unter dem Mikroskop erkennen. Es ist also für die praktische Handhabung absolut nicht nötig, das jeweilige eutektische Gewichtsverhältnis anzuwenden. Die Unterscheidung von Substanzen, deren Schmelzpunkt naheliegt oder identisch ist, läßt sich auf diese Weise leicht durchführen, da die eutektische Temperatur mit ein- und derselben Mischsubstanz (Testsubstanz) für die zu unterscheidenden Verbindungen jeweils andere Werte aufweist. Schmelzpunkttabellen zur Erkennung von Substanzen lassen sich auf diese Weise wesentlich verbessern, wobei insgesamt sechs bis acht Testsubstanzen, die mit ihren Schmelzpunkten über den ganzen

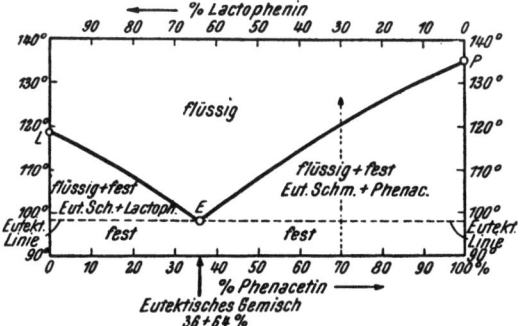

Abb. 357. Schmelzdiagramm von Lactophenin und Phenacetin

Bereich verteilt sind, z. B. von 20–360° Anwendung finden. Beispiele mit Acetanilid als Testsubstanz:

Schmelzpunkt 135°, Eutektikum mit Acetanilid  84° . . . Zimtsäure
Schmelzpunkt 135°, Eutektikum mit Acetanilid  79° . . . Zimtsäureanhydrid
Schmelzpunkt 135°, Eutektikum mit Acetanilid  90° . . . Phenacetin
Schmelzpunkt 135°, Eutektikum mit Acetanilid  68° . . . Dimethylpyron
Schmelzpunkt 135°, Eutektikum mit Acetanilid 102° . . . Harnstoff

Auf diese Weise erfolgt die Identifizierung aller fünf bei 135° schmelzenden Substanzen. (KOFLER.)

Wenn auch bei der Durchführung des Misch-$F_P$ (s. oben) bzw. bei fehlender $F_P$-Depression eine gewisse Wahrscheinlichkeit besteht, daß die beiden Substanzen identisch sind, so trifft man doch auf Substanzen, die nicht identisch sind, beim Misch-$F_P$ jedoch ein einwandfreies Eutektikum vermissen lassen. Es handelt sich um isomorphe Stoffpaare, wobei beide Komponenten dasselbe Kristallgitter aufbauen und daher Mischkristalle bilden. Man unterscheidet mehrere Isomorphietypen. Diese für den Analytiker unangenehme Eigenschaft finden wir bei chemisch nahe verwandten Stoffen z. B. bei den Mutterkornalkaloiden und besonders bei den Barbitursäurederivaten. In solchen Fällen schafft das *Kontaktpräparat* Abhilfe: Man erhitzt auf dem Objektträger etwa 1 mg der höher schmelzenden Verbindung, an deren Rand man ein Deckglas gelegt hat, zum Schmelzen, wobei die Schmelze sich kapillar zwischen Objektträger und Deckglas hineinzieht, so daß etwa die Hälfte des Zwischenraumes erfüllt ist. Von der zweiten, niedriger schmelzenden Verbindung legt man ein Häufchen an die gegenüberliegende freie Deckglaskante, erhitzt zum Schmelzen, wobei sich die Schmelze in den noch freien Zwischenraum saugt und mit der erstarrten hochschmelzenden Verbindung in Berührung kommt und dann selbst auch erstarrt. An dieser Grenzlinie – das Kontaktpräparat ist nun fertig – läßt sich beim Erwärmen sehr scharf das Eutektikum beobachten; besonders schön im polarisierten Licht, da hierbei eine dunkle Linie zwischen den hellen (doppeltbrechenden) beiden Substanzen entsteht. Auf jeden Fall ist also das Kontaktpräparat zwecks Ermittlung der eutektischen Temperatur dem bloßen Verreiben der Komponenten als Pulver vorzuziehen.

Unscharf schmelzende Verbindungen zeigen häufig – nicht immer – ein relativ scharfes Eutektikum und dieses ist oft besser zur Identifizierung brauchbar als der unscharfe Schmelzpunkt der Verbindung selbst. (z. B. Acetylsalizylsäure: Eut. mit Acetanilid = 81°). Salze von Säuren oder Basen, organische Säuren und wasserhaltige Verbindungen eignen sich weniger gut für die Erkennung mittels des Eutektikums. Da die eutektische Temperatur immer tiefer liegt als die Schmelzpunkte der beiden Komponenten, läßt sich bei flüchtigen Substanzen, die zwischen Deckglas und Objektträger oft vor dem Schmelzen wegsublimieren würden, in vielen Fällen durch Mischen mit einer niedrig schmelzenden Substanz eine Identifizierung ermöglichen.

Beim Schmelzen eines Substanzgemisches, bei dem die beiden Komponenten nicht im eutektischen Gewichtsverhältnis vorliegen, bleibt, wie oben erwähnt, nach dem Erreichen der eutektischen Temperatur die in größerer Menge vorliegende Substanz ungeschmolzen (Überschußkomponente). Die entstandene Schmelze kann auf dem Mikroschmelzpunktsapparat abgesaugt werden, indem man das Pulver auf dem Objektträger mit einem harten Filterpapier von Deckglasgröße bedeckt, darüber einen zweiten Objektträger legt und diesen auf das Papier preßt (festklemmt). Beim Erhitzen auf die eutektische Temperatur saugt sich die entstehende Schmelze in das Papier und die nach mehrmaligem Wechsel des Filterpapiers übrigbleibenden Kristalle bestehen dann aus der reinen, vorher im Überschuß vorhandenen Substanz. Auf diese Weise werden Gemische analysiert. Unterstützt kann dieses Trennungsverfahren werden durch Herauslösen leicht löslicher Bestandteile mittels spezieller Lösungsmittel und durch adsorptionsanalytische Trennung. Es ist jedoch zu betonen, daß bei einigermaßen grobkörnigen Gemischen das Auslesen der Bestandteile mit Hilfe eines Mikromanipulators und die anschließende Schmelzpunktbestimmung und – falls diese durch die Flüchtigkeit der Substanz vereitelt würde – die Identifizierung an Hand von zwei bis drei eutektischen Temperaturen auch gute Ergebnisse zeigt.

Beim Vorliegen ausgelesener Körnchen besonders flüchtiger Substanzen kann man zur Bestimmung des Misch-$F_P$ sich mit Vorteil mäßig dichter Mikrosublimate auf Deckgläsern als Testsubstanz bedienen. Zur Bestimmung legt man das Deckglas mit dem Sublimat nach unten auf das zu prüfende Körnchen, das sich auf dem Objektträger

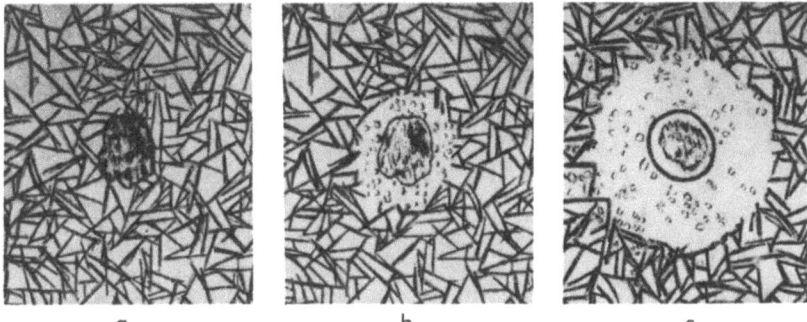

a             b             c

Abb. 358. Mischschmelzpunkt zweier nicht identischer Stoffe (Mikrogramm-Probe).
(KUHNERT-BRANDSTÄTTER)

befindet. Besteht Identität, dann sublimiert das Körnchen zu den Kristallen im Sublimat, die Kristalle verwachsen miteinander und alle schmelzen zugleich bei richtigem $F_P$. Ein Eutektikum (= Nicht-Identität) ist an einem runden Hof von verflüssigter Substanz um das Körnchen zu erkennen ($\mu$g-Probe nach KOFLER, s. Abb. 358 a–c).

## d) Glaspulvermethode

Gibt schon die Bestimmung des Mikroschmelzpunktes vor und während des Schmelzens mehr Aufschluß als ein in der Kapillare durchgeführter Schmelzpunkt, so können sogar in der entstandenen Schmelze noch wertvolle Anhaltspunkte für die Identifizierung erhalten werden, und zwar durch die Bestimmung des Brechungsindex mittels der Glaspulvermethode.

Man mischt der zu schmelzenden Substanz eine Spur Glaspulver von einem bekannten Brechungsindex zu und bestimmt den Schmelzpunkt. Nach erfolgtem Schmelzen, wobei man einzelne Glassplitterchen in den Schmelztropfen schwimmen sieht, stellt man vorerst fest, ob die Glassplitter gleichen Index besitzen wie die geschmolzene Substanz. Ist das der Fall, dann sind die Glassplitterchen unsichtbar, und die Beckesche Linie, die beim Heben und Senken des Tubus an den Kanten der Glassplitter auftritt (s. Abb. 359), wenn Glas und Schmelze verschieden brechen, ist verschwunden. Infolge der Disper-

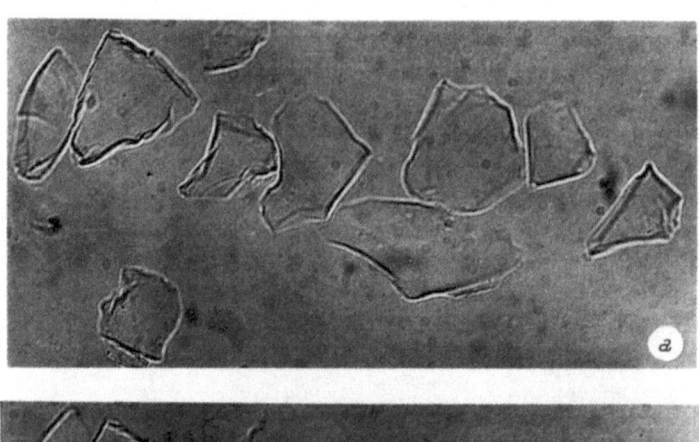

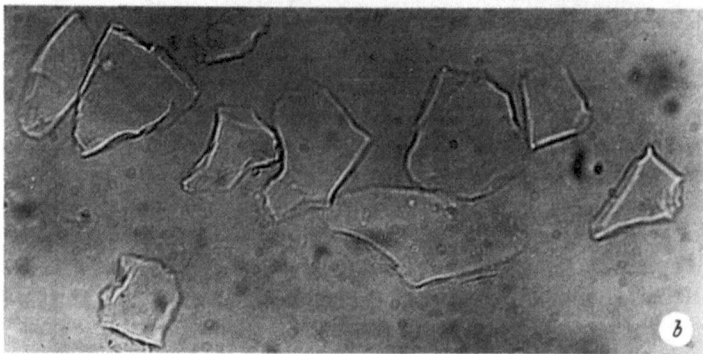

Abb. 359. Augenblicks-Bilder beim Heben des Tubus. *a* Becksche Linie außerhalb der Splitter: Die Flüssigkeit bricht höher. *b* Becksche Linie innerhalb der Splitter: Die Flüssigkeit bricht niedriger

sion beobachtet man (bei Verwendung weißen Lichts) farbige Säume an der Grenzlinie zwischen Glas und Schmelze, so daß die Kristalle nie ganz verschwinden. Man legt daher ein Rotfilter (Schwerpunkt bei 620–650 nm) in den Beleuchtungsapparat des Mikroskops oder verwendet eine Natriumlampe. (Bequemer ist ein entsprechendes Interferenzfilter mit Schwerpunkt bei 589 nm. Die hiebei gemessene Temperatur differiert je nach der Dispersion der Schmelze der Substanz um mehrere Grade (s. u.) und stellt somit ein weiteres Kennzeichen der Substanz dar (s. Identifizierungstabelle S. 409).

Ist der Index des Glases niedriger als der der Schmelze (es wandert dann beim Heben des Tubus die helle Linie zur höher brechenden Flüssigkeit), dann benützt man die Tatsache, daß der Index der Schmelze bei Temperaturerhöhung sinkt, das Glas sich praktisch aber nicht ändert und erwärmt die Schmelze weiter. Man sucht die Temperatur zu erreichen, bei der Glas und Flüssigkeit gleich brechen. Gelingt dies mit dem gewählten Glaspulver nicht (Zersetzung der Substanz infolge zu hoher Temperatur), dann versucht man eines mit höherem Index. Brach jedoch von vornherein im Augenblick des Schmelzens das Glas höher als die Schmelze, wanderte also beim Heben des Tubus die helle Linie *in* das Glas, dann wählt man ein Glaspulver mit niedrigerem Index. L. KOFLER hat zu diesem Zweck eine Reihe von 26 Glaspulvern empfohlen, wobei sich eine Glassorte von der anderen im Brechungsindex um durchschnittlich 0,01 Einheiten unterscheidet. Die Temperaturdifferenz der Indexgleichheit beträgt hiebei 20–25° C. Die bei den Bestimmungen erhaltenen Temperaturgrade in Verbindung mit dem entsprechenden Glaspulver stellen eine für die Identifizierung wichtige Konstante dar, die natürlich wie alle diese Methoden nur für die Reinsubstanz Gültigkeit hat.

Daß die Identifizierung einer Substanz mittels Eutektikum und Glaspulvermethode (bei Rotlicht und Natriumlicht oder Interferenzfilter mit 589 nm) in einwandfreier Weise erfolgt, ist aus der nachstehenden Tabelle ersichtlich:

Tabelle 2. *Identifizierungstabelle für organische Verbindungen*
*(Ausschnitt)*

| Smp. | Substanz | Eut. Temp. Phenacetin | Eut. Temp. Benzanilid | Glas | Rotf. | Na-L. | Besondere Kennzeichen |
|------|----------|-----------|-----------|------|-------|-------|------------------------|
| 148–153 | Östradiol-17 cyclopentylpropionat | 112 | 126 | 1,5101 | 147–148 | 148–150 | Restkrist. wachsen träg zu sechseckigen Prismen u. Stengeln. Schm. erstarrt glasig. Nach Kratzen u. Erwärmen auf 100° bilden sich stengelige Aggr. mit niederen Interff. |
| 153 | Khellin | 112 | 120 | 1,5611 | 160–161 | 169–170 | Ab 120° Subl. v. Stäbchen, kl. Rechtecken, Sechsecken, Prismen. Glgw.: derbe Körner, Prismen. Schm. erstarrt sphärol. |

| Smp. | Substanz | Eut. Temp. Phen-acetin | Eut. Temp. Benz-anilid | Glas | Rotf. | Na-L. | Besondere Kennzeichen |
|------|----------|------------|------------|------|-------|-------|------------------------|
| 152–154 | Pyridostigmin, bromid | 90 | 97 | 1,5700 | 129–131 | 138–140 | Subst. sehr hygroskop., zerfließt a. d. Luft sehr rasch, krist. bei Erwärmen wieder aus. Restkrist. wachsen zu Körnern u. sechseckigen Prismen. Für d. Best. d. ET wird d. Subst. am Heiztisch bei 80° getrocknet u. mit d. Testsubst. verrieben. Für d. Best. d. Br. Ind. wird d. Subst. offen bis 150° erwärmt u. dann erst mit dem Deckglas bedeckt. Schm. erstarrt glasig, bei Impfen u. Erwärmen auf 100° bilden sich stengelige od. flockige Aggr. |
| 148–155 | Äthylmorphin-hydrochlorid (Codethylin, Dionin⑥) | 98 | 110 | 1,5795 | 145–148 | 149–150 | Zw. 110–130° Verlust d. Doppelbrechg. Zerfließt ab 148° zu zäher Schm. mit vielen Blasen. In Par. homog. Schm. bei 122–125°. Stellenw. bilden sich w.-freie Körner, die zw. 170 bis 174° schm. |
| 152–155 | Hyoscyamin-hydrochlorid | 108 | 118 | 1,5299 | 151–152 | 155–156 | Während d. Erwärmens Trbg. d. Krist. unter W.-Verlust Schm. erstarrt glasig. Schm. in Par. bei 63° inhomog. unter Ausscheidg. feiner Nadeln. Für d. Best. d. ET Subst. trocknen. |

[KUHNERT-BRANDSTÄTTER, M., in: Gadamers Lehrbuch der chemischen Toxikologie und Anleitung zur Ausmittlung der Gifte (GRAF, E., PREUSS, R., Hrsg.), S. 281. Göttingen: Verlag Vandenhoeck u. Ruprecht 1966. Die gesamte Identifizierungstabelle umfaßt 78 Seiten.]

## e) Spezielle Mikrochemie

Da anorganische Verbindungen in den Drogen i. a. eine geringe Rolle spielen, seien im folgenden lediglich einige organische Verbindungen abgehandelt.

### Organische Verbindungen

### Kohlehydrate

Diese finden sich teils in den Zellen als Monosaccharide (Hexosen und Pentosen), Disaccharide und Polysaccharide (Stärke, Inulin) oder in der Zellwand als Zellulose und Pektine (bei den Pilzen Chitin).

Eine allgemeine Kohlehydratreaktion ist die mit α-Naphthol-Schwefelsäure (Molisch-Reaktion). Sie fällt positiv aus mit allen Zukkerarten, Inulin und auch mit Stärke, ist also keineswegs spezifisch: Man befeuchtet mit einer 20%igen α-Naphthol- (oder auch Thymol-) lösung in Alkohol und setzt dann konzentrierte Schwefelsäure zu; es entsteht eine rot- bis rotviolette Färbung. (Inulinhältige Drogen: Inula, Taraxacum, Arnica usw.).

### Monosaccharide

### Glucose und Fructose

*Nachweis durch Reduktion Fehlingscher Lösung:* Je 1 Tropfen Fehling I und Fehling II werden gemischt, der Schnitt eingetragen und erhitzt: Ein schon makroskopisch sichtbarer gelbroter, amorpher Kupferoxydulniederschlag weist auf Zucker bzw. reduzierende Substanzen hin. *Objekt: Fructus Juniperi.*

*Nachweis durch Osazonbildung:* In einen Tropfen des Phenylhydrazinreagens (s. Reagenzienverzeichnis), wird der zu untersuchende Schnitt eingetragen, mit einem Deckglas bedeckt, einige Male aufgekocht oder unter Zusatz des verdunsteten Wassers durch 3 Minuten bei 90–100° gehalten (auf heißem Asbestteller oder Mikrosublimationsblock). Nach dem Abkühlen fallen gelbe Nadelbüschel des Osazons (das Glukosazon und Fructosazon ist identisch). Die Kristalle sind meist so rein, daß nach dem Entfernen des Schnittes und Waschen mit Wasser der richtige, allerdings vom Erhitzungstempo stark abhängige $F_P$ (Mikro-$F_P$) erhalten wird. $F_P$ um 216°. *Objekt: Fructus Juniperi.*

### Polysaccharide

### Stärke

Hochmolekulares Kohlehydrat mit verzweigter Kette aus Glucosemolekülen. Durch Blaufärbung mit Jodlösung (zweckmäßig eine auf hellgelb verdünnte Lugolsche Lösung) leicht zu erkennen. Diese Blaufärbung ist durch Wasserentzug und Erhitzen rückgängig zu machen! Amylodextrin färbt sich mit Jod rot. Bei einzelnen Stärkesorten erhält man je nach dem Amylodextringehalt eine rotviolette Färbung (Macis-Stärke).

Zum Nachweis von Stärkespuren wird Jodchloral, das gleichzeitig aufhellt oder Jodphenol (für autochthone Stärkekörner im Chlorophyllkorn) verwendet.

## Inulin, Triticin

sind Polysaccharide (Fructosane), die sich amorph in der Zelle finden (ersteres besonders bei Kompositen) und nach Zusatz von Alkohol in Sphärokristallen erscheinen (s. Abb. 360). Mit Jod keine Blaufärbung. Reaktion mit $\alpha$-Naphthol-Schwefelsäure positiv. Inulinklumpen in den Zellen sind im Glycerinpräparat erkennbar. Wasser und Chloral wirken nämlich lösend!

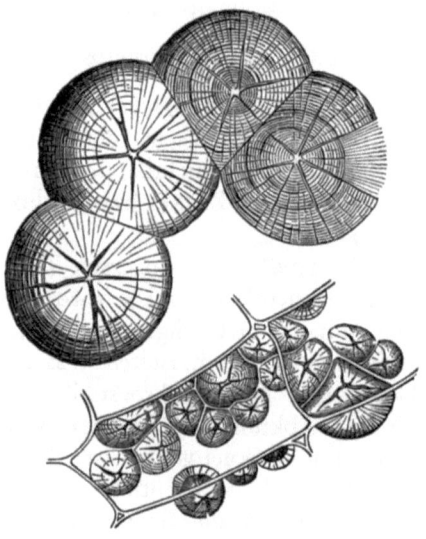

Abb. 360. Sphärokristalle von Inulin. (SACHS)

## Zellulose

Kettenförmig aus Zellobiosemolekülen aufgebautes, hochmolekulares Polysaccharid, das bei der Hydrolyse Glukose liefert. Hauptbestandteil der Zellmembran.

*Reaktionen:* Chlorzinkjodlösung färbt in der Kälte blauviolett. Behandeln mit Schwefelsäure (80%), dann Zusatz von Wasser und Jodlösung: Blaufärbung, in beiden Fällen bedingt durch Bildung von Hydrozellulose, die sich mit dem Jod blau färbt. *Objekte:* Baumwolle, Leinenfaser, nicht verholzte Zellmembran. Zellulose ist löslich in Kupferoxidammoniak (Cuoxam, bereitet durch Auflösen frisch gefällten Kupferhydroxids in konzentriertem Ammoniak). Baumwolle gibt wegen Vorhandenseins der Kutikula unregelmäßige Quellungsfiguren (s. S. 18). Konzentrierte Schwefelsäure und 50% Chromsäure lösen

Zellulose. Diese ist jedoch unlöslich in 3%iger Schwefelsäure zum Unterschied von

## Hemizellulosen

Chemisch uneinheitliche Körper, aus verschiedenen Zuckern bestehend. Sie dienen als leicht verwertbare Reservesubstanz und werden in Form sekundärer Verdickungsschichten abgelagert (Strychnos). Sie sind leicht löslich in 3%iger Schwefelsäure, einige Hemizellulosen schon in heißer Chloralhydratlösung (Strychnos). Je nach ihrer Abstammung verhalten sie sich z. T. ähnlich wie Zellulose, was Chlorzinkjod und Cuoxam betrifft. Einige färben sich schon mit Jodlösung blau wie Stärke.

## Pektine

Regelmäßige Bestandteile der Zellmembran. Hauptsächlich in der Mittellamelle und der Interzellularsubstanz. Sie stellen Galakturonsäureketten dar, die z. T. mit Methylalkohol verestert sind und finden sich häufig als Calcium-Salze vor. Sie sind unlöslich in Cuoxam und kommen in der Pflanze vergesellschaftet mit wechselnden Mengen Pentosanen und Hexosanen vor. In heißem Wasser sind sie leicht löslich und lassen sich mit Farbstoffen, z. B. Methylenblau oder Neutralrot, ähnlich wie die Schleime färben.

## Chitin

Amino- und Azetylgruppen enthaltendes Polysaccharid, wobei die Glukosaminacetatgruppen in Ketten angeordnet sind. Aus ihm ist die Zellwand der Pilze aufgebaut (auch der Panzer der Insekten besteht daraus). Durch Kochen mit gesättigter Lauge wird es in Chitosan übergeführt, das sich mit Jod-Schwefelsäure violett färbt.
*Objekt: Fungus Secalis* (Schnitt) wird ½ Stunde mit gesättigter Kalilauge auf 140° erhitzt (im Röhrchen) und nach dem Auswaschen Jodlösung und 1%ige Schwefelsäure zugesetzt: Violettfärbung.

## Lignin (Holzsubstanz)

Da das Lignin in vielen Membranen, besonders in denen der Gefäße und Holzfasern als inkrustierende Substanz vorhanden ist, sei es an dieser Stelle behandelt, obwohl es kein Kohlehydrat darstellt, sondern aus phenolischen Substanzen vom Typ des Coniferylaldehyds und des Dioxyphenylglycerins besteht. Das Lignin findet sich in der Membran teils in die Zellulosemizellen eingelagert, teils mehr an deren

Oberfläche in Form einer Hülle. Verholzte Membran ist unlöslich in Kupferoxidammoniak (Zellulose ist darin löslich!) und gibt mit Chlorzinkjod eine Gelbfärbung (Zellulose wird violett). Aus einer verholzten Membran läßt sich Lignin durch 40%ige Natronlauge, Sulfitlauge, Kaliumhypochlorit und Dioxan extrahieren. Nach dieser Behandlung werden die oben erwähnten Zellulosereaktionen wieder positiv.

*Objekte:* Fasern der *Chinarinde* besitzen nur eine Hülle aus Lignin. Nach dem Zerquetschen in der Reibschale beobachtet man an den Bruchstellen Violettfärbung mit Chlorzinkjod, während die intakte Faser keine Reaktion erkennen läßt.

Reaktionen auf verholzte Membran (Ligninreaktionen):

*Phloroglucin-Salzsäure-Reaktion* (wird verursacht durch Vanillin und ähnliche Substanzen): Man befeuchtet mit einer 5%igen alkoholischen Phloroglucinlösung und setzt dann konzentrierte Salzsäure zu: Rotfärbung. Objekt: Lignum Juniperi. Makroskopisch deutlich sichtbar ist die Reaktion bei Zeitungspapier oder einem Holzspan.

## Schleime und Gummi

*Pflanzenschleime* sind teils Umwandlungsprodukte der Zellmembran, teils des Zellinhalts (der Stärke); sie sind Polysaccharide, meist Pentosane, Hexosane und Polyuronoide, letztere aus Glukuron- und Galakturonsäure bestehend. Sie quellen in kaltem Wasser und lösen sich darin kolloidal, sind durch Schwermetallsalze fällbar und durch Ammonsalze aussalzbar. Zum Nachweis wird ihre Quellbarkeit und Färbbarkeit benützt. Die Löslichkeit in Cuoxam und die Zellulosereaktion mit Chlorzinkjod fallen je nach der chemischen Struktur verschieden aus, sind daher uncharakteristisch und kommen als Einteilungsprinzipien für die Schleime nicht in Frage.

Die Quellbarkeit der Schleime wird durch Tusche-Aufschwemmung (2 Teile Tusche + 8 Teile Wasser) sichtbar gemacht. Ein Trockenschnitt oder das Pulver wird in die Tuscheaufschwemmung eingelegt und *sofort* beobachtet: Gequollene Schleimklumpen zeigen sich als helle Flecken im graubraunen, von Tuschepartikelchen erfüllten Gesichtsfeld; da der quellende Schleim die Tuscheteilchen vor sich hertreibt, den Zwischenraum zwischen Objektträger und Deckglas an dieser Stelle ausfüllt, entsteht so ein lichtdurchlässiger Fleck im dunklen Präparat. Bei Querschnitten durch schleimhaltige Epidermen (Linum, Cydonia) sieht man einen hellen Streifen, der außen den Schnitt begrenzt. Man kann auch vorher die Schnitte in konzentriertes Glycerin legen, sich von dem transparenten Aussehen des ungequollenen Schleims überzeugen und dann erst die Tusche zusetzen und das Glycerin absaugen. Der Schleim quillt dann nach Maßgabe des Wasser-

bzw. Tuscheaufschwemmungs-Zusatzes. Eine langsamere Quellung erreicht man durch Einlegen in eine Tuscheaufschwemmung mit 20% Glycerin. Objekte: Semen Lini, Cydoniae, Foenu graeci, Radix Salep pulvis, Rad. Althaeae.

Die Tuscheaufschwemmung ermöglicht auch die Unterscheidung von Weizen und Roggenmehl: Ein stecknadelkopfgroßes Teilchen Mehl bringt man in einem Tropfen der Tuscheaufschwemmung, verteilt es darin mit einer Nadel und legt rasch ein Deckglas auf: Beim Weizenmehl (s. Abb. 361) umschließt die Tusche die einzelnen Fragmente dicht, während beim Roggenmehl (s. Abb. 362) um jedes Teil-

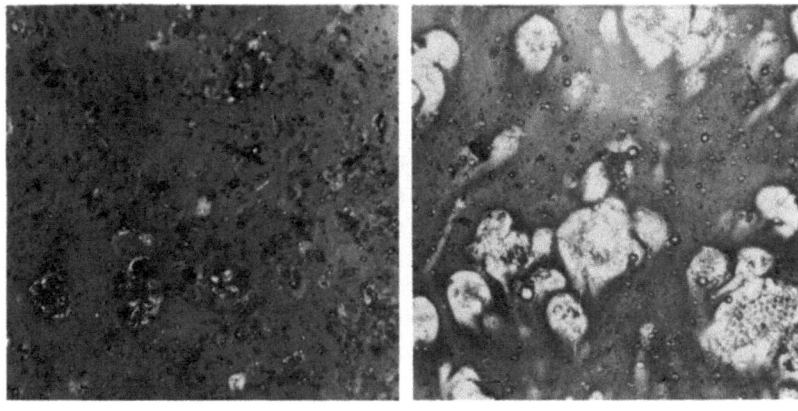

Abb. 361                    Abb. 362

Abb. 361. Weizenmehl in Tuscheaufschwemmung. (Vergr. 26fach)
Abb. 362. Roggenmehl in Tuscheaufschwemmung. (Vergr. 26fach)

chen, das Zellen aus dem Endosperm enthält, ein heller Hof entsteht, da die Interzellularsubstanz der Endospermzellen so wie Schleim aufquillt.

*Gummi* sind Kohlehydrate, in denen Uronsäuren (Aldobionsäuren), ferner Arabinose, Methylpentosen und Hexosen unter Wasseraustritt zu hochmolekularen Stoffen verbunden sind, die sich in Wasser mit saurer Reaktion lösen. Sie lassen sich ebenso wie die Pektine mit Farbstoffen wie Methylenblau und Neutralrot färben, doch sind diese Färbungen wenig charakteristisch.

## Fette, Öle

Fette sind Ester, Triglyceride von Fettsäuren und finden sich besonders in Samen, jedoch auch in geringerer Menge in allen Pflanzenzellen. Fette lassen sich im mikroskopischen Bild an ihrer Form (stark lichtbrechende Tropfen), Löslichkeit in Lipidlösungsmitteln und Nichtflüchtigkeit erkennen und durch Färbungen und Verseifung nachweisen.

*Löslichkeit:* Fette lösen sich leicht in Äther, Chloroform, Petroläther, Pentan, Aceton. In Alkohol sind die Fette schwerlöslich (in 90% Alkohol sind sie durchschnittlich zu ½% löslich). (Ausnahme: Rizinusöl und Crotonöl sind in Alkohol sehr leicht löslich, jedoch unlöslich in Petroläther, Benzin!). Unlöslich sind Fette in wässeriger Chlorhalydratlösung (2+1), Eisessig (s. ätherische Öle S. 418).

*Objekte:* Semen Myristicae, Coffeae, Fungus Secalis. Durchwaschen des Präparats mit einer der genannten Substanzen. Bei Schnitten durch Rizinussamen wird die Löslichkeit des Öles in Alkohol und Unlöslichkeit in Petroläther beobachtet.

*Färbung:* Diese erfolgt mit Fettfarbstoffen in gleicher Weise wie beim Kork und Kutin (s. u.): Schnitte durch Semen Myristicae, Coffeae, Fructus Anisi, Fungus Secalis werden in ½% Scharlachrot-Chloralhydrat eingelegt und unter Erwärmen einige Zeit liegen gelassen. Die Fetttropfen erscheinen als rote Kugeln im Präparat. Auch nach Behandlung mit Sudan III in Glycerin in der Wärme und Waschen mit 50%igem Alkohol erscheinen die Fetttropfen rot gefärbt.

*Verseifung:* Fette werden durch Behandeln mit Laugen verseift, es entstehen neben Glycerin die (Natrium-, Kalium-) Salze der Fettsäuren, die Seifen, die kristallisiert sind. Es kommen also nach der Verseifung die *Seifen-Kristalle* zur Beobachtung. Für mikrochemische Zwecke (zur Demonstration der Verseifung) ist benzylalkoholische, gesättigte Natronlauge gut geeignet.

Vergesellschaftet mit den Fetten kommen in allen Pflanzen die Sterole vor. Sie finden sich im Unverseifbaren der Fette bei Pflanzen und Tieren, spielen eine wichtige Rolle in der Zellmembran beim Stoffwechsel, besitzen als Grundskelett das Cyclopentanoperhydrophenanthren und geben bestimmte Farbenreaktionen, wie z. B. die Liebermann-Burchardtsche und die Hager-Salkowski-Reaktion.

## Kork und Kutin

Beide sind Bestandteile der Zellmembran und kommen einmal als Kork- (= Suberin-) Lamellen in verkorkten Zellen (Periderm, Zellen mit ätherischem Öl, Endodermiszellen usw.) vor, das andere Mal als Kutikula (Kutin) auf der Epidermis. Diese Substanzen bestehen hauptsächlich aus polymerisierten Fettsäuren.

Im Gegensatz zur Zellulose sind sie in Cuoxam, konzentrierter Schwefelsäure und 50%iger Chromsäure unlöslich, lassen sich durch Fettfarbstoffe färben und sind verseifbar.

## Eiweiß

Eiweiß findet sich vor allem in Plasma und Kern in ungeformtem Zustand. Geformtes Eiweiß sind die Aleuronkörner, die in verschiedener Form in vielen Samen vorkommen. Der Nachweis von Eiweiß – geformtem als auch ungeformtem – erfolgt durch eine Anzahl von Farbreaktionen, wobei jedoch zu beachten ist, daß die einzelnen Reaktionen nur eine bestimmte Gruppe im Eiweißmolekül anzeigen, d. h. nur bei Vorhandensein dieser positiv ausfallen.

*Allgemeine Reaktionen:* Millons-Reaktion (diffuse Rotfärbung), Biuret-Reaktion (mit $CuSO_4$ + KOH Violettfärbung) und Xanthoprotein-Reaktion (mit $HNO_3$ in der Wärme Gelbfärbung; diese nicht-spezifische Reaktion wird durch die Tryptophan- und Phenylalaningruppe verursacht).

*Aleuronkörner*, die geformtes Eiweiß darstellen, sind in Chloralhydrat- und Wasserpräparaten praktisch nicht sichtbar, da sie durch beide Flüssigkeiten zum Großteil gelöst werden. Um die Aleuronkörner sichtbar zu machen, legt man die Präparate in Mandelöl, konzentriertes Glycerin oder konzentrierte Rohrzuckerlösung. Sie erscheinen als kleine Kügelchen, an denen Details nicht zu erkennen sind. Ein Aleuronkorn besteht in der Regel aus einer Grundmasse (Globuline, wenig Albumine), die von einem Häutchen umschlossen ist. Im Innern der Grundmasse findet sich ein recht großes Kristalloid (ein kristallisierter Eiweißkörper, ein Globulin) und außerdem ein kleines kugeliges Gebilde, das sich am Rande knapp unter dem Häutchen findet, das Globoid (dieses ist kein Eiweißkörper, sondern besteht aus Calcium- und Magnesiumsalzen einer Inosit-Phosphorsäure und ist in Säuren löslich). Diese drei Bestandteile lassen sich leicht erkennen, wenn man sie anfärbt: Man legt einen Schnitt durch Rizinussamen (der evtl. zur besseren Übersicht vorher durch Äther entfettet wurde) in eine konzentrierte, jodhaltige Rohrzuckerlösung, oder besser in eine Jodglycerinlösung (s. Reagenzienverzeichnis S. 426). Nach einigen Minuten sieht man das dunkelgelb gefärbte Kristalloid in der hellen Grundmasse und als ungefärbtes Kügelchen das Globoid (s. S. 144). Auch bei anderen Samen lassen sich die Aleuronkörner auf diese Weise sichtbar machen.

Bei den Umbelliferenfrüchten enthalten die im Endosperm des Samens vorhandenen Aleuronkörner als besonderen Bestandteil noch eine Druse aus Calciumoxalat (Fructus Coriandri zeigt besonders große). In Chloralhydratpräparaten sind infolge der Löslichkeit des Aleuronkorns nur mehr noch die Oxalatdrusen sichtbar (zuweilen noch die Reste des relativ widerstandsfähigen Häutchens) und man kann aus der

Zahl der vorgefundenen Drusen auf die Zahl der Aleuronkörner
schließen.

## Sekrete und flüchtige Stoffe (Ätherische Öle)

Es sind flüchtige, mit Wasserdämpfen aus Pflanzen austreibbare,
meist komplizierte Stoffgemische, die vorwiegend aus Terpen- und
Phenylpropanderivaten bestehen.

Von allgemeinen Eigenschaften ist die Flüchtigkeit gegenüber den
fetten Ölen, mit denen sie die Färbbarkeit mit Fettfarbstoffen gemein-
sam haben, hervorzuheben. Ätherische Öle sind löslich in: Äther,
Chloroform, Petroläther, Pentan *und im Gegensatz zu den fetten
Ölen in Alkohol* (90%), *Eisessig und Chloralhydratlösung*. Aus diesem
Grunde sieht man auch in Chloralhydrat-Präparaten keine frei umher-
schwimmenden Tropfen von ätherischem Öl, während Fetttropfen gut
sichtbar sind! In *intakten Ölbehältern* befindliches ätherisches Öl ist
natürlich auch im Chloralpräparat noch sichtbar, da die verkorkte
Wand eine Lösung verhindert (Rhizoma Calami). Als weiterer Unterschied gegenüber den fetten Ölen ist das Fehlen der Verseifbarkeit zu
erwähnen, die im eigentlichen Sinn (Herstellung von Seifenkristallen)
selbstredend nur den fetten Ölen zukommt. Alkalilauge kann allerdings auch auf ätherische Öle – volumsvermindernd – einwirken,
wenn ein Phenol (Thymol, Eugenol) in die wässerige Phase übergeführt wird (s. Eugenolkalium, S. 102).

Bei spezieller Untersuchung ätherischer Öle und ölhaltiger Drogen
handelt es sich immer um den Nachweis chemisch einheitlicher, flüchtiger Substanzen im Öl, die mit einem Reagens im Hängetropfen
(Gaskammer oder Mikrobecher; s. Abb. 368) nachgewiesen werden.
Reagenzien mit der nötigen Empfindlichkeit sind die substituierten
Hydrazine auf Aldehyde und Ketone. Man verwendet dabei Nitro-
phenylhydrazine u. a.; diese werden in 15–30%iger Essigsäure gelöst
und als Hängetropfen verwendet, wobei die zu untersuchende Droge
im Mikrobecher (s. Abb. 353) mit oder ohne Wasser erwärmt wird.
Die aufsteigenden Dämpfe des den Aldehyd enthaltenden Öls kommen mit dem Reagens im Hängetropfen in Berührung und reagieren
sofort unter Abscheidung von Kristallen, die gewaschen, getrocknet
und geschmolzen werden (Mikro-$F_p$). Der Schmelzpunkt dient zur
Identifizierung des flüchtigen Körpers. In der folgenden Aufstellung
sind einige häufig vorkommende flüchtige Körper, die benötigten
Reagenzien und die Schmelzpunkte angegeben (s. S. 361).

Tabelle 3. *Nachweis von flüchtigen Substanzen mittels Hängetropfen (Mikrobecher)*

| | Reagenz | Kristalle und Mikro-Fp |
|---|---|---|
| Flüchtige Substanz Acetaldehyd (in vielen Ätherolea) | p-Nitro-Phenylhydrazin in Essigsäure (15%) | gelbe Nadeln; $F_P$ = 127-8° |
| Benzaldehyd (im Bittermandelöl) | p-Nitro-Phenylhydrazin in Essigsäure (15%) | feinste Nadeln; $F_P$ = 190° |
| Aceton | p-Nitro-Phenylhydrazin in Essigsäure (15%) | gelbe Nadeln; $F_P$ = 148° |

Anschließend seien noch *Harze und Milchsäfte* erwähnt. Erstere sind in Wasserpräparaten als braune Tropfen und Klumpen sichtbar, da wasserunlöslich. Im Chloralhydratpräparat sind sie infolge Löslichkeit verschwunden; sie lösen sich außerdem in Alkohol, Äther, Chloroform, geben Sterinreaktionen. Letzere stellen im Wasserpräparat dunkelbraune Emulsionskugeln dar, in denen in der wässerigen Phase Eiweiß, Gummi, Salze (Alkaloide!) und in der lipoiden Kautschuk, Harz, Sterine, Öl vorkommen. Im Chloralpräparat ist das Harz z. T. herausgelöst, der Emulsionstropfen ist zwar noch vorhanden, erscheint jedoch wesentlich durchsichtiger. Solche Milchsäfte sind durch Scharlachrot färbbar (siehe Fette). Kautschuktropfen lassen sich durch Bromdämpfe tief orangerot färben. Die ölige Phase wird durch Scharlachrot (s. Fette) gefärbt.

## Glykoside

Man versteht darunter Äther zwischen Zuckern und alkoholischen oder phenolischen, organischen Verbindungen. Glykoside sind durch Säuren, Alkalien und Enzyme spaltbar. Der zuckerfreie Spaltling wird als Aglykon bezeichnet und kann den verschiedensten Körperklassen angehören. Zum Nachweis wird in den seltensten Fällen das unveränderte Glykosid selbst herangezogen, sondern meist das Aglykon, wobei am häufigsten die Sublimierbarkeit, seltener die Flüchtigkeit zur Isolierung verwendet wird. Auch Farbenreaktionen und Fluoreszenzerscheinungen finden Verwendung. Durch Mikrosublimation mit oder ohne vorherige Spaltung (Salzsäure oder Fermentzusatz) sind folgende Glykoside nachweisbar:

*Anthraglykoside* bzw. die bereits in den Drogen vorliegenden Emodine bei Rheum, Frangula, Rhamnus purshiana in kristallisierten, bei Senna in tropfenförmigen Mikrosublimaten (s. Mikrosublimation). Sublimationstemperatur 160–180°.

*Arbutin* spaltet nach Säurebehandlung sublimierbares (ST 130°) Hydrochinon ab, $F_P$ = 172°. Mit Chinonlösung entstehen Kristalle von Chinhydron, mit Benzidinacetatlösung Rauten und fiederige Kristalle, die sublimierbar sind. ST um 180° (Fol. Uvae-ursi, Vaccinium vitis-idaea).

*Amygdalin* wird an der Abspaltung von Blausäure und Benzaldehyd nach Emulsinbehandlung bzw. Zerreiben der bitteren Mandeln mit Wasser erkannt. Der Nachweis beider Substanzen läßt sich neben- oder nacheinander im Mikrobecher (Hängetropfen) durchführen (s. Semen Amygdali, S. 127).

In Kristallen in den Zellen abgeschieden werden Hesperidin und Diosmin. Sie werden an der Unlöslichkeit und an der Abscheidung in Form von Sphärokristallen (s. Folia Bucco, Aurantii) erkannt.

## Saponine

Saponine sind Glykoside, die durch Hydrolyse in Zucker und Triterpene oder sterinartige Körper spaltbar sind. Ihre auffälligste Eigenschaft ist die meist zu beobachtende Hämolysewirkung, die auch zum mikrochemischen Nachweis in erster Linie herangezogen wird.

Die Untersuchung der Drogenschnitte erfolgt in Blutaufschwemmung; da jedoch Blutkörperchen in wässerigem Medium (0,85%ige Kochsalzlösung) Strömungen zeigen, läßt sich keine genaue Ablesung des Versuches durchführen. Aus diesem Grunde wird die Blutaufschwemmung mit gelatinehaltiger, beim Erkalten erstarrender Flüssigkeit bereitet, die nach Bedarf gepuffert wird:

*Die Blutgelatine:* Zur Bereitung der Gelatinegallerte mit meist verwendeter pH = 7,4 löst man 3–3,5 g käufliche Gelatine (in der warmen Jahreszeit 4 g) bei etwa 60° in 100 ml 0,7% Kochsalzlösung und setzt zwecks Pufferung 0,6 g sek. Natriumphosphat zu. Wird Pufferung nicht gewünscht, löst man die Gelatine einfach in 0,85%iger Kochsalzlösung. Man konserviert hierauf durch Zusatz von 0,05 g Nipakombin und 0,02 g KCN. In beiden Fällen kontrolliert man die pH.

Zur Herstellung der Blutgelatine entnimmt man etwa 5 g Gallerte, verflüssigt diese in einem kleinen Becherglas bei 30–40° und setzt 4–6 Tropfen (0,2 ml) Blut (Rinderblut) zu und rührt um. Das defibrinierte Blut als solches kann, falls ein Eisschrank fehlt, durch Zusatz von 2–3 mg% Rivanol eine Woche lang verwendungsfähig gehalten werden. Den Drogenschnitt legt man auf den Objektträger in einen Tropfen dieser flüssigen Blutgelatine ein, bedeckt mit einem Deckglas, sodaß der Schnitt allseits und womöglich luftblasenfrei von der Blutgelatine umgeben ist und bringt den Objektträger auf eine Kühlplatte oder legt ihn über eine mit kaltem (Eis)-Wasser übervoll gefüllte Schale! Die Blutgelatine erstarrt, es können daher die Blutkörperchen nicht

mehr fortschwimmen, sie sind fixiert. Bei Gegenwart von Saponin beobachtet man anschließend an das betreffende Gewebe der Pflanze in
der Gelatine eine blutkörperchenfreie Zone, den hämolytischen Hof,
der dadurch zustande kommt, daß das Saponin in die Gelatine diffundiert und dabei eine Menge von Blutkörperchen auflöst. Es wird das
Präparat an dieser Stelle klar durchsichtig, während es im übrigen
trübe undurchsichtig bleibt. Durch entsprechende Schnittführung kann
die Lokalisation des Saponins bestimmt werden; man wird z. B. von
einer Wurzel (Sarsaparilla) nicht den ganzen Querschnitt einlegen,

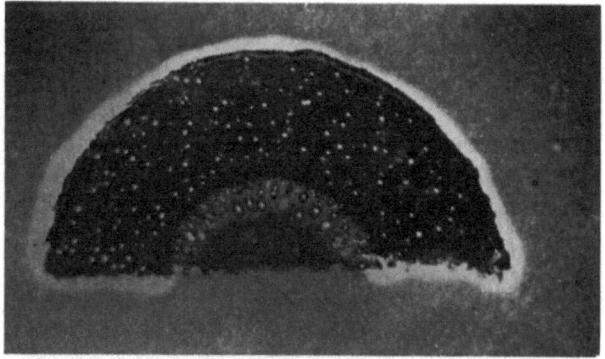

Abb. 363. Halbierter Querschnitt von Radix Sarsaparillae in Blutgelatine. Der hämolyti-
sche Hof (die helle Zone) deutet auf Anwesenheit von Saponin nur in der Rinde
(Grundgewebe). Der Zentralzylinder (das Gefäßbündel) erscheint frei von Saponin.
(Vergr. 7fach)

sondern ihn halbieren, damit das Verhalten von Grundgewebe (Rinde)
und Zentralzylinder beobachtet werden kann (s. Abb. 363). Bei Pflan-
zenorganen, die mit Epidermis überzogen sind (z. B. ganze Zungenblüten von Calendula [s. Abb. 364]) ist zu beachten, daß Saponine
durch die intakte Zellwand nicht diffundieren, beim Einlegen eines
Organs in toto daher keine Hämolyse beobachtet wird. Solche Organe
müssen daher durchschnitten werden, die Hämolyse tritt dann nur an
den Schnittflächen auf. Als Beispiel für Saponindrogen mit deutlicher
Hämolysewirkung in Blutgelatine seien genannt: Radix Sarsaparillae,
Saponariae rubrae, Caricis, Senegae, Primulae, Cortex Quillajae, Folium Menyanthis, Flos Calendulae, Herba Herniariae. Da es eine Anzahl von Stoffen gibt, die hämolytisch wirken, ohne Saponine zu sein,
wie z. B. ätherische Öle, Amine, Agaricinsäure, Seifen, ranzige Fette
usw., kann die Hämolyseprobe durch den *Cholesterin-Bindungs-Ver-
such* noch eindeutiger gestaltet werden. Zu diesem Zweck kocht man
eine Anzahl von Pflanzenschnitten mit einer gesättigten Lösung von

Cholesterin in Aceton, Äther, Alkohol (Äthyl-, Methyl-, Propyl-A.) am Rückfluß ½–2 Stunden. Dadurch wird das Saponin im Schnitt in hämolytisch unwirksames Saponincholesterid übergeführt. In Blutgelatine ist nach kurzem Abwaschen mit Äther oder Pentan keine Hämolyse mehr zu beobachten. (Andere hämolytisch wirkende Stoffe würden entweder herausgelöst, z. B. die ätherischen Öle oder ihre Hämolysewirkung würde, da keine Bindung an Cholesterin eintritt, nicht beeinträchtigt werden.) Diese „entgifteten" Schnitte werden mit Xylol oder CCl4 gekocht (2 Stunden), dadurch wird das Cholesterid gespal-

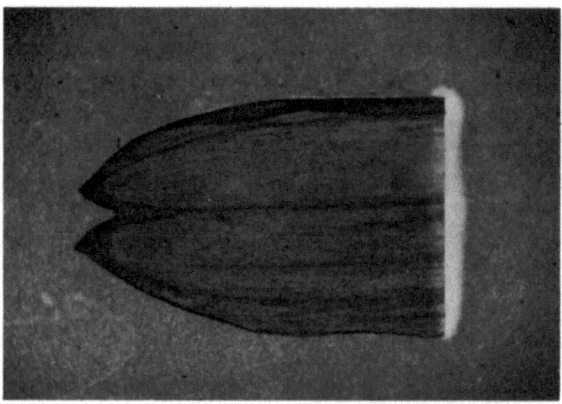

Abb. 364. Oberer Teil einer Zungenblüte von Calendula mit zwei Korollzipfeln in Blutgelatine. Der helle Streifen ist der hämolytische Hof, der durch das nur an der Schnittfläche austretende Saponin hervorgerufen wurde. (Vergr. 7fach)

ten und das Saponin wieder frei und wirksam. Nach kurzem Waschen mit Äther und Trocknen wird wiederum in Blutgelatine geprüft: Die Hämolyse tritt wieder auf, wenn es sich um ein Saponin gehandelt hat. Zu beachten ist, daß geringste Mengen organischer Lösungsmittel, besonders Xylol hämolytisch wirken. Die Schnitte müssen daher durch Erwärmen, evtl. im Vakuum davon befreit werden. Bei geringen Saponinmengen (in Lösung) erfolgt der Saponinnachweis durch Verwendung eines mittels Korkbohrers ausgestanzten Asbestscheibchens (von 6–7 mm ∅ und 1,5 mm Dicke), das mit 2–3 gtt einer 1%igen ätherischen Cholesterinlösung befeuchtet, am unteren Ende eines Glasrohres (6 mm Lumen und etwa 20 cm Länge) wie ein Filter angebracht wird. Fixiert wird dieses durch ein von unten eingeschobenes, kurzes, mittels eines überzogenen Schlauchstückes gehaltenen Röhrchens von 5,5–5,8 mm ∅. Nach dem Befeuchten des Scheibchens läßt man den Äther verdunsten und entfernt mit einem Pinselchen die äußerlich am Scheibchen haftenden Cholesterinkristalle. Von der auf Saponin zu prüfenden Flüssigkeit läßt man 2–5 ml durchlaufen, wobei etwa 3 Stunden benötigt werden sollen (zu rasches Durchlaufen ist ungünstig). Man wäscht hernach kurz mit 0,5 ml Destillata durch, entnimmt das Scheibchen, trocknet es und kocht wie oben mit Xylol oder erhitzt mit Benzol oder Ligroin durch 2 Stunden im Einschluß-rohr auf etwa 150°. Nach dem Waschen mit Äther und Trocknen wird das Scheibchen halbiert und in Blutgelatine eingelegt. Die Empfind-lichkeit des Nachweises ist etwa 3–4mal so hoch wie bei der Kapillar-analyse. Wesentlich ist aber die Zeitersparnis, da diese Probe an *einem* Tag leicht durchgeführt werden kann.

Von den Saponinen sei besonders das Digitonin erwähnt, das sehr stark hämolytisch wirkt und mit Cholesterol eine kristallisierte, sehr schwer lösliche Verbindung gibt.

## Gerbstoffe

Gerbstoffe sind teils Verbindungen von Zuckern mit Phenolcar-bonsäuren (Ester) oder seltener Phenolen (Äther, Glykoside), (diese beiden werden als hydrolysierbare Gerbstoffe bezeichnet, da sie durch Säure spaltbar sind), teils Derivate des Katechins und Phloroglucins. Diese werden als kondensierte Gerbstoffe bezeichnet. Sie finden sich in Gerbstoffzellen als Klumpen, in Idioblasten und Schläuchen und in vielen Drogen an die Zellwand adsorbiert (in lebenden Zellen in Va-kuolen). Sie sind löslich in Wasser, Alkohol, Aceton, schwer löslich und unlöslich in Äther, Chloroform und Petroläther.

Der Nachweis erfolgt durch Farbenreaktionen mit Eisensalzen. Man erhält Blauschwarzfärbung oder Fällung mit Eisenchlorid in wäs-seriger, alkoholischer, ätherischer Lösung. Letztere ist bei Lokalisa-tionsermittlung von Vorteil, da das Reaktionsprodukt nicht leicht lös-lich ist. Die Färbung wechselt ins Grünliche je nach Gerbstoff und herrschender pH. Fällungsreaktionen treten ein mit Kaliumbichromat (brauner Niederschlag) und 1%iger Strychnin-Kochsalzlösung.

*Objekte:* Gallae, Folium Hamamelidis, Cortex Quercus. Beim Mi-kroskopieren gerbstoffhaltiger Drogen fallen häufig dunkelbraune bis rötliche Inhaltsmassen auf, die *Phlobaphene und Inklusen;* beide stammen von Katechingerbstoffen und sind als deren Oxidations- und Kondensations(Polymerisations)-Produkte anzusehen, beide enthalten z. T. noch unveränderten, mit Eisensalzen nachweisbaren Gerbstoff. Die Löslichkeit in Wasser ist stark herabgesetzt. Nur in konzentrierter Gerbstofflösung sind die Phlobaphene noch teilweise löslich. Die Phlobaphene geben keine besonderen Reaktionen, lösen sich in Chlo-ralhydrat und werden in den Drogen als „Rote" bezeichnet (Kakao-,

Cola-, Tormentill-, Eichenrot). Die Inklusen sind Zelleinschlüsse, oft geschichtete, unlösliche Klumpen, enthalten gummiartige Substanzen (Gerbstoff-Kolloide?) und Umwandlungsprodukte von Gerbstoffen und sind im Gegensatz zu den Phlobaphenen ausgestattet mit zwei charakteristischen Reaktionen, die man auf die Gegenwart von Phloroglucin und ähnlicher Körper zurückführt: 1. Vanillin-Salzsäure-Reaktion: Man befeuchtet mit alkoholischer (1%iger) Vanillinlösung und setzt dann konzentrierte Salzsäure zu: Leuchtende Rotfärbung. *Objekte:* Ein Teil der Sekretzellen bei Rhizoma Calami, deutlich geschichtete Inklusen bei Ceratonia siliqua (s. S. 172).

2. 3% p-Dimethylamidobenzaldehyd in 60%iger Schwefelsäure (Wasickys Reagenz): Befeuchten der trockenen Schnitte: Rotfärbung. *Objekte:* Radix Primulae, Fructus Ceratoniae. In letzterer Droge sind die geschichteten Inklusen als längliche Klumpen bereits im Wasser- und Gylcerinpräparat sichtbar. Sie färben sich mit dem Reagens dann leuchtend rot. Nicht alle Inklusen ergeben mit beiden Reagenzien gleich gute Resultate.

## Alkaloide

Alkaloide sind basische, stickstoffhältige Verbindungen und kommen in der Pflanze frei (als Basen) oder gebunden an Säuren (als Salze) vor. Die Extraktion der Alkaloide aus der Droge zwecks Nachweis erfolgt unter Berücksichtigung ihrer Löslichkeit. Die freien Alkaloide sind in der Regel löslich in organischen Lösungsmitteln wie Äther, Chloroform und auch in konzentriertem Alkohol, ferner in angesäuertem Wasser. Unlöslich sind sie in destilliertem Wasser und besonders in alkalischem Wasser. Die Alkaloidsalze sind löslich in destilliertem Wasser, besonders gut in saurem Wasser, ferner in Alkohol. Sie sind unlöslich in organischen Lösungsmitteln wie Äther, Chloroform. Auf Grund dieser Löslichkeit und unter der Annahme, daß die Alkaloide teils als Basen, teils als Salze in der Droge vorkommen, kann die Extraktion erfolgen: 1. mit saurem Wasser; dieses löst die Alkaloidsalze samt den Basen; 2. mit Chloroform, Äther, wobei jedoch die Droge *vorher* mit einem *Alkali* durchfeuchtet und dadurch die Alkaloidbasen aus den Salzen in Freiheit gesetzt und vom Chloroform oder Äther aufgenommen werden; die von vornherein vorhandenen Basen werden vom Äther sowieso gelöst. Nach dem Verdunsten erhält man einen mehr oder weniger festen Rückstand, der die Alkaloide als Basen enthält (nebenbei auch Fett und Wachs). Einzelne Alkaloide zeigen abweichendes Verhalten, z. B. Morphin, Berberin.

Reagentien für den Nachweis von Alkaloiden gibt es in großer Zahl. Man unterscheidet vor allem Fällungs- und Farbreagenzien. Als

*Fällungsreagenzien* finden Verwendung: Mayers Reagenz (Kalium-quecksilberjodid); Lugolsche Lösung (Jod-Jodkalium) und Ferrocyan-kaliumlösung (5% in Wasser). Die Fällung soll bei diesen Reagenzien in neutraler oder schwach saurer Lösung erfolgen. Ferner können noch Nitrokörper wie Pikrinsäure, Pikrolonsäure, alle in gesättigter, wässeriger Lösung Verwendung finden. Doch ist hier an Stelle von Mineralsäuren Weinsäure zur Lösung der Alkaloide aus dem Verdun-stungsrückstand zu verwenden, da sonst eine Fällung, bestehend aus dem Reagens selbst, entsteht. Es können jedoch diese Reagenzien zur Behandlung des Rückstands vom Äther- oder Chloroformauszug, der allerdings frei vom Alkalisierungsmittel, z. B. Ammoniak sein muß, direkt Verwendung finden. Man setzt einen Tropfen des Reagens zu, erhitzt und beim Erkalten fallen dann die Niederschläge aus.

Von *Farbenreagenzien,* die meist aus konzentrierter Schwefelsäure mit einem Zusatz bestehen, seien genannt: Vanadinschwefelsäure (ent-hält 1,0% Ammonvanadat), Formalinschwefelsäure (enthält 5% offizi-nelle Formalinlösung), Wasickys Reagens (enthält 24% Paradimetyhl-amidobenzaldehyd in 90%iger Schwefelsäure). Farbenreaktionen wen-det man meist bei Rückständen von Chloroform- oder Ätherextrakten an, die bereits das Alkaloid in fester Form enthalten.

# Reagenzienverzeichnis zum Abschnitt Mikrochemie

Aceton.

Äthanol 96%, 90%, 50%, 20%.

Ammoniak 25%, 10%.

Anilinsulfatlösung: 2% Anilinsulfat in 0,5%iger Schwefelsäure.

Barytwasser gesättigt.

Benzidin: 5% in Alkohol und gesättigt in 5% $CH_3COOH$.

Benzidin-Kupferacetat-Reagens (auf Blausäure): 1 ml 3% Kupfer-acetat + 10 ml gesättigter wässeriger Benzidinacetatlösung.

Blutgelatine: 3% Gelatine in 0,7% Kochsalzlösung unter Zusatz von 0,6 g Natriumphosphat ergibt $\approx$ pH 7,4 (Kontrolle!). Zur Konser-vierung der Gelatine allein: Zusatz von 0,05% Nipacombin und 0,02% Kaliumcyanid (Sterilisation unnötig). Nach Erwärmen auf 35° Zusatz von 4–5% defibriniertem Blut. (Kleine Menge herstellen, da mit Blut nur etwa zwei Tage haltbar!)

Chloroform.

Chlorzinkjodlösung: 30 g Chlorzink, 5 g Jodkali, 1 g Jod lösen in 14 ml Wasser. Aufbewahren in brauner Flasche.

Chromsäure: 50%ige Lösung.

Cholesterin: Gesättigt in Aceton, Aethanol, Methanol.

Cuoxam (Kupferoxidammoniak): Man löst selbst hergestelltes oder käufliches Kupferhydroxid in 25%igem Ammoniak und verwendet nach dem Umschütteln die klare überstehende Flüssigkeit (zentrifugieren, oder durch Glaswolle filtrieren, cave Papierfilter). Haltbarkeit begrenzt.

Digitonin: 0,5%ig in 85%igem Alkohol.

Eisenchloridlösung: 1% in Wasser und in Äther, beschränkt haltbar.

Eisessig und Essigsäure: 30% und 15%ig.

Fehlingsche Lösung: An die Stelle der 2 Lösungen tritt eine einzige: 2 g Kupfersulfat, 10 g Triaethanolamin, 5 g KOH Aqua dest. ad 100 g.

Formalin-Schwefelsäure: 5% offizinelle Formalinlösung in konzentrierter Schwefelsäure (Marquis-Reagens). Auch Paraform verwendbar.

Gerbstofflösung: Acidum tannicum in 10%iger wässeriger Lösung (nicht haltbar).

Glycerin: Konzentriert und 50%ig.

Guajaklösung: Ein größeres Stück Guajakharz wird fein gepulvert, mit 96%igem Alkohol verrieben und filtriert (nicht haltbar).

Jodacidlösung: 5% Natriumacid in n/10-Jodlösung.

Jodchloral: 66%ige Chloralhydratlösung mit Jod gesättigt.

Jodlösung (Lugol): 1% Jod und 2% Jodkali (beide Substanzen vorher in 3% des Wassers lösen!).

Jodglycerin: 3% Jod und 10% Jodkali in 40–50%igem Glycerin.

Kalilauge: Gesättigt in absolutem Alkohol; gesättigt, 30 und 3%ig in Wasser.

Kaliumferrocyanid (gelbes Blutlaugensalz): 5%ige Lösung.

Lugolsche Lösung siehe Jodlösung.

Mayers Reagens auf Alkaloide: Kaliumquecksilberjodid. 1,355 g Sublimat gelöst in 100 ml 5%iger Jodkalilösung.

Methylalkohol.

Methylenblau: 1% in 50%igem Alkohol; auch 0,1% in Wasser (für Hefe).

Millons Reagens (auf Eiweiß): 1 ml Quecksilber lösen in 9 ml konz. Salpetersäure und verdünnen mit Wasser aa.

Molisch Reagens (auf Kohlehydrate): I: 20% $\alpha$-Naphthol (oder 20% Thymol) in konz. Alkohol; II: konz. Schwefelsäure.

Natronlauge: Gesättigt in Benzylalkohol oder in Butylalkohol (zur Fettverseifung).

Neutralrot: 1%ig in Wasser.

Nitrophenylhydrazin (para): Gesättigt in 15%iger Essigsäure (nicht haltbar).

Öl (pflanzliches): Oliven- oder Mandelöl.

Petroläther.

Phenylhydrazin-Reagens: Phenylhydrazinchlorhydrat 10%ig in 15%iger Natriumacetatlösung (beschränkt haltbar).

Phloroglucinlösung: 5% in Alkohol.

Pikrolonsäure: Gesättigte Lösung in 20%igem Alkohol oder Wasser.

Pikrinsäure: Gesättigt in Wasser; gesättigt in 20%igem Alkohol; 1% in Wasser.

Pikrinsäurelösung angesäuert: Die gesättigte wässerige Lösung wird mit dem vierfachen Volumen 3%iger Salzsäure versetzt.

Pro-Azulen-Reagenz: 0,25 g Dimethylamidobenzaldehyd in 50 ml Eisessig + 5 ml $H_3PO_4$ conc. + Aqua dest. ad 100.

Rohrzuckerlösung: Konzentriert; gesättigt mit Jod.

Salpetersäure: Konzentriert (25%ig); ferner 12,5 und 3%ig.

Salzsäure: Konzentriert, 12,5%, 3%ig.

Scharlachrot: 0,5%ige Lösung in 66%iger Chloralhydratlösung (mit wenigen Tropfen Ammoniak versetzt).

Schwefelsäure: Konzentriert, 80%, 5%, 3% in Wasser und 3%ig in 96%igem Alkohol.

Silbernitratlösung: 10%, 5%, erstere auch mit 10% Salpetersäure; ferner 5%ige Lösung mit Methylenblau schwach angefärbt.

Strychninnitrat-Kochsalzlösung: Je 1% in Wasser.

Sudan III: 6%ig in Alkohol-Glycerin aa.

Thionin: 5%ig in 50%igem Alkohol.

Tusche: Aufschwemmung in Wasser etwa 10–14%ig.

Vanadinschwefelsäure: 1/2% Ammonvanadat in konz. $H_2SO_4$ (Mandelin).

Vanillinlösung: 1%ig in Alkohol.

Vanillinsalzsäure: Gleiche Teile 1%iger alkoholischer Vanillinlösung und verdünnte 12,5%ige Salzsäure (nicht haltbar).

Wasickys Reagens für Alkaloide: 24% p-Dimethylamidobenzaldehyd in ca. 90%iger Schwefelsäure; für Inklusen: 0,5 g p-Dimethylamidobenzaldehyd in einem Gemisch von je 8,5 ml konz. Schwefelsäure und Wasser gelöst. (Reagens nach Joachimovitsch.)

Wasserstoffperoxid: 30% und 3%.

# Sachverzeichnis

Filmsatz und Offsetdruck: Ferdinand Berger & Söhne OHG, Wiener Straße 21–23,
A-3580 Horn, NÖ.

MIX
Papier aus verantwortungsvollen Quellen
Paper from responsible sources
FSC® C105338

If you have any concerns about our products,
you can contact us on
ProductSafety@springernature.com

In case Publisher is established outside the EU,
the EU authorized representative is:
**Springer Nature Customer Service Center GmbH**
**Europaplatz 3, 69115 Heidelberg, Germany**

Printed by Libri Plureos GmbH
in Hamburg, Germany